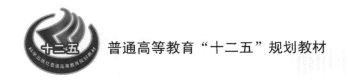

普通高等教育"十二五"规划教材

全国普通高等教育基础医学类系列教材

供临床、基础、预防、口腔、护理等医学类专业使用

系统解剖学

孙 俊 薛 黔 主编

科学出版社

北京

内 容 简 介

为适应现代医学教育的需要，根据全国 5 年制医学生培养目标，结合人体解剖学教学特点，特组织全国 9 所医科院校 16 位教授共同编写本教材。

本教材按人体功能系统阐述，包括运动系统、内脏学、脉管系统、感觉器官、神经系统和内分泌系统共 5 篇 21 章。本教材具有特色鲜明、突出重点、结合临床、扩充知识、教与学结合、图文并茂等鲜明特色，力争做到科学性、先进性和适用性的统一。

本教材主要适用于全国医药院校 5 年制临床医学、口腔医学、医学影像学、麻醉学、法医学、预防医学、护理学、药学等专业学生使用，也适用于执业医师资格考试和研究生入学考试。

图书在版编目(CIP)数据

系统解剖学 / 孙俊，薛黔主编. —北京：科学出版社，2014.11
全国普通高等教育基础医学类系列教材
ISBN 978 - 7 - 03 - 040554 - 8

Ⅰ. ①系… Ⅱ. ①孙… ②薛… Ⅲ. ①系统解剖学－医学院校－教材 Ⅳ. ①R322

中国版本图书馆 CIP 数据核字(2014)第 138868 号

责任编辑：潘志坚 闵 捷
责任印制：谭宏宇

科学出版社 出版
北京东黄城根北街 16 号
邮政编码：100717
http://www.sciencep.com

南京展望文化发展有限公司排版
北京汇瑞嘉合文化发展有限公司印刷
科学出版社发行 各地新华书店经销

*

2014 年 11 月第 一 版 开本：889×1194 1/16
2019 年 12 月第三次印刷 印张：25 1/2
字数：809 000
定价：75.00 元

《系统解剖学》
编辑委员会

主 编

孙 俊 薛 黔

副主编

贺桂琼 李 华

- -

编 委

（以姓氏笔画为序）

戈 果（贵阳医学院）　　　　　张力华（成都中医药大学）

冉建华（重庆医科大学）　　　　张 潜（遵义医学院）

米永杰（成都医学院）　　　　　陆 地（昆明医科大学）

孙 俊（昆明医科大学）　　　　贺桂琼（重庆医科大学）

李 华（四川大学）　　　　　　曾昭明（泸州医学院）

李 健（成都医学院）　　　　　谢兴国（川北医学院）

余资江（贵阳医学院）　　　　　蔡昌平（川北医学院）

邹智荣（昆明医科大学）　　　　薛 黔（遵义医学院）

绘 图

温 睿（昆明医科大学）　　　　冯成安（昆明医科大学）

叶 频（昆明医科大学）　　　　曹珍珍（昆明医科大学）

学术秘书

陈绍春（昆明医科大学）

前　言

　　为适应现代医学教育发展的需要，为全国高等医药院校五年制学生提供适合的《系统解剖学》教材，为打造精品教材，彰显地方教学特色，为配合"十二五"普通高等教育本科国家级规划教材的申报，科学出版社特邀西南地区各高等医药院校于2012年3月在成都成立了"科学出版社普通高等教育'十二五'基础医学类系列规划教材西南区专家委员会"，并由昆明医科大学负责组织全国9所高等医药院校的解剖学专家教授编写了本教材。

　　2012年6月在成都召开了"科学出版社普通高等教育'十二五'基础医学类系列规划教材"主编会议。根据主编会议精神，遵照部颁主干课程的基本要求，兼顾执业医师资格考试大纲规定，本教材的编写既坚持了基本理论、基本知识、基本技能的"三基"原则，又注重思想性、科学性、先进性、启发性和实用性的"五性"结合，在保持知识结构系统性的前提下，增加了体现本学科特点的新知识、新理论和新进展，为学生提供了思考的空间，并与临床紧密结合。根据"科学出版社普通高等教育'十二五'基础医学类系列规划教材"编写工作的若干规定，增加了"学习要点"、"知识点链接"、"小结"和"复习思考题"等模块。在内容编写上既体现一定的广度和深度，又言简意赅，描述简洁，插图逼真，努力做到重点突出，通俗易懂，便于学生自学，使之更加适用于教师的知识传授和学生对知识的学习和运用。

　　本教材按篇编排，全书包括运动系统、内脏学、脉管系统、感觉器、神经系统五篇，较之以前的版本，各章节增加了总结性的简表和知识点链接，使内容更加充实，具有可读性。解剖学名词均以全国自然科学名词审定委员会1991年公布的《人体解剖学名词》为标准，配有插图485幅，同时本教材参考了"十二五"普通高等教育本科国家级规划教材等教材，在此特向原书作者表示感谢。

　　本教材编写得到了参编院校领导和专家教授们的关心和帮助，在此向他们表示衷心的感谢。

　　由于时间仓促，作者知识水平有限，本教材的编写可能有不妥之处，错误在所难免，我们殷切希望各位同仁、专家和师生批评指正，以便今后再版时完善和提高。

主　编

2014年4月

目　录

第三章　肌学 *055*

第二篇　内脏学

第四章　总论 *095*

第五章　消化系统 *099*

第三篇 脉 管 系 统

第四篇 感 觉 器

第十九章 神经系统的传导通路 350

第二十章 脑和脊髓的被膜、血管和脑脊液循环 362

第二十一章 内分泌系统 374

索 引 380

主要参考文献 396

绪　论

一、人体解剖学的定义及其在医学中的地位

人体解剖学 human anatomy 是研究正常人体形态、结构的科学，属生物学科中形态学范畴。它广泛应用于医学、体育、人类学、美术、考古等各个领域，其中对医学各科尤其重要。学习人体解剖学的目的是让医学生理解和掌握正常人体的形态结构和各个器官的位置毗邻关系、生长发育规律及其功能意义，为学习其他基础医学和临床医学课程奠定坚实的形态学基础。只有在掌握人体正常形态结构的基础上，才能理解人体的正常生理功能和疾病的发展过程，正确判断正常与异常，鉴别生理与病理状态，从而对疾病进行正确的诊断和治疗。医学中大量的名词、术语来源于解剖学，因此，人体解剖学是一门重要的医学基础课程，是医学生的必修课，是学习基础医学和临床医学各学科不可动摇的基石。

二、人体解剖学的发展简史与分科

人体解剖学的发展经历了漫长的历史，它是伴随着医学的发展而发展的一门学科。西医对解剖学的记载，是从古希腊名医希波克拉底（Hippocrates，公元前 460～前 377 年）开始的。他认为心有两个心室和两个心房，并对头骨作了正确描述。亚里士多德（Aristotle，公元前 384 年～前 322 年）进行动物解剖，提出心是血液循环中心，出版了《论解剖操作》一书，共 16 册，贡献巨大，影响深远，但他误将动物解剖所得的结论移植到人体，导致错误较多。

西方对解剖学有较大影响的当数古希腊医学家赫罗菲勒斯（Herophilus，公元前 335～前 280 年），他命名了"十二指肠"、"前列腺"、"视网膜"等器官。而有较完整的解剖学记述的论著，当推盖伦（Galen，130～201 年）的《医经》，它对血液流动、神经分支和脑、心等器官都有较具体的记载。15～16 世纪，欧洲文艺复兴时期，科学艺术有了蓬勃发展，解剖学也有了相应的进步。如达·芬奇（Leonardo Da Vinci，1452～1519 年）解剖过 30 多具尸体，用蜡灌注人体管道从而探明血管的走行，证明了血管起源于心脏，他绘制的人体骨骼解剖学图谱，描绘精细正确。

安德烈·维扎里（A. Vesalius，1514～1564 年）是现代解剖学的奠基人。他亲自从事人的尸体解剖，进行细致的观察。最终在 1543 年出版了《人体构造》这一划时代的解剖学巨著，全书共 7 册，系统记述了人体器官和系统的形态与结构，对其他人的一些错误论点予以纠正，从而奠定了人体解剖学的基础。19 世纪，达尔文（C. R. Darwin，1809～1882 年）的《物种起源》、《人类的起源与性的选择》等巨著问世，建立了崭新的人类起源和进化的理论，为探索人体形态结构的发展规律提供了理论武器。

早在公元前 400 多年,我国第一部医学巨著《黄帝内经》中就有关于人体结构的记载,"若夫八尺之士,皮肉在此,外可度量切循而得之,其尸可解剖而视之。其脏之坚脆,腑之大小,谷之多少,脉之长短,血之清浊⋯⋯皆有大数"。两宋时代,宋慈著《洗冤集录》(1247 年)广泛描述了解剖学知识;对全身骨骼和胚胎的记载更为详细,并附有检骨图。清道光年间,王清任(1768～1831 年)编著《医林改错》描述了人体各器官系统的解剖学知识,对骨骼和内脏记载非常详细,对古医书中的错误进行了修正。近百年来,随着西方医学传入我国,大量国外的解剖学成就,对我国人体解剖学向现代化发展,起到了很好的作用。

20 世纪发明的电子显微镜,广泛应用于细胞的超微结构,使形态学科研究跨入到细胞和亚细胞水平并进而达到分子水平。由此可见,形态科学研究的发展是随着科学技术的不断进步和方法的不断创新而逐渐发展的,形成了大体解剖学、显微解剖学和超微结构解剖学这三个不同的阶段。

随着科学技术的发展,人体解剖学的研究方法已日益更新,其学科的分支也越来越细。按人体功能系统(如运动系统、消化系统等)研究各器官形态结构的科学称**系统解剖学** systematic anatomy;按人体的某一局部(如胸部、腹部等)由浅而深研究人体器官的形态位置、毗邻关系和层次结构的科学称**局部解剖学** regional anatomy。系统解剖学和局部解剖学主要通过肉眼观察人体的宏观结构,又称**巨视解剖学** macroanatomy。而主要以显微镜为观察手段的组织学、细胞学、胚胎学,又称为**微视解剖学** microanatomy。

依据研究的角度和目的不同,人体解剖学又可分为:密切联系外科手术的**外科解剖学** surgical anatomy;运用 X 线摄影技术研究人体形态结构的 **X 线解剖学** X-ray anatomy;结合临床需要研究人体形态结构的**应用解剖学** applied anatomy;研究人体表面形态特征的**表面解剖学** surface anatomy;研究人体各局部或器官的断面形态结构的**断面解剖学** sectional anatomy;还有结合体育运动需要,研究人体器官的形态结构及其与运动关系的**运动解剖学** locomotive anatomy;以及艺术院校为绘画艺术服务的**艺术解剖学** artistic anatomy 等。由于各门学科的发展是相互促进、相互渗透、相互联系的,因此解剖学的研究也会不断深入、不断更新,不断出现新的分支学科。当人类进入了"智能化"、"信息化"和"数字化"的知识经济时代,解剖学的研究也与时俱进,随着人体奥秘不断被破译和揭示,又会有一些新学科不断从解剖学中脱颖而出,但在广义上它们仍属于解剖学范畴。

三、人体的组成与分部

细胞:人体形态和功能的基本单位是细胞。

组织:形态和功能相似的细胞及细胞间质共同构成组织。人体有四种基本组织,即上皮组织、结缔组织、肌组织和神经组织。

器官:几种不同的组织有机地组合成具有一定形态和功能的器官,如心、肺、肝、胃、脾、肾等。

系统:若干个器官联合在一起构成完成某种共同生理功能的系统。人体有运动、消化、呼吸、泌尿、生殖、脉管、感觉器、神经、内分泌等九大系统。各系统在神经体液的调节下,相互联系、彼此协调、互相影响,共同构成一个完整的有机体。

人体从外形上可分为 10 个局部,即可分为:头部、颈部、胸部、腹部、盆部与会阴、上肢、下肢和脊柱区。局部解剖学是按人体各局部描述其形态结构,但重点是研究不同层次结构、器官的位置、毗邻和连属等关系,更接近外科手术有关知识。

四、人体解剖学标准姿势和方位术语

为了正确地描述人体的形态结构和位置,便于应用和交流,世界各国形态学研究者公认了描述人体形态结构和位置的统一标准和术语,从而确定了医务工作者的共同语言。

(一)解剖学姿势

人体的标准解剖学姿势 anatomical position:是指身体直立,两眼平视正前方,双上肢垂于躯干两侧,掌心向前,两足并拢,足尖向前。在观察人体的形态和结构时,不论被观察的对象、标本或模型是俯卧或仰卧,是直立或倒立,是整体或局部,均应以此姿势为标准进行描述。

（二）方位术语

以解剖学姿势为标准，规定了表示方位的术语。按照这些方位术语，可以正确地描述各器官或结构的相互位置关系。常用的方位术语有：

1. 上 superior 和下 inferior　是描述距颅顶或足底相对距离的术语。近颅者为上，近足者为下。如眼位于鼻的上方，口位于鼻的下方。

2. 前 anterior 和后 posterior　是描述距身体前面或后面相对距离的术语。近腹面者为前，也可以称**腹侧**；近背面者为后，也可以称**背侧**。腹侧和背侧可以通用于人体和四足动物。

3. 内侧 medial 和外侧 lateral　是描述距人体正中矢状面相对距离的术语。靠近正中矢状面者为内侧，远离正中矢状面者为外侧。如眼位于鼻的外侧，位于耳的内侧。

4. 内 internal 和外 external　是描述与空腔相互位置关系的术语。在腔内或近腔者为内，在腔外或远腔者为外。如心位于胸腔内，乳房位于胸腔外，内、外与内侧和外侧是有区别的，初学者一定要注意这一点。

5. 浅 superficial 和深 profundus　是描述距身体表面或器官表面相对距离的术语。近表面者为浅，远离表面者为深。如静脉因距体表远近的不同分为浅静脉和深静脉。

常用于四肢的方位术语：

1. 近侧 proximal 和远侧 distal　是描述距肢体根部相对距离的术语。距肢体根部近者为近侧或为上，距肢体根部远者为远侧或为下。

2. 尺侧 ulnar 和桡侧 radial　根据前臂尺骨和桡骨的位置，上肢的内侧也叫尺侧，上肢的外侧也叫桡侧。

3. 胫侧 tibial 和腓侧 fibular　根据小腿胫骨和腓骨的位置，下肢的内侧也叫胫侧，下肢的外侧也叫腓侧。

（三）轴和面

轴和面是描述人体器官形态，尤其是叙述关节运动时常用的术语（0-1）。

1. 轴　根据解剖学标准姿势，设计出人体相互垂直的三个轴，以此来描述关节的运动方式。

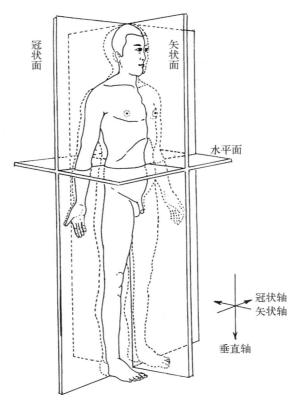

0-1　人体的轴和面

（1）**矢状轴** sagittal axis：呈前后方向与地面平行的轴，躯干沿此轴可作侧屈，肢体沿此轴可作内收和外展运动。

（2）**冠状轴** frontal axis：呈左右方向与地面平行的轴，沿此轴可作前屈和后伸运动。

（3）**垂直轴** vertical axis：呈上下方向与地面垂直的轴，沿此轴可作旋转（旋内、旋外）运动。

2．**面**　在标准姿势条件下，分割人体时所作的相互垂直的三个切面。

（1）**矢状面** sagittal plane：呈前后方向纵行切开人体，得到的左、右两个纵切面。通过人体正中的矢状面称正中矢状面，它将人体分成左右相等的两半。

（2）**冠状面（额状面）** frontal plane：呈左右方向纵行切开人体，得到的前、后两个纵切面。

（3）**水平面（横切面）** horizontal plane：与地面平行切开人体，得到的上、下两个平面。

在描述器官的切面时，则应以该器官的长轴为准，与长轴平行的切面称纵切面；与长轴垂直的切面称横切面。

五、人体器官的变异、异常与畸形

根据中国人体的体质调查资料，通常把统计学上占优势的结构称之为**正常** normal。有些人某器官的形态、结构、位置、大小可能与正常形态不完全相同，但与正常值比较接近，相差并不显著，又不影响其正常生理功能者，称之为**变异** variation。若超出一般变异范围，统计学上出现率极低甚至影响其正常生理功能者，则称之为**异常** abnormal 或**畸形** malformation。

六、学习人体解剖学的基本观点及方法

（一）局部与整体相统一的观点

人体作为一个整体而生存并与外界环境保持着平衡。局部是整体的一部分，各器官系统都是整体不可分割的一部分，不能离开整体而单独存在，是互相联系、互相依存、互相制约、彼此影响的。学习时既要始终注意各器官系统间的相互联系和互相影响，了解它们在整体中的地位和作用，又要从整体的角度来认识器官和系统的形态和结构。

（二）结构与功能相联系的观点

人体的形态结构是生理功能的基础，每个器官都有其特定的功能，器官的形态结构是功能的物质基础，功能的变化影响器官形态结构的改变，形态结构的变化也将导致功能的变化。如从古猿到人的长期进化过程中，前、后肢的功能逐渐分化，形态结构也发生了变化。人的上肢（尤其是手）成为握持工具从事灵巧性劳动的器官，下肢则成为支持体重维持直立的器官。因此，学习人体解剖学要正确认识人体器官、系统的形态结构与功能活动之间相互依赖、相互影响的辩证统一关系。

（三）理论与实际相结合的观点

学习人体的形态结构是为了更好地认识人体，为其他医学课程的学习和实践奠定基础。人体解剖学中有关形态结构的内容多、名词多、描述多，不易记忆。因此，需要注意文字与图形结合，活体触摸与标本、模型观察并重，理论知识联系临床应用，充分利用各种教学资源，重视实践，主动学习，加深对知识的理解和运用，提高记忆效果。

（四）进化发展的观点

达尔文（C. R. Darwin）认为任何动物都是由低级到高级、由简单到复杂逐渐进化发展的。人类是由古猿经过长期进化发展而来，是种系发生的结果，人体的个体发生反映了种系发生的过程。人类保留了一些与原始动物相似的特征，但人作为高级动物与其他动物又有本质的区别。现代人类仍在不断发展变化中，人胚的发生不同程度地重演种系发生的过程，在此基础上进化发展为现代人。人出生后也在不断的变化，个体间也存有千差万别。人在发育过程中出现的某些变异和畸形，其发生的原因有多种：如多乳、毛人、有尾人等是发育中的返祖现象；缺肾、无肢等是胚胎发育不全；隐睾、先天性心脏畸形等是发育停滞；多指、多趾是发育过度；双输卵管是异常分裂；马蹄肾是异常融合；内脏反位是异常发育等等。因此，要从种系或个体发生的角度去分析、认识，用进化发展的观点来学习人体形态和结构，才能更好地认识人体。

小　结

人体解剖学是研究正常人体形态、结构的科学,属生物学科中形态学范畴,是学习其他基础医学和临床医学课程的形态学基础。

人体解剖学包括主要通过肉眼观察人体的宏观结构的巨视解剖学和主要以显微镜为观察手段的微视解剖学,巨视解剖学又分为系统解剖学及局部解剖学等;微视解剖学又分为组织学、细胞学、胚胎学等。同时还可依据研究的角度和目的不同分若干门类:如外科解剖学、X线解剖学、断面解剖学等。

人体形态和功能的基本单位是细胞,细胞及细胞间质构成组织,几种不同的组织组合成器官,若干个器官联合在一起构成完成某种共同生理功能的系统。人体有运动、消化、呼吸、泌尿、生殖、脉管、感觉器、神经、内分泌等九大系统。各系统在神经体液的调节下,相互联系、彼此协调、互相影响,共同构成一个完整的有机体。

正确地描述人体的形态结构和位置,必须使用统一的解剖学标准姿势和描述用的方位术语:上和下,前和后,内侧和外侧,内和外,浅和深,还有常用于四肢的方位术语:近侧和远侧,尺侧和桡侧,胫侧和腓侧。为了描述关节的运动方式,在人体设计出相互垂直的三个轴:矢状轴、冠状轴、垂直轴,以及在标准姿势条件下,分割人体时所作的相互垂直的三个切面:矢状面、冠状面、水平面。

局部与整体相统一,结构与功能相联系,理论与实际相结合以及进化发展的观点是学习人体解剖学的四个基本观点及方法。

【复习思考题】

在学习解剖学的过程中,如何正确使用解剖学的方位术语?

(孙　俊)

第一篇

运动系统

运动系统 locomotor system 由骨、关节和骨骼肌三部分组成，约占成人体重的60%。在神经系统的调节和其他各系统的配合下，对人体起支持、保护和运动作用。

全身各骨借骨连接相连形成骨骼，构成人体的支架，与肌共同赋予人体的基本形态，并构成体腔的壁，起支持和保护作用。如颅支持和保护脑；胸廓支持和保护心、肺、肝、脾等。骨骼肌附着于骨，在神经系统支配下收缩和舒张，收缩时牵引骨通过关节产生运动。在运动中骨起杠杆作用，关节为运动的枢纽，骨骼肌则是动力器官。因此，骨骼肌是运动的主动部分，而骨和关节是运动的被动部分。

第一章

骨　学

掌握： ① 骨的分类和构造；② 椎骨的一般形态和各部椎骨的特征；③ 颅的组成，颅底内面观的主要结构；④ 骨性鼻腔的构成及鼻旁窦的位置和开口；⑤ 四肢骨的组成；肩胛骨、肱骨、桡骨、尺骨、髋骨、股骨、胫骨的位置和形态结构。

熟悉： ① 骶骨的形态结构；② 胸骨和肋骨的形态结构；③ 各颅骨的名称和位置；颅的侧面观和翼点；④ 全身骨重要的体表标志。

了解： ① 骨的化学成分和物理性质；② 新生儿颅骨生后变化；③ 手骨、足骨名称和排列。

第一节　总　　论

骨 bone 是一种器官，主要由骨组织构成。每一块骨都具有一定的形态构造和功能，外被骨膜，内容纳骨髓，骨膜含有丰富的血管、淋巴管及神经。在活体，骨能不断地进行新陈代谢和生长发育，并有修复、改建和再生的能力。经常锻炼可促进骨的良好发育，长期废用则会出现骨质疏松。骨的功能除支持、保护和杠杆作用外，还有造血和储备钙、磷的作用。

一、骨的分类

成人共有 206 块骨，约占体重的 1/5(图 1-1)。骨按部位的不同可分为颅骨、躯干骨和附肢(四肢)骨三部分。前二者称为**中轴骨**。按形态可分为长骨、短骨、扁骨和不规则骨四类(图 1-2)。

1. 长骨 long bone　呈长管状，分布于四肢。长骨可分一体两端，体又称**骨干** diaphysis，内有空腔称**骨髓腔** medullary cavity，容纳骨髓。骨干表面有 1～2 个血管出入的孔，称**滋养孔** nutrient foramen。两端膨大称**骺** epiphysis，有一光滑的**关节面** articular surface，活体时被关节软骨覆盖。骨干与骺相邻的部分称**干骺端** metaphysis，幼年时保留一片软骨，称**骺软骨** epiphysial cartilage。骺软骨的细胞不断分裂繁殖和骨化，使骨不断加长。成年后，骺软骨骨化，骨干与骺融合为一体，在原来骺软骨部位留下一痕迹即**骺线** epiphysial line。

2. 短骨 short bone　形似立方体，多成群分布于承受压力较大而运动复杂的部位，如腕骨和跗骨。

3. 扁骨 flat bone　呈板状，主要构成颅腔、胸腔和盆腔的壁，起保护腔内器官的作用，如颅盖骨、胸骨和肋骨。

4. 不规则骨 irregular bone　形状不规则，如椎骨。有些不规则骨内具有含气的腔，称**含气骨** pneumatic bone，可对发音起共鸣作用，如上颌骨。

此外，在手、足和膝部还有位于某些肌腱内的小骨块，称**籽骨** sesamoid bone。运动时籽骨既可改变力的方向，又可减少对肌腱的摩擦。髌骨是人体最大的籽骨。

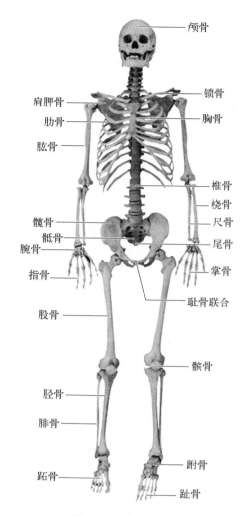

图 1-1　全身骨骼

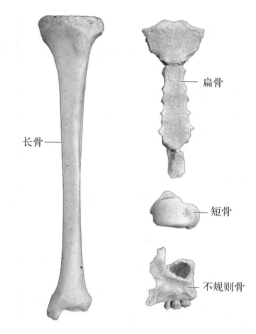

图 1-2　骨的形态分类

骨的表面形态各异，这种形态与功能是相互对应的。骨表面的突起或凹陷，均为肌肉或韧带附着处。突起的描述有：结节、粗隆、转子、髁、嵴、踝等。线状的突起称嵴。凹陷有窝、压迹、沟、陷窝等。缘上的缺陷称切迹。空腔有管、孔、裂、腔、窦、房等。其中，沟、管、裂、孔处常有神经、血管穿行。

二、骨的构造

骨由骨质、骨膜、骨髓和神经、血管等构成（图 1-3）。

1. **骨质** bony substance　由骨组织构成，分为骨密质和骨松质。**骨密质** compact bone 由成层紧密排列的骨板构成，质地致密，耐压性较大，配布于长骨的骨干和其他类型骨的表面。**骨松质** spongy bone，呈海绵状，由相互交织的骨小梁排列而成，配布于骨的内部。骨小梁的排列与骨所承受的压力和张力的方向一致，因而能承受较大的重量。颅盖骨表层为骨密质，分别称**外板**和**内板**，二板之间的骨松质，称**板障** diploë，有板障静脉通过。

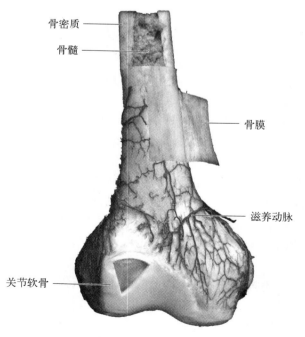

图 1-3　长骨的构造

2. 骨膜 periosteum 除关节面以外的新鲜骨表面都被覆有骨膜，由致密纤维结缔组织构成，含有丰富的血管、神经和淋巴管，对骨的营养、再生和感觉有重要作用。骨膜可分为内、外两层，外层厚而致密，有许多胶原纤维束穿入骨质，使之固着于骨面；内层疏松有成骨细胞和破骨细胞，分别具有产生新骨和破坏骨质的功能，在幼年期功能非常活跃，直接参与骨的生成；到成年时则转为静止状态，但是，一旦发生骨损伤，如骨折，骨膜又重新恢复其功能，参与骨折端的修复愈合。衬覆在骨髓腔内面和骨松质间隙内的骨膜称**骨内膜** endosteum，是菲薄的结缔组织，也含有成骨细胞和破骨细胞，同样具有造骨和破骨的功能。

> **知识点链接** 成年人一旦发生骨折，骨膜的成骨功能又重新活跃，促进骨折端的修复愈合。因此，骨折手术时应尽量保护骨膜，如骨膜剥离太多或损伤过大，可发生骨折愈合困难或出现骨坏死。

3. 骨髓 bone marrow 充填于髓腔和松质腔隙内，分为红骨髓和黄骨髓。胎儿和幼儿期的骨髓呈红色称**红骨髓** red bone marrow，内含不同发育阶段的红细胞和某些白细胞，具有造血功能。约在 5 岁以后，位于长骨骨髓腔内的红骨髓逐渐被脂肪组织代替，呈黄色称**黄骨髓** yellow bone marrow，失去了造血功能。但在慢性长期失血或重度贫血时，黄骨髓可转变为红骨髓，恢复其造血功能。长骨的骺、短骨、扁骨和不规则骨等骨松质内的骨髓，终生都是红骨髓。

临床上诊断某些血液系统疾病时，常选胸骨、髂前上棘、髂嵴等处进行骨髓穿刺，检查骨髓象。

4. 骨的血管、淋巴管和神经 长骨的动脉包括滋养动脉、干骺端动脉、骺动脉及骨膜动脉。上述动脉均有静脉伴行。不规则骨、扁骨和短骨的动脉来自骨膜动脉或滋养动脉。骨膜的淋巴管很丰富。神经伴随滋养血管进入骨内，骨膜的神经最丰富，对张力和撕扯的刺激较为敏感，故骨脓肿和骨折常引起剧烈疼痛。

三、骨的化学成分和物理性质

骨质主要由有机质和无机质组成。有机质主要是骨胶原纤维束和黏多糖蛋白等，构成骨的支架，赋予骨的弹性和韧性。无机质主要是以碱性磷酸钙为主的钙盐，赋予骨的硬度和脆性。脱钙骨（去掉无机质）仍具原骨形状，但柔软而有弹性；煅烧骨（去掉有机质）虽有原形状和一定硬度，但脆而易碎。这两种成分的比例，随年龄的增长而发生变化，从而决定着骨的物理性质。幼儿的骨有机质和无机质约各占一半，故弹性较大硬度较小、柔软而易变形，在外力的作用下不易骨折或折而不断，称青枝状骨折。成年人的骨有机质和无机质的比例约为 3∶7，最为合适，因而骨具有很大硬度和一定的弹性，较坚韧。老年人的骨，无机质所占比例更大，脆性较大，易发生骨折。

四、骨的发生发育和可塑性

骨发生于中胚层的间充质，约在胚胎第 8 周开始，间充质以两种方式发育成骨：① 膜化骨，多见于扁骨，由间充质先形成膜状，然后骨化成骨，如颅盖骨和面颅骨等；② 软骨化骨，以长骨为例，在间充质先形成软骨雏形的基础上，在骨干的中央出现原发骨化点（初级骨化中心），开始造骨。在胎儿出生前后，在骨骺的中心又出现继发骨化点（次级骨化中心），在骺部进行造骨。骨膜、原发骨化点和继发骨化点均不断造骨，分别形成骨干和骺，二者之间有骺软骨。此后，外周的骨膜不断造骨，使骨干不断加粗。骨髓腔内也不断地破骨、造骨与重建，使骨髓腔不断扩大。同时，骺软骨也不断增长和骨化，使骨不断加长。近成年时，骺软骨停止生长而全部骨化，形成界于骨干与骺之间的骺线。骺形成关节面部分的软骨，成为关节软骨，终身不骨化。

> **知识点链接** 骨龄是骨骼年龄的简称，借助于骨骼在 X 光摄像中的特定图像来确定。通常要拍摄人左手手腕部的 X 光片，医生通过 X 光片观察左手指骨、掌骨、腕骨及桡尺骨下端的骨化中心的发育程度，来确定骨龄。骨龄与生长发育关系见表 1-1。

表 1-1 骨龄与生长发育典型特征		
发育特征	女　孩	男　孩
身高突增期	骨龄 11~13 岁	骨龄 13~15 岁
青春期	骨龄 11 岁 9 个月出现第 1 次月经初潮（第 1 次来月经）	骨龄 13 岁 9 个月出现第 1 次变声、腋毛、胡须、喉结突出等
停止长高期	骨龄 17.3 岁	骨龄 18.4 岁

　　骨的基本结构是由遗传因子调控的，但环境因素对骨的生长发育也有影响。影响骨生长发育的因素很多，包括营养、神经、内分泌、疾病及其他物理、化学因素等。长期坚持体育锻炼或从事体力劳动的人，神经系统调节骨的营养，促使骨质增生，使骨坚韧粗壮；反之，骨质则变得细弱疏松。内分泌对骨的发育影响也很大，如成年之前，若垂体生长素分泌过多，会促使骨过快过度生长而形成巨人症；如果分泌不足，则发育停滞成为侏儒症。维生素 A、D 对保持骨的生长发育同样起着重要作用，缺乏时会影响骨的钙化，在儿童可造成佝偻病，在成年人可导致骨质软化。此外，在骨的发育过程中，长期不正确的姿势或机械性压迫，均可导致骨的变形。

第二节　中　轴　骨

　　中轴骨位于人体中轴线上，由 80 块骨借骨连结形成颅、脊柱和胸廓，以支撑头、颈和躯干，并保护脑、脊髓和胸腔内的脏器。

一、躯干骨

　　躯干骨 bones of trunk 包括 24 块椎骨、1 块骶骨、1 块尾骨、1 块胸骨和 12 对肋。它们分别参与脊柱、骨性胸廓和骨盆的构成。

（一）椎骨

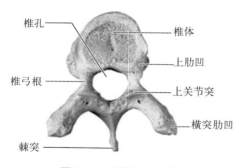

图 1-4　胸椎（上面观）

（椎孔、椎体、椎弓根、上肋凹、上关节突、横突肋凹、棘突）

　　幼年时 32 或 33 块，分为颈椎 7 块，胸椎 12 块，腰椎 5 块，骶椎 5 块，尾椎 3~4 块。成年后 5 块骶椎融合为 1 块骶骨，3~4 块尾椎融合为 1 块尾骨。

　　1. 椎骨的一般形态　　**椎骨** vertebrae 由前方呈短圆柱形的椎体和后方呈板状的椎弓构成（图 1-4）。

　　（1）**椎体** vertebral body：呈短的圆柱状，是椎骨负重的主要部分，内部为骨松质，其表面为薄层骨密质，上、下面平坦，借椎间盘与邻近椎骨相接。椎体后面微凹陷，与椎弓共同围成**椎孔** vertebral foramen。各椎骨的椎孔纵行连贯起来，构成**椎管** vertebral canal，容纳脊髓。

　　（2）**椎弓** vertebral arch：是弓形的骨板，与椎体连接的缩窄部分称**椎弓根** pedicle of vertebral arch。椎弓根的上、下缘各有一切迹，分别称为**椎上、下切迹**，相邻椎骨的上、下切迹共同围成**椎间孔** intervertebral foramen，有脊神经和血管通过。两侧的椎弓根向后内侧扩展变宽称**椎弓板** lamina of vertebral arch，两侧椎弓板在正中线相互会合。由椎弓上发出 7 个突起：① **棘突** spinous process 1 个，伸向后方或后下方，尖端可以在体表摸到，是重要的骨性标志；② **横突** transverse process 1 对，伸向两侧，棘突和横突都是肌和韧带的附着处；③ **关节突** articular process 2 对，在椎弓根与椎弓板结合处分别向上、下方发出的突起，即**上关节突**和**下关节突**。相邻椎骨的上、下关节突构成关节突关节（图 1-5）。

　　2. 各部椎骨的主要特征

　　（1）**胸椎** thoracic vertebrae（图 1-4、图 1-5）：椎体从上向下逐渐增大，横断面呈心形。椎体侧面后份，接近椎体上、下缘处，各有一半圆形浅凹称**上肋凹** superior costal fovea 和**下肋凹** inferior costal fovea，与肋头相关节，但第 1 胸椎与第 9 以下各胸椎的肋凹则不典型。横突近末端前面，有与肋结节相关节的**横突肋凹** transverse costal fovea。关节突的关节面几乎呈冠状位。胸椎棘突较长，向后下方倾斜，呈叠瓦状排列。

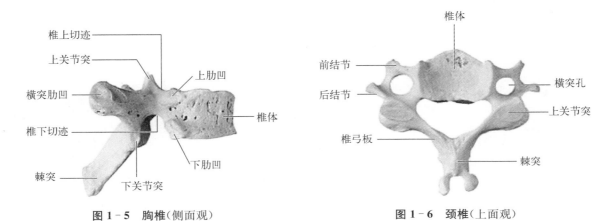

图 1-5　胸椎（侧面观）　　　　　　　　　　图 1-6　颈椎（上面观）

（2）**颈椎** cervical vertebrae（图 1-6）：椎体较小，横断面呈椭圆形，上、下关节突的关节面几乎呈水平位。第 3~7 颈椎体上面，两侧缘向上突起称**椎体钩** uncus of vertebral body。

若椎体钩与上位椎体的唇缘相接，则形成**钩椎关节**，即 Luschka **关节**，如椎体钩过度增生肥大，可使椎间孔狭窄，压迫脊神经，而产生颈椎病的症状。颈椎的椎孔较大，呈三角形。横突上有孔，称**横突孔** transverse foramen，有椎动脉和椎静脉通过。横突末端分裂成前、后两个结节，分别称为**前结节** anterior tubercle 与**后结节** posterior tubercle。第 6 颈椎横突末端前方的结节特别大称**颈动脉结节**，颈总动脉行于其前方，当头部出血时，可将颈总动脉压于此结节，进行暂时性止血。第 2~6 颈椎的棘突较短，末端分叉。

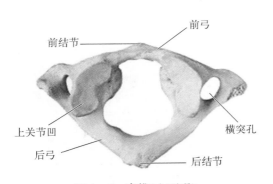

图 1-7　寰椎（上面观）

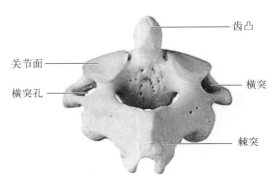

图 1-8　枢椎（上面观）

第 1 颈椎又名**寰椎** atlas，呈环状，无椎体、棘突和关节突，由前弓、后弓及左、右侧块组成（图 1-7）。前弓较短，其后面正中有一小关节面称**齿突凹** dental fovea，与第 2 颈椎的齿突相关节。侧块位于两侧，连接前后弓，上面各有一椭圆形的关节面，与枕髁相关节；下面有圆形关节面与第 2 颈椎上关节面相关节。后弓较长，上面有横行的**椎动脉沟** groove for vertebral artery，有同名动脉通过。

第 2 颈椎又名**枢椎** axis，其特点是椎体向上伸出指状突起，称**齿突** dens of axis（图 1-8），与寰椎齿突凹相关节。齿突原为寰椎的椎体，发育过程中脱离寰椎而与枢椎体融合。

第 7 颈椎又名**隆椎** vertebral prominens，棘突特长，末端不分叉（图 1-9），活体易于触及，常作为计数椎骨序

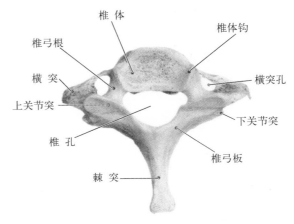

图 1-9　第 7 颈椎（上面观）

数的标志。

（3）**腰椎** lumbar vertebrae（图 1-10、图 1-11）：椎体粗壮，横断面呈肾形。椎孔大，呈三角形。上、下关节突粗大，关节面几乎呈矢状位。棘突短而宽，呈板状，水平伸向后方。因而，各棘突之间的间隙较宽，临床上可在此作腰椎穿刺术。

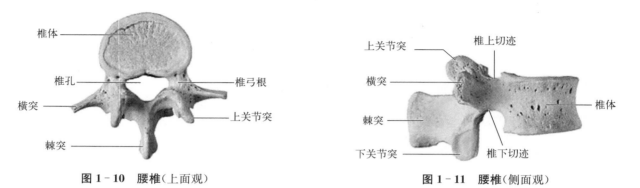

图 1-10　腰椎（上面观）　　　　　图 1-11　腰椎（侧面观）

（4）**骶骨** sacral bone（图 1-12）：由 5 块骶椎融合而成，呈三角形，可分为底、尖、盆面、背面及侧缘。底向上，中间部分借纤维软骨盘与第 5 腰椎相连。尖向下，与尾骨相接。盆面（前面）凹陷，其上缘中份向前隆凸称**岬** promontory。其中部有四条横线，是各骶椎体融合的痕迹。横线两端有 4 对**骶前孔** anterior sacral foramina。背面（后面）粗糙隆凸，沿正中线上有骶椎棘突融合而成的骶正中嵴，骶正中嵴的外侧有 4 对**骶后孔** posterior sacral foramina。骶前、后孔均与骶管相通，分别有骶神经的前支和后支通过。骶管由骶椎的椎孔连结而成，上端与椎管相连，下端的裂孔称**骶管裂孔** sacral hiatus。裂孔两侧有向下突出的**骶角** sacral cornu，临床上进行骶管麻醉常以骶角来确定骶管裂孔的位置。骶骨的外侧部上宽下窄，上份有耳状面与髋骨的耳状面相关节，耳状面后方凹凸不平的骨面称**骶粗隆** sacral tuberosity（图 1-13）。

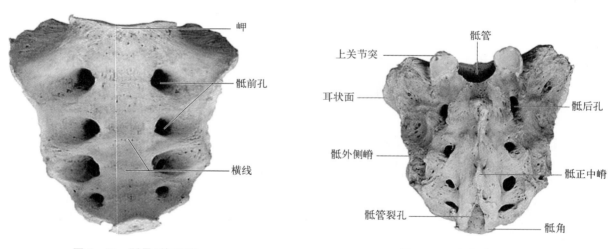

图 1-12　骶骨（前面观）　　　　　图 1-13　骶骨（后面观）

（5）**尾骨** coccyx（图 1-14）：由 3～4 块退化的尾椎融合而成。上接骶骨尖，下端游离为尾骨尖。

（二）胸骨

胸骨 sternum 位于胸前壁正中，属扁骨，上宽下窄，前面微凸，后面稍凹，自上而下分为胸骨柄、胸骨体和剑突三部分（图 1-15）。**胸骨柄** manubrium sterni 上部宽厚而下部窄薄，上缘有 3 个切凹陷，中部的称**颈静脉切迹** jugular notch，两外侧的与锁骨相关节称**锁切迹** clavicular notch。柄的外侧缘上份有第 1 肋切迹，与第 1 肋软骨相结合。胸骨柄与体连接处，形成微向前的突起称**胸骨角** sternal angle，可在体表扪及，其两侧平对第 2 肋，是计数肋的重要标志。胸骨角向后平对第 4 胸椎体下缘。**胸骨体** body of sternum 是长方形的骨板，外侧缘有肋切迹，分别接第 2～7 肋软骨。**剑突** xiphoid process 扁而薄，其形状差异较大，下端游离。

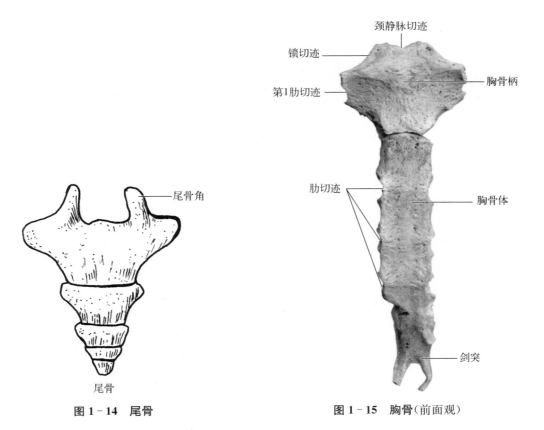

图 1-14 尾骨

图 1-15 胸骨（前面观）

（三）肋

肋 ribs 由肋骨与肋软骨组成，共12对。第1～7对肋的前端，与胸骨相连，称**真肋** true ribs。第8～12对肋前端不与胸骨直接相连称**假肋** false ribs，肋前端借助软骨与上位肋软骨连结，形成肋弓 costal arch。第11、12肋的前端游离于腹壁肌层中称**浮肋** floating ribs。

1. **肋骨** costal bone　呈长条形，属扁骨，分为体和前、后两端（图1-16）。肋骨后端稍膨大称**肋头** costal head，有关节面与相应胸椎的上、下肋凹相关节。肋头外侧稍细的部分称**肋颈** costal neck。肋颈的外侧端向后方的粗糙突起称**肋结节** costal tubercle，有关节面与相应胸椎的横突肋凹相关节。**肋体** shaft of rib 长、扁而弯曲，分为内、外两面和上、下两缘。内面近下缘处有**肋沟** costal groove，有肋间神经、血管经过。肋体的后份向前急转处称**肋角** costal angle。前端稍宽与肋软骨相接。

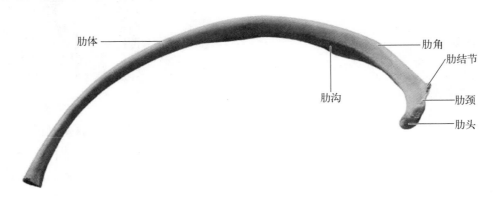

图 1-16 典型肋骨（内面观）

第1肋骨扁宽而短，分为上、下面和内、外侧缘，无肋角和肋沟。其内侧缘的前份有**前斜角肌结节**，为前斜角肌腱附着处。斜角肌结节的前后分别有锁骨下静脉沟和锁骨下动脉沟（图1-17）。

第2肋骨为第1肋骨与典型肋骨的过渡型。第11、12肋骨无肋结节、肋颈及肋角。

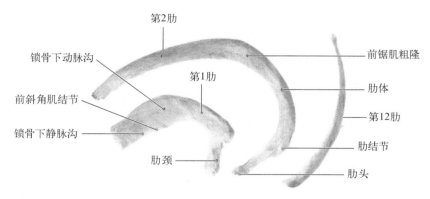

图 1-17　第 1、2、12 肋骨（上面观）

2. **肋软骨 costal cartilage**　位于各肋骨的前端,由透明软骨构成,终生不骨化。

二、颅

颅 skull 位于脊柱上方,由 23 块形状和大小不同的扁骨和不规则骨组成(中耳的 3 对听小骨未计入)。除下颌骨和舌骨外,其余各骨彼此借缝或软骨牢固连结。颅分为后上部的脑颅和前下部的面颅,二者以眶上缘、外耳门上缘和枕外隆凸的连线为其分界线。

(一)脑颅

脑颅由 8 块骨组成。其中不成对的有额骨、筛骨、蝶骨和枕骨,成对的有颞骨和顶骨,它们围成颅腔。颅腔的顶是穹窿形的**颅盖 calvaria**,由前方的额骨、后方的枕骨及二者之间的顶骨构成。颅腔的底由位于中央的蝶骨以及位于蝶骨后方的枕骨、两侧的颞骨、前方的额骨和筛骨构成。筛骨只有一小部分参与脑颅的组成,其余部分参与构成面颅。

1. **额骨 frontal bone**(图 1-18)　位于颅的前上部,分三部:① **额鳞**:为呈瓢状的扁骨,内含空腔称**额窦**;② **眶部**:为水平位的薄骨板,构成眶上壁;③ **鼻部**:位于两侧眶部之间,呈马蹄铁形,缺口处为筛切迹。

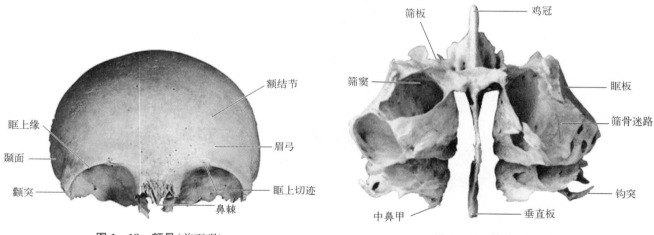

图 1-18　额骨(前面观)　　　　　　**图 1-19　筛骨**(前面观)

2. **筛骨 ethmoid bone**(图 1-19)　为最脆弱的含气骨,位于两眶之间,蝶骨体的前方,构成鼻腔的顶壁和外侧壁。筛骨在额状切面上呈"巾"字形,分筛板、垂直板和筛骨迷路三部:① **筛板**:是多孔的水平骨板,构成鼻腔的顶,板的前份有向上伸出的骨嵴,称**鸡冠**,其两侧筛板上有多个小孔,称**筛孔**,有嗅丝穿过;② **垂直板**:是自筛板中线下垂的矢状位骨板,构成骨性鼻中隔的上部;③ **筛骨迷路**:位于垂直板的两侧,由菲薄的骨板围成许多小腔称**筛窦**。迷路内侧壁上有上、下两个卷曲的小骨片,即**上鼻甲**和**中鼻甲**。迷路外侧壁骨质极薄,构成眶的内侧壁称**眶板**。

3. **蝶骨 sphenoid bone**(图 1-20)　形似蝴蝶,位于颅底中央,分为蝶骨体、大翼、小翼和翼突 4 部。

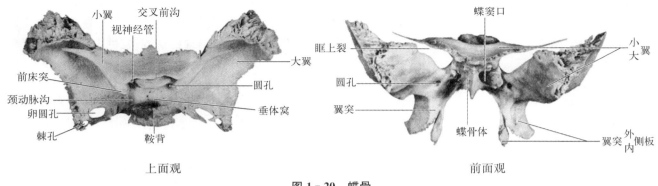

图 1 - 20 蝶骨

（1）**蝶骨体** sphenoid body：为蝶骨中间部的立方形骨块，内含空腔称**蝶窦**，窦被骨片分隔为左、右两半，分别向前开口于鼻腔。体的上面呈马鞍状，称**蝶鞍**，中央凹陷为**垂体窝** hypophysial fossa，窝后的方形骨板称**鞍背**。

（2）**大翼** greater wing：由蝶骨体向两侧发出，根部宽大，向外上方伸展。可分为向上凹陷的大脑面、前内侧的眶面和外下方的颞面。在大翼根部由前向后方分别为**圆孔** foramen rotundum、**卵圆孔** foramen ovale和**棘孔** foramen spinosum，分别有重要的神经和血管通过。

（3）**小翼** lesser wing：为三角形薄骨板，从蝶骨体的前上份向两侧发出。小翼上面是颅前窝的后部，下面构成眶上壁的后部。小翼与体交界处有**视神经管** optic canal。小翼与大翼间的裂隙称**眶上裂** superior orbital fissure。

（4）**翼突** pterygoid process：从体与大翼相接处向下伸出，向后敞开成为内侧板和外侧板。翼突根部有一矢状位的细管，称**翼管** pterygoid canal，向前通入翼腭窝。

4. **颞骨** temporal bone（图 1 - 21） 参与构成颅底和颅腔侧壁，以外耳门为中心分三部。

（1）**鳞部** squamous part：位于外耳门的前上方，呈鳞片状。内面有脑回的压迹和脑膜中动脉沟；外面光滑，前下部有伸向前的颧突，与颧骨的颞突构成颧弓，颧突根部下面的深窝即**下颌窝** mandibular fossa，窝的前缘特别突起称**关节结节** articular tubercle。

（2）**鼓部** tympanic part：位于下颌窝的后方，为弯曲的骨片，从前、下、后三面围绕外耳道。

（3）**岩部（锥部）** petrous part：呈三棱锥形，尖端伸向前内，对着蝶骨体，基底部与颞鳞相连。前面朝向颅中窝，中央有弓状隆起，隆起与颞鳞之间较薄的部分称**鼓室盖**，前面近尖端处有光滑的**三叉神经压迹**。后面中央部有一较大的孔即**内耳门** internal acoustic pore，通入内耳道。下面凹凸不平，中央有颈动脉管外口，向前内通入**颈动脉管** carotid canal，此管先垂直上行，继而折转前内，开口于岩部尖端的颈动脉管内口。颈动脉管外口后方的深窝为**颈静脉窝**，后外侧的细长骨性突起为**茎突** styloid process。外耳门后方，岩部后份向下的突起称**乳突**

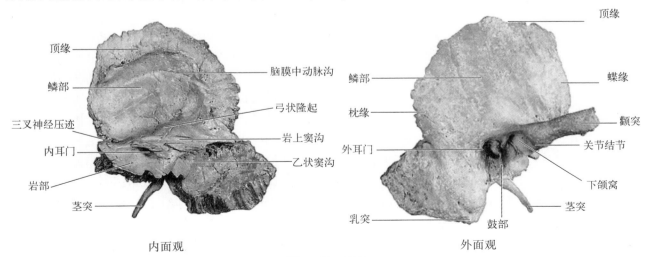

图 1 - 21 颞骨

mastoid process,内有许多腔隙称**乳突小房**。茎突根部与乳突之间的孔为**茎乳孔** stylomastoid foramen。

5. **枕骨** occipital bone　位于颅的后下份,呈勺状。前下部有**枕骨大孔** foramen magnum,枕骨借此孔分为 4 部:前方的基底部、后方的枕鳞,两侧的侧部。侧部下方有椭圆形的关节面称**枕髁**,枕髁下面的关节面与寰椎的上关节面相关节。

6. **顶骨** parietal bone　为外隆内凹的四边形扁骨,位于颅顶的中部,左右各一。

(二)面颅

面颅骨有 15 块,其中成对的有上颌骨、腭骨、颧骨、鼻骨、泪骨及下鼻甲,不成对的有犁骨、下颌骨和舌骨,面颅骨围成眶、骨性鼻腔和骨性口腔。

1. **下颌骨** mandible(图 1-22)　呈马蹄铁形,分一体两支:① **下颌体** body of mandible 呈弓状,位于下颌骨的中间部,有上、下两缘及内、外两面。下缘圆钝为下颌底;上缘构成**牙槽弓**,有容纳下颌牙根的牙槽。下颌体外面的正中有凸向前的**颏隆凸**,前外侧面约对第 2 前磨牙根处,有**颏孔** mental foramen。体内面的正中处有两对小棘称**颏棘**。颏棘的下外方,各有一椭圆形的浅窝称**二腹肌窝**;② **下颌支** ramus of mandible 是自下颌体伸向上后的方形骨板,末端有两个突起,前方的称**冠突**,后方的称**髁突**,两突之间的凹陷为**下颌切迹**。髁突的上端膨大为**下颌头** head of mandible,与下颌窝相关节,头下方较细处为**下颌颈** neck of mandible。下颌支后缘与下颌底相交处,称**下颌角** angle of mandible。下颌支内面中央有**下颌孔** mandibular foramen。下颌孔的前缘有伸向后上的骨片,称**下颌小舌**。下颌角和颏隆凸可在体表扪到。

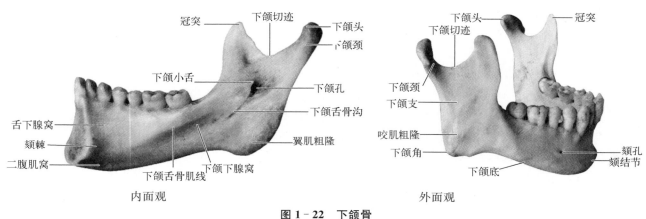

图 1-22　下颌骨

（内面观的标注：冠突、下颌切迹、下颌头、下颌颈、下颌小舌、下颌孔、下颌舌骨沟、翼肌粗隆、舌下腺窝、颏棘、二腹肌窝、下颌舌骨肌线、下颌下腺窝。外面观的标注：下颌切迹、下颌头、冠突、下颌颈、下颌支、咬肌粗隆、下颌角、下颌底、颏孔、颏结节。）

内面观　　　　外面观

2. **舌骨** hyoid bone(图 1-23)　位于下颌骨的下后方,呈马蹄铁形。其中间较宽的部分称**体**,由体向后外伸出的长突为**大角**,向上后伸出的短小突起为**小角**。舌骨大角和体都可在体表扪到。

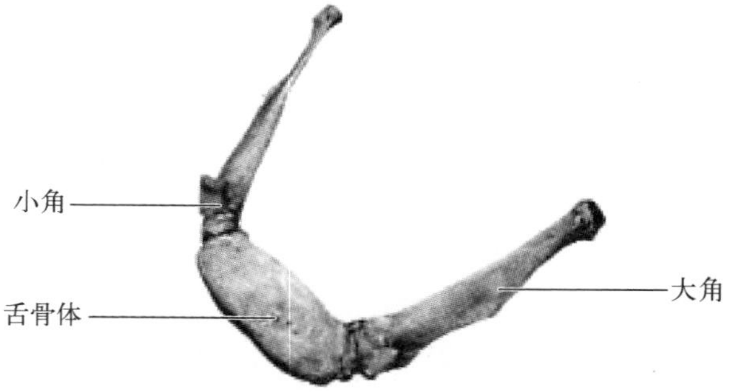

图 1-23　舌骨(前上面观)

（标注：小角、舌骨体、大角）

3. **上颌骨** maxilla(图 1-24)　成对,构成颜面的中央部,可分一体和四突。

上颌体:内含上颌窦,分为前面、颞下面、眶面及鼻面。前面的上份有一孔为**眶下孔** infraorbital foramen,孔下方凹陷称**尖牙窝**。颞下面朝向后外,中央部分有几个小的牙槽孔。此面后下角的突起称**上颌结节**。眶面构成眶的下壁,此面有矢状位的眶下沟,向前经眶下管通眶下孔。鼻面构成鼻腔外侧壁,其后份有大的**上颌窦裂孔**,通入上颌窦,其前份有纵行的泪沟。

四个突起:**额突** frontal process:由体向上突出,接额骨、鼻骨和泪骨。**颧突** zygomatic process:由体伸向外侧,接颧骨。**牙槽突** alveolar process:由体向下伸出,其下缘有牙槽,容纳上颌牙根。**腭突** palatine process:由体向内水平伸出,于正中线上与对侧的腭突结合,组成骨腭的前份。

4. **腭骨** palatine bone(图 1-25)　呈 L 形,位于上颌骨腭突与蝶骨翼突之间,分为水平板和垂直板两部,水平板组成骨腭的后份,垂直板构成鼻腔外侧壁的后份。

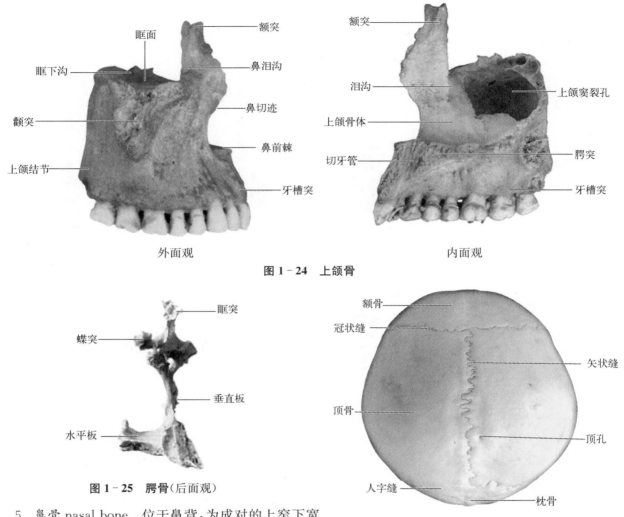

图 1 - 24 上颌骨

外面观：眶面、眶下沟、颧突、上颌结节、额突、鼻泪沟、鼻切迹、鼻前棘、牙槽突

内面观：额突、泪沟、上颌骨体、切牙管、上颌窦裂孔、腭突、牙槽突

图 1 - 25 腭骨（后面观）

眶突、蝶突、垂直板、水平板

图 1 - 26 颅（顶面观）

额骨、冠状缝、顶骨、人字缝、矢状缝、顶孔、枕骨

5. 鼻骨 nasal bone 位于鼻背，为成对的上窄下宽的长条形小骨片。

6. 泪骨 lacrimal bone 为成对的方形小骨片，位于眶内侧壁的前份。前接上颌骨，后连筛骨迷路的眶板。

7. 下鼻甲 inferior nasal concha 为薄而卷曲的小骨片，位于鼻腔的外侧壁，附于上颌体和腭骨垂直板的鼻面。

8. 颧骨 zygomatic bone 位于眶的外下方，呈菱形，形成面颊部的骨性突起。

9. 犁骨 vomer 为斜方形骨板，组成骨性鼻中隔的后下份。

（三）颅的整体观

1. 颅的顶面观（图 1 - 26） 呈卵圆形，前窄后宽，光滑隆凸。顶骨中央的最隆凸处，称顶结节。额骨与两侧顶骨连接处构成**冠状缝** coronal suture。两侧顶骨连接处为**矢状缝** sagittal suture，两侧顶骨与枕骨连接成**人字缝** lambdoid suture。

2. 颅的后面观 可见人字缝和枕鳞。枕鳞中央最突出的部分是**枕外隆凸** external occipital protuberance。隆凸两侧有呈弓形的骨嵴称**上项线**，下方有与其平行的下项线。

3. 颅底内面观（图 1 - 27） 颅底内面高低不平，呈阶梯状，由前向后分别称颅前窝、颅中窝和颅后窝，前部最高，后部最低。各窝内有许多孔和裂，大都与颅底外面相通，是血管、神经出入颅的通道。

（1）**颅前窝** anterior cranial fossa：由额骨眶部、筛骨筛板和蝶骨小翼构成。窝底的正中线上由前向后有额嵴、盲孔和鸡冠等结构，两侧的水平骨板称**筛板**，筛板上有许多**筛孔**通鼻腔，有嗅神经通过，此处薄弱，易发生骨折。

（2）**颅中窝** middle cranial fossa：由蝶骨体及大翼、颞骨岩部等构成。中间狭窄，两侧宽广。窝的中央是**蝶骨体**，体上面的窝为**垂体窝**，窝的前外侧有**视神经管**通眶，其外侧有突向后方的**前床突**。垂体窝后方的横

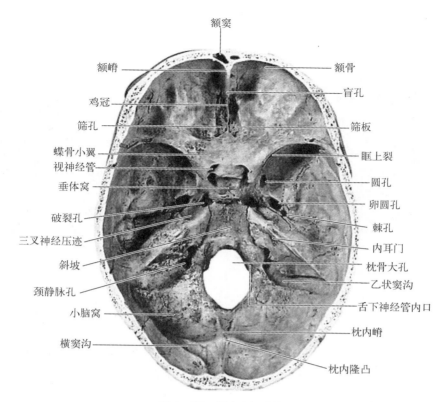

图 1-27　颅底(内面观)

位骨隆起为**鞍背**,鞍背的两侧角向上突起为**后床突**。垂体窝和鞍背统称**蝶鞍**,蝶骨体两侧的浅沟为**颈动脉沟**。沟的前外侧有**眶上裂**,后端的孔称**破裂孔** foramen lacerum,续于颈动脉管内口。在蝶鞍的两侧由前内向后外依次有**圆孔、卵圆孔**和**棘孔**。脑膜中动脉自棘孔向外上方行走。颞骨岩部前面中央有弓状隆起,它与颞鳞之间的薄骨板为**鼓室盖**,在岩部尖端有一浅凹称**三叉神经压迹**。

(3)**颅后窝** posterior cranial fossa:主要由枕骨和颞骨岩部后面构成,窝的中央有枕骨大孔。此孔前上方的平坦斜面称**斜坡** clivus。孔的前外侧缘上有**舌下神经管内口**。枕骨大孔后上方有一十字形的隆起,其交汇处称**枕内隆凸** internal occipital protuberance,由枕外隆凸一侧向上延伸为**上矢状窦沟**,向下续为枕内嵴,向两侧续于横窦沟,此沟继弯向前下内改称**乙状窦沟**,其末端续于**颈静脉孔** jugular foramen。颞骨岩部后面中央有开口向前内的孔,即**内耳门**,通内耳道。

4.颅底外面观(图1-28)　颅底外面高低不平,神经、血管通过的孔裂甚多。由前向后可见:由两侧牙槽突合成的**牙槽弓**和由上颌骨腭突与腭骨水平板构成的骨腭。正中有腭中缝,其前端有**切牙孔**,通入切牙管。骨腭近后缘的两侧各有一**腭大孔**。骨腭以上,**鼻后孔**被鼻中隔后缘(犁骨)分成左右两半。鼻后孔两侧的垂直骨板,即翼突内侧板。在翼突外侧板根部的后外方,可见较大的卵圆孔和较小的棘孔。鼻后孔后方的中央有枕骨大孔,孔前方为枕骨基底部,与蝶骨体直接结合(25岁以前借软骨结合);孔的两侧有椭圆形关节面为**枕髁**。髁的前外侧稍上方有**舌下神经管外口**;髁的后方有不恒定的**髁管**。在枕髁外侧有一不规则的颈静脉孔,其前方为圆形的颈动脉管外口。在颈静脉孔的后外侧,有细长的**茎突**,茎突根部后方有**茎乳孔**。在颞弓根部后方有下颌窝,与下颌头相关节。窝的前缘隆起称**关节结节**。在枕骨基底部、蝶骨和颞骨岩部会合处,围成不规则的破裂孔,活体为软骨所封闭。

5.颅的侧面观(图1-29)　中部有外耳门,外耳门后方为**乳突**,前方是**颧弓**,二者可在体表摸到,是重要的体表标志。颧弓将颅侧面分为上方的颞窝和下方的颞下窝。

(1)**颞窝** temporal fossa:上界为颞线。颞窝底的前下部较薄,在额、顶、颞、蝶四骨会合处最为薄弱,此处常构成"H"形的缝称**翼点** pterion,其内面有脑膜中动脉前支通过,骨折易伤及此血管引起硬膜外血肿。

(2)**颞下窝** infratemporal fossa:是颧弓平面以下,上颌骨体和颧骨后方的不规则间隙,容纳咀嚼肌及血

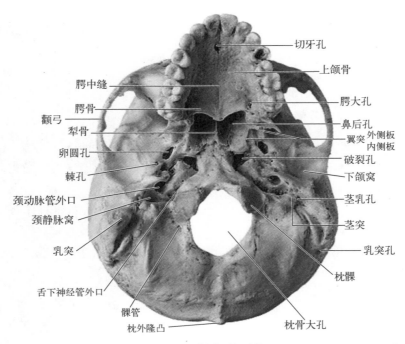

图 1 - 28　颅底(外面观)

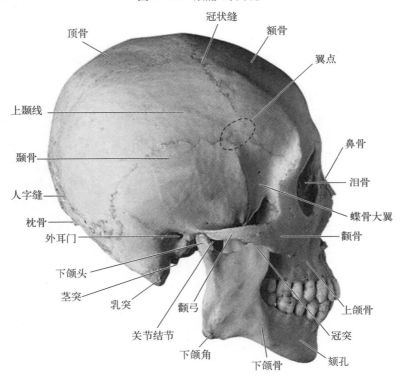

图 1 - 29　颅(侧面观)

管、神经等。窝向上与颞窝相通,窝的前壁为上颌骨体和颧骨,内壁为翼突外侧板,外壁为下颌支,下壁和后壁缺如。向上可借卵圆孔、棘孔通颅中窝,向前借眶下裂通眶,向内侧借上颌骨与翼突之间纵行的**翼上颌裂**通翼腭窝。

（3）**翼腭窝** pterygopalatine fossa(图 1 - 30)：为上颌骨体、蝶骨翼突和腭骨之间的狭窄间隙,深藏于颞下窝的内侧,有许多重要的神经血管经过。此窝向外借翼上颌裂通颞下窝,向前借眶下裂通眶,向内借蝶腭孔通鼻腔,向后借圆孔通颅中窝,借翼管通颅底外面,向下经腭大管、腭大孔通口腔。

6.**颅的前面观**（图 1 - 31）　此面可见额骨和面颅骨。由上向下分为额区、眶、骨性鼻腔和骨性口腔。

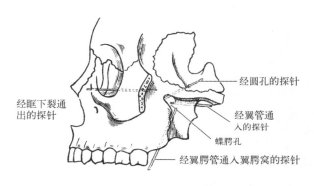

图 1-30 翼腭窝

经眶下裂通出的探针
经圆孔的探针
经翼管通入的探针
蝶腭孔
经翼腭管通入翼腭窝的探针

（1）**额区**：为眶以上的部分，由**额鳞** frontal squama 组成。两侧可见隆起的额结节。在此结节的下方，有与眶上缘相平行的弓形隆起称**眉弓**。左右眉弓之间的平坦部称**眉间**。眉弓与眉间都是重要的体表标志。

（2）**眶** orbit：为四面锥体形腔，分一尖一底和四壁。

1）**尖**：朝向后内方，有视神经管与颅中窝相通。

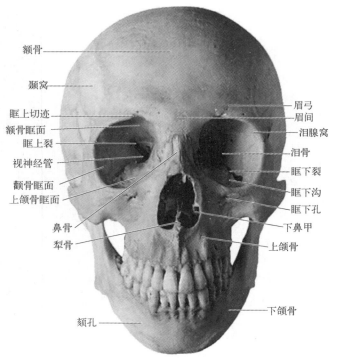

图 1-31 颅（前面观）

额骨
颞窝
眶上切迹
额骨眶面
眶上裂
视神经管
颧骨眶面
上颌骨眶面
鼻骨
犁骨
颏孔
眉弓
眉间
泪腺窝
泪骨
眶下裂
眶下沟
眶下孔
下鼻甲
上颌骨
下颌骨

2）**底**：即眶口，略呈四边形。眶上缘的内、中 1/3 交界处有**眶上孔**或**眶上切迹**。眶下缘中份的下方有**眶下孔**。

3）**四壁**：上壁与颅前窝相邻，其前外侧份有**泪腺窝**，容纳泪腺；下壁的下方为上颌窦，在下壁和外侧壁交界处的后份，有**眶下裂** inferior orbital fissure，裂的中份有前行的**眶下沟**，此沟向前经**眶下管**与眶下孔相通；内侧壁最薄，其前下份有一个长圆形的**泪囊窝**，容纳泪囊，此窝向下经**鼻泪管** nasolacrimal canal 通鼻腔；外侧壁较厚，在外侧壁与上壁交界处的后份，有眶上裂向后通入颅中窝。

（3）**骨性鼻腔** bony nasal cavity：位于面颅中央，介于两眶和上颌骨之间。骨性鼻腔由犁骨和筛骨垂直板构成的骨性鼻中隔（图 1-32），将其分为左、右两半。鼻腔前方共同的开口称**梨状孔**，通外界。后方的开口称**鼻后孔**，通咽腔。鼻腔的顶主要由筛板构成，有筛孔通颅前窝。底由骨腭构成，在腭正中缝前端有切牙管，

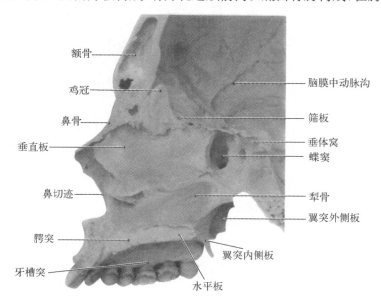

额骨
鸡冠
鼻骨
垂直板
鼻切迹
腭突
牙槽突
脑膜中动脉沟
筛板
垂体窝
蝶窦
犁骨
翼突外侧板
翼突内侧板
水平板

图 1-32 骨性鼻中隔

通向口腔。外侧壁自上而下是三个向下卷曲的**上、中、下鼻甲**(图1-33),每个鼻甲下方有相应的通道称上、**中、下鼻道** superior,middle and inferior nasal meatus。在上鼻甲后上方与蝶骨之间的浅窝称**蝶筛隐窝**。

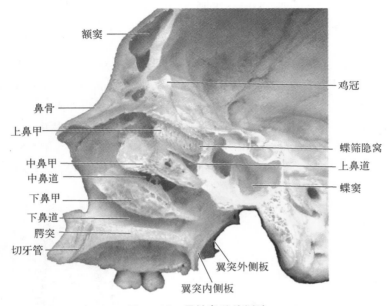

图1-33　骨性鼻腔外侧壁

(4)**鼻旁窦** paranasal sinuses(图1-34、图1-35):又称**副鼻窦**,是上颌骨、额骨、蝶骨及筛骨内含气的空腔,位于鼻腔周围,均开口于鼻腔,对发音起共鸣作用。

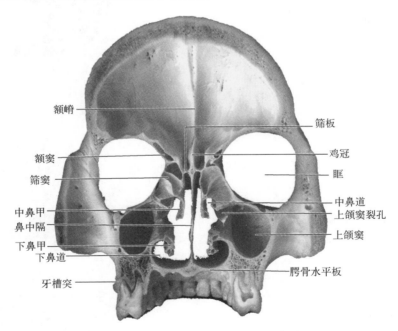

图1-34　颅的冠状切面(通过第3磨牙)

1)**额窦** frontal sinus:位于眉弓深面,左右各一,窦口向后下,开口于中鼻道前部。

2)**筛窦** ethmoidal sinuses:是筛骨迷路内许多呈蜂窝状的筛小房的总称,分前、中、后三群,前、中群开口于中鼻道,后群开口于上鼻道。

3)**蝶窦** sphenoidal sinus:位于蝶骨体内,其内被骨板分隔成多不对称的左右两腔,向前开口于蝶筛隐窝。

4)**上颌窦** maxillary sinus:最大,位于上颌骨体内。窦的顶为眶下壁,底为上颌骨的牙槽突,与第1、2磨牙及第2前磨牙紧邻。其前壁的凹陷处称**尖牙窝**,骨质最薄。内侧壁即鼻腔外侧壁。上颌窦开口于中鼻道,由于窦口高于窦底,故上颌窦化脓性炎症时,其脓液在直立位时不易引流。

(5) **骨性口腔** oral cavity:由上颌骨、腭骨及下颌骨围成。顶即骨腭,前壁及外侧壁由上、下颌骨的牙槽突及牙围成,向后通咽,底由软组织封闭。

(四) 新生儿颅的特征

胎儿时期由于脑及感觉器官发育早,而咀嚼装置和呼吸器官,特别是鼻旁窦和上、下颌骨发育相对迟缓,所以,脑颅比面颅大得多。新生儿面颅与脑颅的比例为1:7,而成人面颅只占全颅的1/4。新生儿颅的额结节、顶结节和枕鳞都是骨化中心部位,发育明显,故从颅顶观察时,新生儿颅呈五角形。额窦尚未发育,眉弓及眉间不明显(图1-35)。新生儿颅顶各骨尚未完全发育,各骨交接处的间隙由纤维组织膜封闭,这些间隙称**颅囟** cranial fontanelles。最大的是**前囟** anterior fontanelle 位于矢状缝与冠状缝相接处,呈菱形。**后囟** posterior fontanelle 位于矢状缝与人字缝相接处,呈三角形。另外,还有顶骨前下角的蝶囟和顶骨后下角的**乳突囟**。前囟在生后1岁半左右闭合,其余各囟都在生后不久闭合。

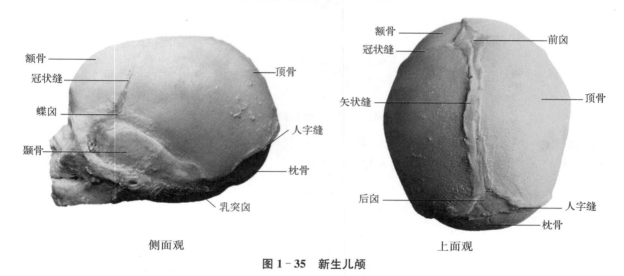

图 1-35 新生儿颅

侧面观   上面观

第三节 四肢骨

四肢骨包括上肢骨和下肢骨。上、下肢骨分别由肢带骨和自由肢骨组成。由于人体直立,上肢摆脱了支持功能,成为灵活的劳动器官,而下肢骨起着支持躯体、承受体重和行走,因而,上肢骨纤细轻巧,下肢骨粗大结实。四肢骨的组成见表1-2。

表 1-2 四肢骨的组成

	上肢骨		下肢骨
肢带骨	锁骨	肩胛骨	髋骨
自由肢骨	上臂骨:肱骨 前臂骨:桡骨、尺骨 手骨:腕骨(8)、掌骨(5)、指骨(14)		大腿骨:股骨 小腿骨:胫骨、腓骨、髌骨 足骨:跗骨(7)、跖骨(5)、趾骨(14)

一、上肢骨

(一) 上肢带骨

1. 锁骨 clavicle(图1-36) 呈"～"形弯曲,横架于胸廓前上方,全长可在体表扪到。上面光滑,下面粗糙。内侧为粗大的**胸骨端**,有关节面与胸骨柄的锁切迹相关节。外侧端扁平为**肩峰端**,有小关节面与肩胛骨的肩峰相关节。锁骨内侧 2/3 凸向前,外侧 1/3 凸向后。锁骨支撑肩胛骨于胸廓之外,以增加上肢的运动范围。锁骨骨折多在锁骨的内侧 2/3 与外侧 1/3 交界处。

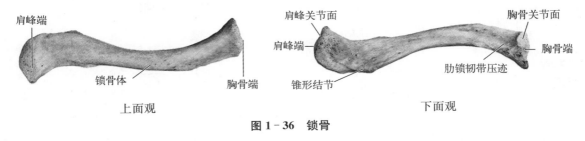

上面观　　　　　　　　　　　　　　　　下面观

图 1-36　锁骨

2. **肩胛骨** scapula(图 1-37)　为三角形扁骨,贴于胸廓的后外面,介于第 2 到第 7 肋骨(或肋间隙)之间。可分为前后二面、三缘和三个角。

肩胛骨的前面朝向肋骨称**肋面**,为一大的浅窝,称**肩胛下窝** subscapular fossa。后面被一横行的**肩胛冈** spine of scapula 分隔为上、下两个浅窝,分别称**冈上窝** supraspinious fossa 和**冈下窝** infraspinious fossa。肩胛冈向外侧延伸形成扁平的突起称**肩峰** acromion,与锁骨外侧端相接。

肩胛骨的三缘即上缘、内侧缘和外侧缘。**上缘**短而薄,外侧份有**肩胛切迹**,切迹外侧有一弯曲的指状突起称**喙突** coracoid process。内侧缘又称**脊柱缘**,薄而锐利。**外侧缘**又称**腋缘**,较肥厚。

肩胛骨的三角即上角、下角和外侧角。**上角**为上缘与脊柱缘会合处,平对第 2 肋。**下角**为脊柱缘与腋缘会合处,平对第 7 肋或第 7 肋间隙,为计数肋的标志。**外侧角**为腋缘与上缘会合处,最肥厚,有朝向外侧的梨形浅窝称**关节盂** glenoid cavity,与肱骨头相关节。关节盂的上、下方各有一小的粗糙隆起,分别称**盂上结节**和**盂下结节**。肩胛冈、肩峰、肩胛骨下角、内侧缘及喙突都可在体表扪到。

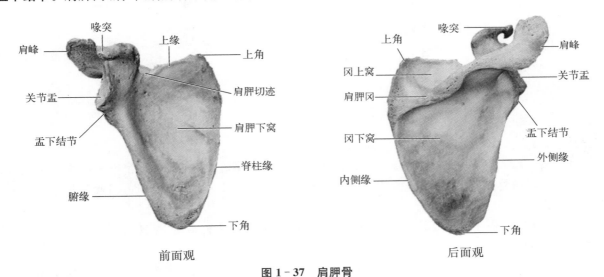

前面观　　　　　　　　　　　　　　　　后面观

图 1-37　肩胛骨

(二) 自由上肢骨

1. **肱骨** humerus(图 1-38)　为长骨,分一体及上、下两端。

上端有呈半球状的**肱骨头** head of humerus,朝向上后内方与肩胛骨的关节盂相关节。头周围的环状浅沟称**解剖颈** anatomical neck。肱骨头的外侧和前方有隆起的**大结节** greater tubercle 和**小结节** lesser tubercle,两结节分别向下延伸为**大结节嵴**和**小结节嵴**。两结节之间有一纵沟称**结节间沟**。上端与体交界处稍细称**外科颈** surgical neck,较易发生骨折。

肱骨体上半部呈圆柱形,下半部呈三棱柱形。体中部的外侧面有粗糙的**三角肌粗隆** deltoid tuberosity。体后面中部,有一自内上斜向外下的浅沟称**桡神经沟** sulcus for radial nerve,桡神经和肱深血管沿此沟经过。因此,肱骨中部骨折可伤及桡神经和伴行血管。体的内侧缘近中点处有开口向上的**滋养孔**。

肱骨下端前后较扁,内侧部为滑车状的**肱骨滑车** trochlea of humerus,与尺骨形成关节;外侧部前面有半球形的**肱骨小头** capitulum of humerus,与桡骨相关节。滑车前面上方有一窝称**冠突窝**;肱骨小头前面上方的小窝称**桡窝**;滑车后面上方有一深窝称**鹰嘴窝**,伸肘时容纳尺骨鹰嘴。肱骨下端向两侧的突起分别称**外上髁** lateral epicondyle 和**内上髁** medial epicondyle。内上髁后方有一浅沟称**尺神经沟**,尺神经由此经过。肱骨大结节和内、外上髁都可在体表扪到。

> **知识点链接**
>
> 　　肱骨下端与体交界处,即肱骨内、外上髁稍上方,骨质较薄弱,易发生骨折称肱骨髁上骨折。

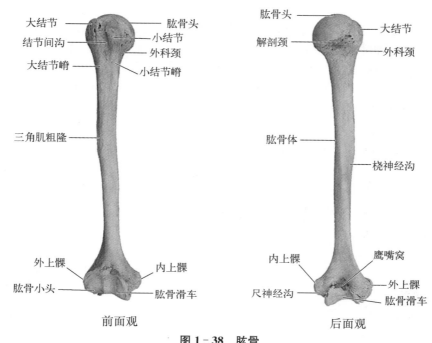

图 1-38　肱骨

前面观：大结节、结节间沟、大结节嵴、三角肌粗隆、外上髁、肱骨小头、肱骨头、小结节、外科颈、小结节嵴、内上髁、肱骨滑车

后面观：肱骨头、解剖颈、大结节、外科颈、肱骨体、桡神经沟、内上髁、尺神经沟、鹰嘴窝、外上髁、肱骨滑车

> **知识点链接**
>
> 　　(1) 肱骨外科颈为肱骨大结节、小结节移行为肱骨体的交界部位,是骨松质和骨密质的分界线,位于解剖颈(肱骨头周围的环形沟)下2～3 cm,有臂丛神经、腋血管在内侧经过,因此骨折可合并神经和血管的损伤。
>
> 　　(2) 肱骨干骨折合并桡神经损伤时,有垂腕、各手指掌指关节不能伸直,拇指不能背伸以及手背桡侧皮肤有大小不等的感觉麻木区。
>
> 　　(3) 肱骨髁上骨折最易损伤尺神经,尺神经受伤后,除手部尺侧皮肤感觉消失外,环、小指掌指关节过伸,指间关节屈曲呈爪形,表现为"爪形手":拇指不能内收,其他四指不能外展及内收。

　　2. **桡骨** radius(图 1-39)　位于前臂外侧,下端大而上端小,分为一体两端。上端稍膨大称**桡骨头** head of radius,头上面的关节凹与肱骨小头相关节;头周围的环状关节面与尺骨相关节;头下方为略细的**桡骨颈** neck of radius。颈下份有向后内侧突出的**桡骨粗隆** radial tuberosity。桡骨体呈三棱柱形,内侧缘为薄锐的骨间缘。下端前面凹,后面凸,外侧向下突出称**茎突** styloid process。下端的内侧面有关节面称**尺切迹**,与尺骨头相关节。下端的下面有腕关节面与腕骨相关节。桡骨茎突和桡骨头都可在体表扪到。

　　3. **尺骨** ulna(图 1-39)　位于前臂内侧,分一体两端。上端粗大,前面有一半圆形深凹称**滑车切迹** trochlear notch,与肱骨滑车相关节。切迹后上方的突起称**鹰嘴** olecranon,前下方的突起称**冠突** coronoid

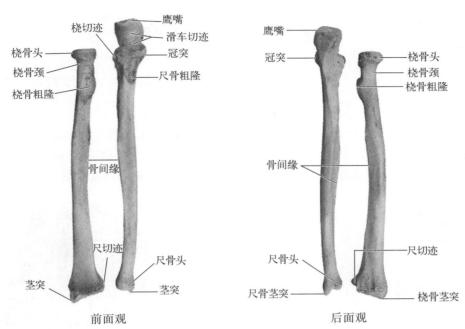

图 1 - 39 桡骨和尺骨

前面观　　　　　　　　　后面观

process。冠突外侧面有桡切迹,与桡骨头相关节;冠突下方的粗糙隆起称**尺骨粗隆** ulnar tuberosity。尺骨体上段粗,下段细,外缘锐利与桡骨相对称骨间缘。下端为**尺骨头** head of ulna,其前、外、后三面有环状关节面与桡骨的尺切迹相关节,下面光滑借三角形关节盘与腕骨隔开。头后内侧的向下突起称**尺骨茎突** styloid process。在正常情况下,尺骨茎突比桡骨茎突约高 1 cm。尺骨鹰嘴、尺骨后缘全长、尺骨头和茎突,都可在体表扪到。

4. 手骨　包括腕骨、掌骨和指骨(图 1 - 40)。

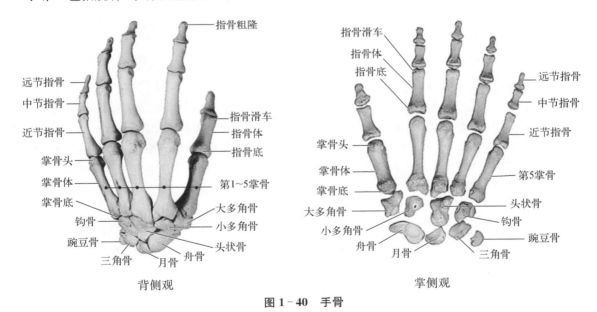

背侧观　　　　　　　　　掌侧观

图 1 - 40 手骨

(1) **腕骨** carpal bones:为 8 块短骨,分近侧和远侧两列。由桡侧向尺侧排列,近侧列依次为:**手舟骨** scaphoid bone、**月骨** lunate bone、**三角骨** triquetral bone 和**豌豆骨** pisiform bone。远侧列依次为:**大多角骨** trapezium bone、**小多角骨** trapezoid bone、**头状骨** capitate bone 和**钩骨** hamate bone。8 块腕骨构成一掌面凹陷的**腕骨沟**。各骨的相邻面都有关节面,彼此形成腕骨间关节。

(2) **掌骨** metacarpal bones:属长骨,共 5 块。由桡侧向尺侧,分别为第 1～5 掌骨。掌骨的近端为底,接腕骨;远端为头,接指骨;中间部为体。第 1 掌骨短而粗,其底有鞍状关节面,与大多角骨相关节。

（3）**指骨** phalanges of fingers：属长骨，共 14 块。拇指有 2 节指骨，其余各指均为 3 节。由近侧至远侧，依次为近节指骨、中节指骨和远节指骨。每节指骨的近端为底，中间部为体，远端为滑车。远节指骨的远端掌面粗糙，称**远节指骨粗隆**。

二、下肢骨

（一）下肢带骨

髋骨 hip bone（图 1－41、图 1－42）是不规则骨，上部扁阔，中部窄厚，并有朝向下外的深窝称**髋臼** acetabulum；下部有一大孔称**闭孔** obturator foramen。左、右髋骨与骶骨、尾骨共同组成骨盆。髋骨由髂骨、耻骨和坐骨组成，幼年时，三骨于髋臼处由透明软骨连结，约 16 岁时互相形成骨性融合。

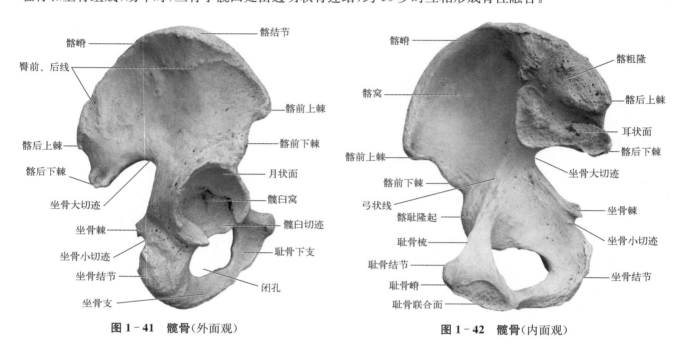

图 1－41　髋骨（外面观）　　　　　图 1－42　髋骨（内面观）

1. **髂骨** ilium　位于髋骨上部，分为髂骨体和髂骨翼。**髂骨体**肥厚粗壮，构成髋臼的上 2/5。**髂骨翼**位于体的上部，为扁阔的骨板，其上缘肥厚弯曲形成弓形的**髂嵴** iliac crest。髂嵴的前端为**髂前上棘** anterior superior iliac spine，后端为**髂后上棘** posterior superior iliac spine。髂前上棘后方 5～7 cm 处髂嵴外唇向外的突起**髂结节** tubercle of iliac crest，它们都是重要的体表标志。在髂前、后上棘的下方各有一小突起，分别称**髂前下棘**和**髂后下棘**。髂骨翼内面的浅窝称**髂窝** iliac fossa，其下界有一圆钝的骨嵴，为**弓状线** arcuate line。髂窝的后上方有粗糙的**髂粗隆**，借韧带与骶骨相连，后下方有耳状面与骶骨相关节。髂骨翼的外面称**臀面**，供臀肌附着。

2. **坐骨** ischium　构成髋骨后下部，分为坐骨体和坐骨支。坐骨体组成髋臼的后下 2/5，后缘有尖锐的突起称**坐骨棘** ischial spine，棘下方有**坐骨小切迹** lesser sciatic notch。坐骨棘与髂后下棘之间有深陷的**坐骨大切迹** greater sciatic notch。坐骨体下端后份的粗大隆起称**坐骨结节** ischial tuberosity，是坐骨最低部，可在体表扪到。坐骨体向前、上、内移行为坐骨支，其末端与耻骨下支结合。

3. **耻骨** pubis　构成髋骨前下部，分为体和上、下二支。耻骨体组成髋臼前下 1/5，与髂骨体结合处的骨面成粗糙隆起称**髂耻隆起** iliopubic eminence。耻骨体向前内下方移行为耻骨上支，再转向后下移行为耻骨下支，在两支移行处内侧的椭圆形粗糙面称**耻骨联合面** symphysial surface。耻骨上支的上缘有一条较锐的骨嵴称**耻骨梳** pecten pubis，向后移行于弓状线，向前终于**耻骨结节** pubic tubercle，是重要的体表标志。从耻骨结节向中线的粗钝上缘为**耻骨嵴** pubic crest。耻骨与坐骨共同围成**闭孔** obturator foramen。

髋臼 acetabulum 由髂、坐、耻三骨的体融合而成，窝内有半月形的关节面称**月状面** lunate surface。窝的中央未形成关节面的部分称**髋臼窝** acetabular fossa。髋臼边缘下部的缺口称**髋臼切迹** acetabulum notch。

（二）自由下肢骨

1. 股骨 femur（图 1－43） 是人体最粗大的长骨，约为身高的 1/4，分一体两端。

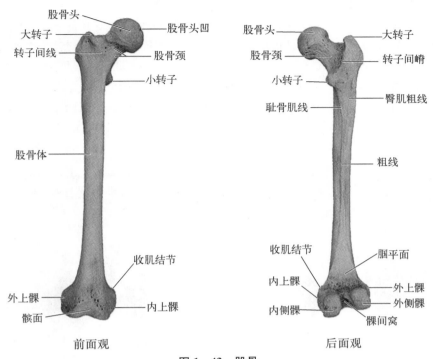

前面观　　　　　　　　　　后面观

图 1－43 股骨

上端有朝向内上方呈球形的**股骨头** femoral head，与髋臼相关节。头的顶端中部，有一小凹称**股骨头凹**。股骨头下外侧的狭细部分称**股骨颈** neck of femur。颈与体连接处上外侧的方形隆起称**大转子** greater trochanter；内下方的隆起称**小转子** lesser trochanter，都有肌附着。大、小转子之间，前面有**转子间线**，后面有**转子间嵴**相连。

股骨体 shaft of femur 略弓向前，上段呈圆柱形，中段呈三棱柱形，下段前后略扁。体后面有纵形骨嵴称**粗线** linea aspera，此线上端分叉，向上外延续于粗糙的**臀肌粗隆** gluteal tuberosity，向上内则延续为**耻骨肌线**。粗线下端也分为内、外两线，二线之间的骨面称为**腘面**。在粗线的中点附近，有开口朝下的**滋养孔**。

股骨下端有两个向后突出的膨大，分别称**内侧髁** medial condyle 和**外侧髁** lateral condyle。内、外侧髁的前面、下面和后面都是光滑的关节面。两髁前方的关节面彼此相连形成**髌面**，与髌骨相接。两髁后份之间的深窝称**髁间窝** intercondylar fossa。两髁侧面的最突起处分别称**内上髁** medial epicondyle 和**外上髁** lateral epicondyle。位于内上髁上方的小突起称**收肌结节** adductor tubercle。它们都是在体表可扪到的重要标志。

2. 髌骨 patella（图 1－44） 是人体最大的籽骨，位于股骨下端前面，股四头肌腱内，略呈三角形，底朝

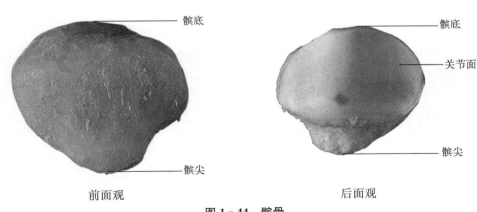

前面观　　　　　　　　　　后面观

图 1－44 髌骨

上，尖向下，前面粗糙，后面是关节面，与股骨髌面相关节。髌骨可在体表扪到。

3. 胫骨 tibia（图 1-45）　位于小腿的内侧，是粗大的长骨，分一体两端。上端膨大，向两侧突出，形成**内侧髁**和**外侧髁**。两髁的上面各有一关节面分别与股骨的内、外侧髁的关节面相关节。两上关节面之间有向上的隆起称**髁间隆起** intercondylar eminence。外侧髁的后下方有小的腓关节面与腓骨头相关节。上端前面的隆起称**胫骨粗隆** tibial tuberosity。内、外侧髁和胫骨粗隆都是重要的体表标志，在体表可摸及。胫骨体呈三棱柱形，较锐的前缘和内侧面直接位于皮下，外侧缘为小腿骨间膜所附着称**骨间缘**。后面上份有斜向下内的粗涩的**比目鱼肌线**。胫骨体上、中 1/3 交界处的附近，有开口向上的滋养孔。胫骨下端稍膨大，其内侧向下突起称**内踝** medial malleolus，可在体表扪到。胫骨下端的下面与内踝外侧面都有关节面与距骨相关节。下端的外侧面有**腓切迹**与腓骨相接。

> **知识点链接**
>
> 　胫骨中上段的横切面是三棱柱形，至下 1/3 呈四方形，两者移行交接处，骨的形态转变，是容易发生骨折的部位。一旦骨折时，易发生骨折延迟愈合或不愈合。

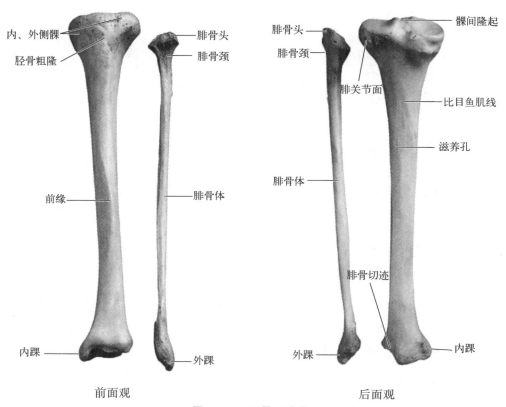

前面观　　　　　　　　　　　　　后面观

图 1-45　胫骨和腓骨

4. 腓骨 fibula（图 1-45）　细长，位于小腿外侧，分一体两端。上端稍膨大为**腓骨头** fibular head，有关节面与胫骨相关节。头下方缩窄，称**腓骨颈** neck of fibula。体的内侧缘锐利称**骨间缘**，有小腿骨间膜附着。体内侧近中点处，有开口向上的滋养孔。下端膨大称**外踝** lateral malleolus。其内侧有外踝关节面与距骨相关节。腓骨头和外踝都可在体表扪到。

> **知识点链接**
>
> 　腓总神经常于腓骨颈外侧绕行，若腓骨颈发生骨折，易损伤腓总神经。

5. 足骨(图 1 - 46) 包括跗骨、跖骨和趾骨。

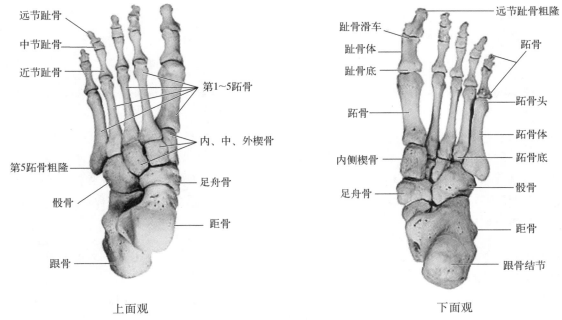

图 1 - 46 足骨

（1）**跗骨** tarsal bones：共 7 块，属于短骨。分为前、中、后三列。后列包括位于前上方的**距骨** talus 和后下方的**跟骨** calcaneus；中列为位于距骨前方的**足舟骨** navicular bone；前列由内侧至外侧，依次为**内侧楔骨** medial cuneiform bone、**中间楔骨** intermediate cuneiform bone 和**外侧楔骨** lateral cuneiform bone，以及位于跟骨前方的**骰骨** cuboid bone。跗骨几乎占全足的一半，与下肢的支持和负重功能相适应。距骨上面有前宽后窄的关节面称**距骨滑车**，与内、外踝和胫骨的下关节面相关节。距骨下方与跟骨相接。跟骨后端隆突为**跟骨结节**。距骨前接足舟骨，其内下方隆起称**舟骨粗隆**，是重要体表标志。足舟骨的前方与 3 块楔骨相关节。外侧的骰骨与跟骨相接。

（2）**跖骨** metatarsal bones：属长骨，共 5 块。其形状和排列大致与掌骨相当，但比掌骨粗大。由内侧向外侧依次为第 1～5 跖骨。跖骨近侧端为底、与跗骨相接，中间为体，远侧端称头，与近节趾骨底相接。第 5 跖骨底向后外侧份突出称**第 5 跖骨粗隆**，在体表可扪到。

（3）**趾骨** phalanges of toes：属长骨，共 14 块。踇趾为 2 节，其余各趾均为 3 节。趾骨的形态和命名与指骨相同。踇趾的骨粗壮，其余趾骨细小，第 5 趾的远节趾骨甚小，往往与中节趾骨长合。

三、附肢骨的常见变异和畸形

（一）上肢骨的常见变异和畸形

1. 锁骨 可见先天性锁骨缺如。

2. 肱骨 鹰嘴窝和冠突窝之间出现穿孔，称滑车上孔，内上髁上方有时出现向下突起，称髁上突，借韧带连于内上髁，韧带若骨化则形成髁上孔。

3. 桡骨 可部分或全部缺如。

4. 尺骨 鹰嘴与尺骨干可不融合。

5. 腕骨 可出现二分舟骨。掌骨、指骨：可出现多指或并指。

（二）下肢骨的常见变异和畸形

1. 髋骨 髂骨穿孔，耻骨支与坐骨支不长合。

2. 股骨 臀肌粗隆异常粗大，形成第 3 转子。

3. 髌骨 可缺如或为二分髌骨。

4. 距骨　后下部和前上部可出现三角骨和距上骨。

5. 楔骨　内侧和中间楔骨间可出现楔间骨。

6. 跖骨　第 1 与第 2 跖骨间可出现跖间骨。

7. 趾骨　多趾。

小　结

　　骨在运动系统中起杠杆作用,全身骨有 206 块,按部位可分为颅骨、躯干骨和四肢骨;按形态可分为长骨、短骨、扁骨和不规则骨。骨由骨质、骨膜和骨髓以及神经、血管等构成,骨质是骨的主要成分,骨膜对骨有营养、保护和修复作用,骨髓具有造血功能。骨的化学成分决定骨的物理特性,骨含有有机质和无机质,二者的比例随年龄的增加而变化,随着年龄的增加,无机质增加,而有机质减少,故随着年龄的增加,骨的弹性、韧性减小,而脆性增加。

　　躯干骨包括椎骨、肋和胸骨,椎骨包括 24 块椎骨、1 块骶骨和 1 块尾骨。椎骨由椎体和椎弓组成,二者围成椎孔,椎弓上发出 7 个突起,(成对的 3 个,不成对的 1 个)。各部椎骨又有其特征,颈椎横突有横突孔,胸椎椎体、横突有肋凹,腰椎各部皆粗大。肋有 12 对,其中第 1～7 对为真肋,第 8～10 对为假肋,第 11～12 对为浮肋。胸骨分柄、体、剑突三部,柄与体相连结处向前微凸称胸骨角,是计数肋的标志。颅骨有 23 块,可分为脑颅骨和面颅骨,脑颅骨 8 块(成对 2 块,不成对 4 块),面颅骨 15 块(成对 6 块,不成对 3 块),脑颅分为颅顶和颅底,颅底有许多沟、管、裂、孔,有血管神经经过。面颅前面有骨性眶腔和鼻腔,骨性鼻腔外侧壁有 3 个鼻甲和 3 个鼻道,鼻道分别有鼻旁窦和鼻泪管的开口。上、下肢骨属同源器官,由于上肢的游离,以运动为主,其体积细小,下肢骨由于负重,体积较粗大,上、下肢骨都可分为肢带骨和自由肢骨,自由肢骨数量相同,形态结构具有相似之处,又有不同之处,学习四肢骨最好采用比较法易于掌握。

【复习思考题】

1. 在长骨剖面上可见哪些结构?

2. 比较颈椎、胸椎、腰椎的主要特征。

3. 归纳颅底内、外面的交通孔道。

(谢兴国)

第二章

关节学

===== 学习要点 =====

掌握：① 关节的基本结构、辅助结构、分类及运动形式；② 椎骨的连结，脊柱的整体观及运动；③ 肩关节、肘关节、髋关节、膝关节的组成、结构特点及运动；④ 骨盆的组成、分部和结构特点。

熟悉：① 直接连结的特点及分类；② 胸廓的组成、形态和特点；③ 颞下颌关节的组成、结构特点及运动；④ 腕关节、踝关节的组成、结构特点及运动。

了解：① 拇指腕掌关节的结构特点及运动；② 手骨、足骨的连结及运动。

第一节　总　　论

骨与骨之间借纤维结缔组织、软骨和骨相连结，称**骨连结** articulation。按连结形式的不同可分为直接连结和间接连结两种（图 2-1）。

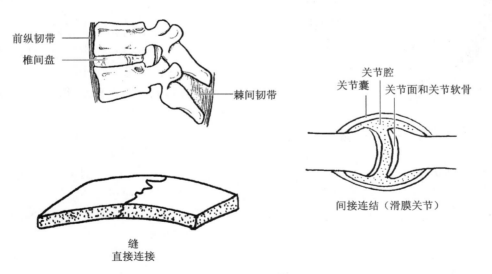

图 2-1　骨连结的分类

一、直接连结

直接连结是指骨与骨之间借纤维结缔组织、软骨或骨组织直接相连，其连结之间无间隙，运动范围极小或完全不能活动。根据连结组织不同，可分为纤维连结、软骨连结和骨性结合 3 种类型。

（一）纤维连结

骨与骨之间借纤维结缔组织相连，形成纤维连结。其间无间隙，连结比较牢固，一般无活动性或仅有少许活动，常有 2 种连结形式。

1. 韧带连结 syndesmosis　连结两骨的纤维结缔组织比较长，呈条索状或膜状，富有弹性，称为**韧带** ligament 或膜。如椎骨棘突之间的棘间韧带、胫腓骨下端的胫腓骨间韧带和前臂尺桡骨之间的骨间膜等。

2. 缝 suture　两骨之间借少量的纤维结缔组织（缝韧带）相连，无活动性，这种连结往往随年龄的增加，可出现结缔组织骨化，成为骨性结合。如颅的冠状缝和矢状缝等。

（二）软骨连结

骨与骨之间借软骨相连，可缓冲震荡，分为 2 种类型。软骨是一种特殊分化的结缔组织，由软骨细胞、软骨基质及埋藏于基质中的纤维共同组成，按基质中纤维成分的含量和性质可分为透明软骨、弹性软骨和纤维软骨。

1. 透明软骨结合 synchondrosis　两骨间借透明软骨连结，常为暂时性的结合，是胚胎时软骨骨骼的存留部分并作为所连结骨的增长区，如髋软骨和蝶枕软骨结合等，此种连结到一定年龄即骨化形成骨性结合。

2. 纤维软骨结合 symphysis　两骨间借纤维软骨连结，多位于人体中轴承受压力之处，坚固性大而弹性低，如椎间盘和耻骨联合等，此纤维软骨一般终生不骨化。

（三）骨性结合

两骨之间借骨组织相连，一般由纤维连结或透明软骨结合骨化而成。**骨性结合** synostosis 使两骨融合为一块，如长骨的干与骺的结合和各骶椎之间的结合等。

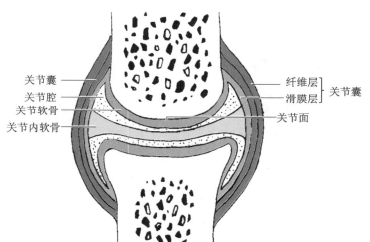

关节囊
关节腔
关节软骨
关节内软骨

纤维层 ┐
滑膜层 ┘ 关节囊

关节面

图 2 - 2　关节的结构

二、间接连结

间接连结又称**关节** joint（articulation）或**滑膜关节** synovial joint，是骨连结的最高分化形式，骨与骨的相对面之间无直接连结，相对骨面间有腔隙，充以滑液，活动度大。关节的结构有基本结构和辅助结构（图 2 - 2）。

（一）关节的基本结构

关节的基本结构有关节面、关节囊和关节腔，这些结构为每一个关节所必备的。

1. 关节面 articular surface　是构成关节各相关骨的接触面，每一关节至少包括 2 个关节面，一般为一凸一凹，凸的称**关节头** articular head，凹的称**关节窝** articular fossa。关节面上覆有**关节软骨** articular cartilage。关节软骨多数由透明软骨构成，表面光滑，深部与关节面紧密相连，厚度为 2～7 mm，其厚薄因不同的关节和不同的年龄而异，即使在同一关节中，不同部位的厚薄亦不相同，使之与对应的关节面更加适应。关节软骨具有弹性，能承受压力和吸收震荡，减轻运动时的震荡和冲击，关节软骨表面光滑，覆以少量滑液，可减小磨擦，有利于活动。关节软骨无血管、神经和淋巴管，其营养由滑液和关节囊滑膜层的血管供应。

2. 关节囊 articular capsule　由致密结缔组织构成，附于关节面周围的骨面并与骨膜融合，像"袖套"把构成关节的各骨连结起来，密闭关节腔。关节囊的松紧和厚薄因关节的不同而异，活动度较大的关节，关节囊较松弛而薄，反之亦然。关节囊可分为内、外两层。

外层为**纤维层** fibrous layer，由致密结缔组织构成，富有血管、淋巴管和神经。在某些部位，纤维层增厚形成韧带，可增强骨与骨之间的连结，并限制关节的过度运动，纤维层的厚薄和韧带强弱与关节的运动和负重大小有关。如下肢关节负重较大，其关节囊的纤维层厚而紧张，上肢关节负重较小，则纤维层薄而松弛。

内层为**滑膜层** synovial layer，由平滑光亮、薄而柔润的疏松结缔组织膜构成，衬贴于纤维层的内面，其边缘附着于关节软骨周缘,包被着关节内除关节软骨、关节唇和关节盘以外的所有结构。滑膜层内表面常有微小突起的皱襞,分别称**滑膜绒毛** synovial villi 和**滑膜襞** synovial fold。滑膜富含血管、淋巴和神经,能产生**滑液** synovial fluid,并对关节软骨提供营养。滑液是透明蛋清样液体,呈弱碱性,正常情况下只有 0.13~2 ml,由于含有较多的透明质酸,故黏稠度较高。滑液不但为关节提供了液态环境,而且保持了一定酸碱度,保证关节软骨的新陈代谢,并增加滑润,减少摩擦,降低软骨的蚀损,促进关节的运动效能。

3. **关节腔** articular cavity　由关节软骨和关节囊滑膜层共同围成的密闭腔隙,腔内有少量滑液,呈负压,对维持关节的稳定性有一定的作用。

(二) 关节的辅助结构

关节除具备上述基本结构外,某些关节为适应特殊功能的需要而分化出一些特殊结构(图 2-2)以增加关节的灵活性,增强关节的稳固性。

1. **韧带** ligaments　是连于相邻两骨之间的致密纤维结缔组织束,可加强关节的稳固性。位于关节囊外的称**囊外韧带** extracapsular ligament,有的囊外韧带为关节囊的局部增厚,如髋关节的髂股韧带;有的独立于关节囊,不与囊相连,如膝关节的腓侧副韧带;有的是关节周围肌腱的延续,如膝关节的髌韧带。位于关节囊内的称**囊内韧带** intracapsular ligament,被滑膜包裹,如膝关节的交叉韧带。韧带和关节囊有丰富的感觉神经分布,故关节疾患时患者会极为疼痛。

2. **关节内软骨**　为存在于关节腔内的纤维软骨,有关节盘和关节唇 2 种。

(1) **关节盘** articular disc:是位于两关节面之间的纤维软骨板,其周缘附着于关节囊内面,将关节腔分为 2 部。关节盘多呈圆形,中央稍薄,周缘略厚,膝关节中的关节盘呈半月形,称**关节半月板** articular meniscus。关节盘使两关节面更为适合,以减少冲击和震荡,并可增加关节的稳固性。此外,2 个腔可产生不同的运动,从而增加运动的形式和范围。

(2) **关节唇** articular labrum:是附着于关节窝周缘的纤维软骨环,它加深关节窝,增大关节面,有增加关节稳固性的作用。

3. **滑膜襞和滑膜囊** synovial fold and synovial bursa　有些关节的滑膜层面积大于纤维层,以致滑膜重叠卷折,并突向关节腔而形成滑膜襞,有的其内含有脂肪和血管,则形成**滑膜脂垫** synovial fat pad。在关节运动时,关节腔的形态、容积和压力发生改变,滑膜脂垫可起调节或充填作用,同时也扩大了滑膜的面积,有利于滑液的分泌和吸收。在有些关节,滑膜从纤维层缺如或薄弱处膨出,充填于肌腱与骨面之间,则形成**滑膜囊**,可减少肌肉活动时与骨面之间的摩擦。

> **知识点链接**
>
> 　　关节的形态结构与其生理机能相适应,关节的功能表现为灵活性与稳固性的对立统一,灵活与稳固的程度则因身体各部的机能不同而异。因此,与其相适应的各关节的形态结构也不相同。决定关节的灵活性与稳固性的因素主要有关节面的形态、关节面的面差、关节囊的厚薄和松紧、囊内外韧带的多少和强弱、有无关节盘的介入,以及关节周围肌肉的强弱和收缩幅度等。如上肢肩关节,关节头大、盂浅、面差大,关节囊薄弱松弛,运动灵活。但关节周围肌肉的静力收缩又保持关节面相贴而防止脱位;相反,髋关节头大、臼深、面差小,关节囊厚而紧张,韧带多而强,周围有强大的肌肉收缩,故运动幅度小,关节稳固性好。

(三) 关节的运动

关节面的形态决定运动轴的多少和方向,决定着关节的运动形式和范围,其运动形式基本上可依照关节的 3 轴分为 3 组拮抗性运动。

1. **屈和伸** flexion and extension　是关节围绕冠状轴进行的一组运动,运动时组成关节的两骨相互靠拢,角度减小称为**屈**;相反,角度增大称为**伸**。一般情况下,关节的屈是指向腹侧面靠拢或成角,在膝关节则相反;在踝关节,足上抬,足背向小腿前面靠拢为踝关节的伸,亦称**背屈** dorsiflexion,足尖下垂为踝关节的屈,亦称**跖屈** plantar flexion。

2. 内收和外展 adduction and abduction   是关节围绕矢状轴进行的运动,运动时骨向正中矢状面靠拢,称为**内收**或**收**,反之,远离正中矢状面,称为**外展**或**展**。手指的收展是以中指为准的靠拢和散开运动,足趾则是以第二趾为准的靠拢和散开运动。

3. 旋内和旋外 medial rotation and lateral ratation   是关节围绕垂直轴进行的运动,统称**旋转** rotation。骨向前内侧旋转,称为**旋内**,反之,向后外旋转,称**旋外**。在前臂,桡骨是围绕通过桡骨头和尺骨头的轴旋转,将手背转向前的运动,称**旋前** pronation,将手掌恢复到向前或手背转向后的运动,称**旋后** supination。

有些关节还可进行**环转运动** circumduction,即关节头在原位转动,骨的远侧端作圆周运动,运动时全骨描绘出一圆锥形轨迹。它不同于旋转运动构成一圆柱形轨迹,环转运动实为屈、展、伸、收的依次连续运动。只要能做屈伸和收展的 2 轴关节和 3 轴关节均可完成环转运动。

移动 translation 是最简单的一个骨关节面在另一个骨关节面的滑动,如跗跖关节和腕骨间关节等,其实即便小的跗骨或腕骨运动时,也涉及多轴向的运动,用连续放射摄影技术观察,可显示明显的旋转和角度运动。

(四)关节的分类

关节可按构成关节的骨数、关节面的形态、运动轴的数目以及运动形式进行分类(图 2-3)。

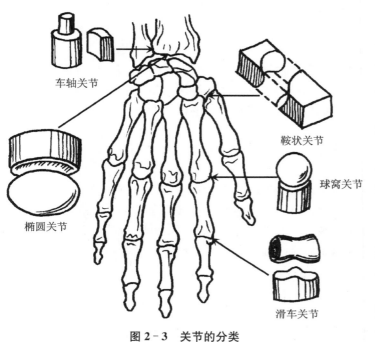

车轴关节

椭圆关节

鞍状关节

球窝关节

滑车关节

图 2-3   关节的分类

只有 2 块骨构成的关节为**单关节**,如指间关节;由 2 块以上的骨构成的关节为**复关节**,如踝关节;凡可单独进行活动的关节为**单动关节**,如肘关节;结构完全独立,活动必须同时进行的 2 个或 2 个以上关节为**联动关节**,如颞下颌关节。

根据关节运动轴的数目可将关节分为单轴、双轴和多轴关节。

1. 单轴关节 uniaxial joint   具有 1 个运动轴,关节只能绕 1 个轴作 1 组运动,包括 2 种形式。

(1)**屈戌关节** hinge joint:又称**滑车关节** trochlear joint,关节头呈滑车状,另一骨有与其相适应的关节窝,通常只能围绕冠状轴作屈、伸运动,如指骨间关节。

(2)**车轴关节** trochoid joint or pivot joint:关节头的关节面呈圆柱状,关节窝常由骨和韧带连成的环构成,可围绕垂直轴作旋转运动,如桡尺近侧关节。

2. 双轴关节 biaxial joint   关节有 2 个互相垂直的运动轴,可作 2 组运动,包括 2 种形式。

(1)**椭圆关节** ellipsoid joint:关节头呈椭圆形,关节窝呈相应凹面,可围绕冠状轴作屈、伸运动,围绕矢状轴作收、展运动,并可作环转运动,如腕关节。

(2)**鞍状关节 sellar joint**:相对两关节面都呈鞍状,互为窝和头,可作屈、伸、收、展和环转运动,如拇指腕掌关节。

3. 多轴关节 multiaxial joint   具有 3 个相互垂直的运动轴,可作各种方向的运动,包括 2 种形式。

(1)**球窝关节** ball-and-socket joint or spheroidal joint:关节头较大呈球形,关节窝浅而小,其面积为关节头的 1/3。此类关节最灵活,可作屈、伸、收、展、旋转和环转运动,如肩关节。有的关节窝特别深,包绕关节头 1/2 以上,称**杵臼关节** socket joint,亦属球窝关节,但运动幅度受到一定限制,如髋关节。

(2)**平面关节** plane joint:关节面近似"平面",实际上是一个很大球面的一小部分,多出现于短骨之间,可作多轴性滑动,但活动范围小,如胸锁关节和腕骨间关节等。

(五)关节的血管、淋巴管和神经

1. **血管**   关节的动脉主要来自附近动脉的分支,长骨构成的关节多数由骺动脉分支,在关节周围形成动脉网,其细支直接进入关节囊,分布至纤维层和滑膜层,并与邻近骨膜的动脉吻合。在滑膜层附着缘形成关节血管环,分支供应滑膜。关节软骨无血管。

2. 淋巴管 关节囊各层都有淋巴管网,与骨膜淋巴管吻合。关节囊的淋巴经输出管注入附近的局部淋巴结。关节软骨内无淋巴管。

3. 神经 关节的神经支配来自运动该关节肌肉的神经分支,称**关节支**。关节的感觉纤维主要为本体感觉纤维,神经冲动由位于关节囊内的神经末梢传至脊髓和脑,关节囊内还有很多痛觉纤维,关节囊过分扭曲和牵张时,引起疼痛的感觉。

第二节 中轴骨连结

一、躯干骨的连结

由 24 块椎骨、1 块骶骨和 1 块尾骨借骨连结形成**脊柱** vertebral column,构成人体的中轴,上承托颅、下接下肢。12 块胸椎、12 对肋和胸骨借骨连结共同形成**胸廓** thorax or thoracic cage。

(一)脊柱

1. 椎骨间的连结 各椎骨之间借韧带、软骨和滑膜关节相连,可分为椎体间连结和椎弓间连结(图 2-4)。

(1)**椎体间连结**:相邻各椎体之间借椎间盘、前纵韧带和后纵韧带相连结。

1)**椎间盘** intervertebral disc:亦称**椎间纤维软骨**,是连结相邻 2 个椎体之间的纤维软骨盘(第1 及第 2 颈椎之间除外)。中央部是柔软而富于弹性的胶状物质,称**髓核** nucleus pulposus,是胚胎期脊索的残余物。周围部是由多层纤维软骨按同心圆排列组成的**纤维环** anulus fibrosus,富于坚韧性,牢固连结相邻 2 个椎体,保护髓核并限制髓核向周围膨出。椎间盘坚韧,富有弹性,承受压力时被压缩,除去压力后复原,具有弹簧垫样缓冲震荡的作用。椎间盘共有 23 个,其总长度约为除寰、枢椎之外脊柱长度的 1/5。各部椎间盘厚薄不一,

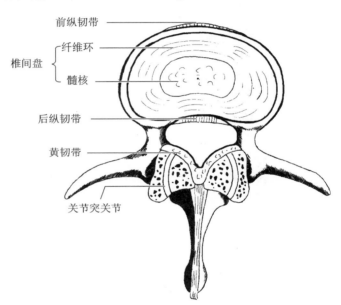

图 2-4 椎间盘和关节突关节

中胸部最薄,颈部较厚,腰部最厚,所以颈、腰部活动度较大。纤维环破裂时,髓核容易向后外脱出,突入椎管和椎间孔,压迫脊髓和脊神经,临床上称为椎间盘脱出症。

2)**前纵韧带** anterior longitudinal ligament:位于椎体前面,宽而坚韧,上至枕骨大孔前缘,下至第 1 或第 2 骶椎体,其纤维与椎体及椎间盘牢固连结,可防止脊柱过度后伸和椎间盘向前脱出。

3)**后纵韧带** posterior longitudinal ligament:位于椎体后面,细而坚韧,起自枢椎并与覆盖枢椎体的覆膜相续,向下至骶管,与椎体上、下缘和椎间盘紧密连结,而与椎体连结较疏松,有限制脊柱过度前屈的作用。

(2)**椎弓间的连结**:包括椎弓板之间和各突起之间的连结(图 2-5)。

1)**黄韧带** ligamenta flavum:为连结相邻两椎弓板间的韧带,由黄色的弹力纤维构成,坚韧而富有弹性,协助围成椎管,黄韧带有限制脊柱过度前屈并维持脊柱于直立姿势的作用。

2)**棘间韧带** interspinal ligament:位于相邻各棘突之间,前接黄韧带,后方移行为棘上韧带和项韧带。

3)**棘上韧带** supraspinal ligament:连结胸、腰、骶椎各棘突之间的纵行韧带,其前方与棘间韧带融合,两

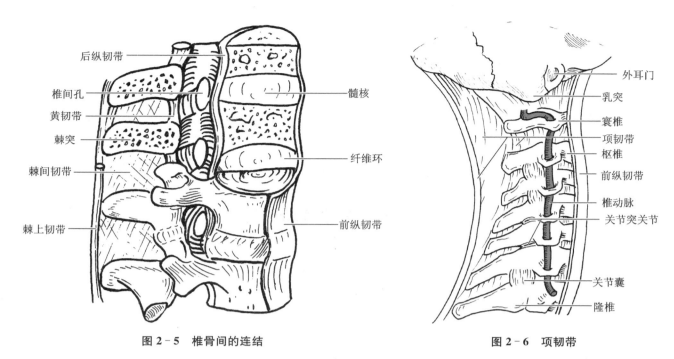

图 2-5 椎骨间的连结　　　　　　　　　图 2-6 项韧带

者都有限制脊柱过度前屈的作用。在颈部，从颈椎棘突尖向后扩展成三角形板状的弹性纤维膜，称**项韧带** nuchae ligament（图 2-6），上缘附于枕外隆凸与枕外嵴，向下至第 7 颈椎棘突并续于棘上韧带。

4）**横突间韧带** intertransverse ligaments：连结相邻椎骨横突之间的韧带，有限制脊柱过度侧屈的作用。

5）**关节突关节** zygapophysial joints：由相邻椎骨的下、上关节突构成，关节面有透明软骨覆盖，关节囊附于关节面周缘，属于平面关节，只能作轻微滑动，但各椎骨之间的运动幅度累加总和却很大，两侧的关节突关节属联合关节。

（3）**寰椎与枕骨及枢椎的关节**

1）**寰枕关节** atlantooccipital joint：由寰椎两侧块的上关节凹与相应枕髁构成，属椭圆关节并为联合关节，关节面有透明软骨覆盖，关节囊附着于关节面周缘，关节囊松弛，周围有韧带增强，寰枕前膜是前纵韧带的最上部分，连结枕骨大孔前缘与寰椎前弓上缘之间，寰枕后膜位于枕骨大孔后缘与寰椎后弓上缘之间。

2）**寰枢关节** atlantoaxial joint：包括 3 个关节（图 2-7）：① **寰枢外侧关节**，左右各一，由寰椎侧块的下关节面与枢椎上关节面构成，关节囊的后部及内侧均有韧带加强；② **寰枢正中关节**，由齿突与寰椎前弓后面的关节面与寰椎横韧带中部前面构成，属车轴关节，寰枢关节围绕齿突垂直轴转动，使头连同寰椎进行旋转运动，因此，寰枕、寰枢关节的联合运动能使头作仰卧、侧屈和旋转运动。

寰枢关节周围有下列韧带加强：① **齿突尖韧带** apical ligament of dens，由齿突尖延至枕骨大孔前缘；② **翼状韧带** alar ligaments，由齿突尖向外上方延至枕髁内侧，有固定齿突的作用；③ **寰椎横韧带** transverse ligament of atlas，连结于寰椎两侧侧块之间，横过齿突后方，构成寰枢正中关节的一部分，防止齿突向后脱位，任何原因使该韧带断裂，均可能导致齿突向后脱位压迫脊髓引起严重后果。横韧带中部向上分出一束纤维附着于枕骨大孔前缘，向下分出一束纤维至枢椎体，它们与寰椎横韧带共同形成**寰椎十字韧带** cruciform ligament of atlas；④ **覆膜** tectorial membrane，为坚韧的薄膜，覆于寰椎十字韧带的后面，向上连于斜坡，向下与后纵韧带相续。

2. 脊柱整体观及其运动

（1）**脊柱的整体观**（图 2-8）：成人男性脊柱长约 70 cm，女性略短，其长度可因姿势不同而略有差异，静卧比站立时，可长出 2～3 cm，这是由于站立时椎间盘被挤压所致，所有椎间盘的总厚度占脊柱全长的 1/5。老年人因椎间盘变薄或骨质疏松时，脊柱也可变短。

1）**脊柱前面观**：从前面观察脊柱，可见椎体由上向下依次加宽，到第 2 骶椎最宽，这与承受重力不断增加有关，自骶骨耳状面以下，由于重力经髋关节传至下肢骨，椎体已不负重，体积逐渐减小。正常人的脊柱有

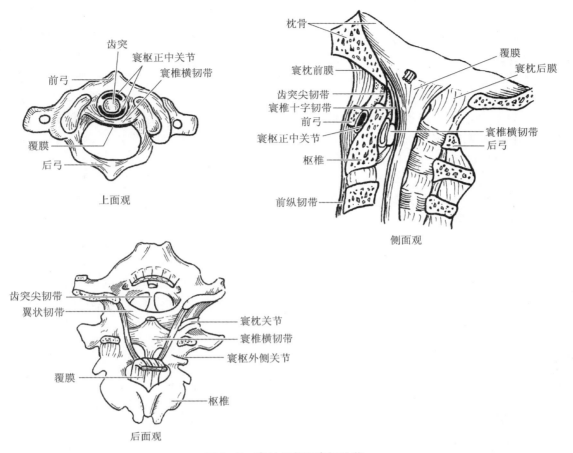

上面观

侧面观

后面观

图 2-7　寰枕关节和寰枢关节

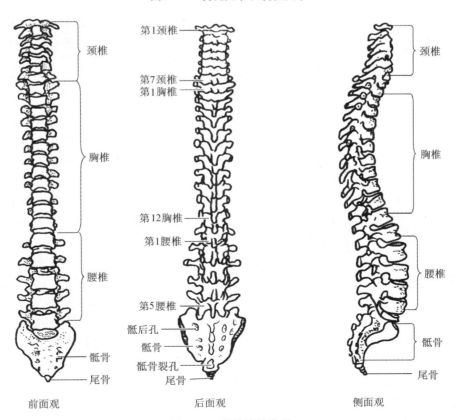

前面观　　　　　后面观　　　　　侧面观

图 2-8　脊柱的整体观

轻度的侧屈。

2) **脊柱后面观**：从后面观察脊柱，所有椎骨棘突连贯形成纵嵴，其两侧各有一纵行的脊椎沟。颈椎棘突短而分叉，近水平位。胸椎棘突细长，斜向后下方，呈叠瓦状，腰椎棘突呈板状，水平伸向后方。

3) **脊椎侧面观**：从侧面观察脊柱，可见颈、胸、腰、骶4个生理性弯曲。其中，**颈曲** cervical curve 和**腰曲** lumbar curvature 凸向前，**胸曲** thoracic curve 和**骶曲** sacral curvature 凸向后。脊柱的这些弯曲增大了脊柱的弹性，对维持人体的重心稳定和减轻震荡有重要意义。胸曲和骶曲在胚胎时已形成，也称原发性弯曲，颈曲和腰曲是出生后获得的，也称继发性弯曲。当婴儿开始抬头时，出现颈曲，婴儿开始坐和站立时，出现腰曲。脊柱的每一个弯曲，都有它的机能意义，颈曲支持头的抬起，腰曲使身体重心线后移，以维持身体的前后平衡，保持直立姿势，加强稳固性，而胸曲和骶曲在一定意义上扩大了胸腔和盆腔的容积。

(2) **脊柱的运动**：脊柱除支持身体，保护脊髓、脊神经和内脏外，还有很大的运动功能，相邻椎骨间的连结稳固，活动范围很小，但各椎间盘和关节突关节运动范围的总和很大，可作屈、伸、侧屈、旋转和环转运动。脊柱各部的运动性质和范围主要取决于椎间盘的厚度，关节突关节的方向和形状、韧带的位置及厚薄等。同时也与年龄、性别和锻炼程度有关。颈部：颈椎关节突的关节面略呈水平位，关节囊松弛，椎间盘较厚，故屈伸及旋转幅度较大。胸部：胸椎与肋骨相连，椎间盘较薄，关节突关节面呈冠状位，棘突呈叠瓦状，这些因素限制了胸椎的运动，故活动范围较小。腰部：椎间盘最厚，屈伸运动灵活，关节突关节几乎呈矢状位，限制了脊柱的旋转运动。由于颈、腰部运动幅度大，故损伤多出现于颈部和腰部。

知识点链接　　脊柱的运动属于联合运动，检查脊柱的屈伸、侧屈和旋转三组运动，是诊断脊柱疾患的重要步骤之一。椎间盘作为连结椎骨的重要结构，椎间盘纤维环的后部及后纵韧带较薄弱，外伤和退行性病变时，可使椎间盘向后方或后外侧突出，使椎管或椎间孔狭窄，压迫脊髓和脊神经。椎间盘突出多发生于腰部（常见于第4、5腰椎或第5腰椎与骶骨之间），有时也可发生于颈下部（第5、6颈椎和第6、7颈椎之间），胸部少见。颈椎间盘退变突出或颈椎椎骨赘生物的形成，可突向椎管、椎间孔和横突孔，压迫脊髓、脊神经和椎动脉，引起血管神经等一系列症状，临床上称为"颈椎病"。寰枢关节是脊柱特殊的关节，周围有许多韧带加强，在外伤时，枢椎齿突骨折，若寰椎横韧带保持完整，齿突可保持原位，不会引起严重症状，如寰椎横韧带松弛或断裂，寰椎向前脱位，齿突后移，椎孔狭窄，使脊髓受压，严重时可危及生命。

（二）胸廓

胸廓由12块胸椎，12对肋和1块胸骨借骨连结共同构成，胸廓的主要关节有肋椎关节和胸肋关节。

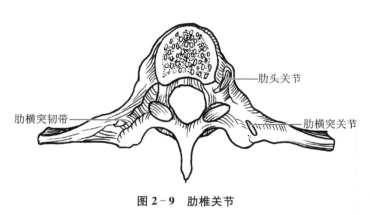

图2-9　肋椎关节

（图中标注：肋头关节、肋横突韧带、肋横突关节）

1. **肋椎关节** costovertebral joints　为肋骨后端与胸椎之间构成的关节，包括肋头关节和肋横突关节（图2-9）。

(1) **肋头关节** joint of costal head：由肋头的关节面与相邻胸椎体的下、上肋凹构成，关节囊附于关节面周围，并由囊前方的肋头辐状韧带加强，属于平面关节，能作轻微运动。

(2) **肋横突关节** costotransverse joint：由肋结节关节面与胸椎横突肋凹构成，属于微动关节。加强关节的韧带有：① 连结肋颈与横突的肋横突韧带。② 连结肋颈上缘与上位胸椎横突下缘的肋横突上韧带。

2. **胸肋关节** sternocostal joint　由第2～7肋软骨与胸骨相应的肋切迹构成（图2-10），关节的前、后有韧带加强，属微动关节。第1肋与胸骨柄之间为软骨结合；第8～10肋软骨的前端不直接与胸骨相连，而依次与上位肋软骨形成软骨连结，构成左、右肋弓；第11、12肋前端游离于腹壁肌层中，不与胸骨相连结。

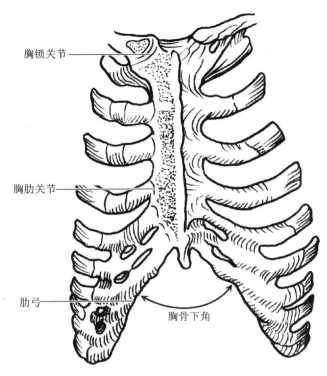

图 2 - 10　胸肋关节

3. 胸廓的整体观及其运动　成人胸廓近似圆锥形,前后径小于横径,上窄下宽(图 2 - 11)。胸廓有上、下两口和前、后、外侧壁(图 2 - 11)。**胸廓上口** superior aperture of thorax 较小,由胸骨柄上缘、第 1 肋和第 1 胸椎体构成,是胸腔与颈部的通道。胸廓上口的平面与第 1 肋的方向一致,即向前下倾斜,胸骨柄上缘约平对第 2 胸椎体下缘。**胸廓下口** inferior aperture of thorax 宽而不规则,由第 12 胸椎、第 11 及 12 肋前端、肋弓和剑突共同围成,两侧肋弓在中线构成向下开放的**胸骨下角** infrasternal angle。角的尖部夹有剑突,剑突尖约平对第 10 胸椎下缘。胸前壁最短,由胸骨、肋软骨及肋骨前端构成。后壁较长,由胸椎和肋角内侧的部分肋骨构成,外侧壁最长,由肋骨体构成。相邻两肋之间的间隙称**肋间隙** intercostal space。胸廓具有保护、

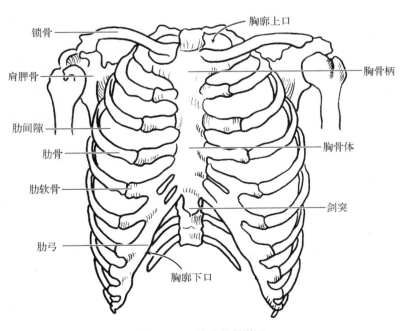

图 2 - 11　胸廓的整体观

支持和运动功能,胸廓的运动主要是参与呼吸。吸气时,在肌的作用下,肋的前份提高,肋体向外扩展,胸骨上升,使胸廓的前后径和横径增大,胸腔容积增加。呼气时,在重力和肌的作用下,胸廓作相反的运动,使胸腔容积减少。

知识点链接 胸廓的形状和大小,有明显的个体差异,与性别、年龄、健康状况和职业等因素有关。新生儿胸廓呈桶状,横径与前后径大致相等。成年女性的胸廓较男性略短而圆,各径均较男性小。老年人胸廓因弹性减小,运动减弱,致使胸廓下塌,变得长而扁。

佝偻病(Rickets)儿童,因缺乏钙盐而至骨质疏松,易变形,胸廓前后径增大,胸骨明显突出,形成"鸡胸"。患慢性支气管炎和肺气肿的老年人,因长期咳喘,使胸廓各径增大而成"桶状胸"。

二、颅骨的连结

颅骨的连结分直接连结和间接连结 2 种,以直接连结为主。

(一)颅骨的直接连结

各颅骨之间多借缝、软骨或骨性结合相连结,连结极为牢固。颅盖骨是膜化骨成骨,在发育过程中,骨与骨之间遗留有薄层结缔组织膜称**缝**,有**冠状缝、矢状缝、人字缝和蝶顶缝**等。随着年龄的增长,缝可发生骨化而形成骨性结合。颅底诸骨是软骨化成骨,骨与骨之间是软骨连结,如蝶枕结合、蝶岩、岩枕软骨结合等,随着年龄的增长,软骨结合也可骨化为骨性结合,但破裂孔处软骨终生不骨化。舌骨与颞骨茎突之间则以茎突舌骨韧带相连。

(二)颞下颌关节

颞下颌关节 temporomandibular joint,又称**下颌关节**(图 2-12),由下颌骨的下颌头与颞骨的下颌窝和关节结节构成,关节面覆盖有纤维软骨,关节囊松弛,上方附着于关节结节和下颌窝周缘,下方附着于下颌颈,囊外有由颧弓根部至下颌颈的外侧韧带加强。囊内有纤维软骨构成的关节盘,关节盘前部凹向上,后部凹向下,与关节结节和下颌窝的形状相对应,其周缘与关节囊相融合,将关节腔分为上、下 2 部。关节囊前部较薄弱,因此下颌关节易向前脱位。

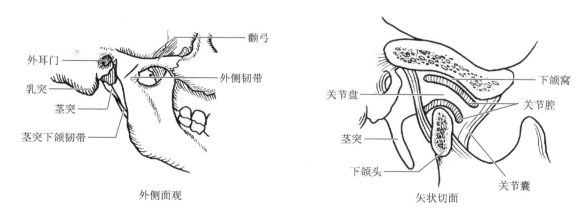

图 2-12 颞下颌关节

关节的运动:颞下颌关节属于联合关节,必须两侧同时运动。下颌骨可作上提、下降、前进、后退以及侧方运动。其中上提和下降运动发生于下关节腔,前进和后退发生于上关节腔,侧方运动是一侧的下颌头对关节盘作旋转运动,而对侧的下颌头和关节盘一起对关节窝作前进的运动。张口是下颌骨下降并伴向前的运动,故张大口时,下颌骨体下降向下后方,而下颌头随同关节盘滑至关节结节的下方。闭口则是下颌骨上提并伴有下颌头和关节盘一起滑回关节窝的运动。

由于关节窝前方的关节结节突出较浅,关节囊前部较薄弱,张口过大时,下颌头向前滑至关节结节前下方,发生前脱位;颅底严重骨折时,可发生上脱位;下颌受到撞击时,下颌头被撞向后上方,从而发生后脱位。复位时,必须先将下颌骨拉向下,越过关节结节,再将下颌骨向后推,才能将下颌头回纳至下颌窝。

第三节　附肢骨连结

附肢骨连结以滑膜关节为主,附肢骨的主要功能是支持和运动。人类由于直立姿势,上肢从支持功能中解放出来,成为运动灵活的劳动器官,因而上肢关节的结构特点以运动灵活为主;下肢的支持作用更重要,所以下肢关节的结构特点以运动的稳定性为主。

一、上肢骨的连结

上肢骨的连结包括上肢带骨的连结和自由上肢骨的连结。

(一)上肢带骨连结

1. **胸锁关节** sternoclavicular joint(图2-13)　是上肢骨与躯干骨之间的唯一关节。由锁骨的胸骨端与胸骨锁切迹和第1肋软骨上缘构成,属多轴关节。关节囊坚韧,其前方、后方和上方分别有韧带加强。关节囊内有纤维软骨构成的关节盘,并将关节腔分为外上和内下两部分。胸锁关节沿矢状轴使锁骨向上、向下作约60°的运动,绕矢状轴可使锁骨外侧端作向前、后20°～30°的运动,还可绕额状轴作轻微的旋转和环转运动。

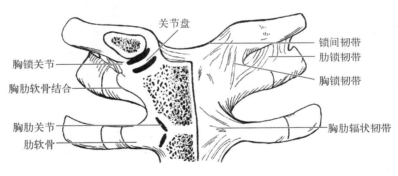

图 2-13　胸锁关节

2. **肩锁关节** acromioclavicular joint　由锁骨的肩峰端与肩峰的关节面构成,属平面关节。关节囊的周围有韧带加强,在囊和锁骨的下方有强韧的**喙锁韧带** coracoclavicular ligament 连于喙突,关节活动度小。

3. **喙肩韧带** coracoacromial ligament(图2-14)　连于肩胛骨的喙突与肩峰之间,与喙突、肩峰共同构成**喙肩弓** coracoacromial arch,可防止肱骨头向上脱位。

(二)自由上肢骨连结

1. **肩关节** shoulder joint　由肱骨头与肩胛骨关节盂构成,属球窝关节,是全身运动最灵活的关节(图2-14、图2-15)。关节盂小而浅,关节头大,关节盂周围有纤维软骨构成的**盂唇** glenoid labrum,使之略为加深,仍仅能容纳关节头的1/4～1/3。因此,肩关节的运动幅度较大。关节囊薄而松弛,向上附着于关节盂的周缘,向下附着于肱骨解剖颈,其内侧份可达外科颈,在某些部位,滑膜层可形成滑液鞘或滑膜囊以利于肌腱的活动。关节囊内有起自盂上结节的肱二头肌长头腱通过,腱的表面包绕滑膜,形成结节间滑液鞘,经结节间沟穿出后滑膜附着于囊外。关节囊周围的韧带少而弱,囊的上壁有**喙肱韧带** coracohumeral

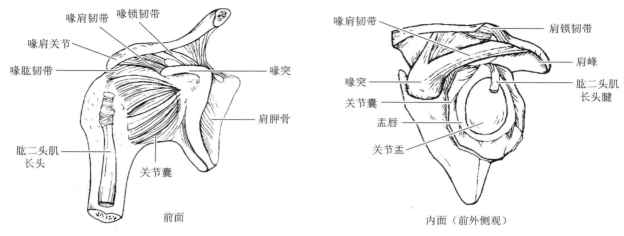

图 2‐14　肩关节

ligament,连于喙突至肱骨大结节之间,其部分纤维编入关节囊的纤维层,囊的前壁和后壁也有许多的肌腱纤维编入囊的纤维层,以增加关节的稳固性。

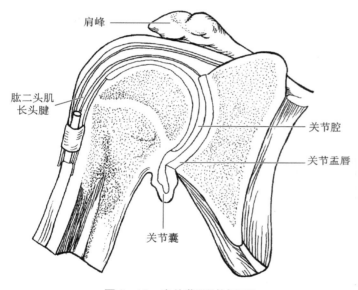

图 2‐15　肩关节(冠状切面)

肩关节是全身最灵活的关节,可作三轴运动,即绕冠状轴作屈、伸运动,屈伸总和为110°～140°,屈大于伸;绕矢状轴作收、展运动,臂外展超过40°～60°;绕垂直轴作旋内、旋外运动,旋内与旋外总和为90°～120°,旋内大于旋外,并能作环转运动。

知识点链接

肩关节运动灵活、范围广,是人体易发生脱位的关节之一,肩关节前、后部及上部有韧带和肌加强,其下部缺乏保护,相对薄弱,当上肢极度外展时,易发生肱骨头向下脱位。肩关节周围的肌、肌腱、滑膜囊和关节囊等软组织发生炎症时,导致肩关节疼痛,活动受限等临床表现,临床上称肩周炎。

2.　肘关节 elbow joint(图 2‐16)　由肱骨下端与尺、桡骨上端构成的复关节,包括 3 个关节:

(1) **肱尺关节** humeroulnar joint:由肱骨滑车和尺骨滑车切迹构成,属滑车关节。

(2) **肱桡关节** humeroradial joint:由肱骨小头和桡骨关节凹构成,属球窝关节。

(3) **桡尺近侧关节** proximal radioulnar joint:由桡骨环状关节面和尺骨桡切迹构成,属车轴关节。

上述 3 个关节共同包在 1 个关节囊内,囊的前、后壁薄而松弛,两侧壁厚而紧张,并有韧带加强。囊的后壁最为薄弱,故肘关节常见的脱位是后脱位,此时桡、尺骨向肱骨的后上方移位。

肘关节的韧带有:

(1) **尺侧副韧带** ulnar collateral ligament:位于关节囊的尺侧,呈扇形,由肱骨内上髁向下扩展,止于尺骨滑车切迹内侧缘。

(2) **桡侧副韧带** radial collateral ligament:位于关节囊的桡侧,由肱骨外上髁向下扩展,止于桡骨环状韧带。

(3) **桡骨环状韧带** annular ligament of radius:位于桡骨环状关节面的周围,附着于尺骨桡切迹的前、后缘,与尺骨桡切迹共同构成一个上口大、下口小的漏斗形骨纤维环,容纳桡骨头在环内旋转而不易脱出。肘

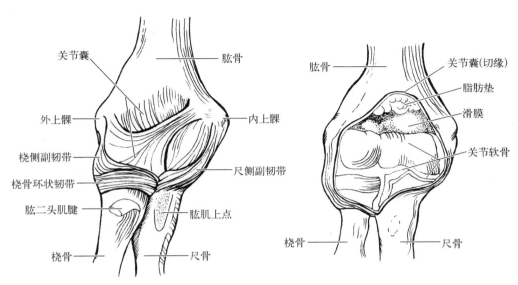

图 2 - 16 肘关节

关节的运动以肱尺关节为主,肱尺关节主要绕冠状轴上作屈、伸运动,屈、伸可达 140°,由于肱骨滑车的内侧唇较外侧唇向前下方突出,使滑车的轴斜向内下,前臂沿此斜向的冠状轴屈曲时,手可至胸前而非与前臂叠折,伸前臂时,前臂偏向外侧,与上臂形成约 163° 的"提携角"。桡尺近侧关节与桡尺远侧关节联合,共同使前臂作旋前和旋后的运动。

> **知识点链接**
> 肱骨内、外上髁和尺骨鹰嘴可在体表扪及,当肘关节伸直时,此 3 点在 1 条直线上,当关节屈曲至 90° 时,此 3 点的连线构成 1 个尖朝下的等腰三角形。肘关节发生后脱位时,鹰嘴向后上移位,3 点位置关系发生改变。肘关节前方和内侧有血管神经经过,临床上肘关节的穿刺和手术入路多在后方和后内侧进行。

3. 前臂骨连结　包括前臂骨间膜,桡尺近侧关节和桡尺远侧关节的连结。

(1) **前臂骨间膜** interosseous membrane of forearm(图 2 - 17):连结于尺骨与桡骨的骨间缘之间,是一层坚韧的纤维膜,纤维方向主要是从桡骨斜向下内达尺骨。当前臂处于旋前或旋后位时,骨间膜松弛。前臂处于半旋前位时,骨间膜最紧张,是骨间膜的最大宽度。因此,处理前臂骨折时,应将前臂固定于半旋前或半旋后位状态,以防止骨间膜挛缩,影响前臂愈后的旋转功能。

(2) **桡尺近侧关节** proximal radioulnar joint:见肘关节。

(3) **桡尺远侧关节** distal radioulnar joint:由尺骨头的环状关节面构成关节头,桡骨尺切迹及其下缘至尺骨茎突根部的关节盘共同构成关节窝。关节盘为三角纤维软骨板,并将尺骨头与腕骨隔开。关节囊松弛,附着于关节面和关节盘周缘。关节活动时,尺骨不动,而是关节窝围绕尺骨头转动。

桡尺近侧关节和桡尺远侧关节是联合关节,属于车轴关节。前臂可沿旋转轴作旋转运动,其旋转轴为通过桡骨头中心至尺骨头中心的连线。运动时,桡骨头在原位自转,而桡骨下端连同关节盘围绕尺骨头旋转。当桡骨转至尺骨前并与之相交叉时,手背向前,称为**旋前**。与此相反的运动,即桡骨转回至尺骨外侧,而手掌向前,称为**旋后**。

4. **手关节** joints of hand　包括桡腕关节、腕骨间关节、腕掌关节、掌骨间关节、掌指关节和指骨间关节(图 2 - 18)。

(1) **桡腕关节** radiocarpal joint:又称**腕关节** wrist joint,是典型的椭圆关节。由桡骨下端的腕关节面和

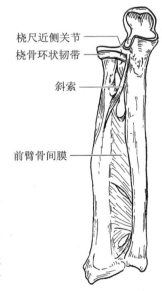

图 2 - 17 前臂骨间膜

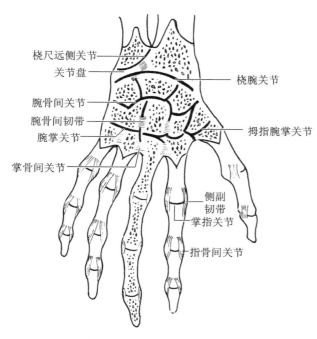

图中标注（左侧自上而下）：桡尺远侧关节、关节盘、腕骨间关节、腕骨间韧带、腕掌关节、掌骨间关节；（右侧）桡腕关节、拇指腕掌关节、侧副韧带、掌指关节、指骨间关节

图 2-18　手关节

尺骨下方的关节盘构成关节窝,由手舟骨、月骨和三角骨的近侧关节面构成关节头。关节囊松弛,关节腔宽阔,关节囊外各面都有韧带加强,其中掌侧韧带较坚韧,因而腕后伸运动受限制。腕关节可作屈、伸运动,分别为 80°和 70°。内收和外展运动总和为 60°～70°,收大于展;亦能作环转运动。

（2）**腕骨间关节** intercarpal joints：为各腕骨相邻面之间构成的关节,可分为：① 近侧列腕骨间关节；② 远侧列腕骨间关节；③ 近侧与远侧列之间的腕中关节。同列的腕骨间关节有腕骨间韧带相连结,各关节腔彼此相通,属微动关节,只能作轻微的滑动和转动,实际生活中,腕骨间关节常和桡腕关节联合运动。

（3）**腕掌关节** carpometacarpal joints：由远侧列腕骨与 5 个掌骨底构成。除拇指和小指的腕掌关节外,其余各指的腕掌关节运动范围极小。拇指腕掌关节 carpometacarpal joint of thumb：由大多角骨与第 1 掌骨底构成,是典型的鞍状关节,为人类及灵长目所特有。关节囊松弛,可作屈、伸、收、展、环转和对掌运动。第 1 掌骨与其余掌骨并不处在同一平面,而是位于它们的前方,并且向掌侧旋转近 90°,致使拇指后面(指甲)朝向外侧,故拇指的屈、伸运动发生在冠状面上。即拇指在手掌平面上向小指靠拢为屈,远离小指为伸；而拇指的收、展运动发生在矢状面上,即拇指在与手掌垂直的平面上远离小指为展,靠拢为收。换言之,如以手背平置于桌面,将拇指来回沿桌面伸向外侧并复原的运动是拇指的伸、屈运动；如将拇指提起对向房顶的运动则是展,反之,复原位则为收。对掌运动是拇指向掌心,拇指尖与其余 4 指的掌侧面指尖相接触的运动,这一运动加深了手掌凹陷,是人类进行握持和精细运动时所必需的主要动作。

（4）**掌骨间关节** intermetacarpal joints：是第 2～5 掌骨底之间相互构成的关节,属平面关节,关节腔与腕掌关节腔相通,只能作轻微的滑动。

（5）**掌指关节** metacarpophalangeal joints：由掌骨头与近节指骨底构成,共 5 个。掌骨头远侧面呈球形,其形态近似球窝关节,但掌骨头掌侧较平。关节囊薄而松弛,其前、后有韧带加强,前面有掌侧韧带,较坚韧,并含有纤维骨板,囊的两侧有侧副韧带,由掌骨头两侧向下附于指骨底两侧,此韧带屈指时紧张,伸指时松弛。伸指位时,掌指关节可作屈、伸、收、展及环转运动,旋转运动因受韧带限制,幅度甚微,当掌指关节处于屈位时,仅允许作屈伸动作。手指的收展是以通过中指的正中线为准,向中线靠拢为收,远离中线的运动为展。握拳时,掌指关节显露于手背的凸出处是掌骨头。

（6）**指骨间关节** interphalangeal joints：由各指相邻两节指骨的底与滑车构成,有 9 个,属典型的滑车关节。除拇指外,各指均有近侧和远侧两个指骨间关节。关节囊松弛薄弱,两侧有韧带加强。这些关节只能作屈、伸运动。指屈曲时,指背凸出的部分是指骨滑车。

二、下肢骨的连结

下肢的主要功能是支持体重、维持身体的直立姿势和运动。下肢关节的结构在关节面的形态、关节囊的厚度、紧张程度、关节周围的韧带、肌肉的大小和强度等方面,充分体现了稳固性的特点。下肢骨的连结包括下肢带骨和自由下肢骨的连结。

（一）下肢带骨连结

1. **骶髂关节** sacroiliac joint　由骶骨耳状面与髂骨耳状面构成,关节面凸凹不平,但彼此结合紧密。关节囊紧张,附于关节面周缘,其前、后均有韧带加强,分别有**骶髂前、后韧带** anterior and posterior sacroiliac

ligaments，后上方的**骶髂骨间韧带** interosseous sacroiliac ligament 连于骶骨粗隆与髂骨粗隆之间。骶髂关节结构牢固，活动性极小，以适应下肢支持体重的功能。在妊娠后期其活动度可略增大，以适应分娩功能。

2. 耻骨联合 pubic symphysis 由两侧耻骨联合面借纤维软骨构成的**耻骨间盘** interpubic disc 连结而成（图 2 - 19），属软骨结合。耻骨间盘在 10 岁以后，其内部正中常出现一矢状位的裂隙，女性较男性的厚，裂隙也较大，孕妇和经产妇尤为明显。在耻骨联合的上方有连结两侧耻骨的**耻骨上韧带** superior pubic ligament，下方有**耻骨弓状韧带** arcuate pubic ligament。耻骨联合的活动甚微，但在分娩时，可有轻度分离，以增加骨盆的径线。

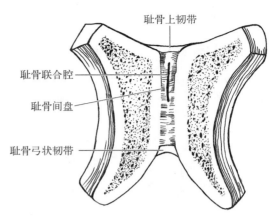

图 2 - 19 耻骨联合

3. 髋骨与脊柱间的韧带连结（图 2 - 20） 髋骨与脊柱之间有下列韧带加强。

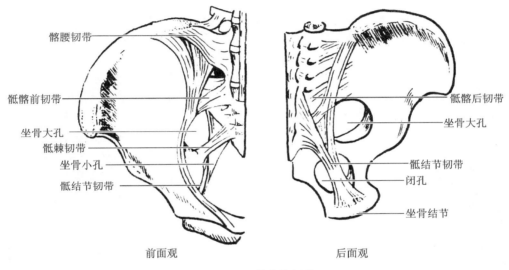

图 2 - 20 骨盆的韧带

（1）**髂腰韧带** iliolumbar ligament：坚韧肥厚，由第 5 腰椎横突横行放散至髂嵴的后上部，有防止腰椎向下脱位的作用。

（2）**骶结节韧带** sacrotuberous ligament：位于骨盆后方，起自骶、尾骨侧缘，纤维束斜向下外集中，附于坐骨结节内侧缘。

（3）**骶棘韧带** sacrospinous ligament：位于骶结节韧带前方，起自骶、尾骨的侧缘，呈三角形，纤维束斜向下外集中，附于坐骨棘，其起始部为骶结节韧带所遮盖。

骶棘韧带与坐骨大切迹围成**坐骨大孔** greater sciatic formaen，骶棘韧带、骶结节韧带和坐骨小切迹围成**坐骨小孔** lesser sciatic foramen。有肌肉、血管和神经等从盆腔穿此二孔至臀部和会阴部。

4. 髋骨的固有韧带 即**闭孔膜** obturator membrane，封闭闭孔并供盆内、外肌附着。膜上部与闭孔沟围成**闭膜管** obturator canal，有闭孔血管、神经通过。

5. 骨盆 pelvis 是由左右髋骨和骶、尾骨借骨连结构成的完整骨环（图 2 - 21）。人体直立时，骨盆向前倾斜，两髂前上棘与两耻骨结节位于同一冠状面内，此时，尾骨尖与耻骨联合上缘居同一平面上。骨盆以**界线** terminal line 为界，分为上方的大骨盆和下方的小骨盆。**界线**是由骶岬向两侧经骶骨侧部上缘、弓状线、耻骨梳、耻骨结节至耻骨联合上缘构成的环形线。小骨盆分为骨盆上口、骨盆下口和骨盆腔。骨盆上口即由上述界线围成，骨盆下口由尾骨尖、骶结节韧带、坐骨结节、坐骨支、耻骨支和耻骨联合下缘围成，呈菱形。两侧坐骨支与耻骨下支连成**耻骨弓** pubic arch,其间的夹角称**耻骨下角** subpubic angle,男性为 70°～75°,女性为 90°～100°,骨盆上、下口之间的腔称**骨盆腔** pelvic cavity,它是一前壁短,侧壁及后壁长的弯曲的管道,其中轴为骨盆轴,是胎儿娩出的通道。

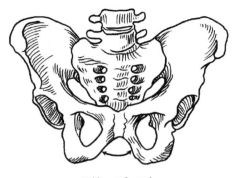

男性：70°～75°

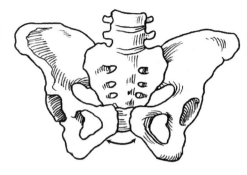

女性：90°～100°

图 2-21　骨盆

　　骨盆的位置：人体直立时,骨盆向前倾斜,骨盆上口的平面与水平面构成 50°～55°的角(女性约为 60°),称**骨盆倾斜度**。从骨盆上口中心点开始,向下引一条与骶骨弯曲度略为一致的假想线到骨盆下口中心点,此线称为骨盆轴。

　　骨盆的性别差异：在人类的全身骨骼中,性别差异最显著的是骨盆。约在 10 岁以后男、女性骨盆出现差异。女性骨盆主要具有如下特征：骨盆外形短而宽；骨盆上口近似圆形,较宽大；骨盆下口和耻骨下角较大。女性骨盆的这些特点主要与妊娠和分娩有关。

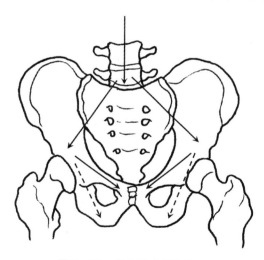

图 2-22　骨盆的力传导方向

　　骨盆是躯干与自由下肢骨之间的骨性成分,起着传导重力和支持、保护盆腔脏器的作用。人体直立时,体重自第 5 腰椎、骶骨,经两侧的骶髂关节、髋臼传至两侧股骨头,再由股骨头往下传导至下肢,这种弓形力传递线称为**股骶弓** femoral-sacral arch。坐位时,重力由骶髂关节传至两侧坐骨结节,此种弓形力传递线称为**坐骶弓** ischiosacral arch(图 2-22)。骨盆前部有 2 条约束弓,防止上述 2 弓向两侧分开。一条在耻骨联合处连结两侧耻骨上支,可防止股骶弓不致散开；另一条为两侧耻骨下支、坐骨支连成的**耻骨弓**,可约束坐骶弓不致挤压。约束弓不如重力弓坚强有力,外伤时,约束弓的耻骨上支较下支更易骨折。

（二）自由下肢骨连结

1. **髋关节** hip joint　由髋臼与股骨头构成,是典型的杵臼关节(图 2-23、图 2-24)。髋臼的周缘有纤维软骨构成的髋臼唇,以增加髋臼的深度,髋臼切迹被髋臼横韧带封闭,使髋臼内半月形的关节面扩大为环形关节面,增大了髋臼与股骨头的接触面。股骨头的关节面约为圆球面积的 2/3,几乎全部纳入髋臼内,髋臼窝内充填有股骨头韧带和脂肪组织。

　　髋关节囊紧张而坚韧,关节囊周围的韧带多而强韧,分囊外和囊内韧带。① **髂股韧带** iliofemoral ligament,覆盖于关节囊前方,自髂前上棘向下扩展成人字形,附于转子间线,最为坚韧,可限制大腿过伸。② **耻股韧带** pubofemoral ligament,位于髋关节前下方及后方,起于耻骨上支,向下外与关节囊前下壁融合,可限制大腿的外展与旋外。③ **坐股韧带** ischiofemoral ligament,位于关节囊后方,起于坐骨体,斜向外上与关节囊融合,位于股骨大转子根部,可限制大腿旋内。④ **轮匝带** zona orbicularis,为关节囊深层纤维环绕股骨颈增厚而成,可限制股骨头向外脱出。⑤ **股骨头韧带** ligament of head of femur,为囊内韧带,连结于股骨头凹与髋臼横韧带之间,内含有营养股骨头的血管。

　　髋关节可作三轴运动,绕冠状轴作前屈、后伸,绕矢状轴作内收、外展,绕垂直轴作旋内、旋外以及环转运

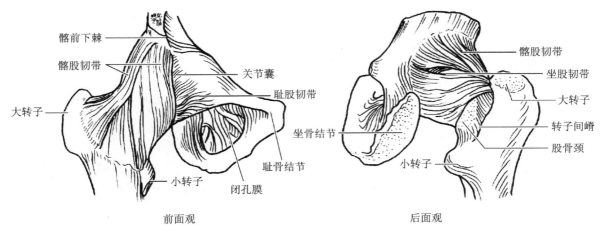

前面观　　　　　　　　　　　　后面观

图 2-23　髋关节

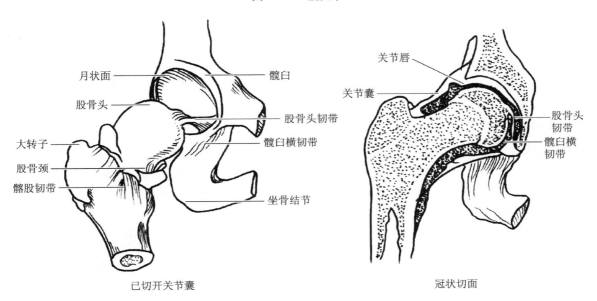

已切开关节囊　　　　　　　　　冠状切面

图 2-24　髋关节(冠状切面)

动。由于股骨头深藏于髋臼内,关节囊紧张而坚韧,囊内、囊外有各种韧带限制,故其运动幅度较肩关节小,但稳固性比肩关节大,以适应其支持体重和下肢行走的功能。

知识点链接

髋关节周围有肌和韧带加强,稳固性好,但其后下方薄弱,当髋关节内收、屈曲时,股骨头位于薄弱的关节囊后部,如受暴力易发生后脱位。关节囊向上附着于髋臼周缘,向前下面附着于转子间线,后面附着于转子间嵴处,股骨颈在后面只有中、内 2/3 位于关节囊内,外 1/3 位于囊外,故股骨颈的骨折,临床上分为囊内和囊外骨折。

2. 膝关节 knee joint　是人体最大最复杂的关节,由股骨下端、胫骨上端和髌骨构成。股骨的内、外侧髁与胫骨的内、外侧髁相对,髌骨与股骨髌面相接(图 2-25、图 2-26)。

膝关节囊薄而松弛,各部位厚薄不一,囊的前壁不完整,由附于股四头肌腱的髌骨填补。膝关节有囊内、囊外韧带加强,限制关节的活动,增加关节的稳固性。韧带有:① **髌韧带** patellar ligament,位于囊的前壁,是股四头肌腱向下包绕髌骨,起于髌骨下缘,止于胫骨粗隆,它是股四头肌腱的延续部分。② **腓侧副韧带** fibular collateral ligament,位于囊的外侧,呈索状,上方附于股骨外上髁,下方附于腓骨头,与关节囊之间留有间隙。③ **胫侧副韧带** tibial collateral ligament,位于囊的内侧,起于股骨内上髁,向下止于胫骨内侧髁的

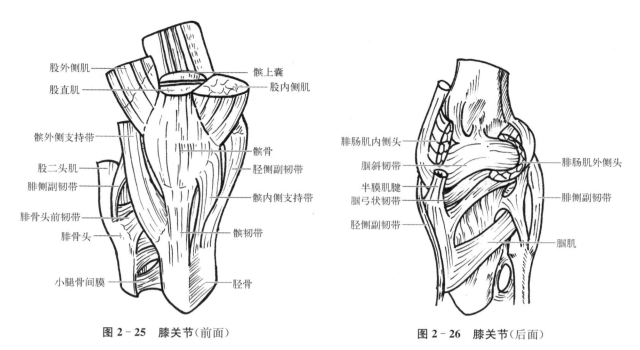

图 2-25　膝关节(前面)　　　　　　　图 2-26　膝关节(后面)

内侧面,与关节囊和半月板紧密结合。胫侧副韧带和腓侧副韧带在伸膝时紧张,屈膝时最为松弛,故半屈膝时允许膝关节作少许内旋和外旋运动。④ **腘斜韧带** oblique popliteal ligament,起自胫骨内侧髁,斜向上外方与关节囊后壁融合,止于股骨外上髁,可防止膝关节过度前伸。⑤ **膝交叉韧带** cruciate ligaments of knee,有前、后两条(图 2-27)。**前交叉韧带** anterior cruciate ligament 起自胫骨髁间隆起的前方,斜向后上外方,止于股骨外侧髁的内侧面;**后交叉韧带** posterior cruciate ligament 起自胫骨髁间隆起的后方,斜向前上内方,止于股骨内侧髁的外侧面。膝交叉韧带牢固地连结股骨和胫骨,可防止胫骨沿股骨向前、后移位。前交叉韧带在伸膝时紧张,能防止胫骨前移,后交叉韧带在屈膝时紧张,可防止胫骨后移。

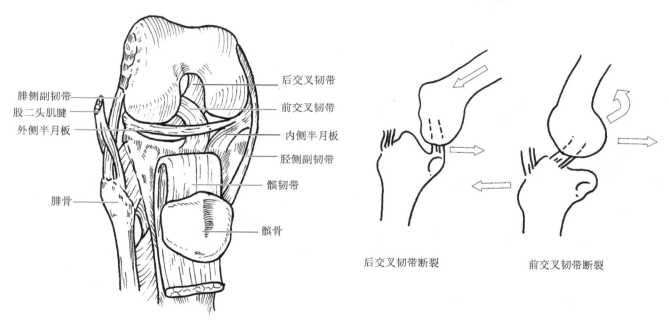

后交叉韧带断裂　　　　　前交叉韧带断裂

图 2-27　膝关节内部结构

　　在股骨内、外侧髁与胫骨内、外侧髁的关节面之间,垫有 2 块由纤维软骨构成的半月板(图 2-28)。半月板下面平坦,上面凹陷,外缘厚,内缘薄,两端借韧带附着于胫骨髁间隆起。**内侧半月板** medial meniscus 较大,呈"C"形,前端窄后端宽,外缘与关节囊及胫侧副韧带紧密相连。**外侧半月板** lateral meniscus 较小,近似

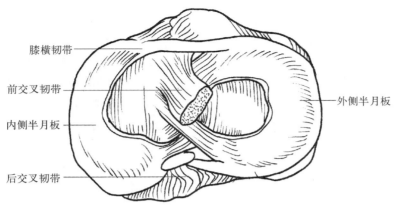

图 2-28 膝关节半月板

"O"形,外缘与关节囊相连,但关节囊和腓侧副韧带之间隔有腘肌腱。半月板的存在,使关节面适合,增加关节窝的深度,使膝关节稳固,又可使股骨髁一起对胫骨作旋转运动。缓冲压力,吸收震荡,起弹性垫作用。因半月板随膝关节的运动而发生形态改变和位置移动,在骤然发生强烈运动时,易造成半月板损伤或撕裂。

关节囊的滑膜宽阔,附于各关节面周缘,覆盖关节内除关节面和半月板外的所有结构,因此滑膜层突至纤维层外形成滑膜囊或折叠成皱襞(图 2-29)。滑膜在髌骨上缘上方,沿股骨下端的前面,向上突出于股四头肌腱的深面达 5 cm 左右,形成**髌上囊** suprapatellar bursa,是膝关节最大的滑膜囊,与关节腔相通。有些滑液囊不与关节腔相通,如位于髌韧带与胫骨上端之间的**髌下深囊** deep infrapatellar bursa。在髌骨下方两侧,滑膜层部分突向关节腔内,形成一对**翼状襞** alar folds,襞内含有脂肪组织,充填于关节腔内的空隙。

膝关节属屈戍关节,主要作屈、伸运动,屈可达 130°,伸不超过 10°。膝在半屈位时,小腿尚可作旋转运动,即胫骨髁绕垂直轴对半月板和股骨髁的运动,总共可达 40°。半月板的形态和位置,随膝关节的运动而改变,屈膝时,半月板滑向后方,伸膝时滑向前方,屈膝旋转时,一个半月板滑向后,另一个滑向前。例如:伸膝时,胫骨两髁连同半月板,沿股骨两髁的关节面,由后向前滑动。由于股骨两髁关节面后部的曲度较下部大,所以在伸的过程中,股骨两髁与胫骨两髁的接触面积逐渐增大,与此相应,两半月板逐渐向前方滑动。

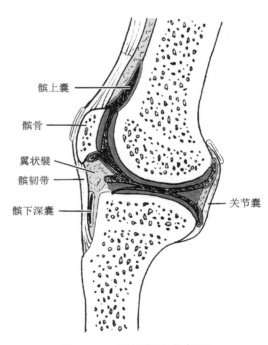

图 2-29 膝关节(矢状断面)

知识点链接

膝关节辅助结构多,较稳定,不易发生脱位,但膝关节的交叉韧带和半月板易损伤。若前、后交叉韧带断裂,膝关节半屈位时,胫骨可前、后移位,临床上称"抽屉试验"阳性。由于半月板随膝关节运动移动,因此,在急骤强烈运动时可造成损伤。当急剧伸小腿并作强力旋转,如踢足球时,先移位的半月板尚未来得及前滑,被膝关节上、下关节面挤住,即可发生半月板挤伤或破裂。由于内侧半月板与关节囊及胫侧副韧带紧密相连,因而内侧半月板损伤机会较多。

3. 胫腓骨连结　胫、腓两骨连结紧密,其连结包括:上端由胫骨外侧髁后下方的腓关节面与腓骨头关节面构成可微动的**胫腓关节** tibiofibular joint;胫腓两骨干间有坚韧的**小腿骨间膜** crural interosseous membrane 连结;下端借**胫腓前、后韧带** anterior and posterior tibiofibular ligament 构成坚强的韧带连结,所以小腿两骨间活动度甚小。

4. **足的关节** joints of foot   包括距小腿关节、跗骨间关节、跗跖关节、跖骨间关节、跖趾关节和趾骨间关节。

（1）**距小腿关节** talocrural joint（图2-30）：亦称**踝关节** ankle joint，由胫、腓骨下端与距骨滑车构成，关节囊附于各关节面的周围，其前、后壁薄而松弛，两侧有韧带加强，内侧有内侧韧带或称**三角韧带** triangular ligament，很坚韧，起自内踝尖，向下呈扇形展开，止于距骨内侧、跟骨距突和足舟骨。外侧有外侧韧，由3部分组成：① 前方的**距腓前韧带** anterior talofibular ligament，张于外踝和距骨颈之间；② 中间的**跟腓韧带** calcaneofibular ligament，从外踝向下至跟骨的外侧面；③ 后方的**距腓后韧带** posterior talofibular ligament，从外踝内侧至距骨后突。

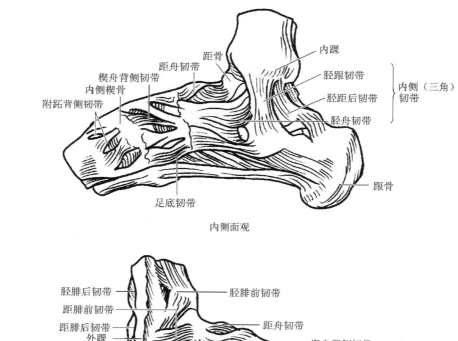

内侧面观

外侧面观

图2-30   踝关节周围韧带

踝关节属屈戌关节，能作背屈和跖屈的运动。由于胫腓骨下端的关节窝和距骨滑车都是前部较宽、后部较窄，背屈时，较宽的滑车前部嵌入关节窝内，关节较稳定；但跖屈时，由于较窄的滑车后部进入关节窝内，此时踝关节可稍有展、收运动，关节不够稳定，故踝关节扭伤多发生在跖屈的情况下。

知识点链接

为适应踝关节负重和行走功能，加强其稳定性，其周围有韧带加强，但踝关节在运动和行走中，若发生过度内翻和外翻，常易损伤外侧副韧带和内侧副韧带，由于外踝比内踝低，临床上外侧副韧带损伤多见。

（2）**跗骨间关节** intertarsal joints（图2-31）：为跗骨诸骨之间的关节，数目多，活度动小。以**距跟关节** talocalcanean joint（**距下关节** subtalar joint），**距跟舟关节** talocalcaneonavicular joint 和**跟骰关节** calcaneocuboid joint 较为重要。

距跟关节由距骨和跟骨的后关节面组成,其内侧和外侧分别有距跟内侧韧带和距跟外侧韧带及位于跗骨窦内的距跟骨间韧带加强,距跟舟关节由跟骨的前、中关节面及舟骨后面的关节面形成一关节窝,以接纳距骨头及距骨的前、中关节面,跟骨和舟骨之间的间隙由跟舟足底韧带及跟舟背侧韧带填充,跟舟足底韧带是一纤维软骨性韧带,连于跟骨与足舟骨之间,它参与足内侧纵弓的形成,其弹性较大,又称弹性(跳跃)韧带。跟骰关节由跟骰两骨的关节面构成,关节背侧的韧带薄弱。足底的韧带强韧有力,主要有:足底长韧带,是足底最长的韧带,从跟骨的下面向前,分为浅、深两束纤维,浅束止于第2~4跖骨底,深束止于骰骨足底侧;跟骰足底韧带,是一宽短纤维带,连于跟骨和骰骨的底面。

距跟关节和距跟舟关节在机能上是联合关节,运动时,跟骨与足舟骨连同其余的足骨对距骨作内翻或外翻运动。足的内侧缘提起,足底转向内侧称**内翻** inversion,足的外侧缘提起,足底转向外侧称**外翻** eversion。内、外翻常与踝关节协同运动。即内翻常伴有足的跖屈,外翻常伴以足的背屈。距跟舟关节和跟骰关节联合构成跗横关节,又称Chopart关节,其关节横过跗骨中份呈横"S"型,内侧部凸向前,外侧部凸向后,但两个关节的关节腔

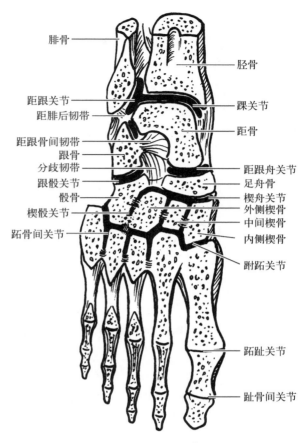

图2-31　足关节

互不相通。在这两个关节的背面有一**分歧韧带** bifurcated ligament,呈"Y"形,其尖端附着于跟骨背面,两脚分别附于足舟骨和骰骨的背面。如将分歧韧带切断,能将足的前半离断。

(3)**跗跖关节** tarsometatarsal joints:又名Lisfranc关节,由3块楔骨和骰骨的前端与5块跖骨的底构成,属平面关节,可作轻微滑动及屈、伸运动。

(4)**跖骨间关节** intermetatarsal joints:由第2~5跖骨底相邻面构成,属平面关节,活动甚微。

(5)**跖趾关节** metatarsophalangeal joints:由跖骨与近节趾骨底构成,可作轻微的屈、伸和收、展运动。

(6)**趾骨间关节** interphalangeal joints of foot:由各趾相邻的两节趾骨的底和滑车构成,属滑车关节,可作屈、伸运动。

5.**足弓** arches of foot(图2-32)　跗骨和跖骨借骨连结而形成的凸向上的弓,称足弓。可分为前后方向的内、外侧纵弓和内外方向的横弓。**内侧纵弓** medial longitudinal arch由跟骨、距骨、足舟骨、3块楔骨以及内侧3块跖骨借骨连结构成,弓的最高点为距骨头。此弓前端的承重点在第1跖骨头,后端的承重点是跟骨的跟结。**外侧纵弓** lateral longitudinal arch由跟骨、骰骨和外侧两块跖骨构成,弓的最高点在骰骨,其前端的承重点在第5跖骨头。内侧纵弓较外侧纵弓高。**横弓** transverse arch由骰骨、3块楔骨和跖骨构成,最高点在中间楔骨。足弓增加了足的弹性,使足成为具有弹性的"三足架"。人体的重力从踝关节经距骨向前、向后传到距骨头和跟骨结节,从而保证直立时足底着地支撑的稳固性,在行走和跳跃时发挥弹性和缓冲震荡的作用,同时还可保护足底的血管和神经免受压迫,减少地面对身体的冲击,以保护体内器官,特别是脑部免受震荡。足弓的维持,除各骨的连结外,足底的韧带以及足底的长短肌腱的牵引对足弓的维持也起着重要作用。这些韧带虽很坚强,但缺乏主动收缩能力,一旦被拉长或受到损伤,足弓便有可能塌陷,形成扁平足。

图中标注:
腓骨　胫骨　踝关节　距骨　距跟关节　距腓后韧带　距跟骨间韧带　跟骨　分歧韧带　跟骰关节　骰骨　楔骰关节　跗骨间关节　距跟舟关节　足舟骨　楔舟关节　外侧楔骨　中间楔骨　内侧楔骨　跗跖关节　跖趾关节　趾骨间关节

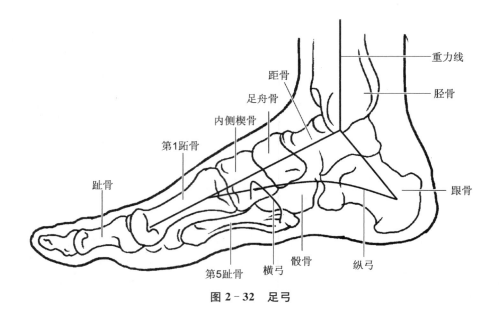

图 2-32 足弓

小 结

  骨与骨之间借纤维结缔组织、软骨和骨组织相连结而形成骨连结。按连结形式的不同可分为直接连结和间接连结两种。直接连结包括了纤维连结、软骨连结和骨性结合，其特点是骨面之间无间隙，很少活动或完全不能活动。间接连结即滑膜关节，骨面与骨面之间有间隙，活动度大。关节的基本结构包括关节面、关节囊和关节腔，辅助结构有韧带、关节内软骨、滑膜囊或滑膜襞。关节辅助结构的作用就是增加关节的灵活性、增强关节的稳固性。关节的运动主要围绕冠状轴、矢状轴和垂直轴进行，分别有屈与伸、内收与外展、旋内与旋外运动。关节的运动形式与关节的类型密切相关。

【复习思考题】

1. 简述肩关节的组成、结构特点及运动。用解剖学知识介绍为何肩关节脱位以前下方多见。
2. 肘关节脱位后肘三角有何变化？
3. 简述膝关节的组成、结构特点及分类。
4. 比较肩关节与髋关节的结构和运动的异同。

（陆　地）

第三章

肌 学

学习要点

掌握：① 肌的构造和形态分类；② 膈的位置、形态结构和作用；③ 腹前外侧群肌的位置、肌束排列和作用；④ 下列肌的位置、起止和作用：胸锁乳突肌、斜方肌、背阔肌、竖脊肌、胸大肌、三角肌、肱二头肌、肱肌、肱三头肌、臀大肌、股四头肌和小腿三头肌。

熟悉：① 肌的起止点；② 咀嚼肌的位置和作用；③ 前锯肌和肋间肌的位置和作用；④ 大腿肌内侧群、大腿肌后群的位置和作用。

了解：① 肌的配布和命名；② 面肌的分布特点和作用；③ 颈肌的分群和作用；④ 胸肌的分群和作用；⑤ 前臂肌的分群、分层和作用；⑥ 手肌和足肌的分群、位置和作用。

第一节 总 论

运动系统中描述的肌是**骨骼肌** skeletal muscle，一般都附着于骨，是运动系统的动力部分。人体以关节为枢纽，在神经系统的支配下，骨骼肌收缩，从而牵引骨骼产生运动。骨骼肌可随人的意志而收缩，故称**随意肌**。骨骼肌在人体内分布极为广泛，人体的骨骼肌有 600 多块，约占体重的 40％。根据肌所在人体部位不同分头肌、颈肌、躯干肌和上、下肢肌(图 3－1)。

一、肌的构造和形态

(一) 肌的构造

每一块肌都具有一定的形态、结构、位置和辅助结构，执行一定的功能，有血管和淋巴分布，并有神经支配，所以每块肌都可视为一个器官。

每块骨骼肌包括**肌腹** muscle belly 和**肌腱** tendon 两部分(图 3－2)。肌腹主要是由具有收缩和舒张功能的肌纤维(肌细胞)组成，位于肌的中部，色红柔软，有收缩能力。肌的表面包有结缔组织形成的**肌外膜**，肌外膜发出纤维将肌腹分隔为肌束称**肌束膜**，包裹肌纤维的结缔组织膜称**肌内膜**。肌腱位于肌腹的两端，由胶原纤维束构成，色白，不能收缩，但十分坚韧。骨骼肌的两端借肌腱附着于骨骼。

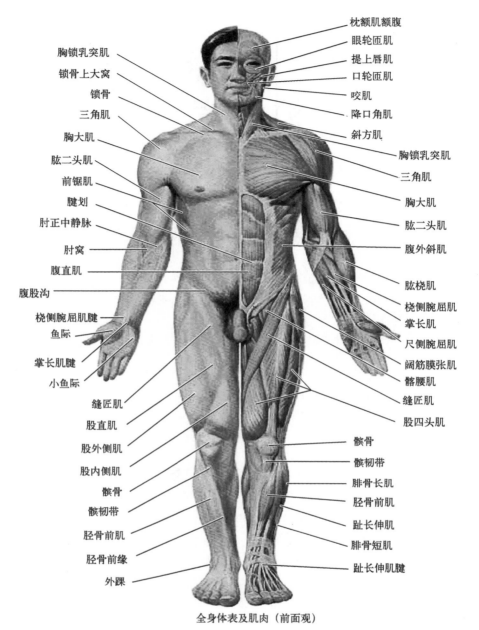

胸锁乳突肌
锁骨上大窝
锁骨
三角肌
胸大肌
肱二头肌
前锯肌
腱划
肘正中静脉
肘窝
腹直肌
腹股沟
桡侧腕屈肌腱
鱼际
掌长肌腱
小鱼际
缝匠肌
股直肌
股外侧肌
股内侧肌
髌骨
髌韧带
胫骨前肌
胫骨前缘
外踝

枕额肌额腹
眼轮匝肌
提上唇肌
口轮匝肌
咬肌
降口角肌
斜方肌
胸锁乳突肌
三角肌
胸大肌
肱二头肌
腹外斜肌
肱桡肌
桡侧腕屈肌
掌长肌
尺侧腕屈肌
阔筋膜张肌
髂腰肌
缝匠肌
股四头肌
髌骨
髌韧带
腓骨长肌
胫骨前肌
趾长伸肌
腓骨短肌
趾长伸肌腱

全身体表及肌肉（前面观）

图 3-1　人体骨骼肌

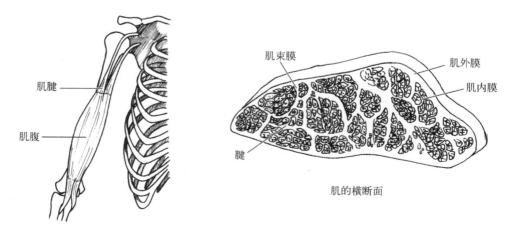

肌腱

肌腹

肌束膜
肌外膜
肌内膜
腱

肌的横断面

图 3-2　肌结构图

　　肌纤维型：利用肌球蛋白ATP酶染色法技术可将哺乳动物骨骼肌分为Ⅰ、ⅡA和ⅡB三型（图3-3）：Ⅰ型纤维收缩速度慢,最不易疲劳；ⅡA型纤维收缩速度快,不易疲劳；ⅡB型纤维收缩速度快,易疲劳。人类四肢肌Ⅰ型纤维和Ⅱ型纤维的比例大约各占50%。采用免疫组织化学技术对肌球蛋白再研究,证实它由两条重链和四条轻链组成。肌球蛋白重链决定肌肉缩短的速度,人肌纤维中Ⅰ型纤维包含Ⅰ型重链,ⅡA型纤维包含Ⅱa型重链,ⅡB型包含Ⅱx型重链。

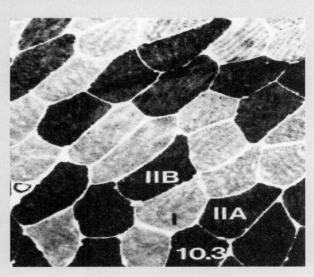

图3-3　骨骼肌肌纤维型

（二）肌的形态

　　肌的形态多种多样,按其外形可分为长肌、短肌、阔肌、轮匝肌四种(图3-4)。**长肌**呈长条状或长梭形,收缩时肌显著缩短,能产生大幅度的运动,多分布于四肢。有些长肌的起端有两个或以上的头,以后合成一

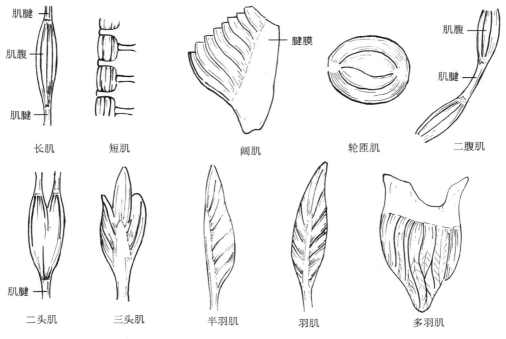

图3-4　肌的形态

个肌腹,分别称为二头肌、三头肌或四头肌;有些长肌的肌腹被肌腱分隔为两个或两个以上的肌腹,如二腹肌、腹直肌。**短肌**短小,具有节段性,肌收缩幅度小,多分布于躯干深层,如肋间肌等。**阔肌**又称**扁肌**,呈薄片状,多位于胸腹壁。由于肌宽大,参与构成胸腹壁,除运动功能外,兼具有保护内脏的作用。阔肌的肌腱呈膜状,称**腱膜** aponeurosis。**轮匝肌**由环行肌束构成,主要分布在孔裂周围,收缩时关闭孔裂,如眼轮匝肌和口轮匝肌等。骨骼肌还依据肌束的排列形式和方向形成不同形态的肌:如肌束斜行排列于肌腱的两侧,形如鸟羽,称羽肌(图3-4),如下肢的股直肌。肌的力量决定于其同时收缩的肌纤维的数量,在相同大小的肌肉中,羽状肌较长肌肌腹含有更多的肌纤维。因此,长肌收缩时,缩短的幅度虽较大,但肌力相对较小;而羽肌收缩幅度小,产生的肌力会成比例增加。人体各部位肌的形态有所不同,反映了局部运动对幅度和肌力的需求不同。

二、肌的起止、配布和作用

骨骼肌通常以两端附于两块或两块以上的骨面,中间越过一个或数个关节。肌收缩时,肌缩短使其两端接近,牵引骨而产生运动。因此,将骨骼肌的两端附着处分别称为**起点** origin 或**定点** fixed attachment 和**止点** insertion 或**动点** movable attachment(图3-5)。通常把接近身体正中面或上、下肢近侧端的附着点看做肌的起点,把另一端看做肌的止点。一般情况下,肌运动时止点向起点靠拢。肌的起、止点是相对的,在某些运动中,起、止点可以互换,如胸大肌起自胸廓的一端为起点,止于肱骨的一端为止点,其作用是内收肩关节。但是在做引体向上运动时,胸大肌的起、止点互换,止于肱骨的一端成为起点,而起自胸廓的一端成为止点,胸大肌收缩时使胸廓向上肢靠拢,故能引体向上。

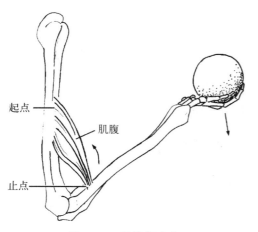

图3-5　肌的起止点

肌配布在关节周围,但配布的方式和数量的多少与关节的运动轴密切相关。单轴关节通常配布两组肌,如上肢的肘关节,前面有屈肌,后面有伸肌,从而使该关节完成屈和伸的运动。双轴关节通常有四组肌,如桡腕关节,除有屈肌和伸肌外,还配布有内收肌和外展肌。三轴关节配布有六组肌,如肩关节在冠状轴上有屈肌和伸肌,矢状轴上有内收肌和外展肌,以及在垂直轴上配布有旋内肌和旋外肌。

关节在完成某一运动时,通常是由多块肌的配合完成的,如肘关节的屈、伸运动:屈肘时,肱二头肌和肱肌收缩,产生目的方向的原发运动,这些肌称为**原动肌**;与原发运动方向相反的伸肘肌,即肱三头肌称为**拮抗肌**。拮抗肌通常在快速运动之末收缩,以防止原发运动过度。前臂的肱桡肌、桡侧腕屈肌等也经过肘关节前方,协助屈肘,为**协同肌**。还有一些肌起着固定邻近关节的作用,以防原动肌产生不必要的动作,这些肌称为**固定肌**,如屈肘时,为使动作更好的完成,使肩胛骨固定于脊柱的斜方肌和菱形肌等。骨骼肌从配布上始终保持着互相拮抗、互相协同的位置和作用。

知识点链接

重力在骨骼肌运动中具有重要作用,几乎一切骨骼肌的运动都是肌力与重力的对抗。重力可以作为运动的原动者,或作为对抗者。例如将重物放下,肌力是对抗者;而举物上抬,肌力是原动者。高等动物的一切复杂运动都是原动肌、拮抗肌、协同肌、固定肌在神经系统的统一支配下完成的,神经系统的功能障碍,会造成骨骼肌运动的共济失调。

三、肌的命名原则

肌的命名可按肌的形态、大小、位置、起止点、肌束方向以及作用等特征确定。按形态命名的如斜方肌、三角肌;按起、止点命名的如胸锁乳突肌、胸骨舌骨肌;按作用命名的如旋后肌、肩胛提肌;按位置命名的如冈上肌、冈下肌。多数肌名是根据上述原则相互结合而成,如旋前圆肌按形态与作用命名,胸大肌按位置和大小命名,桡侧腕长伸肌按位置、大小、作用命名。了解肌的命名原则有助于学习和记忆。

四、肌的辅助结构

肌的辅助结构包括筋膜、滑膜囊和腱鞘等。它们位于肌的周围,具有保持肌的位置、减少运动时的摩擦和保护等功能。

(一) 筋膜

筋膜 fascia 分浅筋膜和深筋膜两种(图 3-6)。

1. **浅筋膜** superficial fascia 又称**皮下筋膜**,位于真皮之下,包被整个身体,由疏松结缔组织构成,富含脂肪。头皮、手掌和足底等部位的浅筋膜非常致密。浅筋膜内有浅血管、浅淋巴管、皮神经,有的部位还含有皮肌和乳腺。人体浅筋膜脂肪的厚薄因身体部位、性别、营养状态等的不同而异。浅筋膜具有保持体温、保护深面的结构和贮存脂肪等作用。

2. **深筋膜** deep fascia 又称**固有筋膜**,由致密结缔组织构成,位于浅筋膜深面。包裹肌、血管和神经等,其厚薄与肌的强弱有关。深筋膜与肌的关系密切,随肌的分层而分层。在四肢,深筋膜插入肌群

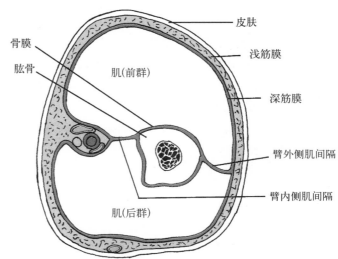

图 3-6 筋膜模式图(臂的横切面)

之间,并附着于骨,形成**肌间隔**,将不同肌群分隔开来,肌间隔与深筋膜、骨膜构成**骨筋膜鞘**包绕肌群,以保证肌群能单独活动。深筋膜还包绕血管、神经形成**血管神经鞘**。在腕、踝部增厚形成支持带以约束和支持其深面的肌腱。

(二) 滑膜囊

滑膜囊 synovial bursa:是结缔组织形成的封闭小囊,形扁壁薄,内含滑液。滑膜囊多位于肌腱与骨面相接触处,其作用为减少二者之间的摩擦。在关节腔附近的滑膜囊与关节腔相同。

(三) 腱鞘

腱鞘 tendinous sheath:是套在长肌腱外面的鞘管,存在于肢体活动较大的部位,如腕、踝、手指、足趾等处(图 3-7)。腱鞘可分为外、内两层。外层为**纤维层** fibrous layer 又称**腱纤维鞘** fibrous sheath of tendon,

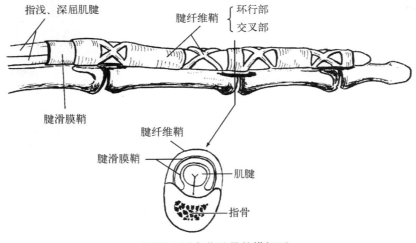

下图是上图中节趾骨的横切面

图 3-7 指腱鞘

是深筋膜增厚形成的骨性纤维性管道,起滑车和约束肌腱的作用。内层为**滑膜层** synovial layer 又称**腱滑膜鞘** synovial sheath of tendon,是由滑膜构成的双层圆筒状鞘。鞘的外层称**壁层**,紧贴于纤维层内面和骨面;内层称**脏层**,包被于肌腱的表面。壁、脏两层相互移行,围成腔隙,内含少量滑液,使肌腱能在鞘内自由滑动。腱滑膜鞘自骨面移行至肌腱的部分,称为**腱系膜** mesotendon,内有供应肌腱的血管、神经通过。腱鞘有约束肌腱和减少摩擦的作用。

五、肌的血管、淋巴管和神经

(一)肌的血管

肌的血液供应丰富,每块肌均有各自的血液供应,血管束多与神经伴行,沿肌间隔或筋膜间隙走行,经肌门入肌,反复分支后最终在肌内膜形成毛细血管网,并与肌纤维平行排列。处于持续活动状态的肌,如维持姿势的肌比不经常运动的肌,含有更密集的毛细血管网。静脉以相同的方式形成,即由毛细血管网汇入微静脉和小静脉经神经血管门离肌。肌腱的血液供应很少,一般来自肌腹的血管,较长的肌腱其中端或末端还有血管进入。临床上常根据肌及其血管蒂设计肌瓣或肌皮瓣以修复缺损。

(二)肌的淋巴管回流

肌的淋巴回流始于肌外膜和肌束膜内的毛细淋巴管,离肌后沿途伴随静脉回流,并汇入较大的淋巴管中。

(三)肌的神经分布

支配每块肌的神经多与主要血管束伴行,在肌肉的深面入肌。神经入肌后分出数级分支,肌内神经分支之间有吻合。神经支在肌内的行程主要有两种形式,一种是神经支与肌长轴平行自上而下走行,如长肌;另一种神经分支呈辐射状排列,肌内神经分支与肌束平行走行,如扁肌。支配肌的神经有躯体神经和自主神经。躯体传出纤维是运动神经,支配骨骼肌收缩;躯体传入纤维是感觉神经,传递肌的痛、温觉和本体感觉。自主神经分布于肌内血管的平滑肌。

> **知识点链接**
>
> Sihler's 肌内神经染色法:是研究肌内神经分支分布较好的实验技术。肌经过 Sihler's 染色后,肌外形完整,肌质呈透明或半透明胶冻状,肌内神经呈紫蓝色,肌神经在肌内的分支及行程清晰可见(图 3-8)。
>
> 带血管神经的肌瓣:应用显微外科技术,设计带血管神经的肌瓣或肌皮瓣移植,已广泛应用于组织缺损的修复和器官再造,了解肌内神经的分布有助于临床手术分离肌肉时对神经分支的保护。带血管神经的肌瓣或肌皮瓣移植可以用于肌肉功能的重建。

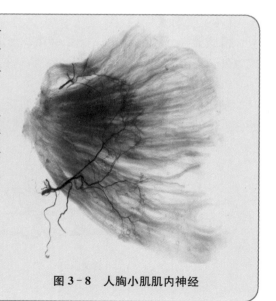

图 3-8 人胸小肌肌内神经

第二节 头 肌

头肌包括面肌和咀嚼肌。

一、面肌

面肌位置浅表,为扁薄的皮肌,肌束起自颅骨骨面或表面的筋膜,止于皮肤。面肌分环形肌和辐射状肌两种,主要配布在眼裂、口裂和鼻孔等周围。因面肌收缩时牵动皮肤显示喜、怒、哀、乐等各种表情,故面肌又称**表情肌**。人类由于语言的发展,使口和眼周围肌发达,耳周围肌退化(图 3 - 9)。

(一)颅顶肌

颅顶肌 epicranius 阔而薄,左右各有一块,覆盖颅顶。它由位于额部的**额腹** frontal belly 和位于枕部的**枕腹** occipital belly 以及连于两者之间的**帽状腱膜** galea aponeurotica 组成。枕腹起自枕骨的上项线,额腹止于眉部的皮肤。颅顶肌收缩时可向后牵拉帽状腱膜,同时提眉,使额部皮肤出现皱纹。

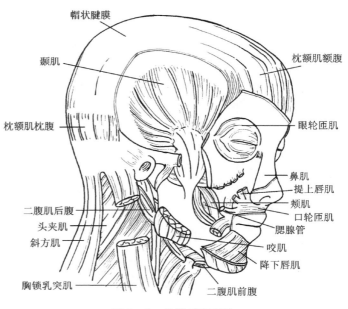

图 3 - 9 头肌(侧面观)

(二)眼轮匝肌

眼轮匝肌 orbicularis oculi 呈扁环形,围绕眼裂周围。其作用是使眼裂闭合。由于眼轮匝肌的少量肌束附着于泪囊后面的筋膜和泪骨上,故当该肌收缩时,可扩张泪囊,促进泪液经鼻泪管流向鼻腔。

(三)口周围肌

口周围肌位于口裂周围,包括辐射状肌和环形肌,其中以辐射状肌数目较多,分别位于口唇的上、下方,能提上唇、降下唇和拉口角向两侧移动。在面颊的深部有**颊肌** buccinators,它紧贴口腔侧壁的黏膜,使唇、颊紧贴牙,在咀嚼和吹、吸等动作中均有作用。环形肌环绕口裂四周,称之为**口轮匝肌** orbicularis oris,当其收缩时可缩小口裂,并使上、下唇与牙紧贴。

(四)鼻肌

鼻肌(muscles of the nose) 不发达,为几块扁薄小肌,分布在鼻孔周围,有开大或缩小鼻孔的作用。

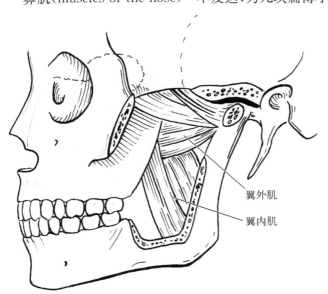

图 3 - 10 翼内肌和翼外肌(外侧面观)

二、咀嚼肌

咀嚼肌包括咬肌、颞肌、翼内肌和翼外肌,配布在颞下颌关节的周围,参与咀嚼运动(图 3 - 9、图 9 - 10)。

1. 咬肌 masseter 起自颧弓,止于下颌骨的咬肌粗隆和下颌支的外侧面。

2. 颞肌 temporalis 起自颞窝,肌束呈扇形向下会聚,经颧弓深面,止于下颌骨的冠突。

3. 翼内肌 medial pterygoid 起自翼突外侧板的内面,肌束向下外后方止于下颌支内侧面的翼肌粗隆。

4. 翼外肌 lateral pterygoid 起自蝶骨大翼下面和翼突外侧板的外面,肌束向后外止于下颌颈的翼肌凹和下颌关节盘的前端。

咀嚼肌的作用:咬肌、颞肌和翼内肌收缩可上提下颌骨,使上、下颌的牙互相咬合而闭口。两侧翼外肌收缩拉下颌头连同下颌关节盘滑至关节结节的前下方,使下颌骨前伸,并与舌骨上肌群协同做张口运动;一侧翼外肌和翼内肌同时收缩,使下颌骨向对侧运动;若两侧翼内、外肌交替收缩,则形成下颌骨的左、右侧向运动,即研磨运动。

头肌的分群、起止点和作用见表 3-1。

表 3-1 头肌的分群、起止点、作用和神经支配

肌 群	肌名称	起点	止点	作用	神经支配
表情肌	额肌	帽状腱膜	眉部皮肤	提眉,下牵皮肤	面神经
	枕肌	上项线	帽状腱膜	后牵头皮	
	眼轮匝肌	环绕眼裂周围		闭合眼裂	
	口轮匝肌	环绕口裂周围		闭合口裂	
	提上唇肌	上唇上方的骨面	口角或唇的皮肤等	提口角与上唇	
	提口角肌				
	颧肌				
	降口角肌	下唇下方下颌骨前面		降口角与下唇	
	降下唇肌				
	颊肌	面颊深面		使唇颊紧贴牙齿,帮助咀嚼和吮吸牵口角向外	
咀嚼肌	咬肌	颧弓	下颌骨的咬肌粗隆	上提下颌(闭口)	三叉神经
	颞肌	颞窝	下颌骨冠突		
	翼内肌	翼窝	下颌骨内面的翼肌粗隆		
	翼外肌	翼突外侧面		两侧收缩拉下颌向前(张口)单侧收缩拉下颌向对侧	

第三节 颈 肌

颈肌分颈浅肌群、颈前肌群和颈深肌群三组。

一、颈浅肌

(一)颈阔肌

颈阔肌 platysma:为位于颈部浅筋膜中的皮肌,薄而宽阔。起自胸大肌和三角肌表面的筋膜,向上止于下颌骨下缘和口角(图 3-11)。作用:拉口角向下,并使颈部皮肤出现皱褶。

(二)胸锁乳突肌

胸锁乳突肌 sternocleidomastoid:位颈部两侧的皮下,被颈阔肌所覆盖,肌块强健在颈部形成明显的标志(图 3-11)。胸锁乳突肌起自胸骨柄前面和锁骨的胸骨端,其肌束斜向后上方,止于颞骨乳突。作用:一侧收缩使头向同侧屈,脸转向对侧;两侧收缩可使头后仰。最重要的作用是使头端正姿势,保持在人体正中位置,并使头在水平方向上从一侧向另一侧运动,以观察物体的移动。

二、颈前肌

颈前肌包括舌骨上肌群和舌骨下肌群。

(一)舌骨上肌群

舌骨上肌群位于舌骨与下颌骨之间,构成口腔底部。口腔底部每侧各有 4 块肌(图 3-13)。

1. 二腹肌 digastric 在下颌骨的下方,有前、后二腹。前腹起自下颌骨二腹肌窝,斜向后下方;后腹起自乳突内侧,斜向前下。两肌腹以中间腱相连,中间腱借筋膜系于舌骨。

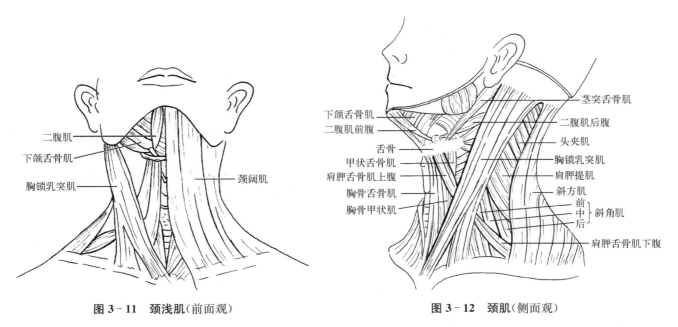

图 3-11 颈浅肌（前面观）　　　　　　　图 3-12 颈肌（侧面观）

2. 下颌舌骨肌 mylohyoid　居二腹肌前腹深面的三角形扁肌，起自下颌骨，止于舌骨，与对侧下颌舌骨肌会合于正中线，构成口腔底。

3. 茎突舌骨肌 stylohyoid　为二腹肌后腹的前上方，起自茎突，止于舌骨。

4. 颏舌骨肌 geniohyoid　在下颌舌骨肌深面，起自下颌骨的颏棘，止于舌骨。

舌骨上肌群的作用：当下颌骨固定时，此肌群上提舌骨，使舌升高协助吞咽；当舌骨固定时，除茎突舌骨肌外，其余3块肌拉下颌骨向下协助张口。

（二）舌骨下肌群

舌骨下肌群位于颈前部，在舌骨下方颈部正中线的两侧，居喉、气管、甲状腺的前方（图 3-13）。每侧各4块肌，分浅、深2层排列，各肌均以起止点命名。

1. 胸骨舌骨肌 sternohyoid　居浅层，在前正中线两侧，为薄片带状肌。

2. 肩胛舌骨肌 omohyoid　居胸骨舌骨肌外侧，为细长的带状肌，以中间腱分上、下两腹。

3. 胸骨甲状肌 sternothyroid　在胸骨舌骨肌深面的薄片带状肌。

4. 甲状舌骨肌 thyrohyoid　在胸骨甲状肌的上方，被胸骨舌骨肌遮盖。

舌骨下肌群的作用：该肌群下拉舌骨和喉。在吞咽时，甲状舌骨肌可上提喉使之靠近舌骨。

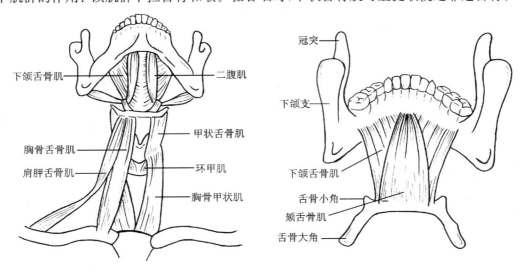

图 3-13 舌骨上、下肌群

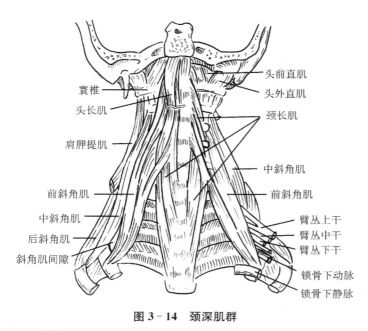

图 3-14 颈深肌群

头前直肌
寰椎
头长肌
肩胛提肌
前斜角肌
中斜角肌
后斜角肌
斜角肌间隙

头外直肌
颈长肌
中斜角肌
前斜角肌
臂丛上干
臂丛中干
臂丛下干
锁骨下动脉
锁骨下静脉

三、颈深肌

颈深肌可分为外、内侧两群。

(一) 外侧群

外侧群位于脊柱颈段的两侧,自前向后有**前斜角肌** scalenus anterior、**中斜角肌** scalenus medius 和**后斜角肌** scalenus posterior。各肌均起自颈椎横突,其中前、中斜角肌止于第 1 肋骨,后斜角肌止于第 2 肋骨。前、中斜角肌与第 l 肋骨之间的空隙称**斜角肌间隙** scalene fissure(图 3-14),有锁骨下动脉和脊神经的臂丛通过。

作用:当颈部固定时,两侧外侧群同时收缩可上提第 1、2 肋,协助深吸气;一侧肌收缩,使颈侧屈。

> **知识点链接**　斜角肌和斜角肌间隙:前斜角肌肥大或痉挛,均可使斜角肌间隙变小,压迫或激惹神经血管而出现神经血管受压征。临床上多用斜角肌间隙径路进行臂丛阻滞麻醉。在颈部手术常以前斜角肌为标志,辨认颈根部主要结构的毗邻关系。

(二) 内侧群

内侧群紧贴脊柱颈段的前面,有**头长肌** longus capitis 和**颈长肌** longus colli 等(图 3-14),合称**椎前肌**。该群肌收缩使头屈、颈屈。

颈肌的分群、起止点和作用见表 3-2。

表 3-2　颈肌的分群、起止点、作用和神经支配

肌　群		肌　名　称	起　点	止　点	作　用	神经支配
颈浅肌	颈外侧肌	颈阔肌	三角、胸大肌筋膜	口角	紧张颈部皮肤	面神经
		胸锁乳突肌	胸骨柄、锁骨的胸骨端	颞骨乳突	一侧收缩使头向同侧侧屈,两侧收缩使头向后仰	副神经
颈前肌	舌骨上肌群	二腹肌	后腹:乳突 前腹:下颌骨体	以中间腱附于舌骨体	降下颌骨 上提舌骨	前腹:三叉神经 后腹:面神经
		下颌舌骨肌	下颌体内面	舌骨体	上提舌骨	三叉神经
		茎突舌骨肌	茎突	舌骨	上提舌骨	面神经
		颏舌骨肌	颏棘	舌骨	上提舌骨	第 1 颈神经分支
	舌骨下肌群	肩胛舌骨肌	与肌名称一致		下降舌骨	颈袢分支
		胸骨舌骨肌				
		胸骨甲状肌				
		甲状舌骨肌				
颈深肌		前斜角肌	颈椎横突	第 1 肋上面	上提第 1~2 肋助吸气	颈丛分支
		中斜角肌				
		后斜角肌		第 2 肋上面		

四、颈部的局部记载

（一）颈部筋膜

颈部筋膜可分为颈浅筋膜和颈深筋膜。颈浅筋膜包绕颈阔肌。颈深筋膜亦称**颈筋膜**，可分浅、中、深三层（图3-15）：① **浅层**又称**封套筋膜**，包绕斜方肌和胸锁乳突肌，形成两肌的肌鞘。该筋膜在下颌下腺和腮腺区分为两层，分别包绕两腺形成腺鞘。在舌骨下方，浅层包绕舌骨下肌群各肌，形成肌筋膜鞘。② **中层**又称**气管前筋膜**或**内脏筋膜**，在舌骨下肌群深面包绕颈部诸器官，如形成包裹甲状腺的甲状腺鞘，包裹大血管和神经的**颈动脉鞘** carotid sheath。③ **深层**又称**椎前筋膜**，覆盖在椎前肌和斜方肌的前面。筋膜向下外侧包裹脊神经的臂丛和锁骨下动脉，并延伸于腋腔，包绕腋血管和神经形成**腋鞘** axillary sheath。

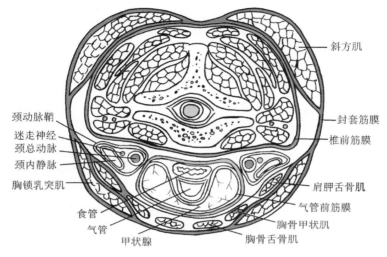

图3-15 颈部深筋膜

（二）下颌下三角

下颌下三角 submandibular triangle：位颈前区的舌骨上区，由二腹肌前、后腹和下颌骨下缘形成，三角内的主要内容有下颌下腺、面动、静脉、舌神经和下颌下淋巴结等（图3-16）。

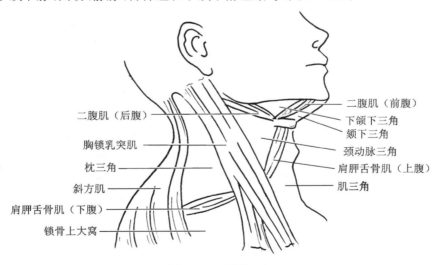

图3-16 颈部三角

（三）颈动脉三角

颈动脉三角 carotid triangle：位颈前区的舌骨下区，是颈部大血管较集中的区域，其上界为二腹肌后腹，后界为胸锁乳突肌前缘，前界为肩胛舌骨肌上腹。三角内的主要内容有由颈动脉鞘包裹的颈总动脉、颈内动脉、颈内静脉和迷走神经等结构（图3-16）。

（四）肌三角

肌三角 muscular triangle：位颈前区的舌骨下区，由颈前正中线、胸锁乳突肌前缘、肩胛舌骨肌上腹围成，三角内的主要内容有舌骨下肌群、甲状腺、甲状旁腺、喉与气管颈段、咽和食管颈段等（图 3－16）。

（五）锁骨上三角

锁骨上三角 supraclavicular triangle：位于锁骨上缘中 1/3 上方，在体表呈明显凹陷，故又名锁骨上大窝，由胸锁乳突肌后缘、肩胛舌骨肌下腹和锁骨上缘中 1/3 段围成。三角内的主要内容有锁骨下动脉，静脉和臂丛等结构（图 3－16）。

第四节　躯　干　肌

躯干肌可分为背肌、胸肌、膈、腹肌和会阴肌。会阴肌将在生殖系统中描述。

一、背肌

背肌分浅、深两群，浅群多为阔肌，主要有斜方肌、背阔肌和肩胛提肌。深群主要有竖脊肌（图 3－17）。

（一）背浅肌

1. **斜方肌** trapezius　为位于项部和背上部浅层的三角形阔肌，左、右两侧会合呈斜方形，该肌起自上项线、枕外隆凸、项韧带、第 7 颈椎和全部胸椎的棘突。上部肌束斜向外下方，中部肌束平行向外，下部肌束斜向外上方，止于锁骨外侧份 1/3 部位、肩峰及肩胛冈。

作用：使肩胛骨向脊柱靠拢，即上部肌束上提肩胛骨，下部肌束下拉肩胛骨。当肩胛骨固定时，一侧肌收缩使颈向同侧屈，脸转向对侧；两侧肌同时收缩可使头后仰。

2. **背阔肌** latissimus dorsi　为位于背部下份及胸后外侧的三角形阔肌。该肌以腱膜起自下 6 个胸椎的棘突、全部腰椎的棘突、骶正中嵴及髂嵴后部。其肌束向外上方汇集，越过肩胛下角，以扁腱止于肱骨结间沟底。

作用：使肱骨内收、旋内和后伸，如背手姿势。若上肢上举被固定时，两侧背阔肌收缩牵引躯体向上。

3. **肩胛提肌** levator scapulae　为位于斜方肌深面的带状肌。该肌起自上 4 个颈椎的横突，肌束向下斜行，止于肩胛骨上角。

作用：上提肩胛骨并略使肩胛骨下角内旋，如挑担动作。肩胛骨固定时，一侧收缩使颈向同侧屈。

4. **菱形肌** rhomboideus　位于斜方肌的深面，为菱形的扁肌，起自第 6、7 颈椎和上 4 个胸椎的棘突，肌束行向外下止于肩胛骨内侧缘。

作用：牵引肩胛骨向内上，并向脊柱靠拢。

知识点链接

斜方肌、背阔肌肌瓣：斜方肌、背阔肌位置表浅，肌面积大，临床常取部分肌作为肌瓣，或连同肌表面的皮肤作为肌皮瓣用于颌面部和颈部的组织缺损，也可用于受体部位肌肉功能重建等。

（二）背深肌

背深肌在脊柱两侧排列，分为长肌和短肌。长肌位置较浅，主要有竖脊肌；短肌位于深部，有枕下肌、棘间肌等，数量较多。背深部的长、短肌对维持人体直立姿势起重要作用，短肌还参与维持脊柱节段间的稳定性。

1. **竖脊肌** erector spinae　又称骶棘肌，为背部中最长、最粗大的肌，纵列于脊柱棘突两旁的沟内。该肌起自骶骨背面及髂嵴后部，向上分出三群肌束，沿途止于椎骨、肋骨，并到达颞骨乳突。作用：使头和脊柱后伸和仰头，一侧收缩使脊柱侧屈。竖脊肌也参与脊柱的其他方向运动。

背肌的分群、起止点和作用见表 3－3。

2. **夹肌** splenius　位于上后锯肌深面，起自项韧带下半、颈椎棘突和上部胸椎棘突，向上外止于颞骨乳突,上项线和第1～3颈椎横突。作用：一侧收缩,使头转向对侧,两侧收缩,使头后仰。

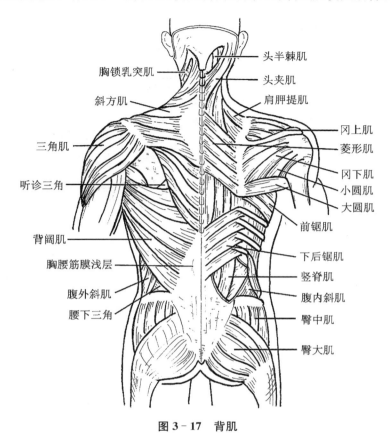

图3-17 背肌

表3-3 背肌的分群、起止点、作用和神经支配

肌 群	肌名称	起 点	止 点	作 用	神经支配
背浅肌	斜方肌	上项线、枕外隆凸、项韧带、全部胸椎棘突	锁骨外1/3、肩峰、肩胛冈	拉肩胛骨向中线靠拢,上部纤维提肩胛骨,下部纤维降肩胛骨	副神经
	背阔肌	下6个胸椎棘突、全部腰椎棘突、髂嵴	肱骨小结节嵴	肩关节后伸、内收及旋内	胸背神经
	肩胛提肌	上位颈椎横突	肩胛骨上角	上提肩胛骨	肩胛背神经
	菱形肌	下位颈椎和上位胸椎棘突	肩胛骨内侧缘	上提和内牵肩胛骨	
背深肌	竖脊肌	骶骨后面及其附近、下位椎骨的棘突、横突、肋骨等	上位脊椎的棘突、横突、肋骨及枕骨	伸脊柱、仰头	脊神经后支
	夹肌	项韧带下部、第7颈椎和上部胸椎棘突	颞骨乳突和第1～3颈椎横突、上项线	单侧收缩,使头转向同侧,两侧收缩使头后仰	颈神经后支

（三）背部筋膜

被覆在竖脊肌周围的筋膜特别发达,称为**胸腰筋膜** thoracolumbar fascia。筋膜包裹在竖脊肌和腰方肌周围,分为浅、中、深三层(图3-18)。**浅层**位于竖脊肌的浅面,白色而有光泽;**中层**分隔竖脊肌和腰方肌,并在外侧与浅层会合,形成竖脊肌鞘;**深层**覆盖在腰方肌的前面。三层筋膜在腰方肌外侧缘会合形成腹内斜肌和腹横肌的起点。由于腰部活动度大,在腰部运动中,胸腰筋膜常可扭伤,成为腰背劳损的病因之一。

二、胸肌

胸肌可分为胸上肢肌和胸固有肌两群。胸上肢肌主要位于胸壁前面和侧面浅层,为阔肌,止于上肢带骨

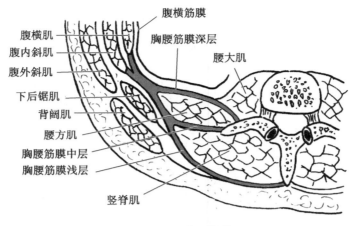

腹横筋膜
腹横肌
腹内斜肌
腹外斜肌
下后锯肌
背阔肌
腰方肌
胸腰筋膜中层
胸腰筋膜浅层
竖脊肌
胸腰筋膜深层
腰大肌

图 3-18 胸腰筋膜

或肱骨。胸固有肌主要参与胸壁的构成。

（一）胸上肢肌

1. 胸大肌 pectoralis major　位于胸前壁浅层，覆盖胸前壁的大部，肌宽而厚，呈扇形。该肌起自锁骨内侧半、胸骨和上 6 个肋的肋软骨，各部肌束聚集向外，以扁腱止于肱骨大结节嵴（图 3-19）。

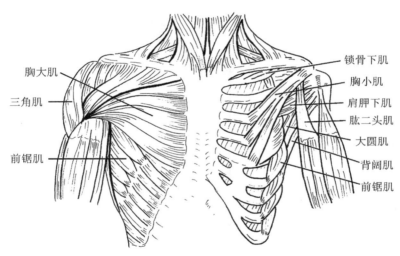

胸大肌
三角肌
前锯肌
锁骨下肌
胸小肌
肩胛下肌
肱二头肌
大圆肌
背阔肌
前锯肌

图 3-19 胸上肢肌

作用：使肱骨内收、内旋和前屈。上肢固定时可上提躯干，与背阔肌一起完成引体向上的动作，也可提肋助吸气。

2. 胸小肌 pectoralis minor　位于胸大肌深面三角形扁肌，起自第 3～5 肋骨近肋软骨处，止于肩胛骨的喙突。

作用：协助前锯肌拉肩胛骨向胸壁靠拢，也可上提肋协助吸气。

3. 前锯肌 serratus anterior　位于胸廓侧壁，为宽大的扁肌。该肌以 8 个肌齿起自第 1～8 肋骨，肌束转向背侧，经肩胛骨的前方，止于肩胛骨内侧缘及下角（图 3-20）。

作用：拉肩胛骨向前和紧贴胸廓。下部肌束使肩胛骨下角向外旋外，改变关节盂的方向，扩大肩关节的外展，协助臂上举。当肩胛骨固定时，可上提肋骨助深吸气。

知识点链接

翼状肩：前锯肌受胸长神经支配，损伤此神经可引起前锯肌瘫痪，肩胛骨的内侧缘向外侧移动，且向后远离胸壁而突出于皮下，临床上称为"翼状肩"，患者不能完全上举臂或作向前推的动作。

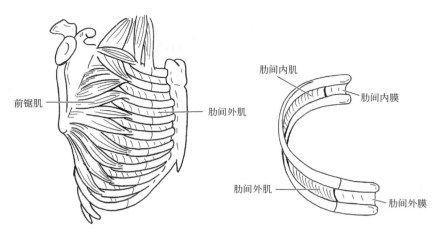

图 3-20　前锯肌和肋间肌

（二）胸固有肌

胸固有肌位于肋间隙内,参与构成胸壁(图 3-20)。

1. **肋间外肌** intercostales externi　共 11 对,位于各肋间隙的浅层。该肌起自上位肋骨下缘,肌束斜向前下方,止于下位肋骨的上缘,其前部肌束仅到达肋骨与肋软骨的结合处,至此肌束消失,移行为**肋间外膜**。

2. **肋间内肌** intercostales interni　共 11 对,位于肋间外肌的深面。该肌起自每肋的下缘,肌束斜向前上方,止于上一肋的下缘,肌束走行的方向与肋间外肌相反。其前部肌束抵达胸骨外侧缘,后部肌束至肋角处被**肋间内膜**代替。

作用:肋间外肌能提肋,助吸气;肋间内肌能降肋,助呼气。据研究,对肋间肌的作用比较一致的结论是:在吸气运动中,肋间内、外肌一起作用,形成很强的弹性支持结构,维持肋间张力,防止肋间结构在呼吸中不至于被陷入或膨出。

3. **肋间最内肌** intercostales intimi　位于肋间内肌深面,仅存在于肋间隙的中 1/3。作用与肋间内肌相同。

胸肌的分群、起止点和作用见表 3-4。

表 3-4　胸肌的分群、起止点、作用和神经支配

肌 群	肌 名 称	起 点	止 点	作 用	神经支配
胸上肢肌	胸大肌	锁骨内侧半、胸骨、第 1～6 肋软骨	肱骨大结节嵴	肩关节内收、旋内及屈	胸外侧神经 胸内侧神经
	胸小肌	第 3～5 肋骨	肩胛骨喙突	拉肩胛骨向下	胸内侧神经
	前锯肌	第 1～8 或 9 肋骨	肩胛骨内侧缘及下角	拉肩胛骨向前	胸长神经
胸固有肌	肋间外肌	上位肋骨下缘	下位肋骨上缘	提肋助吸气	肋间神经
	肋间内肌	下位肋骨上缘	上位肋骨下缘	降肋助呼气	
	胸间最内肌	同肋间内肌	同肋间内肌	拉肋向下助呼气	肋间神经

三、膈

膈 diaphragm,是向上膨隆呈穹隆形的扁薄阔肌,居胸、腹腔之间。膈由膈肌和覆于其上、下面的筋膜构成。膈的周边是肌性部,中央为腱膜,称**中心腱** central tendon。肌性部以三部分肌束起自胸廓下口的周缘,分胸骨部、肋部和腰部:**胸骨部**起自剑突后面;**肋部**起自下 6 对肋骨和肋软骨;**腰部**以左、右膈脚起自上 2～3 腰椎和筋膜(图 3-21),三部分肌束向中央移行于中心腱。

膈上有 3 个孔裂:① **主动脉裂孔** aortic hiatus,位于第 12 胸椎前方,由左、右膈脚与脊柱围成,有主动脉和胸导管穿过;② **食管裂孔** esophageal hiatus,位于主动脉孔裂的左前方,约平第 10 胸椎,有食管和迷走神经穿过;③ **腔静脉孔** vena caval foramen,位于食管孔裂的右前方,约平第 8 胸椎,有下腔静脉穿过。

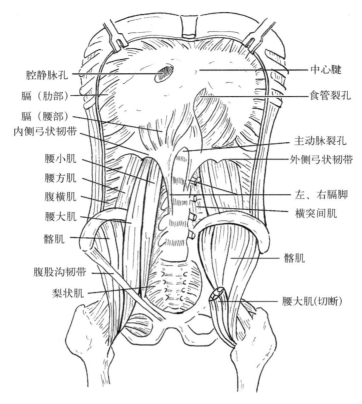

图 3-21 膈

膈是重要的呼吸肌,收缩时,膈穹隆下降,胸腔容积扩大协助吸气;舒张时,膈穹隆上升而协助呼气。膈与腹肌联合收缩,可增加腹压,以利排便、呕吐、咳嗽或分娩。

膈的起止点和作用见表 3-5。

知识点链接 膈疝：膈各部肌束在起点附近未能连在一起,留下两对三角形的小区无肌束,仅覆以结缔组织膜,为膈的薄弱区。其中位于膈的胸骨部与肋部起始处之间的称胸肋三角,较小,有腹壁上动、静脉穿过。另一对称腰肋三角,由膈的腰部、肋部和第十二肋围成。在腹压增高时,若腹腔脏器从两薄弱区被挤入胸腔,临床上称之为膈疝。

表 3-5 膈的起止点、作用和神经支配

肌 群	肌 名 称	起 点	止 点	作 用	神经支配
膈	胸骨部 肋部 腰部	剑突后面 第 7～12 肋内面 第 2～3 腰椎体前面	中心腱	膈穹隆下降,扩大胸腔助吸气,增加腹压	膈神经 ($C_{3～5}$)

四、腹肌

腹肌位于胸廓下部和骨盆之间,参与构成腹壁,可分为前外侧群和后群两部分。

(一) 前外侧群

腹部的前外侧群有腹外斜肌、腹内斜肌、腹横肌、腹直肌。前 3 块是宽阔的扁肌,依次排列为浅、中和深三层,三层肌的肌束走行彼此交错(图 3-22)。

1. **腹外斜肌** obliquus externus abdominis 位于腹外侧壁的浅层,以 8 个肌齿起自第 5～12 肋骨的外面,有部分肌齿与前锯肌、背阔肌的肌齿交错。
腹外斜肌的肌束由外上方斜向前内方,后部肌
束向下止于髂嵴前部,其余肌束至腹直肌鞘外
侧及髂前上棘水平时,移行为腹外斜肌腱膜。
后者经腹直肌前面参与构成腹直肌鞘的前层,
并与对侧腱膜在腹正中线相互交错形成**白线**
(图3-23)。腹外斜肌腱膜的下部卷曲增厚,连
于髂前上棘和耻骨结节之间,称之为**腹股沟韧
带** inguinal ligament。腹外斜肌腱膜在耻骨结
节外上方形成一个三角形裂孔,称之为**腹股沟
管浅(皮下)环** superficial inguinal ring,此环在
男性可用指尖摸到,有精索通过;在女性有子宫
圆韧带通过。

2. **腹内斜肌** obliquus internus abdominis
在腹外斜肌的深面,起自胸腰筋膜、髂嵴和腹
股沟韧带的外侧1/2。大部分肌束斜向前内上
方,至腹直肌外侧缘移行为腹内斜肌腱膜,并分

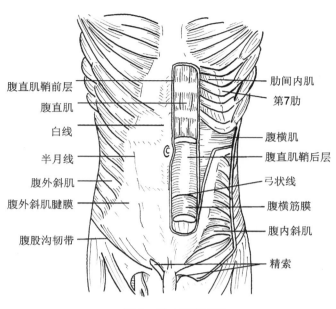

图 3-22　腹前壁肌

前、后两层包裹腹直肌,参与构成腹直肌鞘的前层和后层,至腹正中线终于白线(图3-23)。腹内斜肌下部肌
束行向前下方,跨过精索后移行为腱膜,与腹横肌腱膜会合形成**腹股沟镰** inguinal falx,或称**联合腱** conjoint
tendon。腹内斜肌最下部分的肌束与腹横肌的肌束一起包绕精索和睾丸等,称为**提睾肌** cremaster,收缩时可
上提睾丸。

3. **腹横肌** transversus abdominis　居腹内斜肌深面,起自下6肋的内面、胸腰筋膜、髂嵴和腹股沟韧带

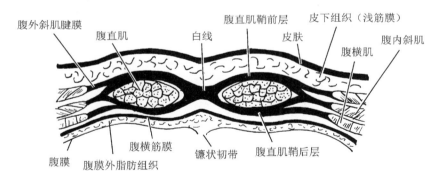

弓状线以上切面

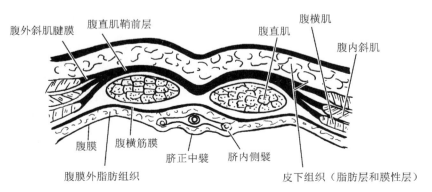

弓状线以下切面

图 3-23　腹直肌鞘

的外侧 1/3 份,肌束横行向前,至腹直肌外侧缘时移行为腹横肌腱膜。此腱膜的上部分经腹直肌后面参与形成腹直肌鞘的后层,并止于白线。下部分腱膜与腹内斜肌腱膜的后层一起经腹直肌前面,参与构成腹直肌鞘的前层(图 3-23)。腹横肌最下部肌束和腱膜分别参与构成提睾肌和腹股沟镰。

4. 腹直肌 rectus abdominis 位于腹前壁正中线两侧的腹直肌鞘内。该肌起自耻骨嵴和耻骨联合上缘,肌束向上止于胸骨剑突和第 5~7 肋软骨的前面。腹直肌上宽下窄,被 3~4 条横行的**腱划** tendinous intersection 分隔成多个肌腹。腱划为原始肌节愈合的痕迹,由结缔组织构成,与腹直肌鞘的前层紧密结合。在腹直肌的后面,腱划不明显,不与腹直肌鞘的后层愈合(图 3-22)。

腹前外侧群的作用:保护腹腔脏器,维持腹内压。该群肌收缩时增加腹内压以协助排便、分娩、咳嗽和呕吐。此外,也可使躯干前屈、侧屈和旋转,并参与腹式呼吸。

(二)后群

腹部的后群肌有腰大肌、腰方肌等。腰大肌将在下肢肌中叙述。

腰方肌 quadratus lumborum:位于腹后壁,腰椎的两侧。该肌起自髂嵴后部,向上止于第 12 肋骨和 1~4 腰椎横突(图 3-21)。

作用:使脊柱腰部侧屈,也可降肋协助呼气。

腹肌的分群、起止点和作用见表 3-6。

表 3-6 腹肌的分群、起止点、作用和神经支配

肌 群	肌名称	起 点	止 点	作 用	神 经 支 配
前外侧群	腹直肌	耻骨嵴	胸骨剑突第 5~7 肋软骨	脊柱前屈,增加腹压	肋间神经($T_{5\sim12}$)
	腹外斜肌	下 8 肋外面	白线、髂嵴、腹股沟韧带	增加腹压,脊柱前屈、侧屈、旋转	肋间神经 髂腹下神经(L_1) 髂腹沟神经(L_1)
	腹内斜肌	胸腰筋膜、髂嵴腹股沟韧带	白线		
	腹横肌	下 6 肋内面、胸腰筋膜、腹股沟韧带	白线		
后群	腰方肌	髂嵴	第 12 肋、第 1~4 腰椎横突	降第 12 肋,脊柱腰部侧屈	腰神经前支

五、躯干的局部记载

(一)听诊三角

听诊三角 triangle of auscultation 又称**肩胛旁三角**:位于背上部,由斜方肌外下缘、肩胛骨内侧缘和背阔肌上缘围成(图 3-17)。三角的底由深筋膜、第 6 肋间隙和部分菱形肌构成。此三角是胸背部听诊部位,当肩胛骨下角向外侧旋转时,三角的范围扩大,更有利于听诊。

(二)腹直肌鞘

腹直肌鞘 sheath of rectus abdominis:为包裹腹直肌的腱膜鞘。该鞘分前、后两层,前层由腹外斜肌腱膜与腹内斜肌腱膜的前层融合形成,后层由腹内斜肌腱膜后层与腹横肌腱膜融合而成(图 3-23)。在脐下 4~5 cm 以下,腹直肌鞘的后层全部转至腹直肌前面参与构成鞘的前层,至此腹直肌鞘后层下缘游离,形成一条弧形线,称为**弓状线** arcuate line,或**半环线**(图 3-22),此线以下的腹直肌直接与腹横筋膜相贴。

(三)白线

白线 linea alba:位于腹前壁正中线上,由两侧参与构成腹直肌鞘的腱膜交织而成,坚韧而缺乏血管,是腹壁切口或穿刺的常用部位。白线上方起自剑突,下方止于耻骨联合,脐以上的白线宽约 1 cm,脐以下变窄为线状(图 3-23)。

(四)腹股沟管

腹股沟管 inguinal canal:位于腹股沟韧带内侧半的上方,为腹前壁 3 层阔肌之间的一条斜行裂隙,其长

度为 4～5 cm，男性的精索或女性的子宫圆韧带由此通过。腹股沟管有两口、四壁。其内口称**腹股沟管深(腹)环** deep inguinal ring，位于腹股沟韧带中点上方约一横指处，为腹横筋膜向外的突出口；外口即腹股沟管浅环，其前壁为腹外斜肌腱膜，后壁为腹横筋膜和腹股沟镰，上壁是腹内斜肌和腹横肌的弓状下缘，下壁为腹股沟韧带(图 3-24)。

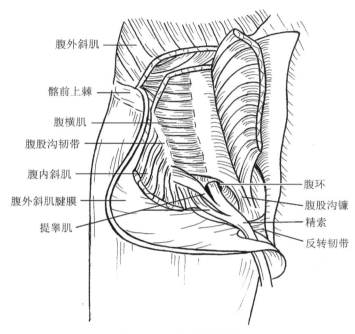

图 3-24 腹前壁下部肌

(五) 腹股沟三角

腹股沟三角 inguinal triangle，又称**海氏三角** Hesselbach triangle：位于腹前壁下部，是由腹直肌外侧缘、腹股沟韧带和腹壁下动脉围成的三角区。

> **知识点链接**
>
> 腹股沟疝：腹股沟管和腹股沟三角都是腹壁下部的薄弱区。在病理情况下，若腹腔内容物经腹股沟管深环，进入腹股沟管，经腹股沟管浅环突出，下降入阴囊，形成腹股沟管斜疝；若腹腔内容物经腹股沟三角膨出，则为腹股沟管直疝。

第五节　上 肢 肌

上肢肌分为上肢带肌、臂肌、前臂肌和手肌。

一、上肢带肌

上肢带肌起自上肢带骨，止于肱骨，位于肩关节周围。上肢带肌的作用是运动肩关节并能加强肩关节的稳定性(图 3-25)。

1. **三角肌** deltoid　呈三角形，肌束从前、外和后三面包裹肩关节，使肩部呈圆隆状。该肌起自锁骨外侧段、肩峰和肩胛冈，并向外下方汇聚，止于肱骨三角肌粗隆。

作用：其前部肌束收缩使肩关节屈和旋内；后部肌束收缩使肩关节伸和旋外；中部肌束与冈上肌共同收缩使臂外展达 90°。臂继续上举，需三角肌前、中、后 3 部的肌束共同收缩，此时伴有肩胛骨的旋转。

2. 冈上肌 supraspinatus 位于斜方肌的深面,起自冈上窝内侧 2/3,肌束经肩峰下方,跨越肩关节,止于肱骨大结节的上部。

作用:使肩关节外展。

3. 冈下肌 infraspinatus 位于冈下窝内,起自冈下窝,肌束向外经肩关节的后面,止于肱骨大结节中部。作用:使肩关节旋外。

4. 小圆肌 teres minor 位于冈下肌的下方,起自肩胛骨外侧缘上 2/3 的背侧面,止于肱骨大结节下部。作用:使肩关节旋外。

5. 大圆肌 teres major 位于小圆肌的下方,起自肩胛骨下角的背面,肌束向外上方移行为扁腱,止于肱骨小结节嵴。作用:使肩关节内收、后伸和旋内。

6. 肩胛下肌 subscapularis 位于肩胛下窝内,呈三角形。起自肩胛下窝内侧 2/3 骨面,肌束向上外,经肩关节前面,止于肱骨小结节。作用:使肩关节内收和旋内。

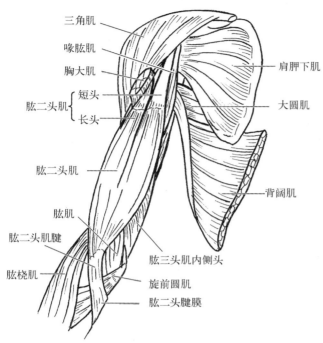

图 3-25 上肢带肌与臂肌(前面观)

肌腱袖 muscle tendinous cuff:肩胛下肌、冈上肌、冈下肌和小圆肌分别位于肩关节的前方、上方和后方,它们的止腱连结形成一层连续的腱板,止于肱骨大结节和小结节,并与肩关节囊愈着,加强关节囊。上述肌的收缩对稳定肩关节起着重要的作用。

上肢带肌的起止点和作用见表 3-7。

知识点链接 肌腱袖损伤:外伤或疾病可能伤及构成肌腱袖的肌腱,引起肩关节的不稳定。创伤可撕裂肌腱中的一条或多条。用暴力使臂外展,可能导致急性撕裂,如曲棍球运动员冲击时上肢撞向挡板,也常见于棒球运动中用力掷球的投手。肩关节脱位也可造成肌腱袖撕裂。

表 3-7 上肢带肌的起止点、作用和神经支配

肌名称	起　点	止　点		作　用	神经支配
三角肌	锁骨外方,肩峰及肩胛冈	肱骨三角肌粗隆		上臂外展、前屈、后伸、旋内和旋后	腋神经
冈上肌	冈上窝	肱骨大结节	上部	上臂外展	肩胛神经
冈下肌	冈下窝		中部	上臂旋外和后伸	
小圆肌	冈下窝下部		下部		腋神经
大圆肌	肩胛骨下角背面	肱骨小结节嵴		上臂内收、旋内、后伸	肩胛下神经
肩胛下肌	肩胛下窝	肱骨小结节		上臂内收和旋内	

二、臂肌

臂肌覆盖肱骨,分前、后两群。其前群为屈肌,后群为伸肌。

(一)前群

臂的前群包括位于浅层的肱二头肌和深层的肱肌和喙肱肌(图 3-25)。

1. **肱二头肌** biceps brachii　呈梭形,起端有长、短二头。其长头居外侧,起自肩胛骨盂上结节,通过肩关节囊,经结节间沟下降;其短头在内侧,起自肩胛骨喙突。两头合并成一个肌腹,向下续为肌腱,止于桡骨粗隆。

作用:屈肘关节。当前臂处于旋前位时,它是有力的旋后肌。此外,该肌还协助屈肩关节。

2. **喙肱肌** coracobrachialis　位于肱二头肌短头的内侧。该肌起自肩胛骨喙突,止于肱骨体中部的内侧面。

作用:协助屈和内收肩关节。

3. **肱肌** brachialis　位于肱二头肌下半部的深面。该肌起自肱骨下半的前面,止于尺骨粗隆部位。

作用:屈肘关节。

(二)后群

肱三头肌 triceps brachii:起端有长头、外侧头及内侧头3个头,长头以一扁腱起自肩胛骨盂下结节,行经大、小圆肌之间;外侧头和内侧头分别起自肱骨体后面桡神经沟以上和以下的骨面。3个头在肌下端以一粗大的肌腱止于尺骨鹰嘴(图3-26)。

作用:伸肘关节。当臂在外展位时,其长头可使肩关节后伸和内收。

臂肌的分群、名称、起止点和作用见表3-8。

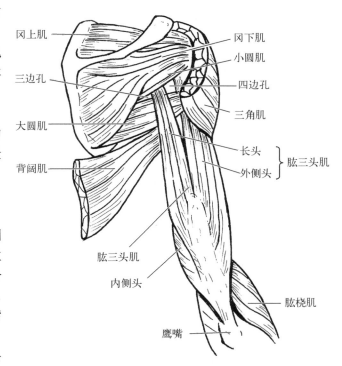

图 3-26　上肢带肌与臂肌(后面观)

表 3-8　臂肌的分群、名称、起止点、作用和神经支配

位　置		肌名称	起　点	止　点	作　用	神经支配
前群	浅层	肱二头肌	长头:肩胛骨盂上结界 短头:肩胛骨喙突	桡骨粗隆	屈肘协助屈臂;当前臂处于旋前位时,能使前臂旋后	肌皮神经
	深层	喙肱肌	肩胛骨喙突	肱骨中部内侧	屈肩及上臂内收	
		肱肌	肱骨下半前面 尺骨粗隆	屈肘	屈肘关节	
后群		肱三头肌	长头:肩胛骨盂下结节 外侧头:桡神经沟外上方的肱骨骨面 内侧头:桡神经沟内上方的肱骨骨面	尺骨鹰嘴	伸肘 助肩关节后伸及内收(长头)	桡神经

三、前臂肌

前臂肌位于尺、桡骨周围,多数为长的羽肌和半羽肌。前臂肌可分为前(屈肌)、后(伸肌)两群,主要运动腕关节和指骨间关节。

(一)前群

前群共9块肌,分4层排列,多数起自肱骨内上髁,分别止于腕骨、掌骨和指骨。

1. **第一层**　有5块肌,自桡侧向尺侧依次为(图3-27)。

(1) **肱桡肌** brachioradialis:起自肱骨外上髁的上方,向下以长肌腱止于桡骨茎突。作用:屈肘关节。

(2) **旋前圆肌** pronator teres:与桡侧腕屈肌、掌长肌、尺侧腕屈肌共同以屈肌总腱起自肱骨内上髁和前臂前面深筋膜,止于桡骨外侧面的中部。作用:使前臂旋前并屈肘关节。

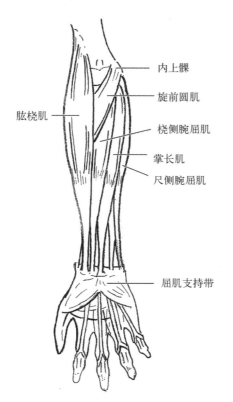
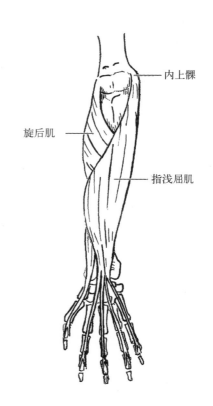

图 3-27 前臂肌浅层

（3）**桡侧腕屈肌** flexor carpi radialis：以长肌腱止于第 2 掌骨底。作用：屈肘、屈腕关节；该肌与桡侧腕伸肌同时收缩，使腕关节外展。

（4）**掌长肌** palmaris longus：肌腹短，以长肌腱止于掌腱膜。作用：屈腕关节，紧张掌腱膜。

（5）**尺侧腕屈肌** flexor carpi ulnaris：止于豌豆骨。作用：屈腕关节；该肌与尺侧腕伸肌同时收缩，使腕关节内收。

2. 第二层　有 1 块肌，即**指浅屈肌** flexor digitorum superficialis：肌起自肱骨内上髁、尺骨和桡骨前面，肌腹向下移行为 4 条肌腱，通过腕管和手掌，分别进入第 2～5 指的屈肌腱鞘。每条肌腱在近止点处分为 2 脚，止于第 2～5 指中节指骨体的两侧（图 3-27）。作用：屈第 2～5 指近侧指间关节、掌指关节和腕关节。

3. 第 3 层　有 2 块肌，共同起自桡、尺骨上端的前面和骨间膜（图 3-28）：

（1）**拇长屈肌** flexor pollicis longus：居桡侧，其肌腹向下延伸为长肌腱，经腕管入手掌，止于拇指远节指骨底。作用：屈拇指指间关节和拇掌指关节。

（2）**指深屈肌** flexor digitorum profundus：居尺侧，其肌腹向下分成 4 条肌腱，经腕管入手掌，在指浅屈肌的深面分别进入第 2～5 指的屈肌腱鞘。于近节指骨处，穿过指浅肌腱的两脚之间，止于第 2～5 指的远节指骨底。作用：屈第 2～5 指远侧指间关节、近侧指间关节、掌指关节，并协助屈腕。指深屈肌的力量较弱，用力屈指主要依靠指浅屈肌收缩。

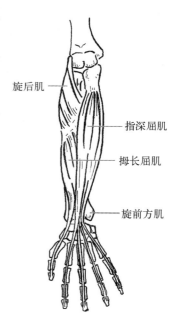

图 3-28 前臂肌深层

4. 第四层　只有 1 块肌，即**旋前方肌** pronator quadratus：肌为扁平四方形小肌，贴在前臂骨远侧的骨面，起自尺骨，止于桡骨（图 3-28）。旋前方肌是使前臂旋前的主要肌，只有在上臂快速用力旋前时，才有旋前圆肌的参与。

（二）后群

前臂后群有 10 块肌，分浅、深两层。其浅层有 5 块肌，共同起自肱骨外上髁，分别止于掌骨和指骨。其深层也有 5 块肌，大多起自桡、尺骨和前臂骨间膜，止于第 1 掌骨、拇指和示指的指骨。

1. **浅层** 有 5 块肌，共同起自肱骨外上髁及其邻近的深筋膜，分别止于掌骨和指骨（图 3-29），自桡侧向尺侧排列依次为：

（1）**桡侧腕长伸肌** extensor carpi radialis longus：肌腹向下以长肌腱止于第 2 掌骨底的背面。作用：伸腕关节；桡侧腕长伸肌与桡侧腕屈肌同时收缩，使腕关节外展。

（2）**桡侧腕短伸肌** extensor carpi radialis brevis：肌腹向下以长肌腱止于第 3 掌骨底的背面。作用：伸和外展腕关节。

（3）**指伸肌** extensor digitorum：肌腹向下分成 4 条肌腱，经手背，分别到达 2～5 指近节指骨的背面时，肌腱变扁，形成指背腱膜，止于上述 4 指的中节和远节指骨底。作用：伸掌指关节和指间关节，并协助伸腕。

（4）**小指伸肌** extensor digiti minimi：肌腹细长，贴附于指伸肌的内侧，肌腱移行为指背腱膜，止于小指中节和远节指骨底。作用：伸小指。

（5）**尺侧腕伸肌** extensor carpi ulnaris：肌腹向下延为长肌腱，止于第 5 掌骨底。作用：伸腕关节，并使腕内收。

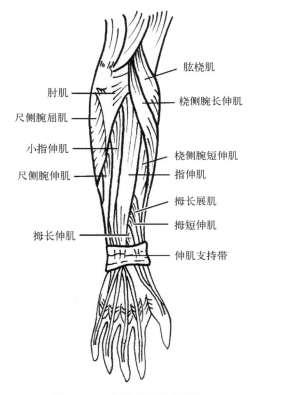

图 3-29 前臂后群肌（浅层）

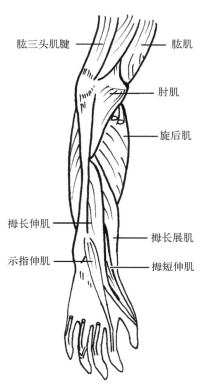

图 3-30 前臂后群肌（深层）

2. **深层** 深层有 5 块肌。除旋后肌外，由桡侧向尺侧排列依次为拇长展肌、拇短伸肌、拇长伸肌、示指伸肌。后 4 块肌皆起自桡骨、尺骨和骨间膜（图 3-30）。

（1）**旋后肌** supinator：位置较深，起自肱骨外上髁和尺骨上端，肌束斜向下外，包绕桡骨，止于桡骨上 1/3 前面的骨面。作用：使前臂旋后。

（2）**拇长展肌** abductor pollicis longus：肌腹向下移行于长腱，止于第 1 掌骨底。

（3）**拇短伸肌** extensor pollicis brevis：止于拇指近节指骨底。

（4）**拇长伸肌** extensor pollicis longus：止于拇指远节指骨底。

（5）**示指伸肌** extensor indicis：与指伸肌腱共同止于示指的中、远节指骨底。

前臂肌的分群、分层、起止点和作用见表 3-9。

表 3-9　前臂肌的分群、分层、起止点、作用和神经支配

位　置		肌名称	起　点	止　点	作　用	神经支配
前臂前群	第一层	肱桡肌	肱骨外上髁上方	桡骨茎突	屈肘	桡神经
		旋前圆肌	肱骨内上髁前臂深筋膜	桡骨外侧面中部	屈肘,前臂旋前	正中神经
		桡侧腕屈肌		第二掌骨底	屈肘屈腕腕外展	
		掌长肌		掌腱膜	屈腕,紧张骨间膜	
		尺侧腕屈肌		豌豆骨	屈腕,腕内收	尺神经
	第二层	指浅屈肌	肱骨内上髁,尺桡骨前面	第 2~5 指的中节指骨体的两侧	屈肘,屈腕,屈掌指关节和近侧指间关节	正中神经
	第三层	指深屈肌	桡、尺骨上端的前面和骨间膜	第 2~5 指的远节指骨底	屈腕,屈第 2~5 指间关节和掌指关节	正中神经和尺神经
		拇长屈肌		拇指远节指骨底	屈腕,屈拇指的掌指和指间关节	正中神经
	第四层	旋前方肌	尺骨远侧端	桡骨远端	前臂旋前	正中神经
前臂后群	浅层	桡侧腕长伸肌	肱骨外上髁	第 2 掌骨底背面	伸腕,腕外展	桡神经
		桡侧腕短伸肌		第 3 掌骨底背面		
		指伸肌		第 2~5 指的指背腱膜(中远节指骨底背面)	伸肘,伸腕,伸指	
		小指伸肌		小指指背腱膜	伸小指	
		尺侧腕伸肌		第 5 掌骨底背面	伸腕,腕内收	
	深层	旋后肌	肱骨外上髁和尺骨外侧缘的上部	桡骨前面上部	前臂旋后,伸肘	
		拇长展肌	桡、尺骨后面及骨间膜的背面	第一掌骨底	外展拇指和手	
		拇短伸肌		拇指近节指骨底	伸拇指助手外展	
		指长伸肌		拇指远节指骨底		
		示指伸肌		示指的指背腱膜	伸腕,伸示指指掌关节及指间关节	

四、手肌

手肌位于手的掌侧,是一些短小肌,其起止均在手内。手和手指的一般运动主要靠来自前臂的长肌,手的精细技巧性运动主要由手肌完成。手肌分为外侧、内侧和中间三群。

(一)外侧群

手的外侧群肌位于拇指侧,较发达,形成一隆起,称之为**鱼际** thenar。有 4 块肌,排列为浅、深两层(图 3-31、图 3-32)。

1. **拇短展肌** abductor pollicis brevis：位于浅层外侧,止于拇指近节指骨底。

2. **拇短屈肌** flexor pollicis brevis：位于浅层内侧,止于拇指近节指骨底。

3. **拇对掌肌** opponens pollicis：位于拇短展肌深面,止于第一掌骨前面外侧部。

4. **拇收肌** abductor pollicis：位于拇对掌肌的内侧,有横头和斜头两部分,两头合并止于拇指近节指骨底内侧。

上述 4 肌的作用与肌命名一致,分别使拇指作展、屈、对掌和内收运动。拇指的正常运动对手的精确活动是重要的,对掌是人类拇指最重要的运动,这些肌一旦瘫痪将严重影响拇指的功能。

(二)内侧群

位于小指侧,也形成一隆起,称为**小鱼际** hypothenar。有 3 块肌,也分浅、深两层排列(图 3-31、图 3-32)。

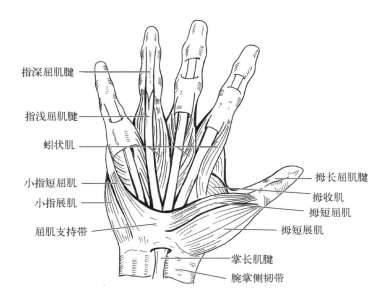

图 3-31 手肌浅层（前面观）

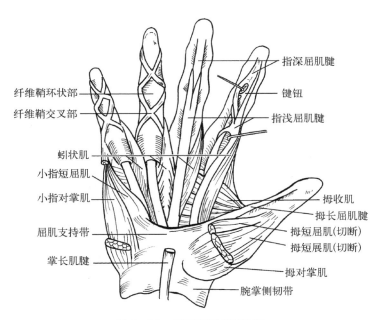

图 3-32 手肌深层（前面观）

1. 小指展肌 abductor digiti minimi 位于浅层内侧,止于小指近节指骨底。

2. 小指短屈肌 flexor digiti minimi brevis 位于浅层外侧,止于小指近节指骨底。

3. 小指对掌肌 opponens digiti minimi 位于上述两肌深面,止于第5掌骨内侧缘。
上述各肌的作用分别使小指作展、屈和对掌动作。

（三）中间群

手的中间群肌位于手掌的中间部,包括蚓状肌和骨间肌(图 3-31~图 3-34)。

1. 蚓状肌 lurnbicales 为 4 块细束状小肌,分别起自指深屈肌腱的桡侧,绕过第 2~5 指指根桡侧,行向背侧,止于相应指的指背腱膜。作用:伸指间关节,并协助屈掌指关节。

2. 骨间肌 interossei 共 7 条,位于掌骨间隙内,均起自掌骨,并分为两组。

（1）**骨间掌侧肌** palmar interossei:有 3 块,位于尺侧 3 个掌骨间隙内,分别起自第 2 掌骨的尺侧和第 4、5 掌骨的桡侧,止于第 2、4 和 5 指近节指骨的指背腱膜。作用:使第 2、4 和 5 指向中指靠拢(内收)。

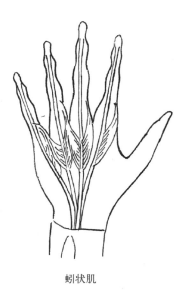
蜥状肌

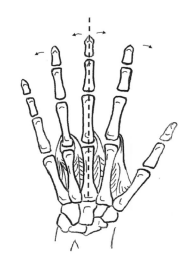
骨间背侧肌

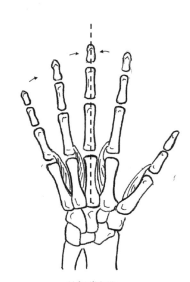
骨间掌侧肌

图 3-33　蜥状肌和骨间肌的起止和作用

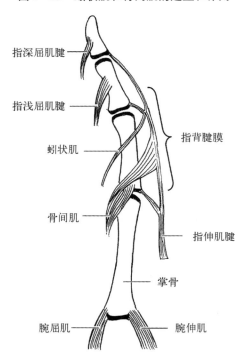

图 3-34　止于指骨和掌骨的肌腱

（2）**骨间背侧肌** dorsal interossei：有 4 块，位于 4 个掌骨间隙背侧部，分别起自掌骨的相对侧，止于第 2、3 和 4 指的近节指骨底和指背腱膜。作用：使第 2、3 和 4 指远离中指中线（外展）。

手肌的分群、起止点和作用见表 3-10。

表 3-10　手肌的分群、起止点、作用和神经支配

位　置		肌名称	起　点	止　点	作　用	神经支配
外侧群	浅层	拇短展肌	屈肌支持带	拇指近节指骨骨底	外展拇指	正中神经
		拇短屈肌	屈肌支持带和大多角骨		屈拇指近节指骨	
	深层	拇对掌肌		第一掌骨掌侧面外侧部	使拇指对掌	
		拇收肌	屈肌支持带，头状骨，第2、3掌骨	拇指近节指骨底	内收拇指和屈拇指近节指骨	尺神经

续表

位 置		肌名称	起 点	止 点	作 用	神经支配
中间群		蚓状肌(4块)	各指深屈肌腱桡侧	第2~5指的指背腱膜	屈第2~5指的掌指关节和伸指间关节	正中神经 尺神经
		骨间掌侧肌(3块)	第2掌骨的内侧,第4、5掌骨的外侧面	分别止于第2、4、5指的近节指骨底和指背腱膜	使第2、4、5指内收并屈掌指关节,伸指间关节	尺神经
		骨间背侧肌(4块)	各掌骨间隙,以二头起掌骨的相对侧	分别止于第2~4指的近节指骨和指背腱膜	以中指为中轴使第2~4指外展、屈掌指关节和伸指间关节	
内侧群	浅层	小指展肌	豌豆骨和屈肌支持带	小指近节指骨底	外展小指和屈小指近节指骨	
		小指短屈肌	钩骨和屈肌支持带	小指近节指骨底	屈小指近节指骨	

五、上肢的局部记载

(一)腋窝

腋窝 axillary fossa:为锥体形的腔隙,位于臂上部和胸外侧壁之间。其前壁是胸大肌和胸小肌,后壁是肩胛下肌、大圆肌和背阔肌,内侧壁是前锯肌,外侧壁是喙肱肌和肱二头肌。腋窝的上口由第1肋、锁骨和肩胛骨的上缘围成,与颈部相通,自颈部的血管和神经由此口入腋窝。腋窝的底由腋筋膜封闭。腋窝内有血管、神经、大量的脂肪和淋巴结等。

(二)三边孔和四边孔

在腋窝后壁,由肱骨近端、大圆肌和肩胛下肌围成的三角形间隙,被肱三头肌长头分隔为外侧的**四边孔** quadrilateral foramen 和内侧的**三边孔** trilateral formen。此二孔均有血管和神经通过(图3-26)。

(三)肘窝

肘窝 cubital fossa:位于肘关节前面,为三角形凹窝。其外侧界为肱桡肌的内侧缘,内侧界为旋前圆肌的外侧缘,上界为肱骨内、外上髁之间的连线(图3-27)。肘窝内有血管和神经通过。

(四)腕管

腕管 carpal canal:位于腕掌侧,由屈肌支持带(腕横韧带)和腕骨沟围成。腕管内有指浅屈肌腱、指深屈肌腱、拇长屈肌腱和正中神经通过(图3-27)。

六、运动上肢主要关节的肌

运动上肢主要关节的肌简要归纳如表3-11~表3-14。

表3-11 运动肩关节的肌肉

运 动	肌 的 名 称
屈	肱二头肌,喙肱肌,三角肌前部肌束,胸大肌
伸	肱三头肌长头,三角肌后部肌束,大圆肌,背阔肌
内收	胸大肌,大圆肌,背阔肌,肱三头肌长头,喙肱肌,肩胛下肌
外展	三角肌,冈上肌
旋内	胸大肌,大圆肌,背阔肌,肩胛下肌,三角肌前部肌束
旋外	小圆肌,冈下肌,三角肌后部肌束

表3-12 运动肘关节的肌肉

运 动	肌 的 名 称
屈	肱二头肌,肱肌,肱桡肌,旋前圆肌,桡侧腕屈肌,指浅屈肌
伸	肱三头肌

表 3-13　运动桡尺近侧和远侧关节的肌肉

运　动	肌　的　名　称
旋前	旋前圆肌,旋前方肌
旋后	旋后肌,肱二头肌

表 3-14　运动桡腕关节的肌肉

运　动	肌　的　名　称
屈	桡侧腕屈肌,尺侧腕屈肌,指浅屈肌,指深屈肌,拇长屈肌,掌长肌
伸	桡侧腕长伸肌,桡侧腕短伸肌,尺侧腕伸肌,指伸肌,示指伸肌,小指伸肌
内收	尺侧腕屈肌,尺侧腕伸肌
外展	桡侧腕屈肌,桡侧腕长伸肌,桡侧腕短伸肌

第六节　下肢肌

　　下肢肌分为髋肌、大腿肌、小腿肌和足肌。由于下肢功能主要是维持直立姿势、支持体重和行走,故下肢肌多由羽肌或多羽肌构成,较上肢肌粗壮,但数量少。

一、髋肌

　　髋肌又称**盆带肌**,起自骨盆,止于股骨,主要运动髋关节。按其部位分前、后两群。

(一)前群

　　1. 髂腰肌 iliopsoas　包括腰大肌和髂肌(图 3-35)。**腰大肌** psoas major:位于脊柱腰段的两侧,起自腰椎体的侧面和横突,止于股骨小转子。**髂肌** iliacus 呈扇形,占据整个髂窝并起自该窝。两肌向下会合,经腹股沟韧带深面进入大腿部,止于股骨小转子。作用:屈髋关节;当下肢固定时,可前屈躯干,如仰卧起坐。

　　2. 阔筋膜张肌 tensor fasciae latae　位于大腿的前外侧,起自髂前上棘。其肌腹扁平。在阔筋膜两层之间,在大腿上、中 1/3 交界处,该肌移行为髂胫束,止于胫骨外侧髁。作用:紧张髂胫束,并屈髋。当人体直立时,髂胫束使股骨髁与胫骨髁之间及股骨头与髋臼之间保持稳定。

(二)后群

　　髋肌的后群主要位于臀部,故又称**臀肌**(图 3-36、图 3-37)。

　　1. 臀大肌 gluteus maximus　肌束粗大,位于臀部皮下,形成特有的臀部膨隆。该肌起自髂骨翼外面和骶骨后面,肌束斜向外下,大部分止于髂胫束,少部分止于股骨的臀肌粗隆。作用:伸髋关节和外旋。下肢固定时,能伸直躯干,防止躯干前倾,是维持人体直立的重要肌肉。

　　2. 臀中肌 gluteus medius　前上部位于皮下,后下部位于臀大肌深面。

　　3. 臀小肌 gluteus minimus　位于臀中肌深面。

　　臀中肌和臀小肌呈扇形,均起自髂骨翼外面,止下股骨大转子。作用:臀中肌和臀小肌共同使髋关节外

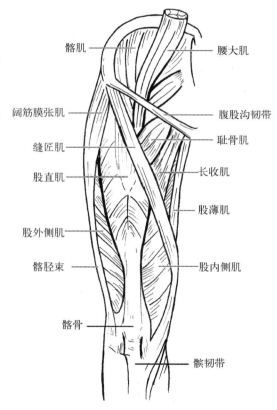

图 3-35　髋肌和大腿肌前群

髂肌　　腰大肌
阔筋膜张肌　　腹股沟韧带
缝匠肌　　耻骨肌
股直肌　　长收肌
　　　　　股薄肌
股外侧肌
髂胫束　　股内侧肌
髂骨
髌韧带

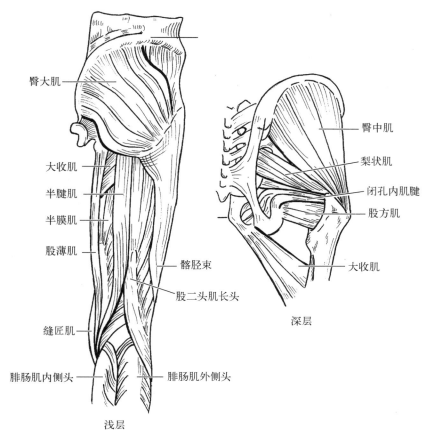

图 3-36 髋肌和大腿肌后群

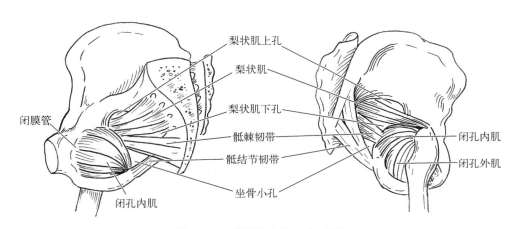

图 3-37 梨状肌和闭孔内、外肌

展。两肌的前部肌束使髋关节旋内,后部肌束使髋关节旋外。

知识点链接 臀肌内注射:臀部是药物肌肉内注射的常用部位,注射针头穿过皮肤、筋膜和肌肉。臀部因肌肉厚而大为适宜的注射部位,臀部定位安全注射区:① 从髂后上棘到大转子上缘连线的上方;② 将示指放在髂前上棘并沿髂嵴向后展开第 3 指,臀内注射可在两指末端之间的三角形区域内。上述两区域都在臀外上部,在坐骨神经和其他肌内神经、血管的上方。

4. 梨状肌 piriformis 起自骶骨的前面,向外经坐骨大孔出骨盆入臀部,止于股骨大转子。

5. 闭孔内肌 obturator internus 起自闭孔膜内面及其周围骨面,肌束向后移行于肌腱,经坐骨小孔出骨盆,止于转子窝。

6. 股方肌 quadratus femoris 呈扁长方形,张于坐骨结节与转子间嵴之间。

7. 闭孔外肌 obturator externus 起自闭孔膜外面及其周围骨面,经股骨颈后方,止于转子窝。

梨状肌、闭孔内肌、股方肌及闭孔外肌是大腿的旋外肌,这些肌通过加固髋臼内的股骨头而稳定髋关节。梨状肌是臀部的标志,它的位置决定了臀部血管和神经的命名。

髋肌的分群、起止点和作用见表3-15。

表 3-15 髋肌的分群、起止点、作用和神经支配

肌 群		肌名称	起 点	止 点	作 用	神经支配
前群	髂腰肌	髂肌	髂窝	股骨小转子	髋关节前屈和旋外,下肢固定时,使躯干和骨盆前屈	腰丛分支
		腰大肌	腰椎体侧面和横突			
	阔筋膜张肌		髂前上棘	经髂胫束至胫骨外侧髁	紧张阔筋膜并屈髋关节	臀上神经
后群	浅层	臀大肌	髂骨翼外面和骶骨背面	臀肌粗隆及髂胫束	髋关节伸及旋外	臀下神经
	中层	臀中肌	髂骨翼外面	股骨大转子	髋关节外展、内旋(前部肌束)和旋外(后部肌束)	臀上神经
		梨状肌	骶骨前面骶前孔外侧		髋关节外展、旋外	骶丛分支
		闭孔内肌	闭孔膜内面及其周围骨面	股骨转子窝	髋关节旋外	骶丛分支
		股方肌	坐骨结节	转子间嵴		骶丛分支
	深层	臀小肌	髂骨翼外面	股骨大转子	髋关节外展、内旋(前部肌束)和旋外(后部肌束)	臀上神经
		闭孔外肌	闭孔膜外面及其周围骨面	股骨转子窝	髋关节旋外	闭孔神经

二、大腿肌

大腿肌位于股骨周围,分前群、内侧群和后群,主要运动髋关节。由于部分肌跨过髋、膝两个关节,故也是膝关节的运动肌。

(一) 前群

大腿肌的前群包括缝匠肌和股四头肌(图3-35)。

1. 缝匠肌 sartorius 为扁带状肌,起自髂前上棘,经大腿前面,行向下内方,止于胫骨上端的内侧面。

作用:屈髋关节和膝关节,并使已屈的膝关节旋内。

2. 股四头肌 quadriceps femoris 是全身最大的肌,有4个头:股直肌 rectus femoris:位于股骨中部的浅面,起自髂前下棘;股中间肌 vastus intermedius:位于股直肌的深面,起自股骨体的前面;股外侧肌 vastus lateralis:位于股中间肌的外侧,起自股骨粗线外侧唇;股内侧肌 vastus medialis:位于股直肌的内侧,起自股骨粗线内侧唇。4个头向下汇成一肌腱,包被髌骨的前面和两侧,再向下延为髌韧带,止于胫骨粗隆。

作用:伸膝关节,此外,股直肌有屈髋关节的作用。

(二) 内侧群

大腿的内侧群位于大腿的内侧,有耻骨肌、长收肌、股薄肌、短收肌及大收肌共5块肌。内侧群有内收大腿的作用,故称内收肌群(图3-35、图3-38)。

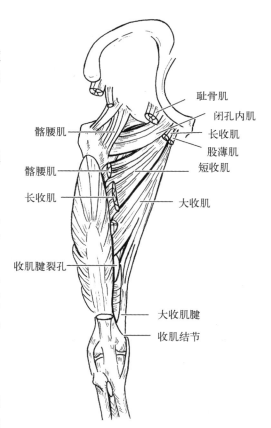

图3-38 大腿肌内侧群(深层)

1. **耻骨肌 pectineus** 为长方形的短肌,位于大腿上部,髂腰肌的内侧。

2. **长收肌 adductor longus** 呈三角形,位于耻骨肌的内侧。

3. **股薄肌 gracilis** 为扁带状长肌,位于大腿最内侧。

4. **短收肌 adductor brevis** 为近似三角形的扁肌,位于耻骨肌和长收肌的深面。

耻骨肌、长收肌、股薄肌及短收肌均起自耻骨支、坐骨支和坐骨结节等骨面,除股薄肌止于胫骨上端的内侧外,其余三肌止于股骨粗线上半。

5. **大收肌 adductor magnus** 宽而厚,呈三角形,主要起自坐骨支和坐骨结节,止于股骨粗线下半、收肌结节等骨面。大收肌的上部肌束呈水平位,以下逐渐倾斜,下部肌束几乎垂直。在大收肌止端,其肌腱和股骨之间有一裂孔,称之为**收肌腱裂孔 adductor hiatus**,有股血管通过。

内收肌群的作用:使髋关节内收。此外,股薄肌协助屈和内旋膝关节。

(三)后群

大腿的后群肌亦称**腘绳肌 hamstring**,有股二头肌、半腱肌及半膜肌3块肌。它们共同起自坐骨结节,分别止于胫、腓骨上端(图3-32)。

1. **股二头肌 biceps femoris** 位于大腿后部外侧,其长头起自坐骨结节,短头起自股骨粗线,两头合并后以长肌腱止于股骨头。

2. **半腱肌 semitendinosus** 位于大腿后部内侧,肌腱细长,几乎占肌的一半,止于胫骨上端的内侧面。

3. **半膜肌 semimembranosus** 位半腱肌的深面,肌上半是扁薄的腱膜,肌下端止于胫骨内侧髁的后面。

后群肌的作用:屈膝关节和伸髋关节。此外,股二头肌在膝关节处于屈位时能使小腿旋外,半腱肌和半膜肌使小腿旋内。当下肢固定时,该群肌能伸躯干,与臀大肌共同参与爬坡、弹跳等用力的运动。

大腿肌的分群、起止点和作用见表3-16。

表3-16 大腿肌的分群、起止点、作用神经支配

肌 群		肌名称	起 点	止 点	作 用	神经支配
前群		缝匠肌	髂前上棘	胫骨上端内侧面	屈髋关节、屈膝关节,使已屈的膝关节旋内	股神经
		股四头肌	髂前下棘、股骨粗线内外侧唇、股骨体的前面	经髌骨及髌韧带止于胫骨粗隆	屈髋关节、伸膝关节	
内侧群	浅层	耻骨肌	耻骨支、坐骨支前面	股骨耻骨肌线	髋关节内收、旋外	股神经、闭孔神经($L_{2\sim4}$)
		长收肌		股骨粗线		闭孔神经
		股薄肌		胫骨上端内侧		
	深层	短收肌		股骨粗线		
		大收肌	耻骨支、坐骨支、坐骨结节	股骨粗线和收肌结节		
后群		股二头肌	长头:坐骨结节 短头:股骨粗线	股骨头	伸髋关节、屈膝关节并微旋外	坐骨神经($L_4\sim S_2$)
		半腱肌	坐骨结节	胫骨上端内侧面	伸髋关节、屈膝关节并微旋内	
		半膜肌		胫骨内侧髁后面		

三、小腿肌

小腿肌可分为前群、外侧群和后群。

(一)前群

有3块,位于小腿骨间膜的前面(图3-39)。

1. **胫骨前肌 tibialis anterior** 起自胫骨的外侧面,肌腱向下经踝关节前方,至足的内侧缘,止于内侧楔

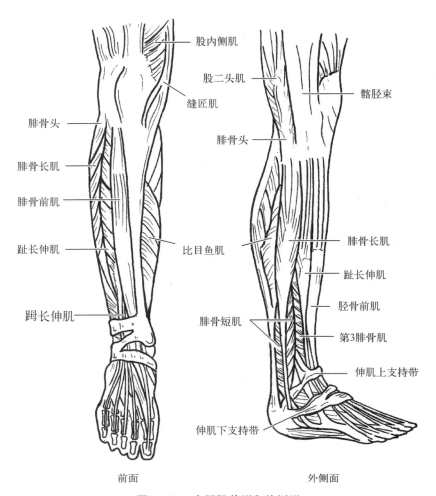

前面   外侧面

图 3 - 39 小腿肌前群和外侧群

骨和第 1 跖骨底的跖面。作用：伸踝关节（背屈）、使足内翻。

2. 趾长伸肌 extensor digitorum longus 起自腓骨前面、胫骨上端和小腿骨间膜，向下行经踝关节前方至足背分为 4 条腱，分别到第 2～5 趾背，形成趾背腱膜，止于中节和远节趾骨底。作用：伸踝关节、伸趾。

第三腓骨肌 peroneus tertius：起自腓骨远端前面，可视为趾长伸肌的一部分，止于第 5 跖骨底。国人的缺存率为 2.6%。作用：使足外翻。

3. 跗长伸肌 extensor hallucis longus 居胫骨前肌和趾长伸肌之间，起自腓骨内侧面及附近的骨间膜，止于踇趾远节趾骨底背面。作用：伸踝关节、伸踇趾。

（二）外侧群

小腿的外侧群肌位于腓骨的外侧面，有腓骨长肌和腓骨短肌（图 3 - 39）。

1. 腓骨长肌 peroneus longus 位于浅层，起自腓骨外侧面上 2/3 骨面，其长腱绕过外踝后方，斜行通过足底，止于内侧楔骨和第 1 跖骨底。

2. 腓骨短肌 peroneus brevis 在腓骨长肌的深面，起自腓骨外侧下 2/3 骨面，其止腱绕过外踝，止于第 5 跖骨底和跖骨粗隆。

腓骨长、短肌的作用：使足外翻，亦能屈（跖屈）踝关节。

（三）后群

小腿的后群肌分浅、深两层。

1. 浅层 有腓肠肌和比目鱼肌，二者合称**小腿三头肌** triceps surae（图 3 - 40）。

（1）**腓肠肌** gastrocnemius：是最表浅的一块，有内、外侧两头，分别起自股骨内、外侧髁的后面，两头的肌腹在小腿中部移行为腱性结构。

(2) **比目鱼肌** soleus：位于腓肠肌的深面，起自腓骨上端的后面和胫骨的比目鱼肌线。肌向下续为肌腱，与腓肠肌的肌腱合成粗大的**跟腱** tendo calcaneus，止于跟骨结节。作用：屈踝关节和膝关节。在站立时，能固定屈踝关节和膝关节，以防止身体向前倾斜。

2. **深层** 有4块肌，腘肌在上方，另3块肌位于下方，3块肌的下端都有长肌腱，行于足底（图3-40）。

(1) **腘肌** popliteus：紧贴在膝关节囊及小腿上端的后面。肌起自股骨外侧髁的外侧部分，肌束斜向下内方，止于胫骨的比目鱼肌线以上的骨面。作用：屈膝关节并使小腿旋内。

(2) **趾长屈肌** flexor digitorum longus：位于胫侧，起自胫骨体后面。其长腱下行与胫骨后肌腱交叉，经内踝后方至足底，分为4条腱到第2～5趾，止于各趾远节趾骨底跖面。作用：屈踝关节（跖屈）和屈第2～5趾。

(3) **姆长屈肌** flexor hallucis longus：位于腓侧，起自腓骨后面，长腱经内踝后方入足底，循足底内侧至姆趾远节趾骨底。作用是屈踝关节（跖屈）和屈姆趾。

(4) **胫骨后肌** tibialis posterior：位于趾长屈肌和姆长屈肌之间，起自小腿骨间膜及邻近胫、腓骨面，长腱下行经内踝后方入足底，止于足舟骨粗隆和内侧、中间和外侧楔骨。作用：屈踝关节和使足内翻。

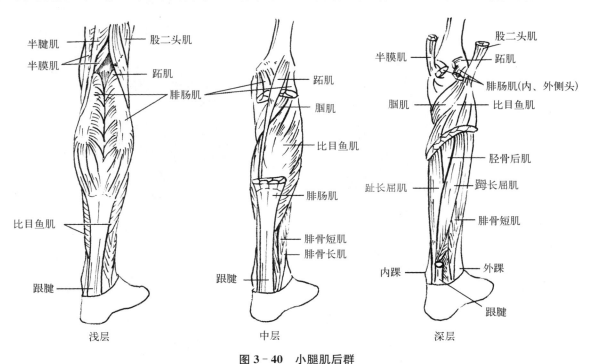

图3-40 小腿肌后群

小腿肌的位置、起止点和作用见表3-17。

表3-17 小腿肌的分群、起止点、作用和神经支配

位 置	肌名称	起 点	止 点	作 用	神经支配
前 群	胫骨前肌	胫腓骨上端和骨间膜	内侧楔骨和第一跖骨的足底面	背屈、足内翻	腓深神经
	姆长伸肌		姆趾远节趾骨底	背屈，伸姆趾	
	趾长伸肌（第三腓骨肌）		第2～5趾背腱膜第5跖骨底	背屈伸第2～5趾，足外翻	
外侧群	腓骨长肌	腓骨外侧	内侧楔骨第1跖骨底	足外翻，跖屈维持足横弓	腓浅神经
	腓骨短肌		第5跖骨粗隆		

续表

位　置		肌名称	起　点	止　点	作　用	神经支配
后群	浅层	腓肠肌	股股内外侧髁后面	会合成跟腱止于跟骨结节	屈膝,足跖屈站立时固定膝踝关节,防止身体前倾	胫神经
		比目鱼肌	胫骨比目鱼肌线和腓骨后面			
	深层	腘肌	股骨外侧髁的外侧份	胫骨比目鱼肌线以上的骨面	屈膝及内旋小腿	
		趾长屈肌	胫腓骨后面及骨间膜	第 2～5 趾的远节趾骨底	跖屈和屈第 2～5 趾	
		踇长屈肌		踇趾的远节趾骨底	跖屈和屈踇趾	
		胫骨后肌		舟骨粗隆,内,中间和外侧楔骨	足跖屈和内翻	

四、足肌

足肌分足背肌和足底肌。足背肌较薄弱,有踇短伸肌和趾短伸肌,为伸踇趾和伸 2～4 趾的小肌。足底肌的分布与手掌肌相似,分内侧、中间、外侧三群(图 3-41),但无与拇指和小指相当的对掌肌。内侧群肌包

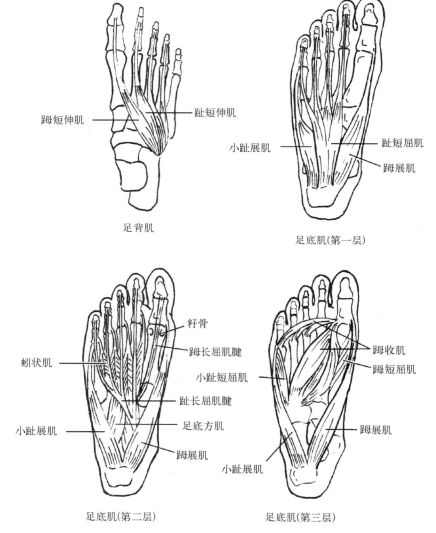

踇短伸肌　趾短伸肌

足背肌

小趾展肌　趾短屈肌　踇展肌

足底肌(第一层)

蚓状肌　籽骨　踇长屈肌腱　小趾短屈肌　趾长屈肌腱　小趾展肌　足底方肌　踇展肌

足底肌(第二层)

踇收肌　踇短屈肌　踇展肌　小趾展肌

足底肌(第三层)

图 3-41　足肌

括跗展肌、跗短屈肌和跗收肌。外侧群肌包括小趾展肌和小趾短屈肌。中间群包括较大的趾短屈肌、较小的足底方肌、4 条蚓状肌、3 块骨间足底肌和 4 块骨间背侧肌。各肌的作用同其名，主要作用在于维持足弓。骨间足底肌和骨间背侧肌的作用使第 2～5 趾向第 2 趾中线方向内收和外展。

足肌的位置、名称、起止点和作用见表 3－18。

表 3－18　足肌的位置、名称、起止点、作用和神经支配

位　置		肌名称	起　点	止　点	作　用	神经支配
足背肌		跗短伸肌	跟骨前端的上面和外侧面	拇指近节趾骨底	伸跗趾	腓深神经
		趾短伸肌		第 2～4 趾近节趾骨底	伸第 2～4 趾	
足底肌	内侧群	跗展肌	跟骨、舟骨	跗趾近节趾骨底	外展跗趾	足底内侧神经
		跗短屈肌	内侧楔骨		屈跗趾	
		跗收肌	第 2、3、4 跖骨底等		内收和屈跗趾	
	中间群	趾短屈肌	跟骨	第 2～5 趾中节趾骨底	屈第 2～5 趾	足底内侧神经
		足底方肌	跟骨	趾长屈肌腱		足底外侧神经
		蚓状肌	趾长屈肌腱	趾背腱膜	屈跖趾关节，伸趾关节	足底内、外侧神经
		骨间足底肌	第 3～5 跖骨内侧半	第 3～5 趾近节跖骨底和趾背腱膜	内收第 3～5 趾	足底外侧神经
		骨间背侧肌	跖骨的相对面	第 2～4 趾近节跖骨底和趾背腱膜	外展第 2～4 趾	
	外侧群	小趾展肌	跟骨	小趾近节趾骨底	屈和外展小趾	足底外侧神经
		小趾短屈肌	第 5 跖骨底		屈小趾	

五、下肢的局部记载

1. 梨状肌上孔和梨状肌下孔　梨状肌上孔和梨状肌下孔位于臀大肌的深面，梨状肌通过坐骨大孔出骨盆，将此孔分隔为上、下两孔，分别称**梨状肌上孔** suprapiriformis foramen 和**梨状肌下孔** infrapiriformis foramen（图 3－37）。梨状肌上孔有臀上血管和神经出骨盆，梨状肌下孔有坐骨神经、股后皮神经、臀下血管和神经、阴部血管和神经等出骨盆。

2. 血管腔隙和肌腔隙　**血管腔隙** lacuna vasorum 和**肌腔隙** lacuna musculorum：位于腹股沟韧带与髋骨之间，两腔隙以髂耻弓分隔。髂耻弓是腹股沟韧带连至髂耻隆起的一束纤维，髂耻弓的内侧为血管腔隙，内有股血管等；外侧为肌腔隙，内有髂腰肌和股神经等结构。

3. 股管 femoral canal　在血管腔隙内侧，是腹横筋膜向下突出漏斗形盲囊。上口称股环，其前界为腹股沟韧带，后界为耻骨梳韧带，内侧为腔隙韧带，外侧为股静脉及其表面的纤维隔。若腹腔内容物顶着腹膜，经股环入股管则形成股疝。

4. 股三角 femoral triangle　位于大腿前面的上部，上界为腹股沟韧带，内侧界为长收肌内侧缘，外侧界为缝匠肌内侧缘（图 3－35）。股三角内有股血管、股神经和淋巴结等。

5. 收肌管 adductor canal　是位于缝匠肌深面的一个筋膜管。其内侧壁是大收肌，外侧壁是股内侧肌，前壁是张于股内侧肌与大收肌之间的腱板。管上口通股三角的尖，下口为收肌腱裂孔，通腘窝，管内有股血管和隐神经通过。

6. 腘窝 popliteal fossa　在膝关节后面，呈菱形。窝的上外侧界为股二头肌，上内侧界为半腱肌和半膜肌腱，下外侧界和下内侧界分别是腓肠肌外侧头和内侧头。窝内有腘血管、胫神经、腓总神经、淋巴结和脂肪等。

六、运动下肢主要关节的肌

运动下肢主要关节的肌简要归纳如表 3－19～表 3－22。

表 3-19　运动髋关节的肌肉

运　动	肌　的　名　称
屈	髂腰肌,股直肌,阔筋膜张肌,缝匠肌,臀中肌、臀小肌前部肌束
伸	臀大肌,半腱肌,半膜肌,股二头肌,臀中肌、臀小肌后部肌束
内收	大腿肌内侧群
外展	臀中肌,臀小肌
旋内	臀中肌,臀小肌前部肌束
旋外	臀大肌,闭孔内肌,闭孔外肌,梨状肌,股方肌,臀中肌、臀小肌后部肌束

表 3-20　运动膝关节的肌肉

运　动	肌　的　名　称
屈	缝匠肌,半腱肌,半膜肌,股二头肌,腓肠肌;膝关节半屈时,半腱肌、半膜肌和缝匠肌可使其旋内,股二头肌可使其旋外
伸	股四头肌

表 3-21　运动踝关节的肌肉

运　动	肌　的　名　称
屈(跖屈)	小腿三头肌,胫骨后肌,踇长屈肌,趾长屈肌,腓骨长肌,腓骨短肌
伸(背屈)	胫骨前肌,踇长伸肌,趾长伸肌

表 3-22　运动距跟关节和距跟舟关节的肌肉

运　动	肌　的　名　称
内翻	胫骨前肌,胫骨后肌
外翻	腓骨长肌,腓骨短肌

附：体表的肌性标志

肌的体表标志有重要应用价值,同学应采用观察和按、摸等方式进行学习。

一、头颈部

1. 咬肌　当上、下牙咬紧时,在下颌角的前上方可摸到的坚硬块状隆起。
2. 颞肌　当上、下牙咬紧时,在颞窝于颧弓上方可摸到的坚硬隆起。
3. 胸锁乳突肌　在颈前外侧,可看到一条从前下方斜向后上方的肌性隆起,当转头向对侧时更为明显。

二、躯干部

1. 斜方肌　在项部和背上部,可摸到斜方肌外上缘。
2. 背阔肌　在背下部可见背阔肌的轮廓。
3. 竖脊肌　为脊柱两旁的纵行肌性隆起。
4. 胸大肌　胸前壁较膨隆的肌性隆起,其下缘构成腋前壁。
5. 前锯肌　在胸侧壁,肌肉发达者可见前锯肌的肌齿。
6. 腹直肌　腹前正中线两侧的纵行隆起,肌肉发达者可见左、右两侧腹直肌上有 3 条横沟,此为腹直肌腱划。腱划上、下有发达的肌腹。

三、上肢

1. **三角肌** 在肩部,使肩部构成圆隆状的外形,肌从前、外、后侧三包绕肱骨的上端。

2. **肱二头肌** 位于臂的前面,屈肘时显著隆起.肱二头肌腱可于肘窝处摸到。

3. **肱三头肌** 位于臂的后面,伸肘时可摸到。

4. **掌长肌** 当用力握拳屈腕时,在腕前面上方的中线上明显可见该肌的肌腱。

5. **桡侧腕屈肌** 当用力握拳时,在掌长肌腱的桡侧,可见此肌的肌腱。

6. **尺侧腕屈肌** 用力外展手指,在腕横纹上方尺侧,豌豆骨的上方,可见此肌的肌腱。

7. **鼻烟窝** 拇指伸直外展时,自桡侧向尺侧可见拇长展肌、拇短伸肌和拇长伸肌的肌腱。拇短伸肌和拇长伸肌二肌腱之间的凹陷为鼻烟窝。

8. **指伸肌腱** 在手背,伸直手指,可见此肌至2～5指的肌腱。

四、下肢

1. **股四头肌** 在大腿前面。股内侧肌位于大腿前面的下部、髌骨的内上方。股外侧肌位于股内侧肌的外上方。

2. **臀大肌** 在臀部形成圆隆外形。

3. **股二头肌** 在腘窝的外上界,可摸到该肌的肌腱附于腓骨头。

4. **半腱肌,半膜肌** 在腘窝的内上界,可摸到它们的肌腱附于胫骨。其中半腱肌腱较窄,位置浅表且靠外;半膜肌腱粗而圆钝,位置靠内。

5. **蹈长伸肌** 当用力伸蹈趾时,在踝关节的前方和足背可摸到此肌的肌腱

6. **胫骨前肌** 在踝关节的前方,蹈长伸肌腱的内侧可摸到此肌的肌腱。

7. **趾长伸肌** 当用力背屈和伸趾时,在踝关节的前方,蹈长伸肌腱的外侧可摸到此肌的肌腱,并可见到至各趾的肌腱。

8. **小腿三头肌** 在小腿后面可见该肌膨隆的肌腹和跟腱

小 结

肌是运动系统的动力部分,每块肌由肌腹和肌腱组成,有一定的形态、位置,有血管和神经支配。肌分布在关节周围,肌收缩牵引骨使关节运动。

头肌包括面肌和咀嚼肌:面肌以眼和口周围肌较发达,牵拉皮肤显示人类情感;咀嚼肌运动颞下颌关节,多为羽状构型的短肌产生的肌力大。胸锁乳突肌是颈部的肌性标志,颈肌大多为短的带状肌,如舌骨上、下肌群,协助吞咽。躯干肌分为背肌、胸肌、膈和腹肌等,多为宽大的扁肌,除运动躯干外还参与围成胸壁和腹壁。肋间肌数量多,是重要的呼吸肌。四肢肌多分群和分层排列,如上肢的前臂肌分前后两群,前群有四层;下肢小腿肌分前后两群,后群肌分浅深两层排列。三角肌、肱二头肌、肱三头肌、臀大肌、股四头肌和小腿三头肌肌重大,是四肢关节运动的发力肌,也是在体表可触摸的肌性标志。上肢肌多为长肌,肌腹小且肌腱长,运动幅度大。手肌数量多,为羽状构型的短肌,适应手在抓和握时对力量的需求。下肢肌,肌腹大,肌束短,产生的肌力大,适应下肢承重和移动步态时对力量和运动幅度的需求。在肩关节和髋关节周围都配布一组短肌,它们对保持关节的稳定性有重要作用。

【复习思考题】

1. 在肩关节、肘关节、髋关节和膝关节做屈和伸运动时有哪些肌参加? 说出具体的肌肉名称、位置和作用。

2. 运动胸廓的主要肌群有哪些? 说出具体的肌肉名称、位置和作用。

3. 某男,45岁。主诉,8小时前发生车祸后,感觉左上臂疼痛难以忍受,到医院就诊。外科检查发现:左上臂

局部肿胀,有压痛。左上臂有短缩并成角畸形。有异常活动及骨擦音,上肢活动受限。无肢体麻木,无昏迷、头痛、恶心。无胸痛、气促。无腹痛、腹胀和血尿等。X光片显示肱骨中段横骨折,骨折端有重叠错位,肱骨近侧断端向外上方移位,远侧断端向内上方移位。医院诊断为"左肱骨中段骨折"。问题:① 左上臂为何会短缩和成角畸形? ② 在肱骨上、下段有哪些肌附着? 请用本章学习的知识点解释患者的体征。

(薛　黔)

第二篇

内脏学

内脏包括消化、呼吸、泌尿和生殖四个系统。组成内脏各系统的器官可分为中空性器官和实质性器官,他们大部分位于胸腔、腹腔和盆腔内。内脏器官的主要功能是进行物质代谢和繁殖后代。某些与内脏密切相关的结构,如胸膜、腹膜乳房和会阴等也归入内脏范畴。

第四章

总 论

━━━━ **学习要点** ━━━━

掌握：① 内脏的概念；② 胸、腹部的主要表面标志线和腹部分区。
熟悉：内脏器官的一般结构。
了解：内脏学的范围及各系统的主要机能。

　　内脏 viscera 为消化、呼吸、泌尿和生殖系统的总称。研究内脏各器官形态和位置的科学，称为**内脏学** splanchnology。某些与内脏密切相关的结构，如胸膜、腹膜和会阴等，也属内脏学范畴。内脏各系统在形态结构、位置和功能上有密切联系及相似之处。

　　在形态结构上，内脏各系统都由一套连续的管道及一个或几个实质性器官组成。由于内脏器官不断自外界摄取物质和将某些物质排出体外，各系统都有孔裂直接或间接与外界相通。

　　在位置上，它们大部分位于胸、腹、盆腔内，消化和呼吸系统的部分器官位于头颈部，泌尿、生殖和消化系统的部分器官位于会阴部。

　　在功能上，内脏器官的主要功能是进行物质代谢与繁殖后代。消化系统与呼吸系统分别自外界摄取营养物质和氧气，供细胞进行新陈代谢。细胞代谢的最终产物由泌尿系统、呼吸系统和皮肤排出体外。而食物残渣以粪便形式，由消化系统排出体外。生殖系统的睾丸和卵巢产生生殖细胞和性激素，并进行生殖活动，借以繁衍后代。此外，内脏各系统的许多器官还有内分泌的功能，例如，胃肠道、睾丸、卵巢、前列腺及胰等，产生多种类固醇或含氮类激素，参与对机体多种功能的调节活动。

> **知识点链接**
> 　　在发生上，内脏各系统间的关系也非常密切。在种系发生过程中，最早出现的内脏器官是消化器。最原始的消化器仅是一条结构简单的消化管。随着进化发育，在消化管的头端分化出呼吸器。呼吸系统的大部分器官(喉、气管、支气管和肺)是由咽腹侧内胚层向外突出而形成的，故咽为消化和呼吸系统所共有的器官。泌尿和生殖系统在形态和发生上，关系更为密切，不仅有共用部分，而且通入消化管的尾端，后来才逐渐分隔开，故此两系统常合称为泌尿生殖系统。

一、内脏的一般结构

　　内脏各器官虽然形态不尽相同，机能各异，按其基本结构特点可以分为中空性器官和实质性器官两大类。

（一）中空性器官

呈管状或囊状，内部均有空腔，如消化道、呼吸道、泌尿道和生殖道。中空性器官的壁由数层组织构成，其中消化道各器官的壁均由 4 层组织构成(由内向外依次为：黏膜、黏膜下层、肌层和外膜(图 4 - 1))，而呼吸道、泌尿道和生殖道各器官的壁由 3 层组织构成(黏膜、肌层和外膜)。

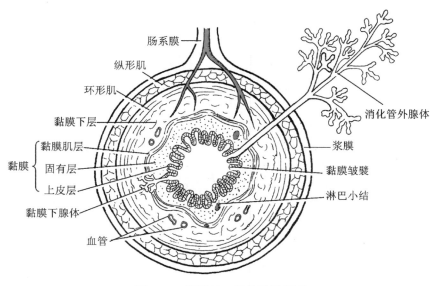

图 4 - 1　肠壁的一般构造示意图

1. **黏膜层 mucosa**　由上皮细胞和深部的固有膜组成。上皮细胞覆盖器官的最内层，有保护、分泌和吸收的功能。由于功能不同，各器官的上皮细胞类型亦不尽相同。上皮细胞深面的结缔组织被称为**固有膜**。黏膜可皱褶成襞，或形成绒毛，以扩大吸收面积。

2. **黏膜下层 submucosa**　为连接黏膜层与肌层的疏松结缔组织，内含丰富的血管、淋巴管、神经，以及腺体、脂肪等，起缓冲与防御作用。

3. **肌层 muscular layer**　由平滑肌纤维组成，肌纤维排列方向常为内环、外纵。不同方向的平滑肌纤维交替舒缩，推使管内物质移动。

4. **外膜 adventitia**　为最外层的疏松结缔组织。若外面还有一层光滑的间皮覆盖，则称为浆膜。

（二）实质性器官

无特有的空腔，多属腺组织，如肝、胰、肾及生殖腺等。实质性器官表面包以结缔组织形成的被膜或浆膜，伸入器官内，将器官的实质分隔成若干个小单位，称小叶，如肝小叶。实质性器官的血管、淋巴管、神经以及分泌导管出入处常为一凹陷，称为**门**(hilum 或 porta)，如**肺门**和**肝门**等。

二、胸部的标志线与腹部分区

内脏器官的位置可因体位、体型、性别、功能、活动、年龄等不同情况有一定变化，但它们在胸、腹、盆腔内的位置是相对固定的。因此，掌握内脏器官的正常位置，对于临床诊断有重要意义。为了描述胸、腹腔内各器官的位置及其体表投影，通常在胸、腹部体表确定一些标志线和若干分区。

（一）胸部体表标志线

1. **前正中线 anterior median line**　为沿身体前面正中所作的垂直线。

2. **胸骨线 sternal line**　为沿胸骨最宽处的外侧缘所作的垂直线。

3. **锁骨中线 midclavicular line**　为沿锁骨中点所作的垂直线。

4. **胸骨旁线 parasternal line**　经胸骨线与锁骨中线之间连线的中点所作的垂线。

5. **腋前线 anterior axillary line**　为沿腋前襞与胸壁交界所作的垂直线。

6. **腋后线 posterior axillary line**　为沿腋后襞与胸壁交界处所作的垂直线。

7. **腋中线 midaxillary line**　为经腋前线与腋后线之间的中点所作的垂直线。

8. **肩胛线 scapular line**　为上肢自然下垂时，经肩胛下角所作的垂直线。

9. **脊柱旁线 paravertebral line**　为沿各胸椎横突外侧端所作的连线,常为一稍凸向内侧的弧形线。

10. **后正中线 posterior median line**　是经人体后面正中所作的垂线。

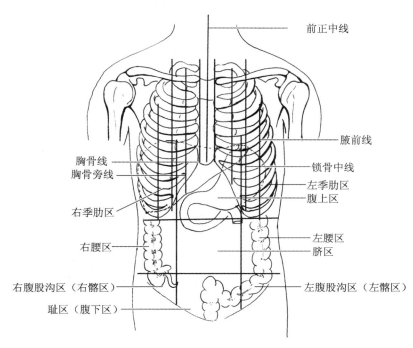

图 4-2　胸部的标志线及腹部分区(前面观)

(二)腹部分区

为描述腹腔脏器的体表位置,以大致确定和叙述腹腔内病灶或发生症状的部位,临床上常用九分法或四分法对腹部进行分区。

表 4-1　上腹部主要器官

右 季 肋 区	腹 上 区	左 季 肋 区
右半肝大部、胆囊、结肠右曲、右肾一部分	右半肝小部分、左半肝大部分、胆囊、胃贲门部、胃幽门部、胃体一部分、胆总管、十二指肠一部分、两肾各一部分、肾上腺	左半肝小部分、胃底、胃体一部分、脾、胰尾、结肠左曲、左肾一部分

表 4-2　中腹部主要器官

右腹外侧区	脐 区	左腹外侧区
升结肠、回肠一部分、右肾一部分	胃大弯(胃充盈时)、横结肠、大网膜、两侧输尿管各一部分、十二指肠一部分,空、回肠各一部分	降结肠、空肠一部分、左肾一部分

表 4-3　下腹部主要器官

右腹股沟区	腹 下 区	左腹股沟区
盲肠、阑尾、回肠末段	回肠一部分、膀胱(充盈时)、子宫(妊娠期)、乙状结肠一部分、两侧输尿管各一部分	乙状结肠一部分、回肠一部分

九分法用两条水平线和两条垂直线将腹部分为上腹部、中腹部、下腹部,共 9 个区,包括**腹上区**和**左、右季肋区**,**脐区**和**左、右腹外侧(腰)区**,**腹下(耻)区**和**左右髂(腹股沟)区**(图 4-2)。上水平线为连接两侧肋弓最低点的连线;下水平线为连接两侧髂结节的连线。两条垂线为经过腹股沟中点所作的垂线。四分法则通过脐作一水平线和一垂直线,将腹部分为**左上腹**、**右上腹**、**左下腹**和**右下腹** 4 个区(表 4-4)。

表 4-4　四分法中各区的主要器官

右上腹区	右下腹区	左上腹区	左下腹区
肝右叶、胆囊、幽门、十二指肠、小肠、胰头、右肾、右肾上腺、结肠肝曲、升结肠、部分横结肠、腹主动脉	盲肠、阑尾、部分升结肠、小肠、充盈的膀胱、妊娠的子宫、女性的右输卵管和卵巢、男性的右精索、右输尿管	肝左叶、脾、胃大部、小肠、胰体、胰尾、左肾、左肾上腺、结肠脾曲、部分横结肠、腹主动脉	乙状结肠、部分降结肠、小肠、左输尿管、充盈的膀胱、妊娠的子宫、女性左卵巢和输卵管、男性的左精索

小　结

　　呼吸、消化、泌尿和生殖系统的器官统称为内脏。按内脏器官的基本结构,将其分为中空性器官和实质性器官。胸腹部体表的标志线和分区的确定可更准确描述胸、腹腔内各器官的位置。

【复习思考题】

内脏各系统之间有何联系?

（李　华）

第五章

消化系统

学习要点

掌握: ① 消化系统的组成,上、下消化道的概念;② 咽峡的构成,舌的形态、黏膜特点;③ 牙的形态和构造;④ 腮腺、颌下腺和舌下腺的位置、形态和腺管的开口位置;⑤ 咽的形态、位置、分部和通连,腭扁桃体和咽鼓管咽口位置;⑥ 食管的狭窄和长度;⑦ 胃的形态、位置和分部;⑧ 十二指肠的位置、分部及各部的形态结构特征;⑨ 大肠的分部,盲肠和结肠形态特点;⑩ 阑尾的位置和体表投影,肛管的位置及形态结构;⑪ 肝的形态、位置与毗邻,肝门及出入肝门的重要结构;⑫ 肝外胆道的组成及机能,胆囊的位置、形态、分部;⑬ 胰的形态、位置和分部及其导管开口部位。

熟悉: ① 颏舌肌的起止、位置和作用;② 乳牙和恒牙的牙式,牙组织及牙周组织;③ 咽淋巴环的构成;④ 空肠、回肠的位置、形态特点;⑤ 直肠的形态、结构、位置和分部。

了解: ① 口腔的分部及其界限,口唇与颊的结构;② 腭的分部;③ 食管壁和胃壁的构造;④ 肝的体表投影,肝的分叶与分段。

消化系统 digestive system 由消化管和消化腺组成(图 5 - 1)。**消化管** digestive canal 是指从口腔到肛门的一条粗细不等、形态各异的管道,可分为口腔、咽、食管、胃、小肠(十二指肠、空肠、回肠)及大肠(盲肠、阑尾、结肠、直肠和肛管)。临床上通常把口腔到十二指肠这一段称为**上消化道**,空肠及其以下部分称为**下消化道**。**消化腺** alimentary gland 按体积大小和位置不同,分为大消化腺和小消化腺两种。大消化腺包括大唾液腺、肝和胰,位于消化管壁外,所分泌的消化液经导管流入消化管腔内。小消化腺是位于消化管壁内的小腺体。消化管通过舒缩活动,将食物磨碎,并与消化液充分混合,并将食物不断推向消化管的末端。消化腺分泌的消化液中含有各种消化酶,能分解蛋白质、脂肪和糖类,使之成为小分子物质,并能通过消化道黏膜进入血液和淋巴循环。

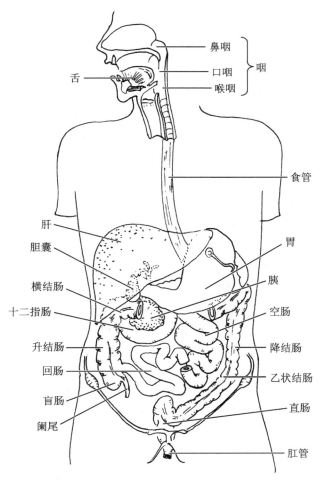

图 5 - 1 消化系统示意图

第一节　口　腔

口腔 oral cavity 是消化管的起始部,具有感受味觉、咀嚼食物和发音等功能。向前经口裂通向外界,向后借咽峡与咽分界(图 5-2)。它的前壁与侧壁由唇与颊组成,上壁为腭、下壁为口底。口腔被牙弓(牙槽突、牙龈与牙列)分为前部的**口腔前庭**和后部的**固有口腔**,上、下牙列咬合时,口腔前庭和固有口腔仍可借第 3 磨牙后的间隙相通。

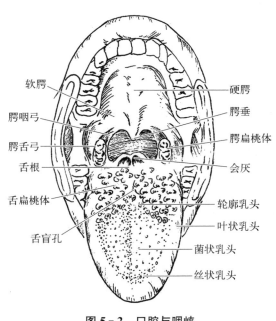

图 5-2　口腔与咽峡

一、口唇

口唇 oral lips 分为上、下唇,围成口裂,内含轮匝肌,外覆皮肤、内衬黏膜。唇黏膜与皮肤交界处富含血管称**唇红**,其深面富含毛细血管,呈红色,如缺氧或寒冷可显绛紫色,临床上称"发绀"。在上唇外面正中处有一纵行浅沟称**人中** philtrum,为人类所特有,在昏迷患者急救时,常在此处进行指压或针刺。上唇外面两侧各有一圆弧形的浅沟,称**鼻唇沟** nasolabial sulcus,为上唇与颊部的分界。口裂两侧上、下唇结合处为**口角**,口角约平对第 1 磨牙。在上、下唇内面的正中线上,分别有**上、下唇系带**从口唇连于牙龈基部。

二、颊

颊 cheek 是口腔的侧壁,由颊肌和皮肤及黏膜构成。颊肌后部的外侧有颊脂体。颊和上唇皮肤的交界处称鼻唇沟。颊黏膜的深面有小的颊腺。正对上颌第 2 磨牙的颊黏膜处有**腮腺管乳头**,是腮腺导管的开口处。

三、腭

腭 palate 作为口腔的上壁,可分为前 2/3 的硬腭和后 1/3 的软腭两部。

1. 硬腭　由上颌骨的腭突和腭骨的水平部构成。表面有与骨腭结合甚紧的黏膜衬覆,硬腭为分隔鼻腔与口腔的主要部分。

2. 软腭　前续接硬腭,后部斜向后下称**腭帆** velum palatinum,后缘游离,中线处向下突起为**腭垂** uvula 或**悬雍垂**。腭帆后两侧有前后两条皱襞,前皱襞下抵舌根称**腭舌弓** palatoglossal arch,后皱襞向下移行于咽的侧壁为**腭咽弓** palatopharyngeal arch,由腭舌弓、软腭游离缘、腭垂及舌根共同围成**咽峡** isthmus of fauces,是口腔和咽的分界处,也是口腔和咽之间的狭窄部(图 5-2)。两弓之间的三角形凹陷为**扁桃体窝**,容纳**腭扁桃体** palatine tonsil。软腭在静止状态垂向下方,当吞咽或说话时,软腭上提,并与咽后壁相贴,从而将鼻咽与口咽分开。

软腭肌均为骨骼肌,有腭帆张肌、腭帆提肌、腭垂肌、腭舌肌和腭咽肌(表 5-1、图 5-3)。

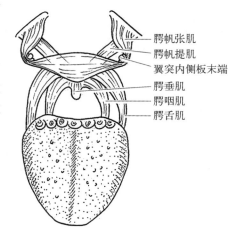

图 5-3　腭肌模式图

表 5-1 软腭肌的起止点和左右

肌的名称	起 点	止 点	作 用
腭帆张肌	咽鼓管软骨部、颅底	腭骨水平部	张咽鼓管、紧张腭帆
腭帆提肌	咽鼓管软骨部、颅底	腭腱膜、腭吊带、悬雍垂	上提腭帆
腭垂肌	硬腭后缘中点、腭腱膜	腭垂黏膜	上提腭垂
腭舌肌	舌侧缘	腭腱膜	下降腭帆、缩小咽峡
腭咽肌	咽后壁	腭帆	上提咽喉、使两侧腭咽弓靠拢

四、牙

(一) 牙的命名及牙式

牙的主要作用为对食物进行机械加工、咀嚼及协助发音。根据牙的形态和功能,可分为**切牙** incisors、**尖牙** canine、**前磨牙** premolars 和**磨牙 molars**。切牙的牙冠呈凿形,适于咬切食物;尖牙的牙冠呈锥形,适于撕裂食物;磨牙的牙冠最大,呈方形,上面有 4 个小结节,适于研磨和粉碎食物。

表 5-2 牙的萌出和脱落时间表

牙 类 型	牙 名 称	萌 出 时 间	脱 落 时 间
乳牙	乳中切牙	6～8 个月	7 岁
	乳侧切牙	6～10 个月	8 岁
	乳尖牙	16～20 个月	12 岁
	第 1 乳磨牙	12～16 个月	10 岁
	第 2 乳磨牙	20～30 个月	11～12 岁
恒牙	中切牙	6～8 岁	
	侧切牙	7～9 岁	
	尖牙	9～12 岁	
	第 1 前磨牙	10～12 岁	
	第 2 前磨牙	10～12 岁	
	第 1 磨牙	6～7 岁	
	第 2 磨牙	11～13 岁	
	第 3 磨牙	17～25 岁或更迟	

人的一生先后有两组牙发生,第一组牙称**乳牙** deciduous teeth(图 5-4)。一般在出生后 6～7 个月开始萌出乳牙,到 3 岁左右长齐,共 20 个,即上、下颌左右各 5 个;第二组牙称**恒牙** permanent teeth(图 5-5),共 32 个,即上、下颌左右各 8 个。6～7 岁时,乳牙开始脱落,逐渐更换成恒牙。第 1 磨牙首先长出,除第 3 磨牙外,其他各牙约在 14 岁左右长齐(表 5-2)。第 3 磨牙萌出时间最晚,有的要迟至 28 岁或更晚,故称**迟牙**,因

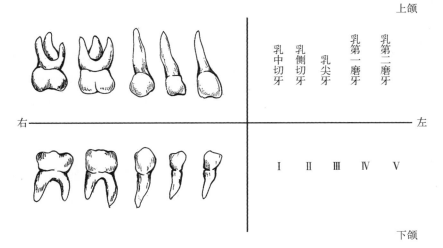

图 5-4 乳牙的名称及符号

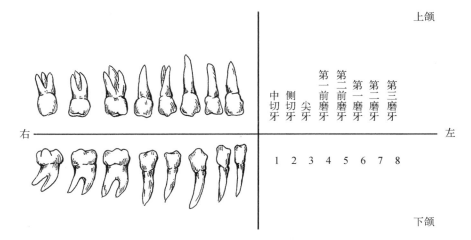

图 5-5 恒牙的名称及符号

该牙通常在青春期萌出,故又称**智齿** wisdom teeth。由于第 3 磨牙萌出较晚,萌出时颌骨发育将近成熟,若无足够的位置,常影响其正常萌出,从而发生各种阻生牙。第 3 磨牙终生不萌出者占 30%。

用列于横线上列与下列的阿拉伯和罗马数码来表示上颌与下颌的相应乳牙和恒牙的位置,十字形的竖线则代表牙弓的正中线以示左和右牙列。这种特定的牙科记录方式为牙式。如 7| 代表左上颌第二恒磨牙; IV| 代表右下颌第一乳牙。

(二) 牙的形态结构

牙 teeth 可分为**牙冠** crown of tooth、**牙根** root of tooth 和**牙颈** neck of tooth(图 5-6)。牙冠是暴露于口腔的部分。牙根埋于牙槽内,借牙周膜与骨结合。牙颈是牙冠与牙根之间的部分,外覆以牙龈。

牙冠有 5 个面:朝向固有口腔,与舌接触的为舌面;相反,朝向口腔前庭的为唇(颊)面,与相邻牙接触的为近中面和远中面;咬合时,上、下牙相对应接触的面为咬合面。

牙冠与牙颈内部的腔隙为**牙冠腔** pulp chamber,压根内部的细管称**牙根管** root canal,此管开口于牙根尖端的**牙根尖孔** apical foramen。牙根管与牙冠腔合称**牙腔** dental cavity 或**髓腔** pulp cavity(图 5-6),其内容纳牙髓。

(三) 牙组织

牙由**牙质** dentine、**釉质 enamel**、**牙骨质** cement 和**牙髓** dental pulp 组成(图 5-6)。牙质又称**牙本质**,构成牙的主体,呈淡黄色。牙釉质位于牙冠部,覆于的牙质外,硬且光滑。牙根与牙颈处的牙质外表为牙骨质。血管、神经和淋巴管经根尖下端的根尖孔进出牙腔,连同少许结缔组织合称**牙髓**。牙髓发炎时常引起剧烈疼痛。

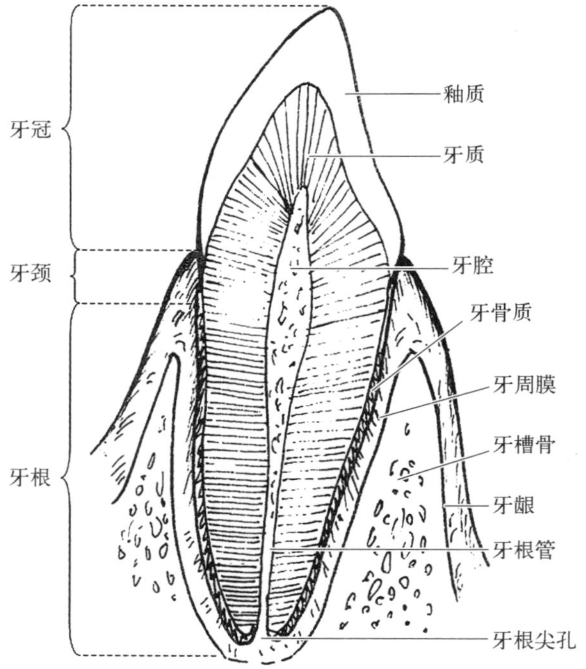

图 5-6 牙的构造(下颌切牙矢状切面)

牙冠 — 釉质
— 牙质
牙颈 — 牙腔
— 牙骨质
— 牙周膜
牙根 — 牙槽骨
— 牙龈
— 牙根管
— 牙根尖孔

(四) 牙周组织

牙龈 gingiva、**牙周膜** periodental membrane 和**牙槽骨** alveolar bone 合称**牙周组织**,对牙具有支持、固定和保护的作用。牙龈是口腔黏膜的一部分,紧贴于牙颈周围及邻近的牙槽骨上,血管丰富,呈淡红色,坚韧而有弹性,因缺少黏膜下层,直接贴于骨膜,故牙龈不能移动。牙周膜由致密结缔组织所构成。多数纤维排列成束,纤维的一端埋于牙根骨质内,另一端则埋于牙槽窝骨壁里,可固定压根并缓解咀嚼时所产生的压力。牙周膜内有神经、血管、淋巴和上皮细胞。

　　一般将牙周病分为牙龈炎、牙龈增生、牙周炎、伴有全身疾病的牙周炎。牙龈炎是指一组发生于牙龈组织而不侵犯其他牙周组织的疾病;牙龈增生是指某些由于局部刺激以外的因素引起的牙龈非炎症性增生;牙周炎是侵犯牙龈和牙周支持组织的慢性炎症性破坏性疾病,是导致成年人牙齿丧失的主要原因。

五、舌

　　舌 tongue 是位于口腔底的肌性器官,表面被有黏膜,除能帮助吸吮、吞咽运动,舌还有感受味觉、辅助发音的功能。

(一) 舌的形态

　　舌有舌背与舌腹(图 5－7)两面。舌背上"V"形界沟把舌分为前 2/3 的**舌体** body of tongue 和后 1/3 的**舌根** root of tongue,舌体的前端则称**舌尖** apex of tongue。舌根以舌肌固定于舌骨与下颌骨等处。界沟后端的小凹称**舌盲孔**,是胚胎时期甲状舌管的遗迹。

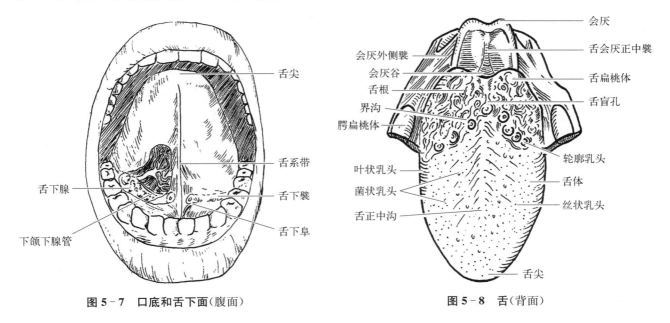

图 5－7　口底和舌下面(腹面)　　　　　　图 5－8　舌(背面)

(二) 舌的黏膜

　　舌黏膜在活体呈淡红色,覆盖于舌的两面。舌背的黏膜形成大小各异的突起为**舌乳头** papillae of tongue。舌根部黏膜内淋巴组织形成结节状隆起称**舌扁桃体** lingual tonsil。舌下面的黏膜,在中线上有纵行黏膜皱襞连于口底称**舌系带** frenulum of tongue。舌系带两侧的小突起为**舌下襞** sublingual fold,在舌系带根部的两侧各有一小的黏膜隆起称**舌下阜** sublingual caruncle。

　　舌乳头按形状分为 4 种(图 5－8):**丝状乳头** filiform papillae,呈白色,数目最多,形体甚小,遍布舌背前 2/3。该乳头主要作用是增加舌与食物之间的摩擦力,促进口腔内食物团的运动。它司一般感觉,遍布舌体上面。**菌状乳头** fungiform papillae,略大于丝状乳头,色较红呈钝圆状。量较少,多散布于舌侧与舌尖的丝状乳头间。该乳头内含有司味觉的味蕾和味觉神经末梢。**轮廓乳头** vallate papillae,形体最大,7~9 个排列在界沟的前方。乳头上部周围有浅沟,围绕中央圆形小突起,浅沟内有丰富的味蕾。**叶状乳头** foliate papillae,成人已退化,小儿较清楚,位于舌侧缘后部,为 4~8 条皱襞状,也有味蕾。散在的味蕾还有腭舌弓、会厌及咽后壁等处的黏膜内。舌黏膜深方尚有众多小舌腺。

(三) 舌肌

　　舌肌为骨骼肌,可分为**舌内肌** intrinsic lingual muscles 和**舌外肌** extrinsic lingual muscles 两种(表 5－3)。舌内肌的起点、止点均在舌内,有纵肌、横肌和垂直肌,收缩时分别可使舌缩短、变窄、变薄。舌外肌起自舌外,止于舌内,主要有颏舌肌、舌骨舌肌和茎突舌肌。**颏舌肌** genioglossus(图 5 - 9)是一对强有力的肌,起自下颌骨的颏棘,肌纤维呈扇形向后上方分散,止于舌中线两侧。两侧颏舌肌同时收缩,拉舌向前下方,即伸舌。一侧颏舌肌收缩时,使舌尖伸向对侧。舌骨舌肌可拉舌骨下降,茎突舌肌可牵拉舌向后上方。

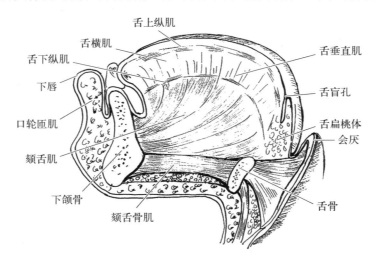

图 5 - 9　舌(矢状切面)

表 5 - 3　舌肌的起止点和作用

名　称	分　类	起　点	止　点	作　用
舌内肌	舌纵肌	舌内	舌内	使舌变短卷曲
	舌横肌	舌内	舌内	使舌变窄变厚
	舌垂直肌	舌内	舌内	使舌变宽变薄
舌外肌	颏舌肌	颏棘	舌体中线两侧	引舌向前下
	舌骨舌肌	舌骨大角	舌的侧部	引舌向后下
	茎突舌肌	茎突	舌旁和舌底	引舌向后上

六、唾液腺

唾液腺 salivary glands 又称**口腔腺**,分泌唾液,有清洁和帮助消化食物的功能,可分为大、小两种。**小唾液腺** minor salivary glands 位于口腔各部黏膜内,如唇腺、颊腺、腭腺和舌腺等。**大唾液腺** major salivary glands 有三对,即腮腺、下颌下腺和舌下腺(图 5 - 10)。

(一)腮腺

腮腺 parotid gland 系三对唾液腺中最大的一对,形状不规则,位于耳郭前下方。

腮腺可借下颌支后缘将腮腺分为浅部与深部。浅部覆盖于下颌支与咬肌后份的浅面,上达颧弓,下至下颌角,前至咬肌后 1/3 的浅面,后续腺的深部,略呈三角形;深部位于下颌支与胸锁乳突肌之间的下颌后窝内,呈锥体状突向咽侧壁。

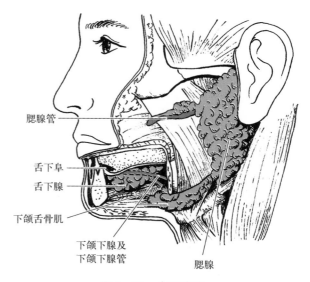

图 5 - 10　大唾液腺

知识点链接

　　腮腺被腮腺咬肌筋膜形成的腮腺囊所包裹。腮腺囊向腮腺实质发出许多小隔,将腮腺分成很多小叶。腮腺因炎症肿胀时,由于囊的延展性小,不但引起剧痛,并可因腮腺囊内压力增高,导致腮腺小叶受压缺血坏死。若形成脓肿,脓液易穿破腮腺鞘深层,蔓延至咽旁间隙、面颊深部或者下颌下关节与外耳道附近。

腮腺管 parotid duct 长 3.5～5 cm,自腮腺前缘起始,约在距颧弓下一横指处向前越过咬肌浅面,介于面神经颧支与颊支之间,故颊部手术不宜做垂直切口。腮腺管前行至咬肌前缘,呈直角弯曲向内,穿过颊脂体与颊肌,开口于平上颌第二磨牙处的颊黏膜上,开口处形成腮腺管乳头。腮腺管乳头是腮腺管最狭窄处,结石易嵌留于此。腮腺管的体表投影相当于鼻翼与口角之间的中点,至耳屏下缘连线的中 1/3 段。用力咬牙时,在咬肌前缘处可以触摸到腮腺管。副腮腺多位于腮腺管起始部的上方,出现率为 20%,导管汇入腮腺管。

（二）下颌下腺

下颌下腺 submandibular gland 呈扁椭圆形,被颈筋膜浅层所包裹,位于下颌骨下缘及二腹肌前、后腹所围成的下颌下三角内。**下颌下腺管** submandibular duct 长约 5 cm,由许多小管汇合而成,自内侧面发出,经下颌舌骨肌与舌骨舌肌之间前行,继而走行于舌下腺和颏舌骨肌之间,与舌下腺大管汇合开口于舌下阜。

（三）舌下腺

舌下腺 sublingual gland 是最小的一对唾液腺,位于口腔底部舌下襞的深面,其导管有大、小两种:大管与下颌下腺管合并开口于舌下阜;小管有 5～10 条,各单独开口于舌下襞表面。

第二节 咽

一、咽的位置和形态

咽 pharynx 为肌性漏斗状的管道,上部较宽、前后扁窄,位于第 1～6 颈椎前方,上抵颅底,下方在第 6 颈椎处移行于食管,全长约 12 cm。咽的后壁及侧壁完整,前壁自上而下借鼻后孔、咽峡和喉口与鼻腔、口腔及喉腔相通。咽是消化道与呼吸道的共同通道(图 5-11)。

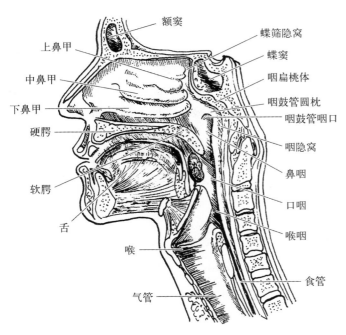

图 5-11 头、颈部正中矢状断面

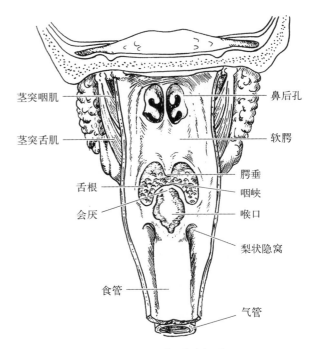

图 5-12 咽腔(后壁切开)

二、咽的分部

以软腭游离缘和会厌上缘为界,咽依向前的通路可以分为鼻咽、口咽和喉咽 3 部(图 5-11、图 5-12)。

（一）鼻咽

鼻咽 nasopharynx 位于颅底与软腭游离缘之间，向前经鼻后孔通鼻腔。顶部与两侧较固定，以保证气道畅通。两侧壁、下鼻甲的后端约 1 cm 处有**咽鼓管咽口** pharyngeal opening of auditory tube，咽腔借此口经咽鼓管通中耳鼓室。咽鼓管咽口平时关闭，当吞咽或用力张口时，空气通过咽鼓管咽口进入鼓室，以维持骨膜两侧的气压平衡。咽部感染时，细菌可经咽鼓管通过咽鼓管传播到中耳，引起中耳炎。咽鼓管咽口的前、后、上方的隆起为**咽鼓管圆枕** tubal torus，它是寻找咽鼓管咽口的标志。圆枕的后方有**咽隐窝** pharyngeal recess，为鼻咽癌的好发部位。由于咽隐窝位于破裂孔的下方，故癌细胞可经破裂孔向颅腔内转移。

（二）口咽

口咽 oropharynx 位于软腭至游离缘至会厌上缘平面之间。向上通鼻咽、向下通口咽，向前经咽峡通口腔。该部的舌根与会厌之间有三条黏膜皱襞，正中的**舌会厌正中襞** median glossoepiglottic fold，及两侧的**舌会厌外侧襞** lateral glossoepiglottic fold，襞间的凹陷称**会厌谷** epiglottic vallecula，为异物易逗留处。口咽部侧壁有扁桃体窝及**腭扁桃体** palatine tonsil，为淋巴器官。该扁桃体表面的黏膜上皮向扁桃体实质内下陷，形成 12～20 个小管状凹陷称**扁桃体隐窝** tonsillar fossulae，为病原菌易停留繁殖的场所。腭扁桃体的外侧面及前、后面均被结缔组织所形成的扁桃体囊包裹，囊与咽壁连接疏松，故扁桃体切除时易于剥离。咽后上部的咽扁桃体、咽鼓管咽口附近的咽鼓管扁桃体、舌扁桃体和腭扁桃体共同围成**咽淋巴环**，位于口、鼻腔进咽的入口处，有防御功能。

（三）喉咽

喉咽 laryngopharynx，为咽的下部，在喉口与喉的后方，位于会厌与第 6 颈椎下缘平面之间。呈上大下小的漏斗状，下续为食管，向前经喉口与喉腔相通。在喉口两侧各有一个深窝称**梨状隐窝** piriform recess（图 5-12），是异物易停留的部位。吞咽时，舌和软腭上提，咽后壁向前突出，封闭喉口，防止食物进入喉内，食管上口张开，食团从咽被挤入食管。

咽壁由内向外由黏膜、黏膜下层、肌层及外膜构成。咽的黏膜与鼻腔、口腔和咽鼓管的黏膜连续。咽后壁的中线上，黏膜下层形成坚韧的咽缝，作为咽缩肌的止点。

三、咽肌

咽肌为骨骼肌，包括咽缩肌和咽提肌（图 5-13）。**咽缩肌**包括上、中、下三对，自下而上呈叠瓦状排列，即**咽下缩肌**覆盖咽中缩肌下部，**咽中缩肌**覆盖咽上缩肌下部。当吞咽时，各咽缩肌自上而下依次收缩，将食团推向食管。咽提肌位于咽缩肌深部，肌纤维纵行。**咽提肌**包括茎突**咽肌**、咽鼓管咽肌及**腭咽肌**，分别起自茎突、咽鼓管软骨及腭骨，止于咽壁及甲状软骨上缘。咽提肌收缩时，上提咽及喉，舌根后压，会厌封闭喉口，以协助吞咽。

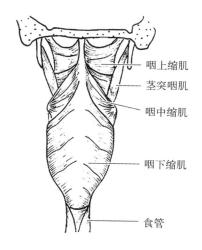
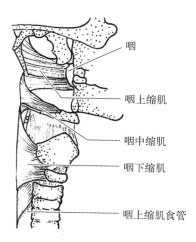

图 5-13　咽肌

第三节　食　管

一、食管的位置与分部

食管 esophagus 是一前后扁平的肌性管状器官，是消化管各部中最为狭窄的部分。食管上端前面平环状软骨，后面平第 6 颈椎下缘与咽相接，下端平第 11 胸椎左侧与胃的贲门相接，全长约 25 cm。食管全长分为颈部、胸部与腹部（图 5 - 14）。**颈部**长约 5 cm，位于第 6 颈椎下缘至胸骨颈静脉切迹平面之间。**胸部**最长，长 18～20 cm，位于颈静脉切迹平面至膈的食管裂孔之间。**腹部**最短，仅 1～2 cm，位于膈的食管裂孔至胃贲门之间。食管颈部稍偏向中线左侧，故手术多选择左侧入路。至第 4～5 胸椎平面逐渐位于中线，在胸主动脉的右侧，沿心包后方下行至第 7 胸椎时又偏向左侧，至第 10 胸椎平面穿膈的食管裂孔至腹部。

二、食管的狭窄

食管的全长有 3 个生理狭窄（图 5 - 14）。第一个狭窄位于食管的起始处，相当于第 6 颈椎下缘水平，距中切牙约 15 cm；第 2 狭窄位于左主支气管跨越食管处，相当于第 4、5 胸椎体之间的水平，距中切牙约 25 cm；第 3 狭窄位于食管穿过膈的食管裂孔处，相当于第 10 胸椎水平，距中切牙约 40 cm。

知识点链接　　食管的三处狭窄常为食管异物滞留和食管癌好发部位。当进行食管内插管时，应注意三处狭窄，根据食管镜插入的距离可推知器械已到达的部位。

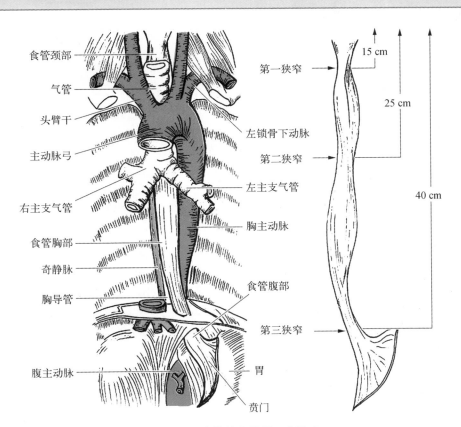

图 5 - 14　食管的位置及三个狭窄

第四节　胃

胃 stomach 是消化管的膨大部分，上接食管，下续十二指肠，成人胃的容量约 1 500 ml。胃具有容纳和搅拌食物、分泌胃液、内分泌等功能。

一、胃的形态和分部

胃的形态变化较大，与性别、年龄、体型等有关，亦与体位、呼吸、腹肌张力、胃的盈虚以及周围器官的盈虚等有关。胃中度充盈时呈囊状（图 5 - 15），空虚时呈管状。

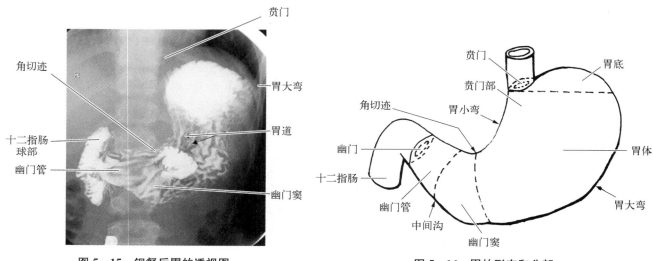

图 5 - 15　钡餐后胃的透视图　　　　　　图 5 - 16　胃的形态和分部

胃有前、后两壁，大、小两弯和上、下两口（图 5 - 16）。胃前壁右侧半被肝左叶覆盖，左侧半上部邻膈、下部与腹前壁相贴，为胃触诊部位。胃后壁借网膜囊与膈的左侧部、左肾、左肾上腺、脾、胰、横结肠及其系膜相邻。

胃的上缘凹而短，称**胃小弯** lesser curvature of stomach，有肝胃韧带附着，比较固定，胃小弯最低处弯曲成角，称**角切迹** angular incisure。下缘隆凸，称**胃大弯** greater curvature of stomach，与大网膜相连，活动度较大，食管左缘与胃大弯起始处形成的锐角称**贲门切迹** cardiac incisure。

胃与食管腹段连接的部分称**贲门** cardia，较固定；胃续连十二指肠上部的部分管壁尤其增厚，称**幽门** pylorus。在幽门表面有环形浅沟，为幽门括约肌所在之处。在活体，幽门前方的浆膜下可见环行的**幽门前静脉** prepyloric vein，为手术中确定幽门的标志。胃的上、下两端分别经**贲门口** cardiac orifice 和**幽门口** pyloric orifice 与食管腹段和十二指肠上部相通。

通常将胃分为四部：贲门附近的部分为**贲门部** cardiac part；贲门平面以上，向左上方膨出的部分为**胃底** fundus of stomach，临床上有时称**胃穹窿** fornix of stomach。婴幼儿的胃底较低，不明显，易出现胃内容反流至食管。自胃底向下至角切迹处的中间部分为**胃体** body of stomach，是胃的主要部分。自角切迹右侧至幽门的部分称**幽门部** pyloric part，该部又借胃大弯处的中间沟，再分为左侧较扩大的**幽门窦** pyloric antrum 和右侧呈长管状的**幽门管** pyloric canal。胃溃疡和胃癌多发生在幽门窦和胃小弯处。临床上所称的"胃窦"即幽门窦，或包括幽门窦在内的幽门部。

二、胃的位置及毗邻

胃中度充盈时，3/4 位于左季肋区，1/4 位于腹上区。贲门较为固定，位于第 10～11 胸椎左侧，幽门位于第 1 腰椎右侧。直立位时，幽门可下降至第 3 腰椎平面，胃大弯可降至脐或脐平面以下；仰卧时胃的位置上移。瘦长型者,胃的位置较低,矮胖型的较高。暴饮暴食时,胃大弯可降至髂前上棘平面以下。胃的前壁右侧临肝左叶,左侧临膈,为左肋弓所遮盖。在剑突下方的胃前壁直接与腹前壁相贴,是临床上进行胃触诊的部位。胃后壁与胰、横结肠、左肾、左肾上腺相邻。与胃后壁相邻的器官构成**胃床** stomach bed。胃底与膈和脾相邻。

三、胃壁的结构

胃壁由内向外,分黏膜层、黏膜下层、肌层和外膜四层。黏膜层柔软,血供丰富,呈淡红色,内有大量胃腺,胃腺的壁细胞分泌强酸性的胃液,能激活胃蛋白酶,对蛋白质进行初消化,盐酸还有杀菌的作用,同时对胃黏膜也有腐蚀作用。胃空虚时,胃黏膜形成许多皱襞,沿胃小弯处有 4～5 条较为恒定的纵行皱襞,皱襞之间的沟称**胃道** gastric canal(图 5 - 17),此处的胃腔是胃内容物的主要通道,是腐蚀性损伤的常见部位,也是胃溃疡、胃癌等疾病的好发部位。黏膜下层由疏松结缔组织构成,内有丰富的血管、淋巴管和神经丛,当胃扩张或蠕动时起缓冲作用。肌层较厚,由内斜、中环、外纵三层平滑肌构成。中层的环形肌最为发达,在幽门处增厚形成**幽门括约肌** pyloric sphincter。幽门括约肌连同幽门内面的黏膜一起,突入管腔,构成环形皱襞,称为**幽门瓣** pyloric valve(图 5 - 16),具有控制胃内容物排空速度,以及防止小肠内容物反流入胃的作用。外膜层即浆膜。

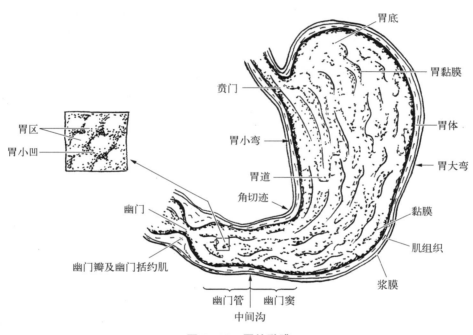

图 5 - 17 胃的黏膜

> **知识点链接**　外科治疗胃、十二指肠溃疡多采用胃大部分切除术或高选择性迷走神经切断术,即切除壁细胞密集区的胃壁,或抑制这些区域壁细胞的泌酸功能,以达到治疗目的。但是,胃黏膜中**幽门螺杆菌**(Helicobacter pylori,Hp)的发现,为探索慢性胃炎和胃溃疡的治疗新途径提供了理论依据。澳大利亚科学家巴里·马歇尔(Barry J. Marshall)和罗宾·沃伦(J. Robin Warren)因此获得 2005 年的诺贝尔生理学或医学奖。

第五节 小 肠

小肠 small intestine 是消化管中最长的一段,成人全长 5～7 m,上端起自幽门,下端接盲肠,分为十二指肠、空肠与回肠三部。小肠是进行消化和吸收的重要器官。

一、十二指肠

十二指肠 duodenum 上通胃的幽门,下续空肠,长约 25 cm,紧贴腹后壁,呈"C"形环抱胰头(图 5-18),是小肠中长度最短、管径最大、位置最深且最为固定的部分。十二指肠位于第 1~3 腰椎平面,大部分在腹膜后隙,紧贴腹后壁。根据其走向,分为上部、降部、水平部和升部。

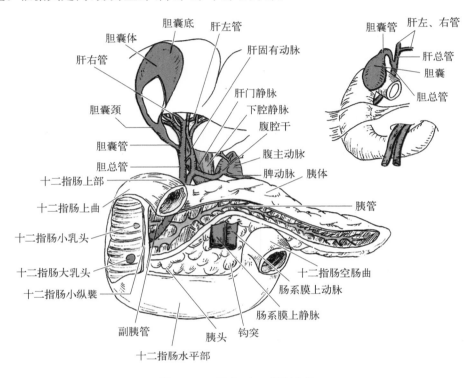

图 5-18　胆道、十二指肠和胰

1. **上部** superior part　长约 5 cm,起自胃的幽门,行向右后方,至胆囊颈平面转折成十二指肠上曲,移行为降部。上部为腹膜内位,较为活动,近幽门 2.5 cm 的一段肠管,壁较薄、管径大,血运较差,黏膜光滑无明显环形皱襞,X 线钡餐透视时,呈边界光滑的三角形或卵圆形阴影,称**十二指肠球** duodenal bulb,为十二指肠溃疡好发部位。

2. **降部** descending part　长 7~8 cm,始于十二指肠上曲,位于第 1~3 腰椎右侧,至第 3 腰椎平面,转向左侧,移行为水平部,转折处称**十二指肠下曲** inferior duodenal flexure。降部为腹膜外位,仅前外侧壁有腹膜覆盖。十二指肠降部与胰头之间的后方,有胆总管下行穿入肠壁。胆总管末端和肝胰壶腹穿行于降部中份后内侧壁时,使肠腔的黏膜形成一纵行隆起,称**十二指肠纵襞** longitudinal fold of duodenum。纵襞的下端突起,成为**十二指肠大乳头** major duodenal papilla,乳头上有肝胰壶腹开口,胆汁和胰液经此进入肠腔。十二指肠大乳头距幽门约 10 cm,距中切牙约 75 cm。大乳头的上方约 2.5 cm 处,可有**十二指肠小乳头** minor duodenal papilla,上有副胰管开口。

3. **水平部** horizontal part　又称下部,长约 10 cm。起自十二指肠下曲,向左横行至第 3 腰椎左侧续于升部。此部为腹膜外位,位置很深。由于肠系膜上动、静脉从胰的后方越过水平部的前方,在小肠下垂时,可将十二指肠压向腹后壁,导致肠管发生梗阻。

4. **升部** ascending part　最短,长 2~3 cm,自第 3 腰椎左侧上升至第 2 腰椎左侧,急转向前下方,形成**十二指肠空肠曲** duodenojejunal flexure,移行为空肠。此曲被一束结缔组织和平滑肌构成的**十二指肠悬肌** suspensory muscle of duodenum 固定于右膈脚。十二指肠悬肌和其表面的腹膜皱襞共同形成**十二指肠悬韧带** suspensory ligament of duodenum 或 **Treitz** 韧带,为手术中确定空肠起端的重要标志(图 5-19)。

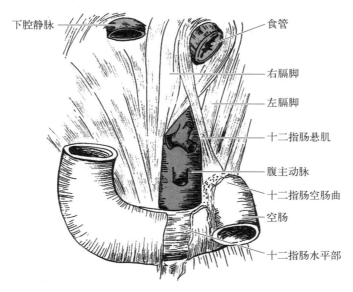

图 5-19 十二指肠悬肌

　多数十二指肠溃疡发生于十二指肠上部（95％），当溃疡穿孔时，内容物会经十二指肠腔进入网膜腔，造成腹膜炎。因十二指肠上部紧邻肝右叶和胆囊，后方邻胃十二指肠动脉，故十二指肠溃疡往往会造成与肝和胆囊的粘连，甚至会引起胃十二指肠动脉壁溃烂，从而导致腹膜腔血肿。

二、空肠和回肠

空肠 jejunum 和**回肠** ileum 位于结肠的"门"字形"方框"内（图 5-1），长 5～7 m。空肠上端起自十二指肠升部，回肠下端至右髂窝与盲肠相接。全部被腹膜包裹，迂曲盘绕形成许多肠袢，借腹膜形成的小肠系膜连于腹后壁，故称为系膜小肠。空、回肠相互延续部位无明显界限。通常认为系膜小肠的上 2/5 为空肠，多位于左腰区和脐区；下 3/5 为回肠，多位于脐区、右腹股沟区和盆腔。

空、回肠在形态和结构上，可由上向下发生逐渐移行的变化（图 5-20）；如管腔逐渐变细，管壁逐渐变薄，肠黏膜的环形皱襞由密而高至稀而低；系膜内的血管逐渐减少，血管弓的级数逐渐增多，直动脉变短；肠黏膜内的淋巴滤泡由分散（**孤立淋巴滤泡** solitary lymphatic follicles）到集中（**集合淋巴滤泡** aggregated lymphatic follicles），肠壁血供由丰富到逐渐减少。这些变化特点可供临床鉴别空、回肠时作为参考，但需确定空肠时，必须寻找到十二指肠悬韧带方可确认。空肠的黏膜皱襞不仅密而高，而且皱襞上的小肠绒毛非常密集，这些结构极大增加了空肠黏膜的表面积，有利于营养物质的消化和吸收。而回肠的消化吸收能力远不如空肠。如果胃肠吻合时误将胃与回肠吻合，将会影响患者的消化吸收功能。回肠下段黏膜的淋巴组织聚集在一起，形成集合淋巴滤泡，呈长椭圆形，其长轴与肠管的长轴一致，常位于回肠下部对肠系膜缘的肠壁内（图 5-20），为肠伤寒常见的病变部位，可在此处发生出血或穿孔。

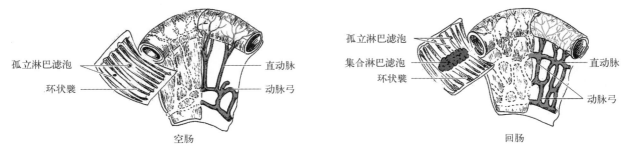

图 5-20 空肠与回肠

回肠末段,距回盲瓣0.5～1 m范围内,有时存在一长约5 cm的囊状突起,称**Meckel**憩室,为胚胎时期卵黄囊管未退化完全的残余部分,出现率为2%。Meckel憩室常感染发炎甚至并发穿孔,因位置靠近回盲部,故感染时易误诊为阑尾炎。

表5-4　空肠和回肠的鉴别特征

特　征	空　肠	回　肠
颜色	暗红色	淡粉色
管径	2～4 cm	2～3 cm
管壁	厚而重	薄而轻
血供	丰富	较少
系膜内直动脉	较长	较短
系膜内动脉弓	动脉弓级数少	动脉弓级数多
系膜内脂肪	较多	较多
壁内绒毛皱襞	高而密集	短而稀少
淋巴结	较少	较多
淋巴滤泡	孤立淋巴滤泡	集合淋巴滤泡

第六节　大　肠

大肠 large intestine是消化管的末段,长约1.5 m,包括盲肠、阑尾、结肠、直肠和肛管五部分。前三者位于腹腔,后者位于盆腔。大肠的主要功能是吸收水分、维生素和无机盐,将食物残渣形成粪便,排出体外。

盲肠和结肠的肠壁具有三种特征性结构:① **结肠带** colic bands,3条,由肠壁纵行平滑肌纤维聚集形成,与肠壁的纵轴平行排列;三条结肠带汇集于阑尾根部。② **结肠袋** haustra of colon,由于结肠带短于肠管,于是牵拉肠管产生节段性的囊状膨出,膨出的肠段称结肠袋。③ **肠脂垂** epiploic appendices,由浆膜下脂肪聚集而成的大小不等的突起,悬挂在结肠带的侧缘(图5-21)。以上三种特征性结构,是区分大肠与小肠的关键标志。

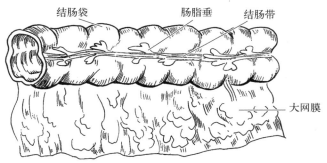

结肠袋　　肠脂垂　　结肠带

大网膜

图5-21　结肠的特征性结构

一、盲肠

盲肠 caecum位于右髂窝,长6～8 cm,是大肠的起始部,呈袋状。盲肠下端为盲端,上续升结肠,左侧接回肠。回肠末端从左侧以直角连接盲肠,以横裂状的**回盲口** ileocecal orifice开口于盲肠腔。并突入盲肠腔内,形成上、下两个水平位唇状瓣膜,称为**回盲瓣** ileocecal valve(图5-22)。回盲瓣能控制小肠内容物流入大肠的速度,还能阻止大肠内容物逆流入小肠。

盲肠一般为腹膜内位器官,但没有系膜,有一定的活动度。少数人盲肠连同升结肠一起,有系膜连于腹后壁,此时盲肠的活动度较大,成为移动性结肠。由于回肠远细于盲肠,又是呈直角衔接于盲肠侧壁,当回肠蠕动失常时,回肠可套入盲肠腔形成肠套叠。盲肠壁的三条结肠带汇聚于阑尾根部附着处,可作为阑尾切除术时寻找阑尾的"路标"。

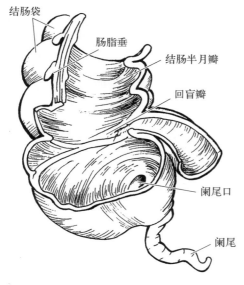

图 5 - 22 盲肠与阑尾

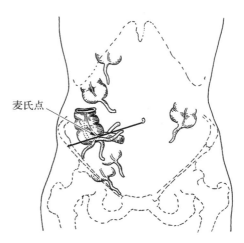

图 5 - 23 阑尾的位置

二、阑尾

阑尾 vermiform appendix 为蚯蚓状的细小盲管，长 6～8 cm。一端连于盲肠的后内侧壁，称阑尾根部，另一端为游离的盲端，称阑尾尖，其位置变化较大，有回肠前位、回肠后位、盲肠下位、盲肠后位及盆位等（图 5 - 23）。阑尾属腹膜内位器官，借三角形的阑尾系膜经回肠末端后方连至肠系膜下端。阑尾的外径为 0.5～1.0 cm，其管腔狭小，经阑尾口通盲肠腔，开口处位于回盲口下方约 2.5 cm，可有小的黏膜瓣遮挡。食物残渣或异物可经此口进入阑尾腔，使管腔阻塞，加之阑尾血供单一，系膜短小，容易造成缺血，这些因素均是阑尾容易发炎的形态学基础。

阑尾根部的位置较为固定，其体表投影位于右髂前上棘与脐连线的中外 1/3 交点处，也称为**麦氏点**（**McBurney** 点）。阑尾炎时指压此处，可出现压痛和反跳痛的体征。有时也可以 Lanz 点表示，即左右髂前上棘连线的右中 1/3 交点处。此外，因三条结肠带均在阑尾根部集中，故沿结肠带向下追踪是寻找阑尾的可靠办法。

知识点链接

阑尾末端的位置变化较大（图 5 - 23），有① 回肠前位，阑尾位于回肠前方，其尖端指向左上方。此种位置的阑尾表浅，发炎时容易刺激腹前壁腹膜，故右下腹压痛明显。② 盆位，阑尾尖斜向下内，越过小骨口伸入盆腔，其尖端可贴近闭孔内肌，盆位阑尾炎时，可出现闭孔内肌刺激征（屈髋并内旋时疼痛）。女性盆位阑尾与卵巢、输卵管接近，需仔细鉴别阑尾与子宫附件的炎症。③ 盲肠后位，位于盲肠或升结肠后方，尖伸向上。炎症时，患者因腰大肌受刺激痉挛而呈屈髋体位，此时作伸髋动作时可引起疼痛加剧。④ 回肠后位，位于回肠后方，其尖端指向左上方，其后方为腰大肌，故阑尾炎时也可能上能下起腰大肌刺激征。回肠后位阑尾隔壁腹膜还与右输尿管相邻，发炎时应与右输尿管第二处狭窄的结石嵌顿仔细鉴别。⑤ 盲肠下位，位于盲肠后下方，其尖端指向右下方。⑥ 盲肠外位，位于盲肠外侧。另外，阑尾还可能有盲肠内位（阑尾被包裹于盲肠壁的浆膜下）、高位（阑尾位于肝下方）、腹膜后（阑尾位于右髂窝的壁腹膜之外）等位置。根据国人统计资料：回肠前位约占 28%，盆位约 26%，盲肠后位约占 24%，回肠后位约占 8%，盲肠下位约占 6%，盲肠外位约占 4%，其他位置约占 4%。

三、结肠

结肠 colon 在右髂窝起自盲肠，在第 3 骶椎平面续于直肠。从近向远依次分为升结肠、横结肠、降结肠和乙状结肠4部。整体呈"M"形,包绕在空、回肠周围。

1. **升结肠 ascending colon**　长约15 cm,在右髂窝内起自盲肠,沿腰方肌和右肾前方上升,在肝右叶下面转折为**结肠右(肝)曲** right colic flexure,再向左移行为横结肠。结肠右曲的上方邻肝右叶,后方靠近右肾。升结肠前面和两侧有腹膜覆盖,后面借结缔组织贴于腹后壁,位置比较固定。

2. **横结肠 transverse colon**　长约50 cm,起自结肠右曲,向左横行至脾下端的下方,转折形成**结肠左(脾)曲** left colic flexure 后,向下续为降结肠。横结肠借横结肠系膜连于腹后壁,呈中部凹、两端高的弧形,活动度大。

3. **降结肠 descending colon**　长约20 cm,起自结肠左曲,沿左肾外侧缘和腰大肌前面下降,至左髂嵴移行为乙状结肠。降结肠借腹膜和结缔组织固定于腹后壁。

4. **乙状结肠 sigmoid colon**　长40～50 cm,在左髂嵴处接降结肠,沿左髂窝转入盆腔内,呈"乙"字形弯曲,在第3骶椎前方续为直肠。乙状结肠是腹膜内位器官,借乙状结肠系膜连于骨盆左后壁,活动度较大,有时可因乙状结肠系膜过长而造成肠扭转。

四、直肠

直肠 rectum 位于盆腔后部,骶、尾骨前方。其上端约在第3骶椎高度与乙状结肠相接,下端穿盆膈后更名为肛管,长约10～14 cm。直肠在矢状面上呈现2个弯曲,上方一个称**直肠骶曲** sacral flexure of rectum,与骶骨前面弯曲一致,凹向前;下方一个称**直肠会阴曲** perineal flexure of rectum,凹向后,距肛门3～5 cm(图5-24)。在冠状面上,直肠有三个侧曲,上、下2个弯曲略凸向右侧,中间1个凸向左侧,但其上、下端仍居盆部正中位置。当临床进行直肠镜或乙状结肠镜检查时,应注意这些弯曲,以免损伤患者的肠壁。

直肠上段窄细,下段膨大,称**直肠壶腹** ampulla of rectum。壁内常有由黏膜、黏膜下层及肌层形成半月形横行皱襞,称**直肠横襞** transverse fold of rectum,即使肠管膨胀也不消失,一般有

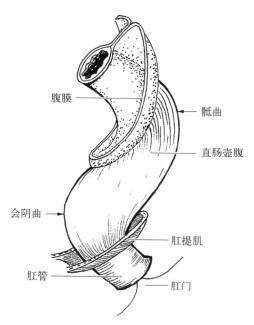

图5-24　直肠和肛管

三条,位置与直肠3个侧曲相对。上横襞在直肠起始部左侧壁,距肛门10～12 cm。中间横襞,恒定而且最大,位于直肠右侧壁,距肛门约7.5 cm,恰对直肠前壁腹膜反折处,是直肠镜检时作为腹膜腔最低点的标志。下横襞位居直肠左侧壁,距肛门约5 cm。在做直肠、乙状结肠镜检时,应注意直肠横襞,以免损伤肠壁。

五、肛管

肛管 anal canal 自盆膈处起自直肠,终于肛门,长约4 cm,属于会阴部器官。肛管被肛门括约肌包绕,平时处于收缩状态,有控制排便的功能。

通常肛管的前后壁靠近,其上段黏膜形成6～10条纵行皱襞,称**肛柱 anal columns**(图5-25),相邻肛柱的下端有半月形的黏膜皱襞相连称**肛瓣 anal valves**。肛瓣与肛柱下端共同围成开口向上的隐窝称**肛窦 anal sinuses**,其窦底有肛腺的开口,粪屑常存积窦内,感染后易发生肛窦炎,严重者可形成肛门

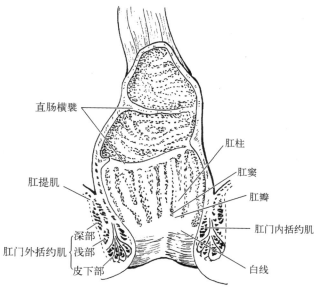

图5-25　直肠和肛管腔面的形态

周围脓肿或肛瘘等。各肛柱上端的连线称**肛直肠线** anorectal line,是直肠与肛管的腔内的分界线。连结肛柱下端与肛瓣边缘的锯齿状线,称**齿状线** pectinate line 或**黏膜皮线** mucocutaneous line,借此线肛管分为上、下两部。胚胎发生时,齿状线以上起自内胚层,管腔黏膜覆以单层柱状上皮;齿状线以下起自外胚层,管壁表面覆以皮肤,是复层扁平上皮。此外,齿状线上、下的动脉来源,静脉和淋巴回流,以及神经支配均不相同,有临床实用意义。

表 5‑5　肛管齿状线上、下部的比较

	齿状线以上	齿状线以下
覆盖上皮	单层柱状上皮	复层扁平上皮
动脉来源	直肠上、下动脉	肛动脉
静脉回流	汇入肝门静脉	汇入下腔静脉
淋巴引流	肠系膜下淋巴结及髂内淋巴结	腹股沟浅淋巴结
神经支配	内脏神经	躯体神经

在齿状线以下,有一宽约 1 cm 的光滑环形区,称**肛梳** anal pecten。其表面呈浅灰紫色或浅蓝色,皮肤是复层扁平上皮,无角化层、甚薄;皮下组织致密,与皮肤和肌层紧密相连,内有直肠内静脉丛的下部(临床称痔静脉丛),静脉易扩张而形成外痔,故肛梳又名**痔环** hemorrhoidal ring。肛梳下界称**白线** white line(**hilton**线),活体白线呈暗红色,位于肛门上方约 1 cm 处,为肛门内、外括约肌的分界处,活体肛管指诊时,可触知该处有一环形浅沟,称**括约肌间沟** intersphincteric groove。肛管的下口称**肛门** anus,通外界。

> **知识点链接**
>
> 在肛管的黏膜和皮下有丰富的静脉丛,有时可因病理原因形成静脉曲张,向肛管腔内突起形成痔。齿状线以上被覆黏膜的(直肠上)静脉曲张称内痔 internal hemorrhoids;齿状线以下被覆皮肤的(直肠下)静脉曲张称外痔 external hemorrhoids。跨越齿状线上下的称混合痔。

肛管周围有肛门内、外括约肌环绕。**肛门内括约肌** sphincter ani internus 属平滑肌,由肠壁环形肌增厚形成,有协助排便的作用,但无括约的功能。**肛门外括约肌** sphincter ani externus 为骨骼肌,围绕肛门内括约肌的周围。肛门外括约肌按其纤维所在部位,分为皮下部、浅部和深部。**皮下部**为位于肛门周围皮下的环形肌束,如此部肌束被切断,不会产生大便失禁;**浅部**为围绕肛管下部的椭圆形肌束,前后方分别附着于会阴中心腱和尾骨尖;**深部**为位于浅部上方的较厚的环形肌束。浅部与深部括约肌是控制排便的重要肌束。

肛门内括约肌,肠壁的纵行肌,肛门外括约肌的浅部、深部和肛提肌等共同构成一围绕肛管的强大肌环称**肛直肠环**。肛直肠环对肛管起重要的括约作用,若手术不慎损伤肛直肠环,将导致大便失禁。

第七节　肝

肝 liver 是人体内最大的消化腺,活体呈棕红色,质地柔软而脆。国人成年男性的肝重 1 154～1 447 g,女性为 1 028～1 379 g,约占体重的 1/50～1/40。胎儿和新生儿的肝相对较大,体积可占腹腔容积的一半,重量可达体重的 1/20。肝具有分泌胆汁、参与机体新陈代谢、储存糖原、解毒、吞噬、防御等功能,在胚胎时期尚有造血功能。

一、肝的形态

肝大致呈楔形,分上、下两面,前、后、左、右四缘。肝的上面隆凸,与膈接触,又称为**膈面** diaphragmatic surface(图 5‑26),被镰状韧带分为大而厚的**肝右叶** right lobe of liver 和小而薄的**肝左叶** left lobe of liver。

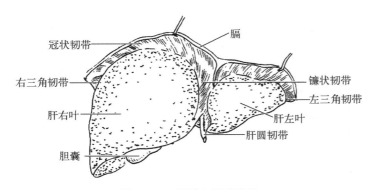

图 5-26 肝的上面（膈面）

时期静脉导管闭锁的遗迹。右纵沟宽而浅，前部为一浅凹，称**胆囊窝** fossa for gallbladder，容纳胆囊；后部宽而较深，称**腔静脉沟** sulcus for vena cava，有下腔静脉通过。横沟又称**肝门** porta hepatis，有肝左、右管，肝固有动脉左、右支，肝门静脉左、右支以及神经和淋巴管由此出入，这些结构被结缔组织包绕，构成**肝蒂** hepatic pedicle。

肝的脏面借"H"形沟分为四叶：肝左叶位于左侧纵沟的左侧；肝右叶位于右侧纵沟的右侧；两侧纵沟之间，横沟前方的是**方叶** quadrate lobe，后方的为**尾状叶** caudate lobe。脏面的肝左叶与膈面的肝左叶相对应，脏面的肝右叶、方叶和尾状叶三部分则包含在膈面的肝右叶中。

肝的前（下）缘锐利，中部的左、右侧各有一凹陷，分别称为**肝圆韧带切迹** notch for ligamentum teres hepatis 和**胆囊切迹** notch for gallbladder（图 5-27）。肝的左缘亦薄而锐利，右缘和后缘则厚而圆钝。后缘朝向脊柱，在近腔静脉沟处有 3 条肝静脉注入下腔静脉（图 5-28），临床上称此处为**第二肝门** secondary porta of liver。在

肝表面覆以腹膜，但在肝的上面后部没有腹膜被覆的部分称**肝裸区** bare area（图 2-28）。

肝的下面因与腹腔脏器相邻，故称为**脏面** visceral surface。肝的脏面凹凸不平，中部有略呈"H"形的沟，分别为左、右纵沟和横沟（图 5-27）。左纵沟窄而深，前部称**肝圆韧带裂** fissure for ligamentum teres hepatis，有肝圆韧带通过，肝圆韧带是胎儿时期脐静脉闭锁后的残件。后部为**静脉韧带裂** fissure for ligamentum venosum，容纳**静脉韧带**，是胎儿

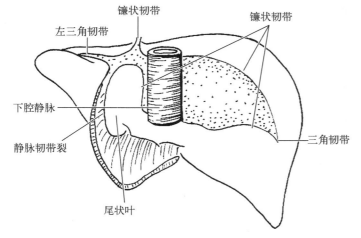

图 5-27 肝的下面（脏面）

腔静脉沟下部，若干条肝静脉系统的小静脉，如来自右半肝脏面的副肝右静脉和尾状叶静脉出肝处，称**第三肝门** third porta of liver。

二、肝的位置和毗邻

肝的大部分位于右季肋区和腹上区，小部分位于左季肋区。成人的肝大部分被胸壁遮挡。仅有小部分在左、右肋弓之间露出于剑突下方，可经腹前壁触及。腹上区和右季肋区遭受暴力打击或肋骨骨折时，均可能导致肝破裂。

肝上界与膈穹窿一致。在右腋中线平第 7 肋，到右锁骨中线处与第 5 肋相交，至前正中线平剑胸结合，在左锁骨中线稍内侧平第 5 肋间

隙。肝下界右侧与右肋弓大体一致,在前正中线上超出剑突下方约 3 cm,左侧被左肋骨弓遮挡。通常,在成人右肋弓下方如能触及肝的下线,可考虑肝肿大。但在新生儿和婴幼儿,肝的体积相对较大,其下缘比右肋弓低约 2 cm,属于正常情况。由于肝借镰状韧带和冠状韧带连于膈下面和腹前壁,因此,呼吸时,肝可随呼吸运动上下移动。

肝上面借膈与右肋膈隐窝、右肺和心相邻。肝右叶脓肿时,可侵蚀肝的膈面和膈,波及右胸膜腔和右肺。肝右叶下面,除了胆囊窝内有胆囊以外,前面与结肠右曲相接,中部近肝门处临十二指肠上曲,后部临右肾和右肾上腺。肝左叶下面与胃前壁相邻。后上部临食管的腹部。

> **知识点链接**　　肝组织活检采取穿刺的方法,穿刺一般从第 10 肋间隙与腋中线的交点进针。取材时,要求患者保持呼气状态,以减少肋膈隐窝的间隙,避免对肺及胸膜的损伤。因肝的体积大、位置较固定、质地脆弱,极易被断裂的肋骨刺伤,从而引起严重的血肿及右上腹区疼痛。很多疾病可引起肝脏肿大,如心衰竭、门静脉高压等,使它的下缘到达右下腹区。肝脏也是门静脉所收纳器官的恶性肿瘤容易转移的部位;胸部的肿瘤,特别是乳腺癌,也可经胸部淋巴管与肝裸区淋巴管的交通转移至肝脏。

三、肝的分叶与分段

(一)肝段的概念

肝按外形分叶的方法不完全符合肝内管道结构的配布规律,因此不能适应肝内占位性病变定位诊断和肝外科手术治疗要求。近代研究证明,肝内有 4 套管道,形成两个系统,即 Glisson 系统和肝静脉系统。肝管、肝固有动脉和肝门静脉的各级分支,在肝内走行和分布一致,三者被结缔组织包绕在一起,被称为 **Glisson** 系统(图 5-29)。肝段的概念即是根据 Glisson 系统在肝内的分布并结合肝的外形提出的。按照 **Couinaud** 肝段划分法,可将肝分为左、右半肝,进而再分为 5 个肝叶和 8 个肝段(图 5-31,表 5-6)。肝叶、肝段彼此间的界限为**肝裂** hepatic fissure。在肝内管道的铸造型标本上,肝裂是 Glisson 系统的分界区域。肝脏发生病变需要手术切除部分时,临床上可根据病灶所在位置,进行相应的肝段、肝叶或半肝切除。切除肝叶或肝段,多沿肝裂进行。肝静脉及其属支被称为肝静脉系统(图 5-29)。肝静脉各级属支行于肝段之间,而其主干,肝左、中、右静脉,相应行于各肝裂中,最后在第二肝门处汇入下腔静脉。

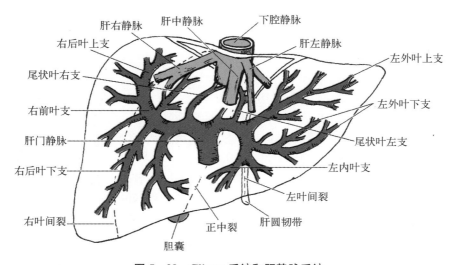

图 5-29　Glisson 系统和肝静脉系统

表 5-6 Couinaud 肝段

分 叶		分 段	肝 段
左半肝	尾状叶	段 I	段 I
	左外叶	左外叶上段	段 II
		左外叶下段	段 III
	左内叶	段 IV	段 IV
右半肝	右前叶	右前叶下段	段 V
		右前叶上段	段 VIII
	右后叶	右后叶下段	段 VII
		右后叶上段	段 VI

知识点链接

目前国内外在影像学和肝胆外科上普遍采用 Couinaud 肝段划分法(图 5-30)。随着肝内解剖的深入研究,有学者发现肝内血管存在很多解剖变异,如门静脉右前支大多数情况下并不分成上方的段 VIII 支和下方的段 V 支,而是分为腹侧和背侧两组分支,并进一步证实沿肝静脉主干的垂直平面和 Couinaud 认定的叶间边界并不对应,尤其表现在右叶间裂上部和正中裂。Cho 等和 Fischer 等的研究结果表明肝裂可能是弯曲的,呈波浪形甚至是犬齿交错状,可见 Couinaud 肝段的划分不完全符合肝内管道的分布,通过一个平面来确定门静脉之间的分界已过于简单化。目前,随着各种影像学技术的发展,使得肝段的划分及定位得到了极大的发展,特别是 CT、MR 三维计算机技术的开展,可从不同角度和投影方位观察肝门静脉的分支以及和肝静脉、肝外形的相互关系,使得在活体

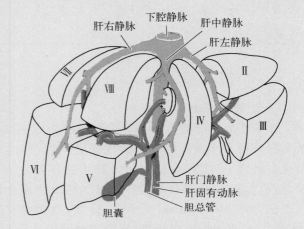

图 5-30 肝的分叶分段

上评价个体的肝段及亚段类型成为可能,也为寻找更精确的肝段划分法提供了必要的研究手段。由于肝内管道存在个体变异,近年来,有学者基于临床个体患者的 CT 影像学数据,建立了具有个性化的肝脏三维可视化模型,在肝段划分、病变定位、肝内管道的空间位置关系及变化的研究中具有重要指导意义。

(二) 肝裂和肝段的划分法

通过对肝内各管道铸型标本的研究,发现肝内有些部位缺少 Glisson 系统的分布,这些部位称为**肝裂** hepatic fissure。肝裂不但是肝内分叶、分段的标志,而且是肝部分切除的适宜部位。肝内有三个叶间裂,三个段间裂,分述如下(图 5-31)。

1. 正中裂 middle hepatic fissure 自胆囊切迹中点至腔静脉沟左缘的连线,裂内有肝中静脉走行。正中裂将肝分为左半肝和右半肝。

2. 左叶间裂 right interlobar fissure 位于正中裂左侧,从肝圆韧带切迹左侧约 1 cm 处,至下腔静脉左侧,该裂把肝左叶分为左内叶和左外叶,裂中有肝左静脉走行。

3. 右叶间裂 left interlobar fissure 位于正中裂右侧,从肝前缘胆囊切迹中点右侧的肝前缘外、中 1/3 交界处,斜行至下腔静脉右缘的肝裂,此裂将右半肝分为右前叶和右后叶,裂内有肝右静脉行走。

4. 左段间裂 left intersegmental fissure 自肝左静脉汇入下腔静脉处与肝左缘的中上 1/3 交界处连线的平面,此裂将左外叶又分为上段和下段,裂内有肝左静脉走行。

5. 右段间裂 right intersegmental fissure 又称**横裂**,从脏面肝门右端至肝右缘中点的连线,将右前、后叶各自再划分出上、下两段。

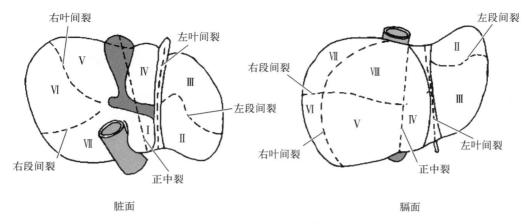

图 5-31 肝裂与肝段

6. 背裂 dorsal fissure 位于尾状叶前方,将尾状叶与左内叶和右前叶分开。它上起自肝左、中、右静脉出肝处(第二肝门),下至第一肝门,在肝上极形成一弧形线。

知识点 链接

> 肝脏发生病变需要手术切除部分时,临床上可根据病灶所在位置,进行相应的肝段、肝叶或半肝切除,因此,了解肝的分叶和分段具有重要的临床意义。有研究表明,一个供肝可分割成两个受体所用,即舍弃肝Ⅳ段(左内叶)肝组织,以其主要血管和肝管作为肝Ⅱ、Ⅲ段(左外叶)移植物的蒂;而下腔静脉,肝右、中静脉,门静脉右支,右肝动脉,右肝管等作为肝Ⅴ、Ⅵ、Ⅶ、Ⅷ段(右半肝)移植物的蒂。肝Ⅰ段(尾状叶)如保留,可归入右半肝移植物。

四、肝外胆道

肝外胆道 extra hepatic bile passage 是指肝门之外的胆道系统而言,包括胆囊和输胆管道(肝左、右管,肝总管和胆总管)。肝分泌的胆汁经肝内各级胆管收集,出肝门后,经肝外胆道输送到十二指肠(图 5-32),胆囊能浓缩和储存胆汁。

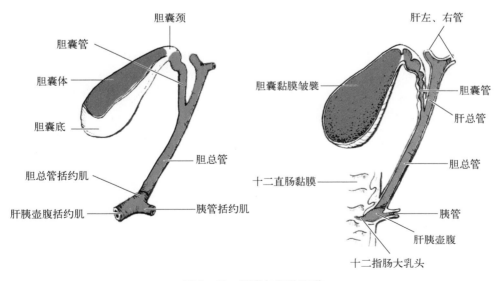

图 5-32 胆囊与肝外胆道

(一) 胆囊

胆囊 gallbladder 为储存与浓缩胆汁的囊状器官,呈梨形,长 8~12 cm,宽 3~5 cm,容积 40~60 ml,内压可达 0.392 kPa。胆囊位于肝脏面的胆囊窝内,借疏松结缔组织附着于肝,下面游离,覆以腹膜。

胆囊分为底、体、颈、管 4 部。**胆囊底** fundus of gallbladder 是胆囊突向前下的盲端,突出于肝的下缘,与腹前壁接触,圆钝、壁薄,是穿孔的好发部位。其体表投影位于右锁骨中线(或右腹直肌外缘)与右侧肋弓相交处,胆囊有炎症等病变时,此处有压痛。**胆囊体** body of gallbladder 为胆囊的主体部分,膨大,约在肝门右端逐渐变细,移行为胆囊颈。**胆囊颈** neck of gallbladder 较狭小,常呈直角向左下方弯转,移行为胆囊管。胆囊颈的起始部膨大,称为 **Hartmann** 囊,为胆囊结石滞留的常见部位。**胆囊管** cystic duct 长 3～4 cm,直径 0.2～0.3 cm,在肝十二指肠韧带内与其左侧的肝总管汇合成胆总管。胆囊内面的黏膜呈蜂窝状,颈和管处的黏膜形成螺旋状皱襞突入腔内,称 **Heister** 瓣(图 5-32),能防止管壁过度扩张与缩窄,控制胆囊内胆汁的进入和排放。螺旋皱襞水肿或结石嵌顿时,可导致胆囊积液。

胆囊管、肝总管和肝下面围成的三角形区域称**胆囊三角**(Calot 三角),三角内常有胆囊动脉通过,因此,该三角是胆囊手术中寻找胆囊动脉的标志。

(二) 肝左、右管与肝总管

肝左、右管 left and right hepatic ducts 由肝内胆小管在肝实质内逐渐汇合而成,出肝门后位于肝固有动脉左、右支的前方,紧贴在肝门下方汇合成肝总管(图 5-32)。

肝总管 common hepatic duct,长约 3 cm,直径 0.4～0.6 cm,在肝十二指肠韧带内下行,其末端与胆囊管呈锐角或并行一段距离之后汇合成胆总管。

> **知识点链接**　　除肝左、右管外,若有另外的输胆管道注入肝外胆道,则形成**副肝管** accessory hepatic duct,以右副肝管多见,出现率约 10%～20%。副肝管一般从肝门以外的部位出肝,行经肝胆三角者占 95%,可汇入肝外胆道的任何部位。

(三) 胆总管

胆总管 common bile duct 由胆囊管与肝总管汇合形成,长 4～8 cm,直径 0.6～0.8 cm。胆总管先在肝十二指肠韧带内下行,与左侧的肝固有动脉平行,两者的后方为肝门静脉。之后行经十二指肠上部的后方,紧贴胰头后面的胆总管沟内,穿十二指肠降部中份后内侧壁,与胰管汇合,形成略为膨大的**肝胰壶腹** hepatopancreatic ampulla(也称 **Vater** 壶腹),开口于**十二指肠大乳头**。胆总管末端和胰管末端的环行平滑肌与肝胰壶腹周围的环行平滑肌一起合称**肝胰壶腹括约肌**(sphicter of hepatopancreatic ampulla,或称 **Oddi's** 括约肌),具有控制胆汁和胰液排放的作用。进食时,在副交感神经的调节下,胆囊收缩,Oddi's 括约肌松弛,使胆汁和胰液排入十二指肠;不进食则在交感神经的调节下,胆囊松弛,Oddi's 括约肌收缩,关闭其围绕的管道,使胆汁贮存于胆囊。因胰管括约肌常发育不全甚至缺失,或由于肝胰壶腹括约肌痉挛等原因,造成胆汁逆流入胰腺,导致反流性胰腺炎。

> **知识点链接**　　胆总管可因胰头肿瘤等压迫造成梗阻,胆总管十二指肠壁内段较狭窄,也容易发生胆道结石梗阻,导致出现阻塞性黄疸。若直径大于 1.0 cm 时,可视为病理状态(如胆总管下端梗阻等)。由于胆总管管壁含有大量弹力纤维,富于伸缩性,在梗阻时可扩张增粗到相当程度而不破裂,手术中可被误认为十二指肠。

第八节　胰

一、胰的形态与位置

胰 pancreas 为人体的第二大消化腺,狭长,呈棱柱状,质地柔软,活体为灰红色,长 17～20 cm,重 82～

117 g。胰位置较深,位于腹上区和左季肋区的深部,横行于第 1、2 腰椎平面,紧贴腹后壁,属于腹膜外位器官。胰由外分泌部和内分泌部组成。外分泌部分泌胰液,内含大量分解消化蛋白质、糖和脂肪的酶,对消化至关重要;内分泌部即胰岛,散在于胰实质内,胰尾较多,主要分泌胰岛素和胰高血糖素,调节血糖浓度。

二、胰的分部

按胰的形态,从右向左分头、颈、体、尾 4 部(图 5 - 33)。**胰头** head of pancreas 膨大,被十二指肠包绕,下部有一向左后上方的**钩突** uncinate process。**胰颈** neck of pancreas 很短,为头、体移行的狭窄部分。**胰体** body of pancreas 在右侧连接胰颈,走向左侧靠近脾门时逐渐变细,移行为**胰尾** tail of pancreas,胰尾较细,伸向左上方抵达脾门。

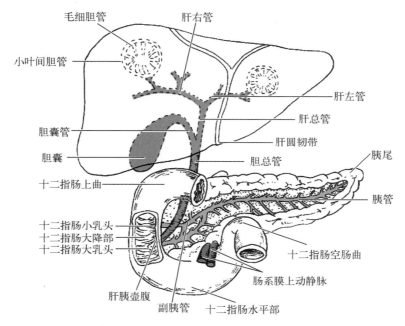

图 5 - 33 胆道、十二指肠和胰

知识点链接

　　胰的毗邻在临床上十分重要。胰头被十二指肠呈"C"形围绕,后面有胆总管紧贴,再后方邻下腔静脉,两者均可被胰头肿块压迫,造成阻塞性黄疸或下腔静脉瘀血。胰颈后方邻脾静脉、肠系膜上静脉以及由两者汇合形成的肝门静脉,肿块压迫肝门静脉时,可导致肝门静脉高压症。胰体的上方与腹腔干和腹腔丛相邻,胰腺癌侵犯腹腔丛时,可引起持续性的剧烈疼痛。
　　胚胎发育过程中,前肠尾端腹侧与背侧各发生一囊状突起,称为腹胰与背胰。腹胰发育为胰头,背胰发育为胰的其余部分。发育过程,腹胰由腹侧向右转至背侧与背胰合并。若腹胰转移中出现异常,会形成一带状胰组织,环抱十二指肠降部,称为**环状胰** annular pancreas。倘包绕过紧,可引起肠梗阻。

小　结

　　消化系统由消化管与消化腺组成。消化管包括口、咽、食管、胃、小肠(十二指肠、空肠、回肠)和大肠(盲肠、阑尾、结肠、直肠和肛管)。大消化腺位于消化管壁外,包括三对大唾液腺(腮腺、下颌下腺和舌下腺)、肝和胰。消化腺分泌的消化液通过腺管流入消化管。消化系统具有消化、吸收、分泌和内分泌的功能。
　　口腔是消化管的起始端,通过咽峡与咽相连。咽位于上 6 个颈椎的前方,是消化和呼吸系统的共同通道,以软腭游离缘和会厌上缘为界,被分为鼻咽、口咽和喉咽三部。

食管在第6颈椎续咽,在第11胸椎左侧与胃的贲门相接。食管全长有三个狭窄,是肿瘤容易发生的部位。

胃大部分位于左季肋区,小部分位于腹上区。胃有前后两个壁,大、小两个弯和上、下两个口。上口以贲门续食管,下口以幽门接十二指肠。胃可分为胃体、胃底、贲门部和幽门部四个部分。

小肠由十二指肠、空肠和回肠组成,是营养物质吸收的主要场所。十二指肠呈"C"形环抱胰头,分为上部、降部、水平部和升部四个部分,在十二指肠降部的后内侧壁,有十二指肠大乳头的开口。在第2腰椎的左侧,十二指肠向前弯曲形成十二指肠空肠曲,被十二指肠悬韧带(Treitz韧带)固定于腹后壁。空肠和回肠位于腹腔的下部,蜿蜒曲折形成小肠袢,并被小肠系膜固定于腹后壁。

大肠有三大特征:结肠带、结肠袋和肠脂垂。盲肠位于右髂窝,后内侧壁有回肠和阑尾的开口,回肠、盲肠和阑尾合称为回盲部。阑尾根部的体表投影称为麦氏点(McBurney点)结肠由升结肠、横结肠、乙状结肠和降结肠组成。直肠在第3骶椎接乙状结肠,穿过盆膈后移行为肛管。

肝脏是人体最大的消化腺,大部分位于右季肋区和腹上区,小部分位于左季肋区。膈面被镰状韧带分为左叶和右叶,脏面被"H"形沟分为四叶。"H"的横沟被称为肝门,是肝固有动脉、肝总管和门静脉等出入的门户。肝外胆道由胆囊和输胆管道(左右肝管、肝总管、胆囊管、胆总管)构成。

胰是人体一长条形消化腺,在第1~2腰椎平面横卧于腹后壁,分为胰头、胰颈、胰体、胰尾四个部分。以胰管与胆总管共同开口于十二指肠大乳头。

【复习思考题】

1. 食管的三个狭窄的部位及其临床意义?

2. 描述胆汁产生和排出的途径。

3. 腹部手术时如何区别空肠和回肠?怎样寻找空肠的起始部?

4. 根据胰头的位置与毗邻的解剖学知识,简述胰头肿瘤可能压迫周围哪些结构,引起哪些相应症状?

5. 患者,女,23岁。自述平时身体健康,6小时前觉上腹部疼痛,但不甚严重,呈阵发性;4小时后疼痛转移至右下腹,呈持续性加重,伴恶心呕吐,全身乏力,头痛。检查见患者仰卧位,右下肢屈曲,体温38.6℃,脉搏90次/min,右下腹肌紧张,有压痛,McBurney点压痛明显,有轻度反跳痛。白细胞计数为$18×10^9$/L,中性粒细胞占85%,诊断为急性阑尾炎。问题:① 急性阑尾炎发生右下腹压痛反跳痛的原因是什么?患者为何取右下肢屈曲的姿势? ② 术中如何寻找阑尾,可能遇到哪些异常情况?

(李 华)

第六章

呼吸系统

掌握：① 呼吸系统组成及上、下呼吸道的概念；② 鼻旁窦的位置及开口部位；③ 喉的位置和喉腔分部；④ 气管的位置和结构特点，左、右主支气管的形态差异；⑤ 肺的外形、位置及肺根结构；⑥ 胸膜和胸膜腔。

熟悉：① 呼吸系统的功能；② 鼻腔的结构；③ 喉腔的结构；④ 肺段的概念；⑤ 胸膜和肺的体表投影。

了解：① 外鼻形态结构；② 喉软骨及其连结；喉肌名称和作用；③ 纵隔的概念及分区。

呼吸系统 respiratory system 由呼吸道和肺组成(图 6-1)。呼吸道包括鼻、咽、喉、气管和各级支气管，临床通常称鼻、咽和喉为**上呼吸道**，气管和各级支气管为**下呼吸道**。肺由肺实质和肺间质组成，肺实质包括

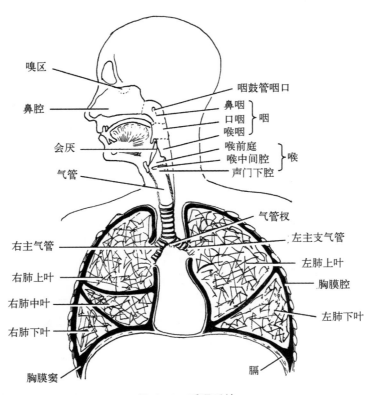

图 6-1 呼吸系统

支气管树和肺泡,肺间质包括结缔组织、血管、淋巴管、淋巴结和神经等。呼吸系统的主要功能是进行气体交换,即吸入氧,呼出二氧化碳。此外,鼻还是嗅觉器官,喉又是发音器官,肺还有内分泌功能。

<h2 style="text-align:center">第一节　鼻</h2>

鼻 nose 分为外鼻、鼻腔和鼻旁窦三部分。它既是呼吸道的起始部,又是嗅觉器官。

一、外鼻

外鼻 external nose 位于面部中央,呈三棱锥体形。外鼻上部与额相连的狭窄部称**鼻根**,中部称**鼻背**,下端为**鼻尖**。鼻尖向两侧扩大称**鼻翼** nasal ala,呼吸困难时,可见鼻翼煽动。从鼻翼向外下方至口角的浅沟称**鼻唇沟** nasolabial sulcus。正常人,两侧鼻唇沟的深度对称,面肌瘫痪时,患侧的鼻唇沟变浅或消失。

外鼻由鼻骨和鼻软骨为支架,外覆皮肤,内有黏膜。分为骨部和软骨部,骨部皮肤薄而松弛,软骨部的皮肤较厚,富含皮脂腺和汗腺,是痤疮和疖肿的好发部位。

二、鼻腔

鼻腔 nosal cavity 是由骨和软骨构成,内覆以黏膜和皮肤,鼻中隔将鼻腔分为左、右两半,向前以**鼻孔** nostril 通外界,向后经**鼻后孔** choanae 通鼻咽。每侧鼻腔以**鼻阈** nasal limen 为界,分为**鼻前庭** nasal vestibule 和**固有鼻腔** nasal cavity proper,鼻阈为皮肤和黏膜的分界标志。鼻前庭内衬以皮肤,生有鼻毛,有滤过和净化空气的功能;此处由于缺少皮下组织,皮肤直接与软骨膜紧密相连,又富有皮脂腺和汗腺,是疖肿的好发部位之一,故发生疖肿时疼痛剧烈。

鼻中隔 nasal septum 由筛骨垂直板、犁骨及鼻中隔软骨为支架,表面被覆黏膜,通常多偏向一侧。鼻中隔的前下部血管丰富而且位置表浅,受外伤或干燥空气刺激,血管易破裂出血,约90%的鼻出血发生于此,故称**易出血区**(Little 区)。鼻腔外侧壁自上而下有三个鼻甲突向鼻腔,分别称**上、中、下鼻甲**(图6-2)。三个鼻甲的下方各有一裂隙,分别称**上、中、下鼻道**。在上鼻甲的后上方有时可有**最上鼻甲**。上鼻甲或最上鼻甲后上方与蝶骨体之间的凹陷称**蝶筛隐窝** sphenoethmoidal recess。切除中鼻甲,可见中鼻道中部有一凹向上的弧形裂隙称**半月裂孔**,裂孔的前端有筛漏斗通额窦。半月裂孔上方的圆形隆起为**筛泡**,通中筛窦。上、中鼻道及蝶筛隐窝分别有鼻旁窦的开口(图6-5),下鼻道的前部有鼻泪管开口。

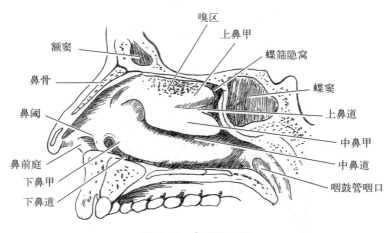

图6-2　鼻腔外侧壁

鼻黏膜按其生理功能分为两部分,即嗅区和呼吸区(图6-3)。**嗅区** olfactory region 位于上鼻甲以及其相对应的鼻中隔黏膜和鼻腔顶部黏膜，活体成苍白或淡黄色，嗅区黏膜内含有嗅细胞，具有嗅觉功能。除嗅区以外的鼻黏膜为**呼吸区**，活体呈淡红色，表面光滑湿润，黏膜内含有丰富的毛细血管丛和黏液腺，对吸入的空气有温暖、湿润和净化的作用。

三、鼻旁窦

鼻旁窦 paranasal sinuses 是鼻腔周围颅骨内开口于鼻腔的含气空腔，鼻旁窦内衬以黏膜并与鼻腔黏膜相延续，能调节和湿润空气，并对发音起共鸣作用。鼻旁窦有 4 对，即额窦、筛窦、蝶窦和上颌窦（图 6-4、图 6-5）。

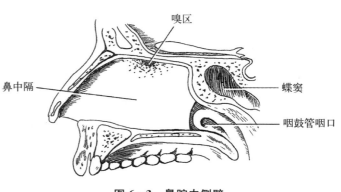

图 6-3　鼻腔内侧壁

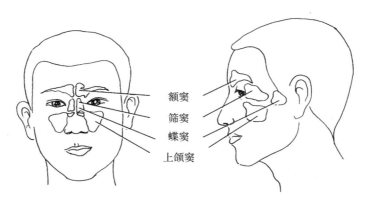

图 6-4　鼻旁窦的位置

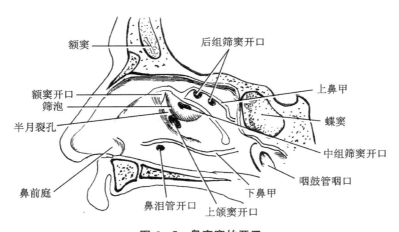

图 6-5　鼻旁窦的开口

1. 额窦 frontal sinus　**额窦**位于眉弓深面，左右各一，呈三棱锥体形，其形态大小左右不太一致，窦口位于窦底部，开口于中鼻道。

2. 筛窦 ethmoidal sinus　**筛窦**位于鼻腔外侧壁上方与两眶之间的筛骨迷路内，每侧有大小不一、排列不规则的 3~18 个小房组成，可分为前、中、后 3 组。**前筛窦**和**中筛窦**开口于中鼻道，**后筛窦**开口于上鼻道。

3. 蝶窦 sphenoidal sinus　**蝶窦**位于蝶骨体内，左右各一，开口于蝶筛隐窝。

4. 上颌窦 maxillary sinus　**上颌窦**位于上颌骨体内，是最大的鼻旁窦，开口于中鼻道（图 6-6）。鼻旁窦的炎症中，以上颌窦炎最为多见，因为上颌窦是四对鼻旁窦中最大的一对。炎症时，因窦口高于窦底，故分泌物不易排出。同时窦底临近上颌磨牙的牙根，两者间只有一层薄的骨质相隔，牙根感染常波及上颌窦，引起上颌窦炎。

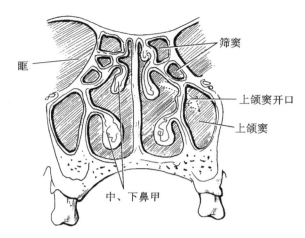

图 6-6　鼻腔冠状切面

第二节　喉

　　喉 larynx 既是呼吸道，又是发音器官。由软骨、软骨间连结、喉肌和黏膜构成。成年人的喉位于第 3~6 颈椎之间，借喉口通喉咽，向下与气管相续。喉的前面为皮肤、颈筋膜及舌骨下肌群，后方为咽，两侧为颈部的血管、神经及甲状腺侧叶。喉的活动性较大，可随吞咽和发音而上下移动。

一、喉软骨

　　喉软骨 laryngeal cartilages 构成喉的支架，由甲状软骨、环状软骨、会厌软骨和成对的杓状软骨构成（图 6-7）。

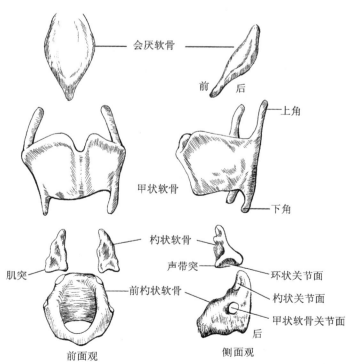

图 6-7　分离的喉软骨

1. 甲状软骨 thyroid cartilage　甲状软骨位于舌骨下方,是由两块近似四边形的甲状软骨板相互愈合而成,构成喉的前壁和外侧壁。愈合处位于前正中线,称**前角**;前角上端向前突出,成年男性尤为明显,称**喉结** laryngeal prominence。喉结上方呈"V"形的切迹称**上切迹**。左右甲状软骨板的后缘游离,并向上、下发出突起,分别称**上角**和**下角**。上角较长,借韧带与舌骨大角相连,下角较短,其内侧面有关节面与环状软骨相关节。

2. 环状软骨 cricoid cartilage　环状软骨位于甲状软骨的下方,向下借韧带与气管软骨环相连,是呼吸道中唯一完整的软骨环。它由前部较窄的**环状软骨弓**和后部高阔的**环状软骨**板构成。弓与板的交界处有一与甲状软骨相关节的关节面,板的上缘两侧各有一与杓状软骨相关节的关节面。环状软骨对保持呼吸道的畅通有重要作用,损伤后易引起喉狭窄。

3. 会厌软骨 epiglottic cartilage　会厌软骨上宽下窄呈叶状,上端游离,下端借韧带连于甲状软骨前角内面的上部。会厌软骨被覆黏膜称**会厌** epiglottis,位于喉口的前方,吞咽时喉随咽上提并前移,遮盖喉口,防止吞咽物误入喉腔。

4. 杓状软骨 arytenoid cartilage　杓状软骨成对,位于环状软骨板上缘两侧,分为一尖、一底、二突。尖向上,底朝下,底与环状软骨板上缘的关节面构成环杓关节。由底向前伸出的突起称**声带突** vocal process,有声韧带附着;向外侧伸出的突起称**肌突** muscular process,有喉肌附着。

二、喉的连结

喉的连结包括喉软骨之间的连结以及喉与舌骨、气管之间的连结(图6-8)。

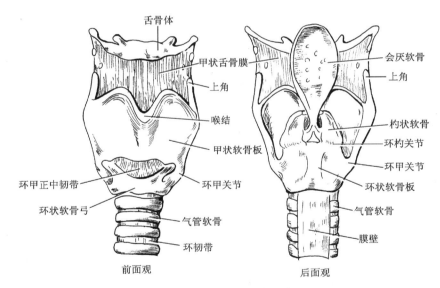

图6-8　喉软骨及其连结

1. 环甲关节 cricothyroid joint　环甲关节由甲状软骨下角与环状软骨侧面的关节面构成。甲状软骨可在冠状轴上做前倾和复位运动,前倾时甲状软骨前角与杓状软骨之间的距离增大,声带紧张;复位时,两者之间的距离变小,声带松弛。

2. 环杓关节 cricoarytenoid joint　环杓关节由杓状软骨底与环状软骨板上缘的关节面构成,杓状软骨可沿关节的垂直轴向内、向外旋转。旋内时,使两侧声带突互相靠近,缩小声门;旋外则作用相反,开大声门。

3. 甲状舌骨膜 thyrohyoid membrane　甲状舌骨膜是连于甲状软骨上缘与舌骨之间的结缔组织膜,其中部增厚称**甲状舌骨正中韧带**。

4. 方形膜 quadrangular membrane　方形膜起于会厌软骨两侧缘和甲状软骨前角的后面,向后附着于杓状软骨的前内侧缘(图6-9)。其下缘游离称**前庭韧带** vestibular ligament是构成前庭襞的基础。

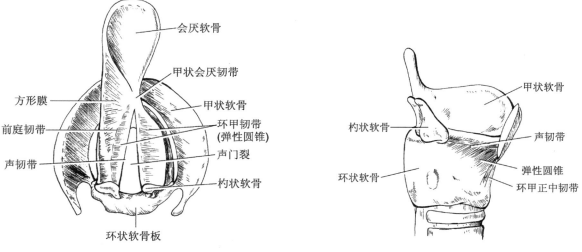

图 6-9   弹性圆锥和方形膜(上面观)   图 6-10   弹性圆锥

5. 弹性圆锥 conus elasticus   弹性圆锥又称**环甲膜**,为圆锥形的弹性纤维膜(图 6-10)。起于甲状软骨前角的后面,呈扇形向下、向后止于杓状软骨声带突和环状软骨上缘。弹性圆锥上缘在甲状软骨前角与杓状软骨声带突之间游离并增厚,称**声韧带** vocal ligament。声韧带连同声带肌和表面黏膜共同构成声带。弹性圆锥前部弹性纤维增厚,在甲状软骨下缘与环状软骨弓上缘之间的部分称**环甲正中韧带** median cricothyroid ligament。急性喉阻塞时,可在此处进行穿刺,以建立暂时的通气道。

6. 环气管韧带 cricotracheal ligament   环气管韧带为连于环状软骨下缘与第 1 气管软骨环之间的结缔组织膜。

三、喉肌

喉肌均为细小的骨骼肌,是发音的动力器官。按功能可分为两组,分别作用于环甲关节,使声带紧张或松弛;作用于环杓关节,使声门裂开大或缩小(图 6-11)。喉肌运动可控制发音的强弱和调节音调的高低。按其附着于甲状软骨的内面和外面可分为内、外两群。

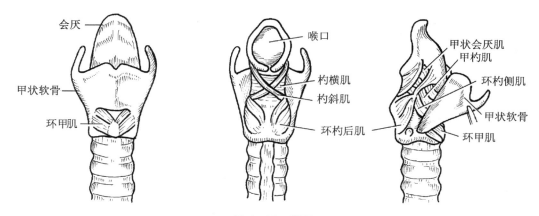

图 6-11   喉肌

1. 环甲肌 cricothyroid muscle   环甲肌是唯一的一对喉外肌,起自环状软骨弓的前外侧面,向后上止于甲状软骨下缘和下角。收缩时,使甲状软骨前倾,拉长并紧张声带。

2. 环杓后肌 posterior cricoarytenoid muscle   环杓后肌起自环状软骨板后面,肌纤维向外上方,止于杓状软骨肌突。其作用是使声带突转向外上,开大声门裂并紧张声带。

3. 环杓侧肌 lateral cricoarytenoid muscle   环杓侧肌起自环状软骨弓的上缘和外侧面,止于杓状软骨肌突,其作用是使声带突向内侧转,缩小声门裂。

4. **甲杓肌 thyroarytenoid muscle**　甲杓肌起自甲状软骨前角的后面,向后止于杓状软骨的外侧面。上部肌束位于前庭韧带外侧,收缩时缩短前庭襞;下部肌束位于声韧带外侧,称为声带肌,收缩时声带变短而松弛。

5. **杓肌 arytenoid muscle**　杓肌位于喉的后壁,包括杓横肌、杓斜肌和杓会厌肌。

喉肌的名称、起止和作用见表 6-1。

表 6-1　喉肌的名称、起止及作用

名　称	起　点	止　点	作　用
环甲肌	环状软骨弓的前外侧面	甲状软骨下缘和下角	紧张声带
环杓后肌	环状软骨板后面	杓状软骨肌突	开大声门裂并紧张声带
环杓侧肌	环状软骨弓上缘和外侧面	杓状软骨肌突	缩小声门裂
甲杓肌	甲状软骨前角后面	杓状软骨外侧面和声带突	声襞变短和松弛
杓横肌	肌束横行连于两侧杓状软骨肌突及外侧缘		缩小喉口,紧张声带
杓斜肌	杓状软骨肌突	对侧杓状软骨尖	缩小喉口和声门裂
杓会厌肌	杓状软骨尖	会厌软骨及甲状会厌韧带	拉会厌向后下,关闭喉口

四、喉腔

喉腔 laryngeal cavity 向上经喉口通喉咽,向下通气管。喉腔黏膜与咽和气管的黏膜相续连。

喉口 aditus laryngis 是喉腔上口,朝向后上方,由会厌上缘、杓会厌襞和杓间切迹围成。杓会厌襞为连接杓状软骨尖与会厌软骨侧缘的黏膜皱襞。

喉腔侧壁上有两对呈矢状位的黏膜皱襞,上方为**前庭襞** vestibular fold,下方为**声襞** vocal fold(图 6-12)。前庭襞在活体呈粉红色,连于甲状软骨前角与杓状软骨声带突上方。声襞在活体颜色较白,连于甲状软骨前角中部与杓状软骨声带突,较前庭襞更为突向喉腔。两侧前庭襞之间的裂隙称**前庭裂** rima vestibuli,两侧声襞及杓状软骨底和声带突之间的裂隙称**声门裂** rima glottidis,是喉腔最狭窄的部位。声门裂前 2/3 位于两侧声襞之间称**膜间部**,后 1/3 位于两侧杓状软骨底和声带突之间称**软骨间部**。**声带** vocal cord 是由声襞及其襞内的声韧带和声带肌共同构成。声带和声门裂合成**声门** glottis。

喉腔被前庭裂和声门裂分为三部分:即喉前庭、喉中间腔和声门下腔(图 6-13)。

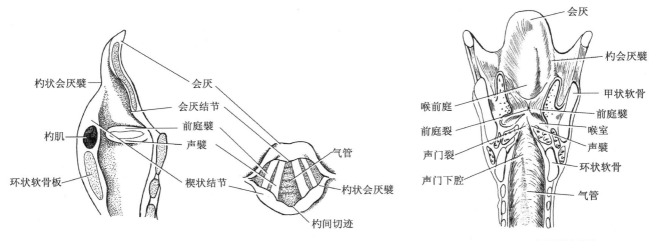

图 6-12　喉正中矢状切面及声门裂　　　　图 6-13　喉冠状切面

喉前庭 laryngeal vestibule 呈上宽下窄的漏斗状,位于喉口与前庭裂之间,前壁中央部有会厌软骨柄附着,其上方呈结节状隆起称**会厌结节**。

喉中间腔 intermedial cavity of larynx 位于前庭裂与声门裂之间,向两侧位于前庭襞与声襞之间的隐窝称**喉室** ventricle of larynx。

声门下腔 infraglottic cavity 位于声门裂以下与环状软骨下缘之间。此处黏膜下组织比较疏松,炎症时易引起水肿,尤其是婴幼儿喉腔较窄小,常因喉水肿导致喉阻塞而呼吸困难。

第三节　气管与支气管

一、气管

气管 trachea 起于环状软骨下缘(平第 6 颈椎下缘),在食管前方,经颈部正中下行入胸腔,在胸骨角平面(平第 4 胸椎下缘)分为左、右主支气管(图 6 - 14)。气管长约 10 cm,以胸廓上口为界,分为颈部和胸部。气管分叉处称**气管杈** bifurcation of trachea。在气管杈内面,有一矢状位向上凸的半月状嵴称**气管隆嵴** carina of trachea,略偏向左侧,是支气管镜检查时的重要标志(图 6 - 15)。

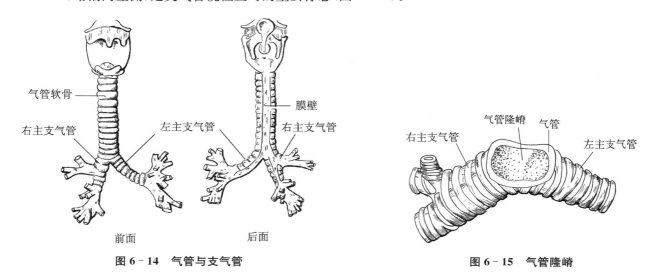

图 6 - 14　气管与支气管　　　　　　　　　　　　　　　图 6 - 15　气管隆嵴

气管由气管软骨、平滑肌和结缔组织构成。气管软骨由 14～17 个呈"C"形的透明软骨环构成,软骨缺口向后,缺口处由平滑肌和结缔组织膜封闭。气管内面衬以黏膜,与喉黏膜相续连。气管颈部位置较表浅,在胸骨颈静脉切迹上方可触及。甲状腺峡部位于第 2～4 气管软骨环前方,临床急性喉阻塞时,常在第 3～5 气管软骨环处沿正中线做气管切开术。

二、支气管

支气管 bronchi 是指由气管分出的各级分支,第一级分支为左、右主支气管。

右主支气管 right principal bronchus 较粗短,通常有 3～4 个软骨环,长约 2 cm,外径 1.2～1.5 cm,与气管中线间的夹角 22°～25°,走行较陡直。

左主支气管 left principal bronchus 较细长,通常有 7～8 个软骨环,长约 4～5 cm,外径为 0.9～1.4 cm,与气管中线间的夹角 35°～40°,走行较倾斜。

右主支气管比左主支气管粗短、与气管间的夹角较小、走行相对较陡直、加之气管隆嵴偏向左侧,临床上气管异物多坠入右主支气管。若气管异物较大,阻塞气管或气管隆嵴处,可使左、右两侧主支气管的通气受阻,造成呼吸困难,甚至窒息死亡。

第四节　肺

肺 lung 位于胸腔内,纵隔两侧,膈肌上方。肺组织质软而轻呈海绵状、内含空气并富有弹性。肺的表面被覆脏胸膜,光滑润泽。婴幼儿肺呈淡红色,随着年龄增长吸入空气中的尘埃沉积增多,肺的颜色逐渐变为深灰色,并出现蓝黑色斑,吸烟者尤甚。由于肺内含有空气,能浮于水面,而胎儿和未曾呼吸过的新生儿肺内不含空气,为实质性的,入水则沉,法医常以此来判断新生儿是出生前死亡或出生后死亡。

一、肺的形态

肺的外形近似半圆锥形,分一尖、一底、两面和三缘(图6-16),右肺较宽短,左肺较狭长。

肺尖 apex of lung 圆钝,经胸廓上口突至颈根部,高出锁骨内侧1/3段上方2.5 cm。**肺底** base of lung 位于膈上面,向上凹陷,故又称**膈面**。**肋面** costal surface 面积较大而圆凸,毗邻肋和肋间肌。内侧面与纵隔毗邻,又称**纵隔面** mediastinal surface,其中部有一椭圆形的凹陷称**肺门** hilum of lung,有主支气管、肺动脉、肺静脉、淋巴管和神经等出入(图6-17)。这些出入

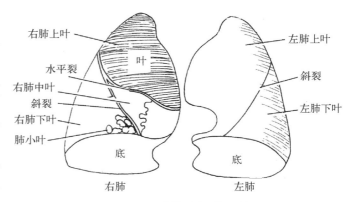

图6-16 肺的形态(前面观)

肺门的结构被结缔组织包绕构成**肺根** root of lung。肺根内各结构的排列,自前向后依次为:肺静脉、肺动脉、主支气管。左肺根的结构自上而下依次为:肺动脉、主支气管、下肺静脉;右肺根自上而下为:上叶支气管、肺动脉、肺静脉。肺的前缘薄锐,左肺前缘下部有**心切迹** cardiac notch,切迹下方有一突起称**左肺小舌** lingula of left lung。肺的后缘圆钝,位于脊柱两侧,为肋面与纵隔面在后方的移行部。肺的下缘在肋面与膈面交界处较锐,其位置可随呼吸而上下移动。

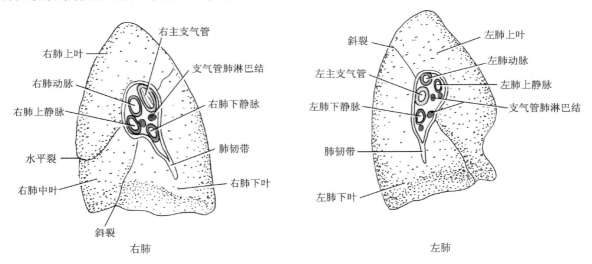

图6-17 肺的内侧面

左肺斜裂 oblique fissure 由后上斜向前下,将左肺分为上、下两叶。右肺除斜裂外,还有一个**水平裂** horizontal fissure,将右肺分为上、中、下三叶。

二、支气管树与支气管肺段

在肺门处,左、右主支气管(一级支气管)分为**肺叶支气管** lobar bronchi(二级支气管)进入肺叶。左肺有上叶和下叶支气管;右肺有上叶、中叶和下叶支气管。肺叶支气管在各肺叶内再分为**肺段支气管** segmental bronchi(三级支气管)(图6-18),并在肺内反复分支呈树枝状,称**支气管树** bronchial tree。

每一肺段支气管及其所属的肺组织称**支气管肺段** bronchopulmonary segments,简称**肺段** pulmonary segments。肺动脉的分支与支气管的分支相伴进入肺段,相邻两肺段之间有肺静脉的属支和少量疏松结缔组织。各肺段略呈圆锥形,其尖朝向肺门,底朝向肺表面(图6-19),在形态和功能上相对独立。通常右肺有

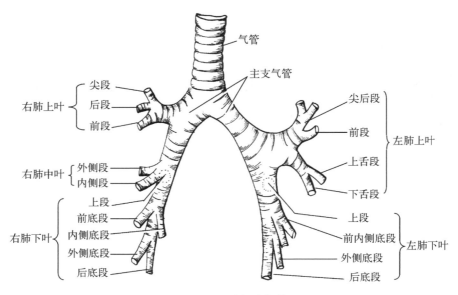

图 6 - 18 肺段支气管

10 个肺段(上叶 3 段、中叶 2 段、下叶 5 段),而左肺上叶的尖段和后段常合为尖后段,下叶的内侧底段和前底段常合为内前底段,故左肺只有 8 个肺段。当肺段支气管阻塞时,空气出入受阻,由于其结构和功能上的相对独立,临床上常以肺段为单位进行定位诊断及肺段切除。

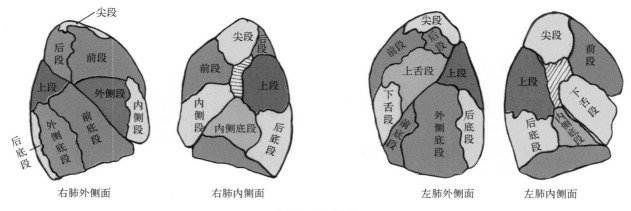

图 6 - 19 肺段

知识点链接

　　纤维支气管镜检查是一项内窥镜技术,临床应用范围很广,可使许多隐藏在气管、支气管及肺内深部难以发现的疾病,在没有体表创伤的情况下得以诊断及治疗。检查可见:声带活动力及色泽;气管及各叶段支气管的色泽、开口的通畅、管腔有无狭窄、表面是否光滑整齐、有无脓液和血性分泌物、有无肺叶不张等。近年来肺癌高发,应用该检查结合活检和刷片检查技术,可使肺部肿块性质诊断阳性率显著提高。

第五节　胸　　膜

　　胸膜 pleura 是一层薄而光滑的浆膜,分为脏胸膜和壁胸膜两部分,脏、壁两层胸膜在肺根处相互移行形成胸膜腔。移行处的两层胸膜在肺根下方重叠,形成三角形的皱襞称**肺韧带** pulmonary ligament,对肺有固定作用。

一、壁胸膜

壁胸膜 parietal pleura 贴附于胸壁内面、膈上面和纵隔两侧,因贴附部位不同可分为四部:**肋胸膜** costal pleura 贴附于胸壁的内面;**膈胸膜** diaphragmatic pleura 贴附于膈的上面,与膈紧密相贴,不易剥离;纵隔胸膜 mediastinal pleura 贴附于纵隔两侧,纵隔胸膜的中部包裹肺根并移行为脏胸膜;**胸膜顶** cupula of pleura 是肋胸膜和纵隔胸膜向上的延续,突出胸廓上口达颈根部,覆盖于肺尖上方,高出锁骨内侧 1/3 段上方 2.5 cm。因此,临床上在锁骨上方做臂丛麻醉或针灸时,应注意胸膜顶的位置,以防刺破胸膜顶造成气胸。

二、脏胸膜

脏胸膜 visceral pleura 被覆肺的表面,与肺实质紧密结合,并伸入斜裂和水平裂内。在肺根下方构成肺韧带。

三、胸膜腔和胸膜隐窝

胸膜腔 pleural cavity 是脏、壁两层胸膜在肺根处相互移行形成的密闭性潜在腔隙,呈负压,左右各一,互不相通(图 6 - 20)。胸膜腔内负压是吸气时肺扩张的重要因素,腔内有少量浆液,可减少呼吸时两层胸膜之间的摩擦。

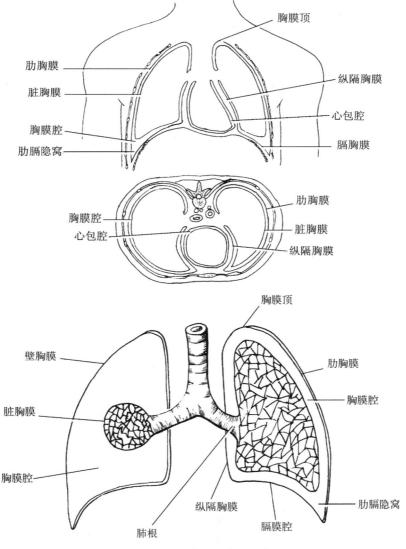

图 6 - 20 胸膜及胸膜腔示意图

胸膜隐窝 pleural recesses 是指胸膜腔内壁胸膜各部相互转折处。即使在深吸气时,肺缘也不能伸入其内,故称胸膜隐窝。

肋膈隐窝 costodiaphragmatic recess 是最大的胸膜隐窝,左右各一,呈半环形,由肋胸膜与膈胸膜转折形成,是胸膜腔的最低部位。

肋纵隔隐窝位于纵隔胸膜与肋胸膜相互移行处,因左肺前缘有心切迹,故左侧肋纵隔隐窝较大。

> **知识点链接**
>
> 胸腔积液:是指胸膜腔积液,临床又称胸水。正常人胸膜腔内有 3~15 ml 浆液,呼吸时起润滑作用。浆液每天产生和吸收约 200 ml 保持着一个动态平衡,如果全身或局部病变造成液体形成过快或吸收过慢,即可产生胸腔积液。积液多位于胸膜腔最低的肋膈隐窝处,当积液在 300 ml 以下时体检难以发现,在 500 ml 以上时多伴有明显体征。

四、胸膜与肺的体表投影

胸膜的体表投影是指壁胸膜各部的返折线在体表的投影,标志着胸膜腔的范围。肋胸膜与纵隔胸膜前缘的返折线为胸膜前界,肋胸膜与膈胸膜的返折线为胸膜下界(图 6-21)。

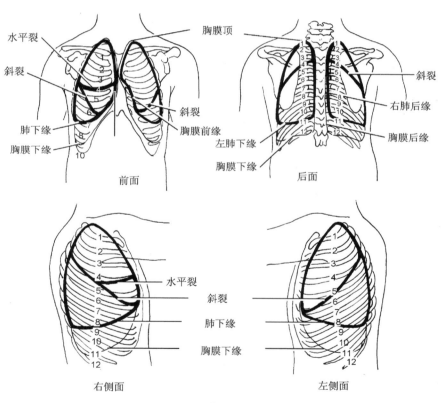

图 6-21 胸膜及肺的体表投影

(一)胸膜前界的体表投影

上端起自锁骨中内 1/3 交界处上方约 2.5 cm 处的胸膜顶,向内下方斜行至第 2 胸肋关节处两侧互相靠拢,并沿中线垂直下行。右侧下行至右侧第 6 胸肋关节处右转,移行于胸膜下界;左侧在左侧第 4 胸肋关节处斜向外下方,并沿胸骨左缘外侧约 2~2.5 cm 处下行,至左侧第 6 肋软骨后方移行于胸膜下界。由于左、右两侧胸膜前界在上部和下部都有分开,中间部分彼此靠拢,因此,在胸骨后方形成两个无胸膜覆盖的三角形区域。上方呈倒三角形,该区域在胸骨柄后方称**胸腺区**,内有胸腺;下方的三角形区域位于胸骨体下部和左侧第 4~6 肋软骨后方称**心包区**。心包在心包区前方无胸膜覆盖,因此,临床上经左剑肋角进行心包穿刺,引流心包腔内的积液,可不损伤胸膜和肺。

(二)胸膜下界的体表投影

右侧起自右侧第 6 胸肋关节后方,左侧起自左侧第 6 肋软骨后方,两侧均行向外下方,在锁骨中线与第 8 肋相交,腋中线与第 10 肋相交,肩胛线与第 11 肋相交,在脊柱旁平第 12 胸椎高度。

(三)肺的体表投影

肺的前界几乎与胸膜前界相同。肺下界的体表投影比胸膜下界高出约两个肋骨,即在锁骨中线与第 6 肋相交,腋中线与第 8 肋相交,肩胛线与第 10 肋相交,在脊柱旁平第 10 胸椎棘突高度(表 6 - 2)。

表 6 - 2 肺和胸膜下界的体表投影

	锁骨中线	腋中线	肩胛线	后正中线
肺下界	第 6 肋	第 8 肋	第 10 肋	第 10 胸椎棘突
胸膜下界	第 8 肋	第 10 肋	第 11 肋	第 12 胸椎

第六节 纵 隔

纵隔 mediastinum 是两侧纵隔胸膜之间全部器官、结构与结缔组织的总称。因心的位置偏左,成人纵隔位置略偏左侧。纵隔前界为胸骨,后界为脊柱胸段,两侧界为纵隔胸膜,上界为胸廓上口,下界为膈。纵隔分区的方法较多,解剖学用四分法。该方法以胸骨角平面(平对第 4 胸椎体下缘)将纵隔分为上纵隔与下纵隔;再以心包为界,分为前、中、后纵隔(图 6 - 22)。

一、上纵隔

上纵隔 superior mediastinum 的上界为胸廓上口,下界为胸骨角至第 4 胸椎体下缘的平面,前方为胸骨柄,后方为第 1~4 胸椎体。上纵隔的内容物由前向后有胸腺、大血管、神经以及气管、食管等。

二、下纵隔

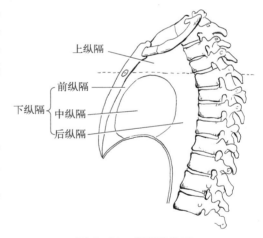

图 6 - 22 纵隔的分区

下纵隔 inferior mediastinum 上界是上纵隔的下界,下界是膈,两侧为纵隔胸膜。下纵隔分三部:胸骨体与心包前壁之间为**前纵隔** anterior mediastinum。内有胸腺或胸腺遗迹、纵隔前淋巴结及疏松结缔组织等;心包前、后壁之间为**中纵隔** middle mediastinum,内有心和出入心的大血管、奇静脉弓、膈神经、心包、血管及淋巴结等;心包后壁与脊柱胸部之间为**后纵隔** posterior mediastinum,内有气管杈及左右主支气管、食管、胸主动脉、胸导管、奇静脉、半奇静脉、迷走神经、胸交感干和淋巴结等。

小 结

呼吸系统由呼吸道和肺两部分组成,它的主要功能是进行气体交换,并兼有嗅觉和发音的功能。呼吸道包括鼻、咽、喉、气管和各级支气管。鼻:在鼻腔外侧壁上有三个鼻甲和三个鼻道,分别有四对鼻旁窦和鼻泪管的开口,吸入的氧气经鼻、鼻咽、口咽到喉口。喉:既是呼吸道,又是发音器官,是由软骨通过连结构成支架,内覆黏膜而成。喉腔通过前庭裂和声门裂分为喉前庭、喉中间腔(喉室)和声门下腔。气管和主支气管:

均以多个缺口向后的"C"形气管软骨为支架,以确保气流的畅通。肺:由肺内各级支气管及肺泡组成,肺泡是气体交换的场所;肺位于胸腔内,纵隔两侧、膈的上方;肺的外形近似圆锥体,具有一尖、一底、两面和三缘,左肺两叶右肺三叶;肺尖高出锁骨内侧 1/3 上方 2～3 cm。胸膜是薄而光滑的浆膜,分为肺表面的脏胸膜和胸壁内表面的壁胸膜,脏、壁两层相互移行为负压状态的胸膜腔;壁胸膜依其所在部位分为胸膜顶、肋胸膜、纵隔胸膜和膈胸膜四部。纵隔是左、右纵隔胸膜之间全部器官、结构和结缔组织的总称;可分为上纵隔和下纵隔,下纵隔又以心包为界分为前、中、后三部。

【复习思考题】

1. 从鼻旁窦的组成、位置及开口部位分析,为什么上颌窦炎临床常见?
2. 气管异物易坠入哪侧肺,为什么? 若异物从口腔坠入肺要经过哪些结构?
3. 肋膈隐窝的形成及临床意义。

(张力华)

第七章

泌尿系统

━━━━━━━━━━━━━ **学习要点** ━━━━━━━━━━━━━

　　掌握：① 泌尿系统的组成；② 肾的位置、形态和结构；③ 输尿管的分部和狭窄部位；④ 膀胱三角的位置、结构特点及临床意义。

　　熟悉：① 肾的被膜与毗邻；② 输尿管的形态及走行；③ 膀胱的位置及与腹膜的关系；④ 女性尿道的结构特点。

　　了解：① 泌尿系统的功能的；② 肾的血管与肾段；③ 肾的畸形与异常；④ 女性尿道的起止。

　　泌尿系统 urinary system（图 7-1）由肾、输尿管、膀胱和尿道组成。肾的主要功能是产生尿液，以清除血液中的代谢废物、多余的水分和无机盐，保持人体内环境的相对稳定。输尿管是输送尿液至膀胱暂时储存的

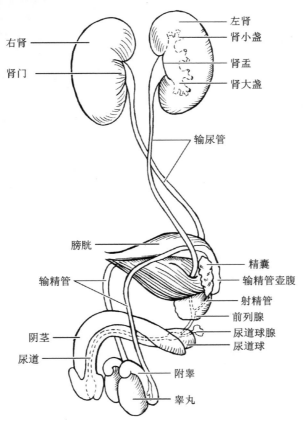

图 7-1　男性泌尿生殖器

管道。尿液最后经尿道排出体外。

第一节　肾

一、肾的形态

肾 kidney（图7-2）为冠状位实质性器官，左、右各一，形似蚕豆。新鲜时呈红褐色，质软，光滑，重134～150 g。肾可分为上、下两端，前、后两面和内、外侧两缘。肾上端宽而薄，下端窄而厚。前面较凸，后面平坦，紧贴腹后壁。外侧缘隆凸，内侧缘中部凹陷，称**肾门** renal hilum，是肾的血管、淋巴管、神经和肾盂出入的部位。出入肾门的结构被结缔组织包裹形成**肾蒂** renal pedicle。右肾蒂较左肾蒂短，故临床上右肾手术难度较左肾大。肾蒂内个结构的排列关系自前向后分别为肾静脉、肾动脉和肾盂，自上而下分别为肾动脉、肾静脉和肾盂。由肾门向肾实质形成的凹陷腔隙称**肾窦** renal sinus，主要容纳肾动脉及其分支、肾静脉及其属支、肾小盏、肾大盏、肾盂及脂肪组织等。

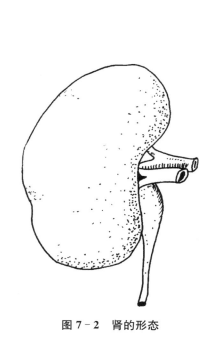

图7-2　肾的形态

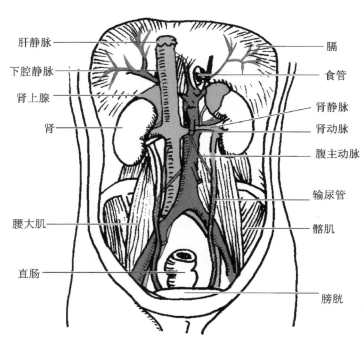

图7-3　肾和输尿管的位置

二、肾的位置和毗邻

肾位于脊柱两侧，腹膜后方，为腹膜外位器官（图7-3）。因肝右叶挤压，右肾比左肾略低。左肾上端约平第11胸椎体下缘，下端约平第2腰椎体下缘；右肾上端约平第12胸椎体上缘，下端约平第3腰椎体上缘（图7-4）。肾门约平第1腰椎，距正中线约5 cm。竖脊肌外侧缘与第12肋下缘之间的区域正对着肾门后面，称**肾区** renal region。在某些肾疾病时，叩击或触压该区可引起疼痛。

肾上腺位于两肾的上方，肾下垂时，肾上腺可不随肾下降。左肾前上部邻胃底后面，中部邻胰尾与脾血管，下部邻空肠与结肠左曲。右肾前上部与肝相邻，下部邻结肠右曲，内侧缘与十二指肠降部相邻接。两肾后面的上1/3部与膈相邻，下2/3部邻接的结构自内侧向外侧分别是腰大肌、腰方肌与腹横肌（图7-5）。

三、肾的被膜

肾的表面包有三层被膜，由内向外依次为纤维囊、脂肪囊和肾筋膜（图7-6）。

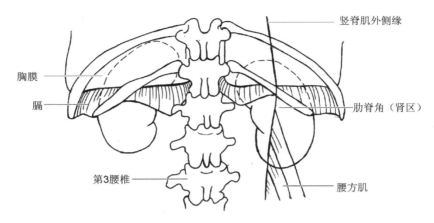

图 7 - 4 肾的位置（后面观）

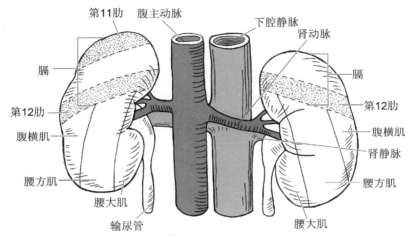

图 7 - 5 肾的毗邻

1. **纤维囊 fibrous capsule** 为坚韧而致密的薄层结缔组织膜，紧贴于肾实质的表面。正常时纤维囊与肾实质连接疏松，易于剥离；但在病理情况下，与肾实质粘连，则剥离困难。在肾破裂或部分切除时，需缝合此膜。

2. **脂肪囊 fatty capsule** 又称**肾床**，为包在纤维囊外周的脂肪组织层，对肾起弹性垫样的保护作用。临床上作肾囊封闭，即将药液注射入肾脂肪囊内。

3. **肾筋膜 renal fascia** 为肾被膜的最外层。肾筋膜分前、后两层，分别称**肾前筋膜** prerenal fascia 和**肾后筋膜** retrorenal fascia，包裹肾、肾上腺及其周围的脂肪囊。两层在肾和肾上腺的上方及肾外侧缘相互融合，在肾的下方两层分开，其间有输尿管通过。向内侧肾前筋膜延伸至腹主动脉和下腔静脉的前面与对侧的肾前筋膜相续，肾后筋膜与腰大肌筋膜相融合。肾筋膜向深面发出许多结缔组织小束，穿脂肪囊与纤维囊相连，对肾起固定作用。

肾的正常位置靠多种因素维持，肾的被膜、血管、毗邻器官、腹内压以及腹膜等对肾的固定均起重要作用。肾的固定装置不健全时，肾可经两层分开的肾筋膜之间向下移位，形成**肾下垂** nephroptosis 或游走肾。

四、肾的结构

在肾的冠状切面上，可见肾实质分为肾皮质和肾髓质两部分（图 7 - 7）。

肾皮质 renal cortex 位于肾实质的浅层，厚 0.5～1.5 cm，富有血管，新鲜标本为红褐色，主要由**肾小体** renal corpuscles 和**肾小管** renal tubulus 组成。

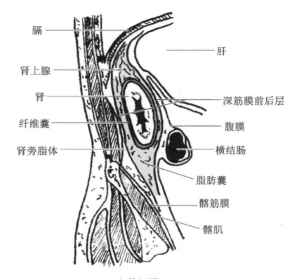

矢状切面

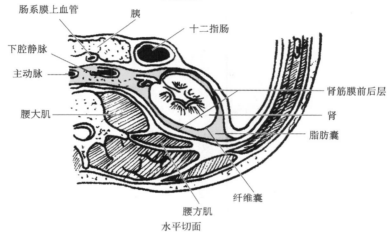

水平切面

图 7-6　肾的筋膜

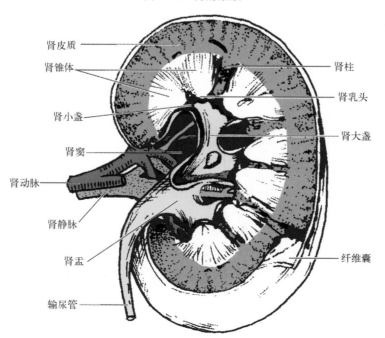

图 7-7　右肾冠状切面

肾髓质 renal medulla 位于肾皮质的深部,色淡红,约占肾实质厚度的 2/3,由 15～20 个**肾锥体** renal pyramids 组成。肾锥体呈圆锥形,底朝向皮质,尖朝向肾窦。肾皮质深入到髓质肾锥体之间的部分称为**肾柱** renal columns。2～3 个肾锥体尖端合成一个**肾乳头** renal papillae,突入肾小盏。肾乳头上有许多小孔,称**乳头孔**,肾生成的尿液经乳头孔流入肾小盏。**肾小盏** minor renal calices 为包绕肾乳头的漏斗形膜状结构,有 7～8 个。相邻的 2～3 个肾小盏汇合成较大的**肾大盏** major renal calices,肾大盏有 2～3 个,它们逐渐汇合成一个漏斗状的扁囊,称为**肾盂** renal pelvis。肾盂离开肾门后向内下走行,逐渐变细,约在第 2 腰椎上缘移行为输尿管(图 7 - 2)。

五、肾的血管与肾段

肾动脉 renal artery 起自腹主动脉,向外侧横行至肾门处通常分为前支和后支。前支较粗,再分出 4 支,与后支一起进入肾实质内。此 5 个分支在肾内呈节段性分布,称为**肾段动脉** segmental artery(图 7 - 8)。每支肾段动脉分布到一定区域的肾实质,称为**肾段** renal segment。每个肾分为 5 个肾段,即上段、上前段、下前段、下段和后段。各肾段有同名的肾段动脉供应,肾段动脉分支之间缺乏吻合,不存在侧支循环,故一个肾段动脉阻塞可导致相应的肾段坏死。

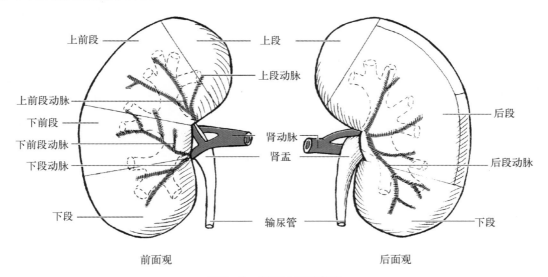

图 7 - 8 肾段动脉及肾段

六、肾的畸形与异常

在发育过程中,肾可发生形态、位置、数量的异常或畸形(图 7 - 9)。常见的有:

(一)马蹄肾
两侧肾下端互相连接成马蹄形,发生率为 1%～3%。易引起肾盂积水、感染或结石。

(二)多囊肾
因胚胎时肾小管与集合管不交通,致使肾小管分泌物排出困难,引起肾小管膨大成囊状。随着囊肿的增大,肾组织逐渐萎缩、坏死,最终导致肾功能衰竭。

(三)单肾
一侧肾发育不全或缺如,发生率约 0.5%。国人以右侧发生为多见。

(四)双肾盂或双输尿管
由输尿管芽重复分支形成。

(五)低位肾
一侧者多见,常位于髂窝或小骨盆内,多因胚胎期肾上升受影响所致。因输尿管短而变形,常易引起肾盂积水、感染或结石。

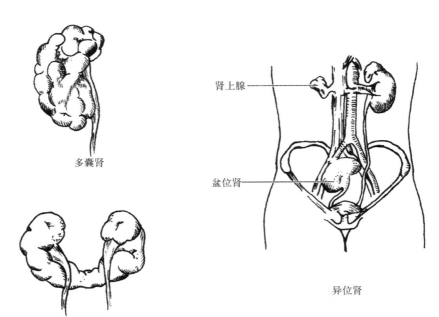

多囊肾

马蹄肾

肾上腺

盆位肾

异位肾

图 7-9 肾的畸形

知识点链接 肾移植是肾功能衰竭晚期最理想的治疗方法,是目前器官移植中最为成熟、移植数量较多、成功率及术后生存率较高的一种器官移植,术后 10 年生存率已高达 60%。

肾移植的供肾者年龄最好在 50 岁以下,供体肾的生理功能必须正常,有丰富的血液循环管道。肾移植的较理想部位是受体的髂窝。将供体肾动脉与受体髂内动脉及其分支吻合,或者与髂外动脉吻合,如有肾副动脉,须注意进行吻合;将肾静脉与髂外静脉吻合;将输尿管吻接到受体膀胱上。输尿管与膀胱的吻合更须细心谨慎,以防尿液的渗漏导致局部的感染及败血症等并发症的发生,从而导致手术失败。

第二节　输　尿　管

输尿管 ureter 为成对的、细长的肌性管道。约平第 2 腰椎上缘续于肾盂,下端终于膀胱,长 25～30 cm,管径 5～7 mm。管壁有较厚的平滑肌层,通过节律性蠕动,将尿液不断推入膀胱。如因结石阻塞而过度扩张时,可引起痉挛性收缩而产生剧烈疼痛即为输尿管绞痛。

一、输尿管的走行和分部

输尿管自肾盂起始后,于腹膜后方,沿腰大肌前面下行。在小骨盆上口处,左输尿管越过左髂总动脉前方,右输尿管则经右髂外动脉前方进入盆腔,再沿盆腔侧壁向前、下、内方,男性者经直肠与膀胱之间,在输精管后方并与之交叉后斜穿膀胱壁,以输尿管口开口于膀胱,女性者在子宫颈外侧约 2 cm 处,经子宫动脉后下方至膀胱。根据其行程,输尿管可分为三部即腹部、盆部和壁内部(图 7-10)。**腹部**起自肾盂下端,至小骨盆入口处;**盆部**自小骨盆入口处出至膀胱底;**壁内部**为穿膀胱壁的部分。

二、输尿管的狭窄部位

输尿管全长有三处生理性狭窄:① 上狭窄位于肾盂与输尿管移行处;② 中狭窄位于输尿管与髂血管交叉处;③ 下狭窄位于输尿管的膀胱壁内部。其中下狭窄为最狭窄处,管径为 2～3 mm。这些狭窄部位是输尿管结石易嵌顿的部位。

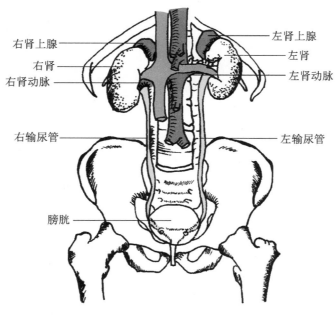

图7-10　输尿管的走行

　　由于女性输尿管盆部与子宫动脉在子宫颈外侧约2 cm处相交叉,子宫动脉横过输尿管的前上方,故临床上做子宫手术结扎子宫动脉时,应注意此位置关系,不要误伤输尿管。

第三节　膀　胱

一、膀胱的形态

膀胱 urinary bladder(图7-11)是储存尿液的肌性囊状器官,其形态、大小、位置和毗邻关系均可随尿液

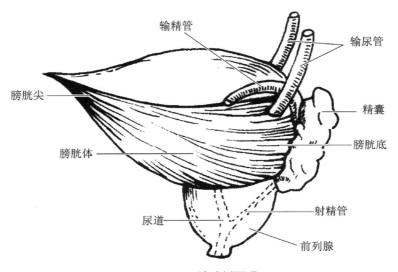

图7-11　膀胱侧面观

的充盈程度和年龄不同而变化。成年人的膀胱容量为 350~500 ml，最大容量可达 800 ml，新生儿膀胱的容量约为 50 ml，老年人因膀胱肌张力降低而容量增大。膀胱充盈时呈卵圆形，空虚时则呈锥体形，分为尖、体、底和颈四部，各部间无明显分界线。**膀胱尖** apex of bladder 细小，朝向前上方，以脐正中韧带（胚胎期脐尿管的遗迹）连于脐。**膀胱底** fundus of bladder 朝向后下方。膀胱尖与底之间的部分为**膀胱体** body of bladder。

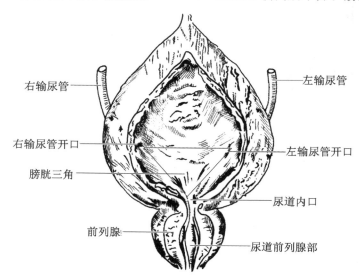

图 7-12　膀胱和男性尿道

膀胱的最下部称**膀胱颈** neck of bladder，与前列腺底（男性）或盆膈（女性）相邻，以**尿道内口** internal urethral orifice 与尿道相接。

二、膀胱内面的结构

膀胱的内面被覆黏膜，其与肌层连结疏松，空虚时黏膜由于肌层收缩而形成许多皱襞，充盈时皱襞消失。但在膀胱底内面，两输尿管口与尿道内口之间的三角形区域，由于缺少黏膜下层，黏膜与肌层紧密相连，无论膀胱扩张或收缩时，黏膜均保持平滑状态。此区称为**膀胱三角** trigone of bladder（图 7-12），是肿瘤、结核和炎症的好发部位，是膀胱镜检查时的重要区域。两侧输尿管口之间的横行皱襞称**输尿管间襞** interureteric fold，在膀胱镜下呈苍白色，是寻找输尿管口的标志。

三、膀胱的位置和毗邻

膀胱位于盆腔的前部，耻骨联合后方（图 7-13）。

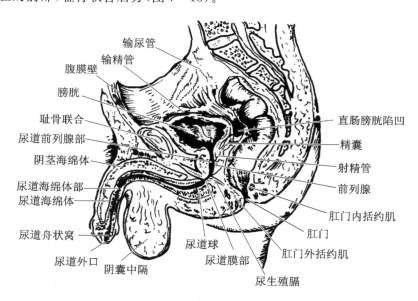

图 7-13　男性盆腔（正中矢状面）

膀胱空虚时，膀胱尖一般不超过耻骨联合上缘，充盈时，膀胱尖可高出耻骨联合，这时由腹前壁返折向膀胱的腹膜也随之上移，使膀胱的前下壁直接与腹前壁相贴（图 7-14）。此时在耻骨联合上方进行膀胱穿刺术，可在腹膜腔外进行，不致伤及腹膜，避免腹膜腔的感染。

膀胱前方为耻骨联合。后方在男性为精囊、输精管壶腹和直肠，在女性为子宫和阴道。膀胱颈的下方，男性邻前列腺，女性邻尿生殖膈。膀胱上面覆有腹膜，男性邻小肠，女性邻子宫。

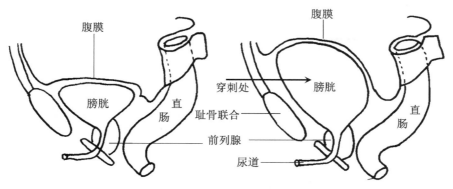

图 7 - 14　膀胱的位置变化

第四节　尿　　道

　　尿道 urethra 是膀胱与体外相通的一段管道,男、女两性者差异极大。男性尿道兼有排尿与排精的功能,故在男性生殖器叙述。

　　女性尿道 female urethra(图 7 - 15)是单纯的排尿器官。长约 5 cm,直径约 0.6 cm,较男性尿道宽、短且直。女性尿道起于膀胱的尿道内口,经阴道前方下行,穿尿生殖膈而开口于阴道前庭的**尿道外口** external urethral orifice。在通过尿生殖膈时,周围有尿道阴道括约肌环绕,此肌属骨骼肌,有控制排尿和紧缩阴道的作用。

> **知识点链接**
> 　　由于女性尿道具有宽、短、直的特点,且开口于阴道前庭,距阴道口和肛门较近,故女性易患尿路逆行性感染。

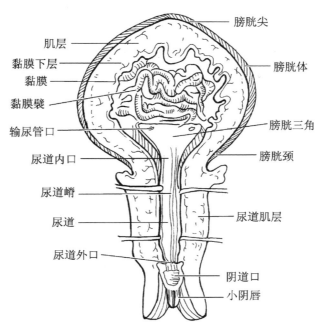

图 7 - 15　女性尿道(冠状切面)

小　结

　　泌尿系统由肾、输尿管、膀胱和尿道组成。肾位于腹后壁,脊柱两侧,腹膜后方,属腹膜外位器官。肾内侧缘中部的凹陷之处称肾门,有肾动脉、肾静脉和肾盂等结构通过。肾实质包括浅部的肾皮质和深部的肾髓质两部分。由肾门处向肾实质凹陷的部分形成肾窦,其内容纳肾小盏、肾大盏、肾盂、肾血管等。肾的被膜由内向外包括纤维囊、脂肪囊和肾筋膜三层。输尿管可分为腹部、盆部和膀胱壁内部三部,全长有三个生理性狭窄,是结石易停留之处。膀胱是储存尿液的肌性囊状器官,其内壁上在两侧输尿管口与尿道内口之间有膀胱三角,是膀胱肿瘤、结核的好发之处。与男性尿道相比较,女性尿道具有宽、短、直的特点。泌尿系统的主要功能是排泄,以尿液的方式排出机体代谢过程中产生的尿素、尿酸、肌酸等废物和多余的水、无机盐等,从而调节体液中代谢物的浓度,维持电解质平衡,保持机体内环境的稳定。泌尿系统功能衰竭可导致尿毒症。

【复习思考题】
1. 肾的位置、形态和结构。
2. 简述输尿管的三个生理性狭窄部位及临床意义。
3. 简述膀胱三角的位置及临床意义。

（曾昭明）

第八章

男性生殖系统

生殖系统 reproductive system 分为男性生殖系统和女性生殖系统，二者均由内生殖器和外生殖器两部分组成。内生殖器由生殖腺、生殖管道和附属腺组成，外生殖器则以两性交接的器官为主。生殖系统的主要功能是繁衍后代和形成并保持第二性征。

男性生殖系统包括生殖腺（睾丸）、输精管道（附睾、输精管、射精管、男性尿道）和附属腺（精囊、前列腺和尿道球腺）。睾丸为产生精子和分泌男性激素的器官。由睾丸产生的精子储存在附睾内，射精时经输精管、射精管和尿道排出体外。精囊、前列腺和尿道球腺分泌物参与精液的组成，为精子提供营养，并有利于精子的活动。男性外生殖器包括阴囊和阴茎，阴囊容纳睾丸和附睾，阴茎为男性的交接器官（图 8-1）。

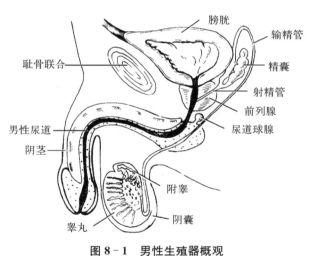

图 8-1 男性生殖器概观

第一节 男性内生殖器

一、睾丸

（一）位置和形态

睾丸 testis 为男性生殖腺，是产生男性生殖细胞（精子）和分泌男性激素的器官，位于阴囊内，左右各一，一般左侧略低于右侧。睾丸呈扁椭圆形，表面光滑，分为前、后两缘，上、下两端和内、外侧两面（图 8-2）。前缘游离，后缘与附睾和输精管起始段相连，睾丸的血管、神经和淋巴管由此出入。上端被附睾头遮盖，下端游离。内侧面较平坦，与阴囊中隔相贴，外侧面较隆凸，与阴囊壁相贴。成人睾丸重 10～15 g，新生儿

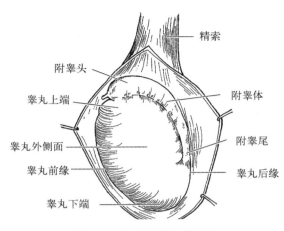

图 8-2　睾丸及附睾的形态

的睾丸相对较大,青春期以前生长比较缓慢,进入青春期后迅速生长成熟,老年人的睾丸则萎缩变小,性功能也随之衰退。

（二）结构

睾丸表面覆有鞘膜,其深面有一层坚厚的纤维膜,称**白膜** tunica albuginea。白膜包被整个睾丸,由于白膜坚韧并缺乏弹性,当睾丸发炎肿胀,或受外力撞击时可产生剧痛。白膜在睾丸后缘增厚,称**睾丸纵隔**。从纵隔发出许多睾丸小隔,呈扇形伸入睾丸实质内,将其分为 100～200 个锥体形的睾丸小叶。每个小叶内含有 2～4 条弯曲细长的管道,称**精曲小管**,管壁的上皮能产生精子。小管之间的结缔组织,称**睾丸间质**,其中的间质细胞能分泌雄性激素。精曲小管在近睾丸纵隔处汇合成短而直的精直小管,进入睾丸纵隔吻合成网状,称**睾丸网**。由睾丸网发出 12～15 条**睾丸输出小管**,经睾丸后缘上部进入附睾(图 8-3)。

二、输精管道

（一）附睾

附睾 epididymis 呈新月形,贴附于睾丸的上端和后缘,上端膨大为**附睾头**,中部为**附睾体**,下部变细为**附睾尾**。附睾头由睾丸输出小管盘曲而成,输出小管末端汇合成一条附睾管。附睾管迂回盘曲构成附睾体和附睾尾,附睾尾向上弯曲移行为输精管。附睾的功能除储存精子外,还分泌液体供给精子营养,促进其进一步成熟。附睾为结核的好发部位。

（二）输精管

输精管 deferent duct 是附睾管的直接延续,长约 50 cm,管径约 3 mm,管壁较厚,肌层发达而管腔较细小,活体触摸呈坚实的圆索状。

输精管按行程可分为四部:① **睾丸部**:起自附睾尾,最短,迂曲,沿睾丸后缘及附睾内侧上行至睾丸上端。② **精索部**:介于睾丸上端与腹股沟管皮下环之间,位于精索其他结构的后内侧。③ **腹股沟管部**:位于腹股沟管的精索内。④ **盆部**:为输精管最长的一段,经腹股沟管腹环出腹股沟管,弯向内下,沿盆侧壁向后下行,经输尿管末端前方转至膀胱底的后面,在此两侧输精管逐渐靠近并膨大形成**输精管壶腹**。输精管壶腹下端变细,与精囊腺的排泄管汇合成射精管(图 8-3)。

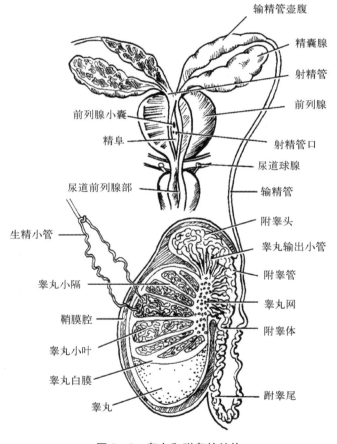

图 8-3　睾丸和附睾的结构

知识点链接

　　输精管结扎:在睾丸上端,输精管位于精索其他结构的后内侧及阴囊皮下,位置表浅,体表易于触知,临床上常在此部进行输精管结扎术。输精管结扎后,阻断了精子的排除途径而达到绝育的目的,同时并不妨碍睾丸的内分泌功能,故术后男性第二性征和性功能不受影响。

（三）射精管

射精管 ejaculatory duct 由输精管的末端与精囊的排泄管汇合而成，长约 2 cm，向前下穿前列腺实质，开口于尿道的前列腺部。

精索 spermatic cord 为柔软的圆索状结构，位于睾丸上端与腹股沟管深环之间。精索主要由输精管、睾丸动脉、蔓状静脉丛、输精管血管、神经、淋巴管和腹膜鞘突的残余（鞘韧带）等组成。精索表面有三层被膜，从内向外依次是精索内筋膜、提睾肌和精索外筋膜。

三、附属腺体

（一）精囊

精囊 seminal vesicle 又称**精囊腺**，左、右各一，为长椭圆形囊状腺体，表面凹凸不平，位于膀胱底后方及输精管壶腹的外侧，其排泄管与输精管末端汇合成射精管。精囊的分泌物参与精液的组成（图 8-4）。

（二）前列腺

前列腺 prostate 为不成对的实质性器官，由腺组织和平滑肌构成。其表面有筋膜鞘，称**前列腺囊**，囊与前列腺之间有前列腺静脉丛。前列腺的分泌物是精液的主要组成部分。

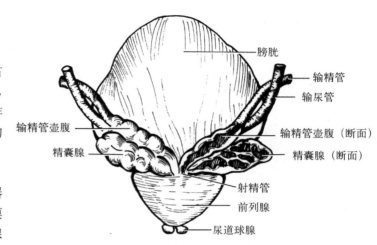

图 8-4　前列腺、精囊腺及尿道球腺（后面观）

成人前列腺重 8~20 g，呈前后略扁的栗子形。上端宽大称**前列腺底**，与膀胱颈相接；下端尖细称**前列腺尖**，与尿生殖膈相邻（图 8-4）。底与尖之间的部分称**前列腺体**，体的后面正中有一纵形的浅沟，称**前列腺沟**，直肠指诊可触及此沟。男性尿道在前列腺底近前缘处穿入前列腺，经腺实质前部下行至前列腺尖穿出。在前列腺底的后缘处，有一对射精管穿入前列腺，斜向前下方，开口于尿道前列腺部后壁的精阜上。前列腺的排泄管开口于尿道前列腺部后壁尿道嵴两侧。

前列腺分为五叶，即前叶、中叶、后叶和两侧叶（图 8-5、图 8-6）。前叶很小，位于尿道前方和两侧叶之间；中叶呈楔形，位于尿道和射精管之间；后叶位于中叶和两侧叶的后方；左、右两个侧叶分别位于尿道、中叶和前叶的两侧。

知识点链接

前列腺肥大和前列腺肿瘤：老年人因性激素平衡失调，前列腺内结缔组织增生而引起前列腺肥大。前列腺肥大常发生在中叶和侧叶，从而压迫尿道造成排尿困难和尿潴留。前列腺后叶是肿瘤的易发部位。

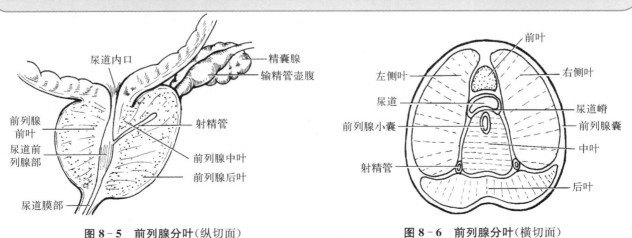

图 8-5　前列腺分叶（纵切面）　　　　　图 8-6　前列腺分叶（横切面）

（三）尿道球腺

尿道球腺 bulbourethral gland 是一对豌豆大的球形腺体，位于会阴深横肌内。腺的排泄管细长，开口于尿道球部。尿道球腺的分泌物参与精液的组成，有利于精子的活动。

精液 seminal fluid 由输精管道各部及附属腺，特别是前列腺和精囊的分泌物组成，内含精子。精液呈乳白色，弱碱性，适于精子的生存和活动。正常成年男性一次射精 2～5 ml，含精子 3 亿～5 亿个。

第二节　男性外生殖器

一、阴囊

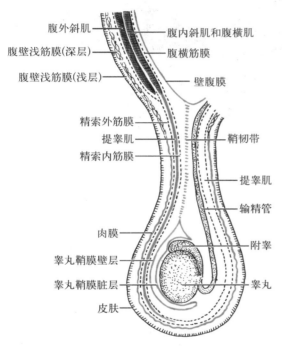

腹外斜肌
腹壁浅筋膜(深层)
腹壁浅筋膜(浅层)
精索外筋膜
提睾肌
精索内筋膜
肉膜
睾丸鞘膜壁层
睾丸鞘膜脏层
皮肤

腹内斜肌和腹横肌
腹横筋膜
壁腹膜
鞘韧带
提睾肌
输精管
附睾
睾丸

图 8-7　阴囊的结构

阴囊 scrotum 为一皮肤囊袋，位于阴茎的后下方。阴囊皮肤薄而柔软，颜色较深，有少量阴毛。阴囊壁由皮肤和肉膜组成（图 8-7）。**肉膜** dartos coat 为浅筋膜，含有平滑肌纤维，可随外界温度变化而舒缩，以调节阴囊内的温度，有利于精子的发育。阴囊皮肤表面沿中线有一纵形的**阴囊缝**，其对应的肉膜向深部发出**阴囊中隔** septum of scrotum，将阴囊分为左右两腔，分别容纳两侧睾丸、附睾及部分精索等。

睾丸下降过程：睾丸和附睾在胚胎发育初期位于腹后壁肾的下方，至出生前后不久，经腹股沟管降入阴囊。在睾丸下降之前，腹膜向外突出形成一个囊袋，称腹膜鞘突，同时睾丸下端与阴囊之间形成一条索状的结缔组织，即睾丸引带。随着引带不断缩短，睾丸下降，腹膜鞘突顶着腹前外侧壁各层次下降至阴囊，形成睾丸、精索的被膜和腹股沟管。在胚胎第 3 个月末睾丸降至髂窝，第 7 个月达腹股沟管腹环，第 7～9 月降至皮下环，出生前后降入阴囊。此后，腹膜鞘突上部闭锁，形成鞘韧带；下部不闭锁而围绕睾丸和附睾形成睾丸鞘膜，其中的腔隙形成鞘膜腔。

知识点链接
　　睾丸下降与临床：① 睾丸下降入阴囊后，如腹膜鞘突不闭锁，可形成先天性腹股沟斜疝和交通性鞘膜积液。② 出生以后睾丸仍未降入阴囊而停滞于腹腔或腹股沟管等处，称为隐睾。因腹腔内温度较高，不利于精子的发育进而影响生殖能力，并可能发生癌变，故宜在儿童期进行手术，将睾丸拉入阴囊内。

在肉膜深面有包被睾丸和精索的被膜，由外向内为：① **精索外筋膜** external spermatic fascia，为腹外斜肌腱膜的延续；② **提睾肌** cremaster，来自腹内斜肌和腹横肌的肌纤维束；③ **精索内筋膜** internal spermatic fascia，为腹横筋膜的延续；④ **睾丸鞘膜** tunica vaginalis of testis，来自腹膜，分为壁层和脏层。壁层衬于精索内筋膜内面，脏层包绕睾丸和附睾等表面。两层在睾丸后缘处折返移行，两者之间的腔隙为**鞘膜腔** vaginal cavity，内有少量浆液。在病理情况下腔内液体可增多，形成睾丸鞘膜积液。

二、阴茎

阴茎 penis 为男性的性交器官，可分为阴茎头、体和根三部分（图 8-8）。后端为**阴茎根**，埋藏于阴囊和会阴部皮肤的深面，固定于耻骨下支和坐骨支。中部为**阴茎体**，呈圆柱形，以韧带悬于耻骨联合的前下方。阴茎前端膨大为**阴茎头** glans penis,其尖端的矢状位裂隙为尿道外口。头与体交界的狭细处称**阴茎颈**。

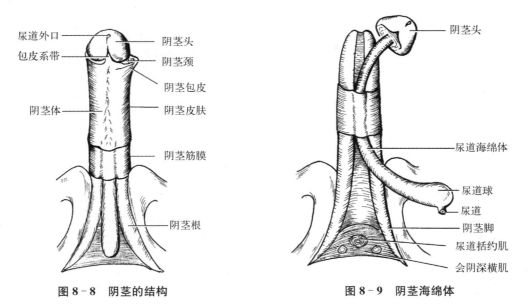

图 8-8　阴茎的结构

图 8-9　阴茎海绵体

阴茎主要由两条阴茎海绵体和一条尿道海绵体构成(图 8-9)。**阴茎海绵体** cavernous body of penis 为两端细的圆柱体,左、右各一,位于阴茎的背侧。左、右两侧紧密相连,前端变细,嵌于阴茎头后面的凹陷内。阴茎海绵体后端左、右分离称**阴茎脚** crus of penis,分别附于两侧的耻骨下支和坐骨支。**尿道海绵体** cavernous body of urethra 位于阴茎海绵体的腹侧,尿道贯穿其全长。尿道海绵体中部呈圆柱形,前端膨大为阴茎头,后端膨大称为**尿道球** bulb of urethra。尿道球位于两侧的阴茎脚之间,表面包绕球海绵体肌,使其固定在尿生殖膈下面。每个海绵体的外面均包有一层厚而致密的纤维膜,分别称为**阴茎海绵体白膜**和**尿道海绵体白膜**。海绵体由许多海绵体小梁和腔隙构成,腔隙与血管相通,当腔隙充血时阴茎变粗变硬而勃起。

知识点链接　　包皮过长和包茎:成年后,若包皮仍包覆阴茎头,但能上翻露出尿道外口和阴茎头时,称包皮过长。若包皮口过小,包皮完全包覆着阴茎头不能翻开时,称包茎。在这两种情况下,包皮腔内易存留污物而导致炎症,可能诱发阴茎癌,因此应行包皮环切术,手术时须注意勿伤及包皮系带,以免影响阴茎的正常勃起功能。

阴茎的三个海绵体的外面共同包裹深筋膜、浅筋膜和皮肤(图 8-10)。浅筋膜疏松、无脂肪组织;深筋膜

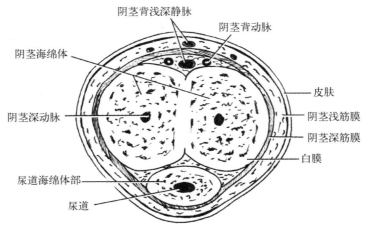

图 8-10　阴茎中部横切面观

在阴茎的前端变薄并消失,在阴茎根处形成富含弹性纤维的**阴茎悬韧带**,将阴茎悬吊于耻骨联合前面和腹白线。阴茎的皮肤薄而柔软,富有伸展性,在阴茎颈的前方形成双层的环形皱襞,包绕阴茎头,附于阴茎颈称**阴茎包皮** prepuce of penis。阴茎包皮与阴茎头的腹侧中线处连有一条矢状位的皮肤皱襞,称**包皮系带** frenulum of prepuce(图 8-8)。幼儿的包皮较长,包裹整个阴茎头,随着年龄的增长,包皮逐渐向后退缩,包皮口逐渐扩大,阴茎头显露于外。

第三节　男性尿道

　　男性尿道 male urethra 兼有排尿和排精的功能。起自膀胱的尿道内口,止于阴茎头的尿道外口,成人长16～22 cm,管径5～7 mm。全长可分为前列腺部、膜部和海绵体部三部分(图 8-11)。临床上将前列腺部和膜部合称为后尿道,海绵体部为前尿道。

　　1. 前列腺部 prostatic part　为尿道穿过前列腺的部分,长约 3 cm,是尿道中最宽的部分。此部后壁上有一纵形的隆起称**尿道嵴**,嵴中部隆起称**精阜**。精阜中央的小凹陷称**前列腺小囊**,其两侧各有一个细小的射精管管口。精阜两侧有许多细小的前列腺排泄管的开口。

　　2. 膜部 membranous part　为尿道穿过尿生殖膈的部分,长约 1.5 cm,管腔最窄,其周围有尿道括约肌环绕。该肌为横纹肌,有控制排尿的作用。膜部比较固定,当骨盆骨折或会阴骑跨伤时,易损伤此部。

　　3. 海绵体部 cavernous part　为尿道穿过尿道海绵体的部分,长约 15 cm,是尿道最长的一段。尿道球内的尿道最宽称**尿道球部**,尿道球腺开口于此。阴茎头内的尿道扩大成**尿道舟状窝** navicular fossa of urethra。

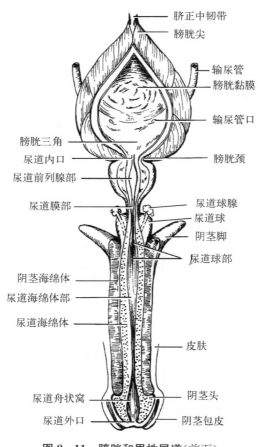

脐正中韧带
膀胱尖
输尿管
膀胱黏膜
输尿管口
膀胱颈
膀胱三角
尿道内口
尿道前列腺部
尿道膜部
尿道球腺
尿道球
阴茎脚
尿道球部
阴茎海绵体
尿道海绵体部
尿道海绵体
皮肤
尿道舟状窝
阴茎头
尿道外口
阴茎包皮

图 8-11　膀胱和男性尿道(前面)

　　男性尿道在行径中粗细不一,有三个狭窄、三个膨大和两个弯曲。三个狭窄分别位于尿道内口、膜部和尿道外口,以尿道外口最窄。尿道结石常嵌顿在这些狭窄部位。三个膨大分别位于尿道前列腺部、尿道球部和尿道舟状窝。两个弯曲分别是凸向下后方的**耻骨下弯**和凸向上前方的**耻骨前弯**。耻骨下弯是恒定的,位于耻骨联合下方 2 cm 处,包括尿道前列腺部、膜部和海绵体部的起始端;耻骨前弯位于耻骨联合的前下方,阴茎根和阴茎体之间,阴茎勃起或将阴茎向上提起时,此弯曲可变直而消失。临床上行膀胱镜检查或导尿时应注意这些解剖特点。

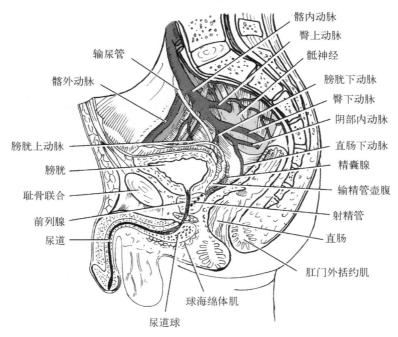

图 8 - 12　男性盆腔矢状切面(示男性尿道)

小　结

　　男性生殖系统分为内生殖器和外生殖器。内生殖器由生殖腺(睾丸)、输精管道(附睾、输精管、射精管、男性尿道)和附属腺(精囊、前列腺和尿道球腺)组成。睾丸位于阴囊内,左右各一。附睾贴附于睾丸的上端和后缘,分为头、体和尾三部分。输精管起自附睾尾,按行程分为睾丸部、精索部、腹股沟管部和盆部。其中精索部位置表浅,常在此进行输精管结扎术。在膀胱底的后面,两侧输精管靠近并膨大形成输精管壶腹,其下端变细,与精囊腺的排泄管汇合成射精管,开口于尿道的前列腺部。精囊腺、前列腺和尿道球腺分泌物参与精液的组成,为精子提供营养。

　　男性外生殖器分为阴囊和阴茎,阴囊容纳睾丸、附睾及部分精索,阴茎为男性的交接器官。阴茎由两条阴茎海绵体和一条尿道海绵体构成,尿道贯穿尿道海绵体全长。男性尿道有三个狭窄、三个膨大和两个弯曲。

【复习思考题】

1. 简述精子的产生部位和排泄途径。
2. 输精管的结扎部位在何处? 为什么? 如何寻找输精管?
3. 在男性导尿时应注意哪些问题。

(米永杰)

第九章

女性生殖系统

学习要点

掌握：① 女性内生殖系统的组成和功能；② 卵巢的位置和形态；③ 输卵管的分部和形态特征；
④ 子宫形态、位置和固定装置；⑤ 乳房的位置和形态结构及输乳管的走行方向。
　　熟悉：① 阴道穹的概念和临床意义；② 会阴的概念和分区。
　　了解：① 阴道的位置与毗邻；② 外生殖器的基本结构和形态；③ 会阴筋膜的分布特点。

女性生殖系统 female genital system(图 9 - 1)由内生殖器和外生殖器两部分组成。内生殖器包括生殖
腺(卵巢)，生殖管道(输卵管、子宫和阴道)，附属腺体(前庭大腺)。卵巢是产生卵子和分泌女性激素的器官。
成熟的卵子突破卵巢表面的生殖上皮至腹膜腔，再进入输卵管，在管内受精后移至子宫内发育成长。成熟的
胎儿在分娩时离开子宫，经阴道娩出。外生殖器即女阴。

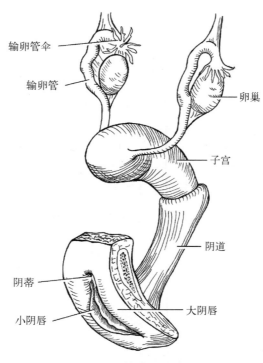

输卵管伞
输卵管
卵巢
子宫
阴道
阴蒂
小阴唇
大阴唇

图 9 - 1　女性生殖系统全貌

第一节　女性内生殖器

一、卵巢

卵巢 ovary(图 9-2)是成对的扁卵圆形的实质性器官,略呈灰红色,位于小骨盆侧壁,髂内、外动脉之间的卵巢窝内,分为内、外侧面,上、下端和前、后缘。外侧面紧贴盆腔侧壁的卵巢窝,内侧面朝向盆腔与小肠相邻。卵巢上端与输卵管伞相接触,与骨盆上口间有一腹膜皱襞,称**卵巢悬韧带** suspensory ligament of ovary 又称**骨盆漏斗韧带**,该韧带将卵巢连于盆壁,内有卵巢的血管、淋巴管和神经走行。下端借**卵巢固有韧带** proper ligament of ovary 又称**卵巢子宫索**,连于子宫底的两侧。前缘为系膜缘,借卵巢系膜连于子宫阔韧带的后面,此缘中部有血管、神经和淋巴管等出入,为**卵巢门** hilum of ovary。后缘游离称**独立缘**。卵巢的正常位置主要靠上述韧带维持。

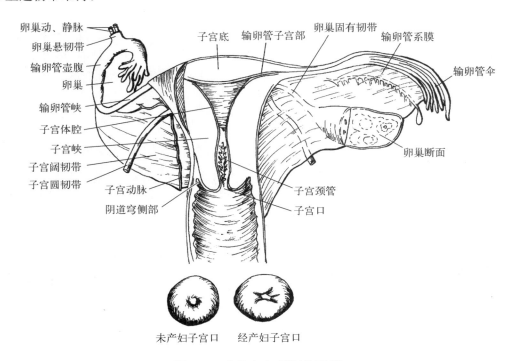

图 9-2　女性内生殖器(前面观)

成年女性的卵巢重 5~6 g,卵巢的大小和形态随年龄而变化。幼儿卵巢较小,表面光滑;性成熟期卵巢最大,此后由于多次排卵,表面形成瘢痕,凹凸不平;35~40 岁开始缩小;50 岁左右逐渐萎缩,月经随之停止。

二、输卵管

输卵管 uterine tube(图 9-2)为一对输送卵子的弯曲管道,左、右各一,长 10~14 cm,管径平均为 0.5 cm,位于子宫底的两侧。包裹在子宫阔韧带上缘内。外侧端游离,以**输卵管腹腔口** abdominal orifice of uterine tube 与腹膜腔相通,卵巢排出的卵子即由此进入输卵管;内侧端连于子宫,以**输卵管子宫口** uterine orifice of uterine tube 通子宫腔,故女性的腹膜腔可与外界相通。

输卵管由内向外分为四部:① **输卵管子宫部** uterine part of uterine tube 为位于子宫壁内的一段,以输卵管子宫口通子宫腔。② **输卵管峡** isthmus tubae uterinae 为接近子宫外侧角的一段,细而直。输卵管结扎术常在此进行。③ **输卵管壶腹** ampulla of uterine tube 为输卵管漏斗向内侧移行部分,约占输卵管全长的 2/3,管径粗而较弯曲,为卵子受精的部位。④ **输卵管漏斗** infundibulum of uterine tube 是输卵管末端膨大部分,呈漏斗状。其游离缘有许多指状突起称**输卵管伞** fimbriae of uterine tube,遮盖于卵巢的表面,其中一条较大的突起连于卵巢称**卵巢伞** ovarian fimbria,手术时常以此作为识别输卵管的标志,临床上常将卵巢和输卵管称为**子宫附件**。

三、子宫

子宫 uterus 是肌性的中空器官,为胎儿生长发育的场所,其形态、大小、位置和结构等,随年龄、月经、妊娠等影响而发生变化。

(一)子宫的形态

成年未产妇的子宫,呈倒置梨形,前后稍扁,长约 8 cm,最宽处约 4 cm,厚 2~3 cm。子宫自上而下分为底、体、颈三部分(图 9-2、图 9-3)。两侧输卵管子宫口连线以上的圆凸部分称**子宫底** fundus of uterus,中央扁平的部分为**子宫体** body of uterus;体以下圆柱状的为**子宫颈** neck of uterus,子宫颈长 2.5~3.0 cm,其下端突入阴道内的部分,称**子宫颈阴道部**;在阴道以上的部分,称**子宫颈阴道上部**。子宫颈为肿瘤的好发部位。

子宫内腔较为狭窄,可分为上、下两部(图 9-3):上部在子宫体内,为前后略扁的倒置三角形腔隙,称为**子宫腔** cavity of uterus,两端通输卵管,尖端向下通子宫颈管。下部的腔在子宫颈内,称为**子宫颈管** canal of cervix of uterus。子宫颈管呈梭形,上通子宫腔,下接阴道,下口称为**子宫口** orifice of uterus。未产妇的子宫口为圆形,边缘光滑整齐,而分娩以后呈横裂状。

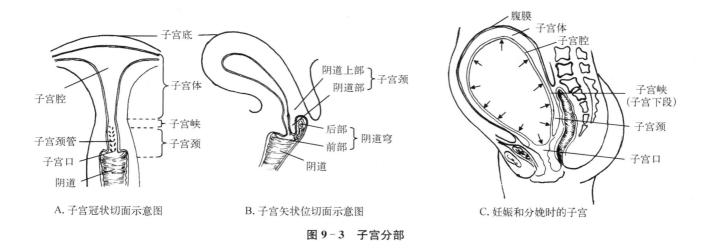

A. 子宫冠状切面示意图　　　B. 子宫矢状位切面示意图　　　C. 妊娠和分娩时的子宫

图 9-3　子宫分部

知识点链接

　　子宫颈与体移行的狭细部分称子宫峡,在非妊娠期,此部不明显,长约 1 cm;在妊娠期间,子宫峡逐渐伸展变长,形成子宫下段,妊娠末期,此部可延长至 7~11 cm,峡壁逐渐变薄,产科常在此处进行剖宫产术,可避免进入腹膜腔,减少感染机会。

(二)子宫位置

子宫位于盆腔的中央,介于膀胱与直肠之间,下端接阴道,两侧连有输卵管和子宫阔韧带。子宫底位于小骨盆入口平面以下,子宫颈下端在坐骨棘平面稍上方。成人正常子宫呈轻度前倾前屈位(图 9-4)。**前倾**是指整个子宫向前倾斜,即子宫长轴与阴道长轴之间形成向前开放的钝角;**前屈**是指子宫体与子宫颈之间向前的弯曲。由于子宫与直肠紧密相邻,子宫的位置可随膀胱和直肠的充盈程度而发生改变。临床上可经直肠检查子宫的位置和大小。

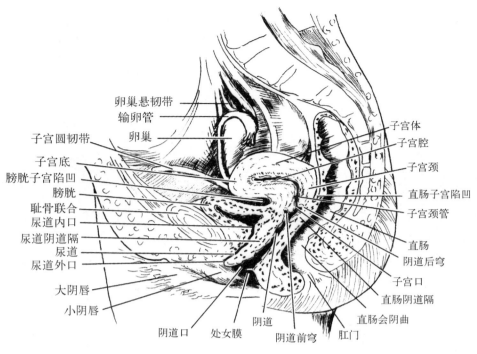

图9-4　女性盆腔矢状断面

知识点链接

子宫位置不正常容易导致不孕。较常见的为子宫后位，指的是子宫的纵轴不变，整个子宫向后方倾倒，容易使子宫颈呈上翘状态，即子宫后倾。这时子宫颈不易浸泡在精液池中，从而可能影响受孕。大多数的子宫后位都可通过一定的生育指导顺利怀孕，只有少数较严重的患者需要接受外科治疗。

（三）子宫的固定装置

维持子宫的正常位置，主要靠盆底肌的衬托和韧带的牵引。维持子宫的正常位置的韧带主要有四对（图9-5、图9-6）。

1. **子宫阔韧带 broad ligament of uterus**　是连于子宫两侧与骨盆侧壁间呈冠状位的双层腹膜皱襞，上缘游离，其内侧2/3内包裹输卵管，外侧1/3为卵巢悬韧带。子宫阔韧带前层覆盖子宫圆韧带，后层包裹卵巢和卵巢悬韧带。前、后层之间有血管、淋巴管和神经等。子宫阔韧带依其附着部位不同可分为三部分，即**卵巢系膜**、**输卵管系膜**和**子宫系膜**。子宫阔韧带主要是限制子宫向两侧移动。

2. **子宫圆韧带 round ligament of uterus**　是由平滑肌和结缔组织构成的圆索状结构。起自子宫前面的上外侧，输卵管子宫口下方，在阔韧带两层间向前外侧行至腹环处，穿经腹股沟管，止于大阴唇的皮下。此韧带是维持子宫前倾的主要结构。

3. **子宫主韧带 cardinal ligament of uterus**　位于子宫阔韧带下部的两层间，自子宫颈阴道上部两侧连至骨盆侧壁。此韧带强大、坚韧，是维持子宫正常位置，防止子宫下垂的主要结构。

4. **骶子宫韧带 sacro-uterine ligament**　起自子宫颈阴道上部后面，向后绕经直肠的两侧固定于骶骨前面。有牵引子宫颈向后上的作用，与子宫圆韧带协同维持子宫的前倾前屈位。

除上述韧带外，盆底肌、尿生殖膈和阴道的托持及周围的结缔组织等结构对保持子宫正常位置也起很大作用。如果这些固定装置薄弱或受损伤，可导致子宫位置异常，或出现不同程度的子宫脱垂。严重者子宫可脱垂至阴道口之外。

四、阴道

阴道 vagina（图9-1、图9-3）是连接子宫和外生殖器的前后扁平的肌性管道，位于盆腔，后面贴直肠与

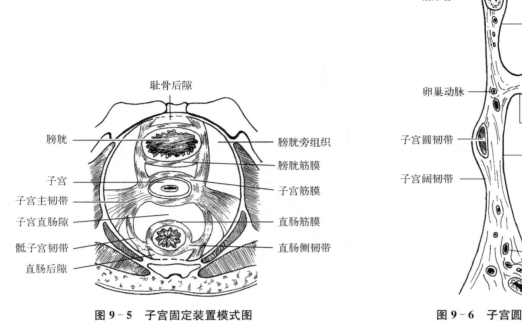

图 9-5　子宫固定装置模式图

图 9-6　子宫圆韧带矢状切面

肛管,前面邻膀胱和尿道,是排出月经、娩出胎儿的通道。阴道下部较窄,下端以阴道口开口于阴道前庭。阴道上部较宽阔,包绕子宫颈阴道部,并在子宫颈周围形成环形的凹陷,称**阴道穹** fornix of vagina。阴道穹可分为前部、后部和两侧部。其中阴道穹后部最深,它与直肠子宫陷凹之间仅隔以阴道后壁和腹膜,当该陷凹积血和积液时,可经此部进行穿刺或引流,以协助诊断和治疗。

　　阴道前壁邻接膀胱底和尿道,后壁邻直肠。临床上行肛门指检可隔着直肠壁触诊了解子宫颈和子宫口的情况。

五、前庭大腺

　　前庭大腺 greater vestibular gland(图 9-7)位于阴道口两侧,相当于男性的尿道球腺,形如豌豆,导管开口于阴道前庭。分泌物有润滑阴道口的作用。其导管如因炎症而阻塞,可形成前庭大腺囊肿。

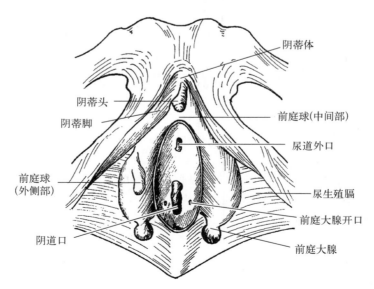

图 9-7　阴蒂、前庭球和前庭大腺

第二节　女性外生殖器

女性外生殖器又称**女阴** vulva（图 9 - 8），包括阴阜、大阴唇、小阴唇、阴道前庭和阴蒂等。

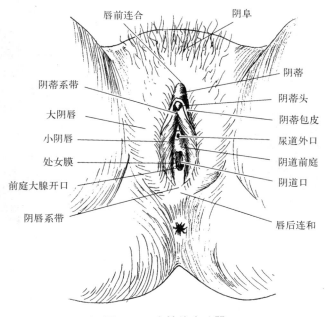

图 9 - 8　女性外生殖器

　　阴阜 mons pubis 是位于耻骨联合前面的皮肤隆起，皮下富有脂肪。性成熟期皮肤生有阴毛。

　　大阴唇 greater lip of pudendum 是一对纵行隆起的皮肤皱襞，表面生有阴毛。大阴唇的前端和后端左右互相连合形成**唇前连合**和**唇后连合**。

　　小阴唇 lesser lip of pudendum 是位于大阴唇内侧的一对薄的皮肤皱襞，表面光滑无毛。小阴唇向前包绕阴蒂，形成**阴蒂系带**和**阴蒂包皮**。

　　阴道前庭 vaginal vestibule 是位于两侧小阴唇之间的裂隙，其前部有尿道外口，后部有阴道口。在处女阴道口的周缘有环行或半月形的黏膜皱襞称为**处女膜** hyme，该膜破裂后成为处女膜痕。个别处女膜厚而无孔称处女膜闭锁或称无孔处女膜。

　　阴蒂 clitoris 位于唇前连合的后方，由一对阴蒂海绵体构成，表面覆以阴蒂包皮。阴蒂头露于表面，它富含神经末梢感觉敏锐。

　　前庭球 bulb of vestibule 相当于男性尿道海绵体，呈马蹄形，分中间部和两个外侧部。外侧部较大，位于大阴唇的皮下。中间部细小位于阴蒂体与尿道外口之间皮下。

附一　乳　房

乳房 mamma，breast 为人类和哺乳动物特有的结构。在女性青春期开始生长发育，但男性不发育。

一、乳房的形态和位置

成年女性未产妇的乳房呈半球形，紧张而有弹性，位于胸前部，在胸大肌和胸筋膜的表面，居第 3～6 肋之间，内侧至胸骨旁线，外侧可达腋中线。乳房中央的突起称**乳头** mammary papilla，平第 4 肋间隙或第 5 肋，其顶端有许多输乳管的开口（输乳孔）。乳头周围颜色较深的环状皮肤区称**乳晕** areola of breast，其表面有许多小隆起，深面含乳晕腺，可分泌脂性物质滑润乳头（图 9-9）。

乳头和乳晕的皮肤较薄弱，易受损伤，故哺乳期应注意，以防感染。妊娠和哺乳期乳腺增生，乳房明显增大。停止哺乳后，乳腺萎缩，乳房变小，弹性减弱。

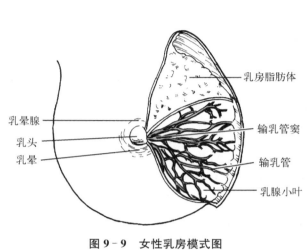
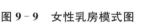

图 9-9　女性乳房模式图

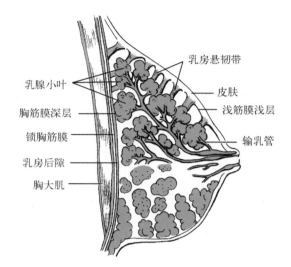

图 9-10　女性乳房矢状切面

二、乳房的结构

乳房主要由皮肤、纤维组织、脂肪组织和乳腺构成。每侧乳腺含 15～20 个**乳腺叶** lobes of mammary gland，周围由纤维及脂肪组织包绕；每个乳腺叶内有 1 条排泄管，称**输乳管** lactiferous ducts，在近乳头处呈梭形膨大形成**输乳管窦** lactiferous sinuses，其末端变细，开口于乳头。乳腺周围的纤维组织向深面发出许多小的纤维束连于皮肤和胸筋膜上。这些纤维束称**乳房悬韧带** suspensory ligament of breast 或 **Cooper** 韧带（图 9-10），它们对乳房起固定作用。

> **知识点链接**
>
> 　　由于各乳腺叶和输乳管均以乳头为中心呈放射状排列，故乳房手术应尽量作放射状切口，以减少对输乳管和乳腺的损伤。
>
> 　　乳腺癌时，由于乳腺真皮内淋巴管阻塞导致皮肤水肿和 Cooper 韧带受浸润而皱缩，乳房表面呈现许多小凹，皮肤呈橘皮样变，是乳腺癌早期的常见体征。

附二　会　阴

一、会阴的定义和分区

会阴 perineum 有广义和狭义之分（图 9-11）。广义的会阴是指封闭骨盆下口的全部软组织结构，其境界呈菱形与骨盆下口一致：前为耻骨联合下缘，后方为尾骨尖，两侧界为耻骨下支、坐骨支、坐骨结节和骶结节韧带。在两侧坐骨结节之间做一连线，可将会阴分为前、后两个三角形区。前方为**尿生殖区**，又称**尿生殖三角**，在男性有尿道穿过，女性有尿道和阴道穿过，后方为**肛门区**，又称**肛门三角**，有肛管穿过。

狭义的会阴专指外生殖器与肛门间的区域。在女性是指阴道口的后端与肛门之间的区域,即产科会阴,妇女分娩时易于撕裂,应注意保护。

二、会阴的重要结构

会阴的结构,除男、女生殖器外,主要是肌和筋膜。

(一)肛门三角的肌

肛门三角的肌包括肛提肌、尾骨肌和肛门外括约肌。

1. **肛提肌** levator ani 为一对宽的扁肌,两侧汇合成漏斗状,尖向下,封闭骨盆下口的大部分。它起自耻骨后面、坐骨棘及张于两者之间的肛提肌腱弓(由闭孔筋膜增厚形成),肌纤维行向后下及内侧,止于会阴

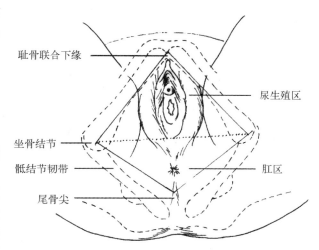

图 9-11 会阴的范围和分部

中心腱、尾骨和肛尾韧带(肛门和尾骨之间的结缔组织束)。肛提肌靠内侧的肌束,左、右结合形成"U"形襻,从后方套绕直肠和阴道。在两侧肛提肌的前内侧缘之间留有一个三角形的裂隙称**盆膈裂孔**,男性有尿道通过,女性有尿道和阴道通过。

肛提肌的作用是托起盆底,承托盆腔器官,并对肛管和阴道有括约作用。

2. **尾骨肌** coccygeus 位于肛提肌后方,骶棘韧带上面。起于坐骨棘,呈扇形止于骶骨、尾骨的侧缘。它具有协助封闭骨盆下口,承托盆腔脏器及固定骶骨、尾骨的作用。

3. **肛门外括约肌** sphincter ani externus 为环绕肛门的骨骼肌,分为皮下部、浅部和深部。

(二)尿生殖三角的肌

尿生殖区的肌群位于肛提肌前部的下方,封闭尿生殖三角,可分为浅、深两层。

1. 浅层肌

(1)**会阴浅横肌** superficial transverse muscle of perineum:起自坐骨结节,止于会阴中心腱,有固定会阴中心腱的作用(图 9-12、图 9-13)。

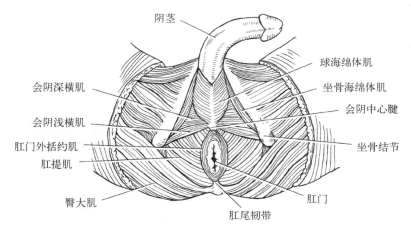

图 9-12 男性会阴肌(浅层)

(2)**球海绵体肌** bulbocavernosus:起自会阴中心腱和尿道球下面的中缝,围绕尿道球和尿道海绵体后部,止于阴茎背面的筋膜。收缩时,使尿道缩短变细,协助排尿和射精,并参与阴茎勃起。在女性,此肌覆盖于前庭球表面,称**阴道括约肌**,可缩小阴道口。

会阴中心腱 perineal central tendon 又称**会阴体** perineal body,是狭义会阴深面的一个腱性结构,长约1.3 cm,许多会阴肌附着于此,有加固盆底的作用。在女性,此腱较大且有韧性和弹性,在分娩时有重要作用。

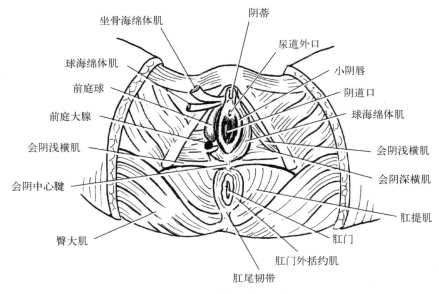

图 9 - 13   女性会阴肌(浅层)

（3）**坐骨海绵体肌** ischiocavernosus：覆盖在阴茎脚的表面,起自坐骨结节,止于阴茎脚下面。收缩时,压迫阴茎海绵体根部,阻止静脉血回流,参与阴茎勃起,又称阴茎勃起肌。此肌在女性较薄弱,覆盖于阴蒂脚的表面,收缩时使阴蒂勃起,又称阴蒂勃起肌。

2. 深层肌

（1）**会阴深层肌** deep transverse muscle of perineum 位于尿生殖膈上、下筋膜之间,肌束横行,张于两侧坐骨支之间,肌纤维在中线上互相交织,部分纤维止于会阴中心腱,收缩时可稳定会阴中心腱。在男性此肌中埋有尿道球腺。

（2）**尿道括约肌** sphincter of urethra 位于尿生殖膈上、下筋膜之间,会阴深横肌前方,肌束呈环形围绕尿道膜部,是随意的尿道外括约肌。在女性,此肌还围绕阴道,称**尿道阴道括约肌** urethrovaginal sphincter,可缩紧尿道和阴道。尿道括约肌和会阴深横肌不能截然分开,有人将二者合称**尿生殖三角肌**。

（三）会阴的筋膜

1. 浅筋膜   肛区的浅筋膜为富含脂肪的结缔组织,充填在坐骨肛门窝内。**坐骨肛门窝** ischioanal fossa 位于坐骨结节与肛门之间,为底朝下的锥形间隙(图 9 - 14)。坐骨肛门窝的前界为尿生殖膈后缘,后界为臀

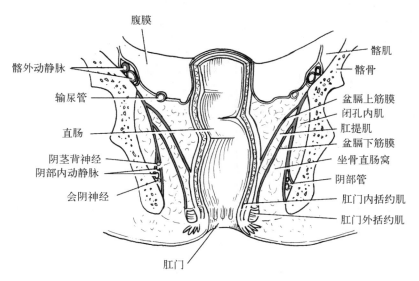

图 9 - 14   坐骨直肠窝冠状切面(经直肠)

大肌下缘,内侧壁为肛提肌和盆膈及盆膈下筋膜,外侧壁为闭孔内肌和闭孔筋膜。闭孔内肌内面的筋膜内有一个管状裂隙,称**阴部管** pudendal canal,又称 **Alcock** 管,管内有阴部内血管和阴部神经通过。在进行阴部麻醉时,可将食指伸进肛管内协助向坐骨棘方向注入药物,也可由坐骨结节与肛门连线中点进针,至坐骨棘下方时注入药物。两侧的坐骨肛门窝在肛管后方相通。坐骨肛门窝内有大量脂肪组织和会阴部的血管、神经、淋巴管等。坐骨肛门窝是脓肿的好发部位,大量积脓时,脓液可扩散至对侧,形成马蹄形脓肿,亦可穿过盆膈,形成盆腔脓肿;若肛窦的炎症穿过肠壁经过坐骨肛门窝并穿通皮肤时,可导致肛瘘。

尿生殖区的浅筋膜分为两层:浅层富含脂肪,与腹下部和股部的浅筋膜相延续。深层呈膜状,称为**会阴浅筋膜** superficial fascial of perineum,又称 **Colles** 筋膜,向前上与腹壁浅筋膜的膜性层相延续,向后附于尿生殖膈后缘,向下与阴茎肉膜和阴茎浅筋膜相延续,向两侧附于耻骨下支和坐骨支。

2. 深筋膜　肛门三角的深筋膜覆盖于坐骨肛门窝的各壁。衬于肛提肌和尾骨肌之下者称**盆膈下筋膜** inferior fascia of pelvic diaphragm;覆盖于肛提肌和尾骨肌之上者称**盆膈上筋膜** superior fascia of pelvic diaphragm,为盆膈筋膜壁层的一部分。盆膈上、下筋膜及其间的肛提肌和尾骨肌共同组成**盆膈** pelvic diaphragm,封闭小骨盆下口的大部分,对承托盆腔脏器有重要作用。盆膈中央有直肠穿过。

尿生殖三角的深筋膜亦分为两层,分别覆盖在会阴深横肌和尿道括约肌的下面和上面,称为**尿生殖膈下筋膜** inferior fascia of urogenital diaphragm 和**尿生殖膈上筋膜** superior fascia of urogenital diaphragm;两侧附着于耻骨下支和坐骨支,前缘和后缘两层互相愈合。尿生殖膈上、下筋膜及其间的会阴深横肌和尿道括约肌共同组成**尿生殖膈** urogenital diaphragm,封闭尿生殖三角。尿生殖膈有加固盆底,协助承托盆腔脏器的作用。男性有尿道通过,女性有尿道和阴道通过(图 9 - 15)。

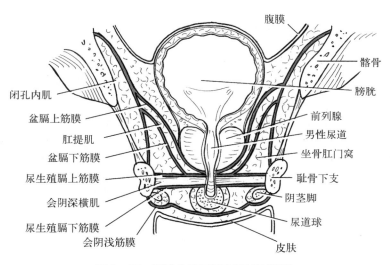

图 9 - 15　男性盆腔冠状切面(经膀胱)

小　结

女性生殖系统包括内生殖器(生殖腺-卵巢,生殖管道-输卵管、子宫、阴道,附属腺-前庭大腺)及外生殖器。

卵巢成对,位于卵巢窝,具有产生卵子和分泌女性激素的功能。有两面、两缘、两端。其正常位置的维持主要依赖于卵巢悬韧带和卵巢固有韧带。输卵管连于子宫底两侧,穿行在子宫阔韧带上缘内。分为子宫部、峡部、壶腹部和漏斗部。末端有输卵管伞,并借输卵管腹腔口通向腹膜腔,输卵管壶腹部常为受精部位。临床上将卵巢和输卵管合称为子宫附件。子宫为中空肌性器官,壁厚而腔小。成人子宫呈前后略扁的倒置梨形,分为底、体、颈。子宫位于盆腔的中央部,介于膀胱与直肠之间。正常成年女性子宫位置呈前倾前屈位。

参与子宫正常位置维护的主要韧带有子宫阔韧带、子宫圆韧带、子宫主韧带和骶子宫韧带。阴道下端借阴道外口开口于阴道前庭,其前邻膀胱和尿道,后邻直肠,下部穿尿生殖膈。前庭大腺位于阴道口两侧,其导管开口于阴道前庭。

外阴包括阴阜、大阴唇、小阴唇、阴道前庭、阴蒂、前庭球。

【复习思考题】

1. 试述女性生殖器的组成。
2. 输卵管的位置形态特点及其分部。
3. 试述子宫的位置及其固定装置。
4. 女性乳房的结构与临床意义。
5. 会阴的概念及其分区。

（李　健）

第十章

腹　膜

━━━━━━━ 学习要点 ━━━━━━━

掌握：腹膜和腹膜腔的概念。
熟悉：腹膜形成的结构，包括网膜、系膜和韧带以及陷凹。
了解：腹膜的功能和与器官的关系。

一、腹膜与腹膜腔的概念

腹膜 peritoneum 是一层薄而光滑的浆膜，由间皮及少量结缔组织构成。衬于腹、盆壁内表面的部分，称**壁腹膜** parietal peritoneum。覆盖于腹、盆腔脏器表面的部分，称**脏腹膜** visceral peritoneum。壁、脏腹膜相互移行，共同围成不规则的潜在腔隙，称**腹膜腔** peritoneal cavity（图 10-1）。腹膜腔内含有少量浆液，起润滑和减少脏器间摩擦的作用。男性腹膜腔为一封闭的腔隙；女性腹膜腔则经输卵管腹腔口、子宫、阴道与外界间接相通。

腹膜有分泌、吸收、保护、修复和固定等功能。正常情况下，腹膜产生少量浆液，起润滑和减少脏器间摩擦的作用。腹膜能吸收腹膜腔内的液体和空气等。腹膜和腹膜腔内浆液中含有大量巨噬细胞，有防御功能。腹膜还具有很强的修复和再生能力，所分泌浆液中纤维素的粘连作用，可促进伤口的愈合和炎症的局限，但若手术操作粗暴，也可因此作用而造成肠襻纤维性粘连等后遗症。腹膜所形成的韧带、系膜等结构还有固定和支持脏器的作用。

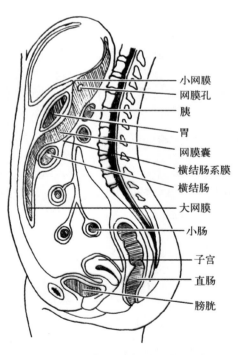

图 10-1　腹膜腔正中矢状切面示意图

（图中标注）小网膜　网膜孔　胰　胃　网膜囊　横结肠系膜　横结肠　大网膜　小肠　子宫　直肠　膀胱

知识点链接
腹上部腹膜的吸收力较下部强，所以腹膜炎症或手术后的患者多取半卧位，使有害液体流至下腹部，以减缓腹膜对有害物质的吸收。

二、腹膜与脏器的关系

根据腹、盆腔脏器被腹膜覆盖范围的大小，可以分为三类：即腹膜内位器官、腹膜间位器官和腹膜外位器官（图 10-2）。

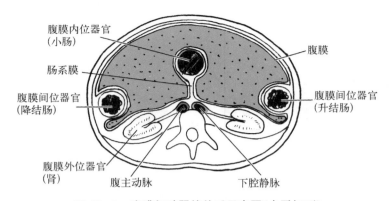

图 10-2　腹膜与脏器的关系示意图（水平切面）

（一）腹膜内位器官

腹膜内位器官是指器官表面几乎全被腹膜包裹，器官移动性大，如胃、十二指肠上部、空肠、回肠、盲肠、阑尾、横结肠、乙状结肠、脾、卵巢和输卵管等。

（二）腹膜间位器官

腹膜间位器官是指器官表面大部分被腹膜包被，其位置较固定，如肝、胆囊、升结肠、降结肠、直肠上段、子宫和充盈的膀胱等。

（三）腹膜外位器官

腹膜外位器官是指器官仅一面或小部分被腹膜覆盖，其位置固定，如十二指肠降部和水平部、直肠中下部、胰、肾、肾上腺、输尿管和空虚的膀胱等。

了解腹膜与脏器的关系，有重要的临床意义。如肾、输尿管和膀胱等腹膜外位或间位器官手术时可不进入腹膜腔，而在腹膜外进行，可以避免腹膜腔感染和术后器官间的粘连；而腹膜内位器官，若进行手术必须打开腹膜腔。

三、腹膜形成的结构

腹膜从腹、盆壁移行于器官，或由一个器官移行到另一个器官，其移行的部分常形成许多腹膜结构，主要有网膜、系膜、韧带和陷凹，这些结构不仅对器官起着支持和固定作用，也是神经血管出入脏器的途径。

（一）网膜

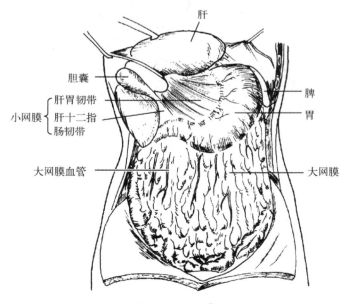

图 10-3　网膜

网膜 omentum（图 10-3）是连于胃小弯和胃大弯的双层结构，网膜包括小网膜和大网膜。

1. 小网膜 lesser omentum　是连于肝门和胃小弯及十二指肠上部之间的双层腹膜结构，肝门和胃小弯之间的部分称**肝胃韧带**；肝门与十二指肠上部之间的部分称**肝十二指肠韧带**。后者的右缘游离，其内含有胆总管、肝固有动脉和门静脉等。肝十二指肠韧带的后方为**网膜孔**，是网膜囊与腹膜腔的唯一通道，可插入 1～2 个手指。手术时，常经此孔指诊，探查胆道等。

2. 大网膜 greater omentum　是连于胃大弯与横结肠间的四层腹膜结构，呈围裙状。大网膜的前两层是由覆盖胃前、后壁的脏腹膜自胃大弯下缘下垂而成，当下垂至腹下部后转折向上形成后两层，并向上包裹横结肠，移行为横结肠系膜，与腹后壁的腹膜相续。

知识点
链接大网膜具有重要的防御功能。在活体状态下,大网膜下垂部分可向炎症病变部位移动,将病变部位包裹,以防止炎症或内容物扩散蔓延。临床手术时可根据大网膜移行的位置来探查病变部位。因小儿大网膜较短,故阑尾穿孔或下腹部炎症时不易被大网膜包裹,常引起弥漫性腹膜炎。

3. 网膜囊 omental bursa(图 10-4)　是位于小网膜和胃后方与腹后壁腹膜间的扁窄间隙,又称**小腹膜腔**。当胃后壁穿孔时,胃内容物常聚集在此囊。

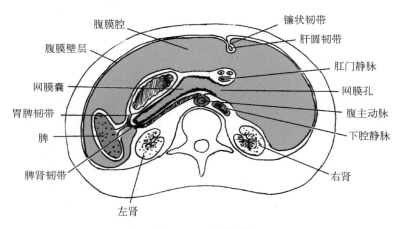

图 10-4　网膜囊

(二) 系膜

系膜 mesentery(图 10-5)是指将肠管连至腹壁的双层腹膜结构,包括肠系膜、阑尾系膜、横结肠系膜和乙状结肠系膜等。

1. **肠系膜 mesentery**　呈扇形,将空、回肠连于腹后壁的双层腹膜结构。向后集中附着于腹后壁的部分称肠系膜根,长约15 cm,自第2腰椎左侧斜向后下方,止于右骶髂关节前方。由于小肠系膜较长,因而空、回肠活动性大,有助于食物的消化和吸收,但也易发生肠扭转,甚至引起肠梗阻。小肠系膜两层间含有肠系膜上血管、淋巴管及其分支,神经和淋巴结等。

2. **阑尾系膜 mesoappendix**　是阑尾与回肠末端间的三角形双层腹膜结构,其游离缘内有阑尾血管走行。

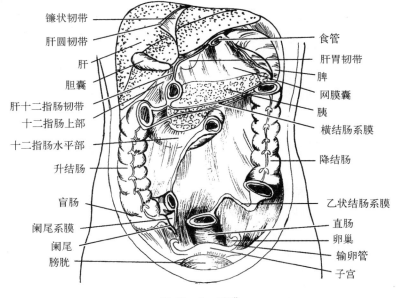

图 10-5　系膜

3. **横结肠系膜 transverse mesocolon**　是横结肠与腹后壁间的双层腹膜结构。系膜内含有横结肠的血管、神经、淋巴管和淋巴结等。

4. **乙状结肠系膜 sigmoid mesocolon**　是乙状结肠与盆壁间双层腹膜结构。该系膜较长,故乙状结肠活动性较大,易发生肠扭转。系膜内含乙状结肠血管、直肠上血管、淋巴管、淋巴结和神经。

(三) 韧带

韧带(图 10-5)是连于腹壁与器官之间或连于相邻器官之间的腹膜结构,对器官有固定和悬吊作用。

1. **肝的韧带**　除前述肝胃韧带,肝十二指肠韧带外,还有镰状韧带,冠状韧带和三角韧带;肝**镰状韧带** falciform ligament of liver 是腹前壁上部与肝上面之间的双层腹膜结构,呈矢状位,其游离缘内含有肝圆韧带。**冠状韧带** coronary ligament 是肝与膈之间的腹膜结构，呈冠状位，分前后两层，两层之间为肝的裸区。冠状韧带前后在肝上面的左右端处，互相合并形成左、右三角韧带。

2. 脾的韧带 主要有胃脾韧带和脾肾韧带。**胃脾韧带** gastrosplenic ligament 是连于胃底和脾门间的双层腹膜结构，其间有胃短血管和胃网膜血管通过。**脾胃韧带** splenogastric ligament 是脾门连至左肾前面的双层腹膜结构，其内含有脾的血管和神经。

（四）陷凹

陷凹 pouch 是腹膜腔在器官之间形成的大而恒定的腹膜间隙，主要位于盆腔内。男性在膀胱与直肠之间有**直肠膀胱陷凹** rectovesical pouch。女性在子宫与膀胱间有**膀胱子宫陷凹** vesicouterine pouch；直肠与子宫间有**直肠子宫陷凹** rectouterine pouch，该陷窝较深，与阴道穹后部间仅隔一薄层的阴道后壁，当女性盆腔积液或积脓时，可经阴道穹后部穿刺抽取积液以便诊断和治疗。站立或半卧位时，男性的直肠膀胱陷凹和女性的直肠子宫陷凹是腹膜腔的最低部位，故积液常积存在这些陷凹内（图 10 - 6）。

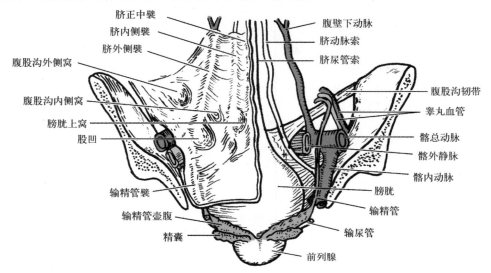

图 10 - 6 腹前壁的腹膜皱襞和隐窝

小 结

腹膜是一层薄而光滑的浆膜，衬于腹、盆壁内表面的部分。脏、壁两层腹膜相互移行形成腹膜腔，腹膜腔可分为大、小腹膜腔，二者借网膜孔相通，腔内有少量的浆液。其中男性的腹膜腔是密闭的，女性的腹膜腔经输卵管的开口与外界相通。

腹膜脏层包被在器官表面，根据程度不同，可将腹、盆腔脏器分为三种类型：腹膜内位器官，腹膜间位器官和腹膜外位器官，行部分腹膜外位器官手术时可不经过腹膜腔进行，避免腹膜腔感染。腹膜从腹、盆壁移行于器官，或由一个器官移行到另一个器官，其移行的部分常形成许多腹膜结构，主要有网膜、系膜、韧带和陷凹，这些结构不仅对器官起着支持和固定作用，也是神经血管出入脏器的途径。

【复习思考题】

1. 女性腹膜腔通过哪些途径与外界相通？
2. 试述腹膜形成的主要结构。
3. 女性腹膜腔内的腹膜陷凹及其临床意义？

（李 健）

第三篇

脉管系统

脉管系统 vascular system 是体内封闭的管道系统，包括心血管系统和淋巴系统。心血管系统由心和血管组成，血液在其中循环流动。淋巴系统由淋巴管道、淋巴器官和淋巴组织组成，淋巴沿淋巴管道向心流动，最后注入静脉，因此淋巴管道常被看作是静脉的辅助管道。

脉管系统的主要功能是将营养物质和氧运送到全身器官的组织和细胞；同时将组织和细胞的代谢产物如二氧化碳、尿素等运送到肾、肺、皮肤排出体外，以保证身体新陈代谢的不断进行；内分泌器官和分散在体内各处的内分泌细胞所分泌的激素以及生物活性物质，由脉管系统输送到相应的靶器官和靶细胞，以实现身体的体液调节。淋巴器官和淋巴组织能产生淋巴细胞和抗体，参与机体的免疫功能，构成机体重要的免疫系统。此外，脉管系统对维持身体内环境理化特性的相对稳定均有重要作用。

脉管系统还有内分泌功能，心肌细胞可产生和分泌心钠素、肾素、血管紧张素、抗心律失常肽等生物活性物质，参与机体多种功能的调节。

第十一章

心血管系统

学习要点

掌握：① 心血管系统的组成和功能；② 肺循环和体循环的路径；③ 心的位置、外形、心腔结构、心传导系和心的动脉；④ 主动脉的起止、行程、分部及主要分支分布；⑤ 颈总动脉、颈外动脉、锁骨下动脉、腋动脉、肱动脉、桡动脉、尺动脉的起止及主要分支分布；⑥ 掌浅弓、掌深弓的构成及分支；⑦ 腹腔干、肠系膜上、下动脉分支与分布；⑧ 髂内动脉、髂外动脉、股动脉、腘动脉、胫前动脉、胫后动脉的起止及主要分支分布；⑨ 上腔静脉和下腔静脉的组成、起止和行程；⑩ 颈外静脉、头静脉、贵要静脉、大隐静脉、小隐静脉的起止、行程和临床意义；⑪ 肝门静脉的组成、特点、属支及侧支循环途径。

熟悉：① 心的静脉、心包及心包腔；② 肺循环的动脉及动脉韧带；③ 颈动脉窦和颈动脉小球；④ 肋间后动脉的起止、分支分布；⑤ 髂内动脉的分支分布；⑥ 子宫动脉与输尿管的关系；⑦ 头、颈、上肢、下肢动脉压迫止血部位。

了解：① 动脉、静脉和毛细血管的概念，血管吻合的类型及其功能意义；② 心的构造和体表投影；③ 特殊静脉的结构特点；④ 胸主动脉的分支分布；⑤ 腹主动脉壁支和成对脏支名称和分布。

第一节 总 论

一、心血管系统的组成

心血管系统由心和血管组成。血管包括动脉、毛细血管和静脉(图 11-1)。

（一）心

心 heart 是由心肌构成的中空性器官，是连接动、静脉的枢纽和心血管系统的"动力泵"，并具有重要的内分泌功能。心被房间隔和室间隔分为互不相通的左、右两半，每半又各分为心房和心室，故心有四个腔：左心房、左心室、右心房和右心室。同侧心房和心室借房室口相通。心室发出动脉，心房接受静脉。在房室口和动脉口处均有瓣膜，它们颇似泵的阀门，顺血流而开放，逆血流而关闭，以保证血液的定向流动。右半心内含静脉血，左半心内含有动脉血。

（二）动脉

动脉 artery 是运送血液离心的血管，由心室发出，在行程中不断分支，可分为大、中、小动脉，最后移行为毛细血管。动脉外观呈圆管形，管壁较厚，具有一定的弹性，可随心的收缩和舒张而有明显的搏动。大动脉的管壁以弹性纤维为主，弹性大，心室射血时管壁扩张，心室舒张时管壁弹性回缩，推动血液继续流动。中、小动脉，特别是小动脉的管壁以平滑肌为主，可在神经体液调节下收缩或舒张，以改变管腔大小，影响局部血流量和血流阻力，以维持和调节血压。

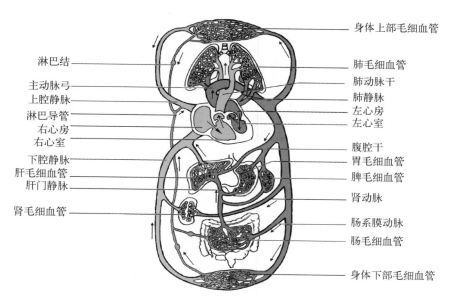

身体上部毛细血管
淋巴结
主动脉弓
上腔静脉
淋巴导管
右心房
右心室
下腔静脉
肝毛细血管
肝门静脉
肾毛细血管

肺毛细血管
肺动脉干
肺静脉
左心房
左心室
腹腔干
胃毛细血管
脾毛细血管
肾动脉
肠系膜动脉
肠毛细血管
身体下部毛细血管

图 11 - 1　血液循环示意图

（三）毛细血管

毛细血管 capillary 是连接动、静脉末梢间的血管，管径 6～8 μm，主要由一层内皮细胞和基膜构成。毛细血管数量多，彼此吻合成网，除软骨、毛发、角膜、晶状体、牙釉质和被覆上皮外，遍布全身各处。毛细血管管壁薄，通透性大，管内血流缓慢，是血液与血管外组织液进行物质交换和气体交换的场所。

（四）静脉

静脉 vein 是运送血液回心的血管。小静脉起于毛细血管，在向心回流过程中不断接受属支，汇合成中静脉、大静脉，最后注入心房。静脉与相伴行的动脉比较，其管腔大，管壁薄，平滑肌和弹性纤维少，弹性小，压力低，血流慢，血容量较大。

二、血液循环途径

血液由心室射出，经动脉、毛细血管和静脉返回心房，这种周而复始的循环流动称**血液循环** blood circulation。血液循环可分为互相衔接、同时进行的体循环和肺循环。

体循环 systemic circulation（**大循环**）：心室收缩时，血液由左心室射入主动脉，经主动脉的各级分支到达全身各处的毛细血管，血液在此与周围的组织、细胞进行物质和气体交换，再通过各级静脉，最后经上、下腔静脉及心冠状窦返回右心房。体循环的特点是循环路程长，流经范围广，以动脉血滋养全身各部，并将全身各部的代谢产物和二氧化碳运回心。

肺循环 pulmonary circulation（**小循环**）：心室收缩时，血液由右心室射出，经肺动脉干及其各级分支到达肺泡毛细血管网，进行气体交换，再经左、右肺静脉流入左心房。肺循环的特点是循环路程较短，只通过肺，动脉血管内流动的是静脉血，而静脉血管内流动的是动脉血，主要功能是进行气体交换。

三、血管吻合及其功能意义

人体内的血管除经动脉-毛细血管-静脉相连通外，动脉与动脉之间、静脉与静脉之间、动脉与静脉之间可借血管支（吻合支或交通支）彼此连结，形成**血管吻合** vascular anastomosis（图 11 - 2）。

（一）动脉间吻合

人体内许多部位或器官的两动脉干之间可借交通支相连，如脑底动脉之间。在经常改变形态的器官，两动脉末端或分支可直接吻合形成**动脉弓**，如掌浅弓、掌深弓和胃小弯动脉弓；在经常活动或易受压部位，其邻近的多条动脉分支常互相吻合成**动脉网**，如膝关节动脉网。这些吻合都有缩短循环时间和调节血流量的作用。

（二）静脉间吻合

静脉之间的吻合比动脉更丰富，形式多样，除具有和动脉相似的吻合形式外，常在器官周围或器官壁内

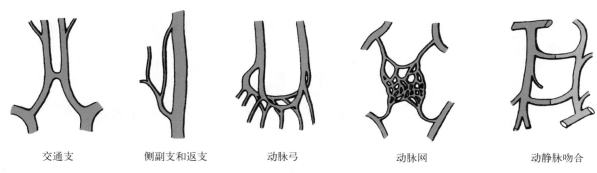

| 交通支 | 侧副支和返支 | 动脉弓 | 动脉网 | 动静脉吻合 |

图 11-2 血管吻合的形式

形成**静脉丛**,如食管静脉丛、直肠静脉丛,以保证器官在受挤压时的血流通畅。

(三)动静脉吻合

在体内的许多部位,如鼻、唇、外耳皮肤、指尖、趾端和生殖器勃起组织等处,小动脉和小静脉之间可借血管支直接相连,形成小动静脉吻合。这种吻合具有缩短循环途径,调节局部血流量和体温的作用。

(四)侧支吻合

有的血管主干在行程中发出与其平行的侧副支。发自主干不同高度的侧副支彼此吻合,称**侧支吻合**(图 11-3)。在正常状态下侧副支较细小,但当主干阻塞时,侧副支逐渐增粗,血流可经扩大的侧支吻合到达阻塞以下的血管主干,使血管受阻区的血液循环得到不同程度的代偿恢复。这种通过侧支吻合建立的循环称**侧支循环** collateral circulation 或**侧副循环**,侧支循环的建立显示了血管的适应能力和可塑性,对于保证器官在病理状态下的血液供应有重要意义。

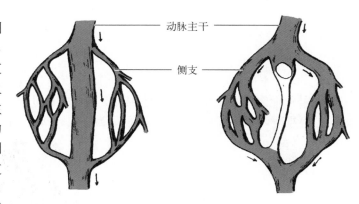

图 11-3 侧支吻合和侧支循环

终动脉 end artery:体内少数器官内的动脉与邻近动脉之间无吻合,这种动脉称为终动脉,如视网膜中央动脉。终动脉一旦被阻塞,可使其供血区的组织缺血甚至坏死。如果某一动脉与邻近动脉虽有吻合,但当该动脉阻塞后,邻近动脉不足以代偿其血液供应,这种动脉称功能性终动脉,如脑、肾内的一些动脉分支。

四、血管的变异和异常

胚胎时期,血管是在毛细血管网的基础上发展起来的。在发育过程中,由于功能需要以及血流动力学因素的影响,有些血管扩大形成主干或分支,有些退化、消失,有些以吻合管的形式存留下来。由于某种因素的影响,血管的起始、汇入、分支、管径、数目和行程常有不同变化。所以,血管系统的形态、数值并非所有人都完全一样,有时可出现变异,甚至异常(畸形)。

第二节 心

一、心的位置和外形

(一)心的位置

心是一个中空的肌性器官,位于胸腔中纵隔内,左、右肺之间,外面包有心包。心约 2/3 位于身体正中面的左侧,1/3 位于身体正中面的右侧(图 11 - 4)。心的前方大部分被胸膜和肺遮盖,小部分隔心包与胸骨体下部和第 4~6 肋软骨邻近;后方平对第 5~8 胸椎;两侧与胸膜腔和肺相邻;上方连出入心的大血管;下方邻膈。心的长轴自右肩斜向左肋下区,与身体正中面构成 45°角。

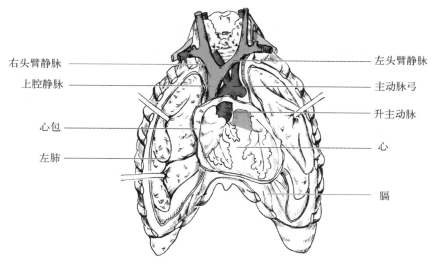

图 11 - 4 心的位置

(二)心的外形

心的外形似倒置的、前后稍扁的圆锥体。成年男性正常心重 284±50 g,女性重 258±49 g,其重量可因年龄、身高、体重等因素不同而有差异。心可分为一尖、一底、二面、三缘,表面有四条浅沟(图 11 - 5、图 11 - 6)。

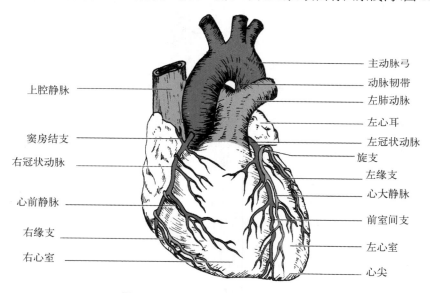

图 11 - 5 心的外形和血管(胸肋面)

心尖 cardiac apex 朝向左前下方,圆钝、游离,由左心室构成,与左胸前壁接近,故在左侧第 5 肋间隙锁骨中线内侧 1~2 cm 处可扪及心尖搏动。

心底 cardiac base 朝向右后上方,由左心房和小部分的右心房构成。上、下腔静脉分别从上、下注入右心房;左、右肺静脉分别从两侧注入左心房。

两面:心的胸肋面(前面)朝向前上方,大部分由右心室和右心房构成,小部分由左心室和左心耳构成。**膈面(下面)**隔心包与膈毗邻,朝向后下方,该面约 2/3 由左心室,1/3 由右心室构成。

三缘:心的**右缘**呈近垂直位,由右心房构成;**左缘**圆钝,斜向左下,大部分由左心室构成,小部分由左心耳构成。**下缘**锐利,接近水平位,由右心室和心尖构成。

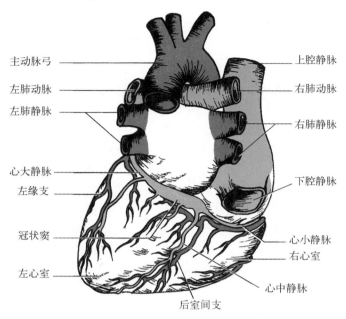

图 11-6　心的外形和血管（膈面）

四沟：心的表面有四条浅沟，是四个心腔的表面分界，沟内大多被脂肪组织和血管充填。**冠状沟** coronary sulcus（房室沟）是近心底处的环形沟，前部被肺动脉干隔断，它是心房与心室的表面分界。**前室间沟** anterior interventricular groove 和**后室间沟** posterior interventricular groove 分别位于心的胸肋面和膈面，从冠状沟走向心尖的右侧，它们分别与室间隔的前、下缘一致，是左、右心室在心表面的分界。前、后室间沟在心尖右侧的会合处稍凹陷称**心尖切迹** cardiac apical incisure。**后房间沟** interatrial groove 位于心底，在右心房与右上、下肺静脉交界处的浅沟，是左、右心房在心表面的分界。房间沟、后室间沟和冠状沟的相交处称**房室交点** crux，其深面有重要的血管和神经等结构。

二、心腔

心被心间隔分为左、右两半，左、右半心又被房室口分成心房和心室，共 4 个腔，同侧心房和心室借房室口相通。心在发育过程中出现沿心纵轴轻度向左旋转，故左半心位于右半心的左后方。

（一）右心房

右心房 right atrium（图 11-7）是心腔中最靠右侧的部分，壁薄腔大，以位于上、下腔静脉口前缘之间的

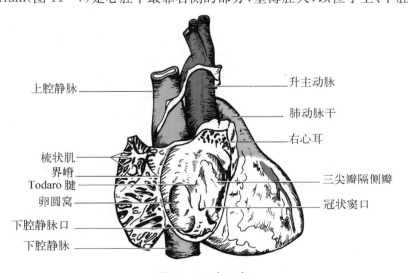

图 11-7　右心房

界沟 sulcus terminalis 为界，分为前、后二部。前部为**固有心房** atrium proper，由原始心房衍变而来；后部为**腔静脉窦** sinus venarum cavarum，由原始静脉窦发育而成。在腔面，与界沟相对应的纵形肌隆起即**界嵴** crista terminalis。

固有心房构成右心房的前部，其前壁向前内侧呈锥形突出部分称**右心耳** right auricle。腔面粗糙不平，自界嵴向前发出许多平行的肌束称**梳状肌** pectinate muscles，梳状肌在右心耳内面交织呈网状。固有心房的左前下方有右房室口，通向右心室。

腔静脉窦位于右心房的后部，内壁光滑，无肌性隆起。内有三个入口：上部有**上腔静脉口** orifice of superior vena cava，下部有**下腔静脉口** orifice of inferior vena cava。下腔静脉口的前缘有**下腔静脉瓣** valve of inferior vena cava（**Eustachian 瓣**），在胎儿时期，此瓣有引导下腔静脉血经卵圆孔流入左心房的作用。**冠状窦口** orifice of coronary sinus 位于下腔静脉口与右房室口之间，窦口后缘有冠状窦瓣，出现率约为 70%。

右心房的后内侧壁为房间隔，其中下部有一卵圆形浅凹称**卵圆窝** fossa ovalis，为胎儿时期卵圆孔闭合后的遗迹，此处房间隔最薄，房间隔缺损多发生在此，也是从右心房进入左心房心导管穿刺的理想部位。

冠状窦口前内缘、三尖瓣隔侧瓣附着缘和 **Todaro 腱**（下腔静脉口前方心内膜下的一个腱性结构，见心纤维支架）之间的三角区称 **Koch 三角**。此三角前部的心内膜深面有房室结，因此该三角为心外科手术中确定房室结位置的一个重要标志。

（二）右心室

右心室 right ventricle（图 11-8）是心腔最靠前的部分，位于右心房的前下方，壁厚 3~4 mm。右心室腔被一弓形的肌性隆起，即**室上嵴** supraventricular crest 分为后下方的流入道（窦部）和前上方的流出道（漏斗部）两部分。

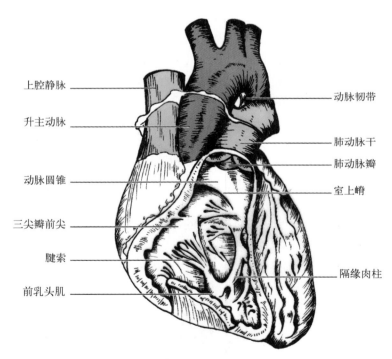

图 11-8   右心室

流入道从右房室口至右心室尖，其入口为右房室口，呈卵圆形，其周缘有致密结缔组织构成的**三尖瓣环** tricuspid annulus 围绕，**三尖瓣** tricuspid valve（**右房室瓣** right atrioventricular valve）的基底附于该环上。三尖瓣为 3 片三角形的瓣膜，按位置可分为**前瓣**、**后瓣**和**隔侧瓣**。每片瓣膜的游离缘有数条结缔组织细索称**腱索** tendinous cords，连于室壁上的乳头肌尖端。流入道的室壁有许多交错排列的肌隆起称**肉柱** trabeculae carneae，故腔面凸凹不平。由室壁突入室腔的锥体状肌束称**乳头肌** papillary muscles，分前、后、隔侧 3 组乳头肌，分别附着于右心室前壁、后壁和室间隔。每个乳头肌尖部有数条腱索与相邻的两个尖瓣相连

（图 11－9）。在前乳头肌根部，有一条肌束横过室腔至室间隔下部称**隔缘肉柱** septomarginal trabecula（**节制索** moderator band），内有房室束的右束支通过。三尖瓣环、三尖瓣、腱索和乳头肌在结构和功能上是一个整体，合称**三尖瓣复合体** tricuspid valve complex。当心室收缩时，三尖瓣环缩小，血液推动三尖瓣使之闭合，由于乳头肌收缩和腱索牵拉，瓣膜恰好关闭而不致翻向心房。

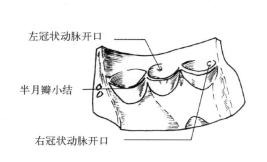

图 11－9　瓣膜示意图

左冠状动脉开口
半月瓣小结
右冠状动脉开口
展开的主动脉瓣

三尖瓣环
瓣膜
腱索
乳头肌
展开的三尖瓣

　　流出道又称**动脉圆锥** conus arteriosus，位于右心室前上方，腔面光滑无肉柱，呈锥体状，其上端借**肺动脉口** orifice of pulmonary trunk 通肺动脉干。肺动脉口周缘有**肺动脉瓣环** annulus of pulmonary valve，环上附有 3 个袋口朝上、呈半月形的**肺动脉瓣** pulmonary valve，每瓣游离缘中央有一小结称**半月瓣小结**。肺动脉瓣与肺动脉壁之间的袋状间隙称**肺动脉窦**。当心室收缩时，血液冲开肺动脉瓣进入肺动脉；当心室舒张时，肺动脉窦被倒流的血液充盈，使 3 个瓣膜相互靠拢，肺动脉口关闭，阻止血液反流入右心室。

（三）左心房

　　左心房 left atrium（图 11－10）位于右心房的左后方，构成心底的大部分，是四个心腔中最靠后的一个心腔。其向左前方的锥形突起称**左心耳** left auricle，覆盖于肺动脉干根部左侧及左冠状沟前部，因与二尖瓣邻近，为心外科常用手术入路之一。左心耳内壁因有梳状肌而凹凸不平，但梳状肌没有右心耳发达且分布不匀。左心房后部较大，腔面光滑，壁厚约 3 mm，其后壁两侧各有两对肺上、下静脉的开口，开口处无静脉瓣，其前下部有**左房室口** left atrioventricular orifice 通左心室。

（四）左心室

　　左心室 left ventricle（图 11－11）位于右心室的左后下方，室腔形似圆锥体，其尖即心尖，底向上，其左侧部有左房室口，右侧部有主动脉口。

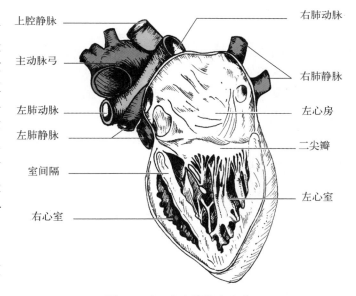

上腔静脉
主动脉弓
左肺动脉
左肺静脉
室间隔
右心室

右肺动脉
右肺静脉
左心房
二尖瓣
左心室

图 11－10　左心房和左心室

左心室壁厚为右心室壁的 3 倍，9～12 mm。左心室腔以二尖瓣前瓣为界分为流入道和流出道两部分。

　　流入道（窦部）位于二尖瓣前瓣的左后方，入口为左房室口，较右房室口小，其周缘有**二尖瓣环** mitral annulus。**二尖瓣** mitral valve（**左房室瓣** left atrioventricular valve）基底附于二尖瓣环上，游离缘垂入室腔。二尖瓣分为前瓣和后瓣。前瓣大，位于前内侧，在左房室口与主动脉口之间；后瓣较小，位于后外侧。两瓣的基部在内、外侧端互相融合称**前外侧连合**和**后内侧连合**。左心室乳头肌发达，分前、后两组。**前乳头肌** anterior papillary muscle 位于左心室前壁中部，**后乳头肌** posterior papillary muscles 位于左心室后壁的内侧。每个乳头肌发出的腱索连于两个相邻瓣膜。二尖瓣环、二尖瓣、腱索和乳头肌在功能和结构上密切关联，故合称**二尖瓣复合体** mitral complex，其功能与三尖瓣复合体相同。左心室腔面的肉柱较右心室细小。

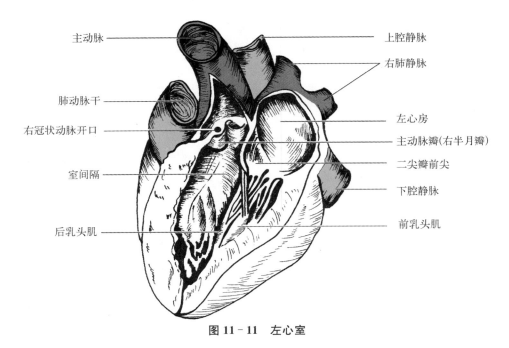

主动脉 —————————————————————————————— 上腔静脉

—————————————————————————————— 右肺静脉

肺动脉干 ——————————————

右冠状动脉开口 ——————————————————————————— 左心房

—————————————————————— 主动脉瓣(右半月瓣)

—————————————————————— 二尖瓣前尖

室间隔 ————————————————————————————————— 下腔静脉

后乳头肌 ——————————————————————————————— 前乳头肌

图 11-11 左心室

流出道又称**主动脉前庭** aortic vestibule,是左心室前内侧部分,腔壁光滑无肉柱,缺乏伸展性和收缩性。其出口称**主动脉口** aortic orifice,口周缘的纤维环上附有三个袋口向上的半月形瓣膜称**主动脉瓣** aortic valve。根据位置可分为左、右、后半月瓣,每瓣游离缘中央有一半月瓣小结。瓣膜与主动脉壁之间的腔隙称**主动脉窦** aortic sinus,根据窦的位置可区分为左、右、后 3 个主动脉窦,其中在左、右主动脉窦的壁上,分别有左、右冠状动脉的开口,故又称**左、右冠状动脉半月窦**。左心室舒张时接受左心房的血液,收缩时将血液射入主动脉。

两侧心房和心室的收缩和舒张是同时进行的,当心室收缩时,左、右心室内的压力增高,血流推动二尖瓣和三尖瓣分别关闭左、右房室口,并冲开主动脉瓣和肺动脉瓣射入主动脉和肺动脉。当心室舒张时,由于主动脉和肺动脉壁的弹性回缩,血液充满主动脉窦和肺动脉窦,使瓣膜关闭,以防止血液倒流入心室。同时二尖瓣和三尖瓣开放,使心房内的血液流入心室,随即进入下一个心动周期。由此可见,心如同一个"动力泵",各瓣膜如同泵的"阀门",它们顺血流而开放,逆血流而关闭,以保障血液的定向流动。如果因病变引起各瓣膜关闭不全或开放不全时,会导致心腔内血液动力学改变,产生病理性心脏杂音和其他症状。

三、心的构造

(一)心纤维性支架

心纤维性支架又称**心纤维骨骼**,位于房室口、肺动脉口和主动脉口的周围(图 11-12),由致密结缔组织构成,质地坚韧而有弹性,为心肌和心瓣膜的附着处。心纤维性支架主要包括 4 个纤维环(二尖瓣环、三尖瓣环、主动脉瓣环和肺动脉瓣环)、2 个纤维三角(左、右纤维三角)和室间隔膜部等。4 个纤维环是分别位于左、右房室口和主动脉口、肺动脉口周围的结缔组织环。**左纤维三角** left fibrous trigone 位于主动脉左瓣环与二尖瓣环之间,其外侧与左冠状动脉旋支相邻近,是二尖瓣手术时的重要标志。**右纤维三角** right fibrous trigone 位于二尖瓣环、三尖瓣环和主动脉后瓣环之间,因位于心的中央部位,又称**中心纤维体** central fibrous body,其前面与室间隔膜部相延续,向后发出一结缔组织束,称 **Todaro 腱**,呈白色索状,位于右心房心内膜深面。右纤维三角内有房室束穿过,当三角变性硬化时,可压迫房室束,引起房室传导阻滞。

(二)心壁

心壁由心内膜、心肌层和心外膜组成。**心内膜** endocardium 衬贴于心壁内面,与血管内膜相延续,心内膜向心腔内折叠形成心瓣膜。**心肌层** myocardium 为构成心壁的主体,由心肌纤维和心肌间质组成,包括心房肌和心室肌,二者被心纤维骨骼隔开而互不延续,故心房肌和心室肌不同时收缩。心房肌较薄,心室肌较厚。心室肌分浅、中、深三层(图 11-13),浅层斜行,在心尖捻转形成心涡,然后进入深部移行为纵行的深层肌,形成肉柱和乳头肌;中层呈环形,为各室所固有,左心室环形肌特别发达。**心外膜** epicardium 为浆膜性心

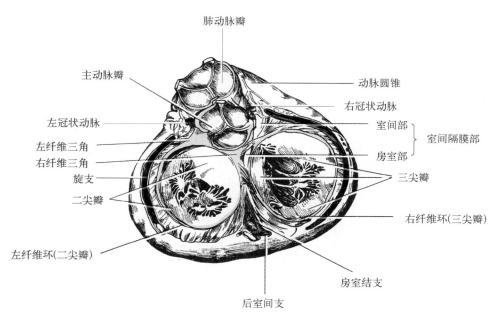

图 11‑12　心瓣膜和纤维环（上面观）

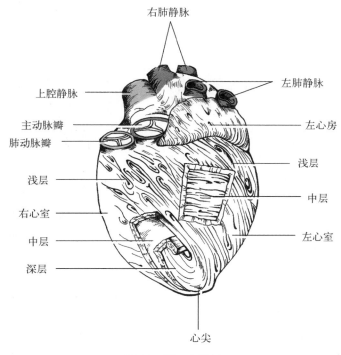

图 11‑13　心肌层

包的脏层，被覆在心肌表面，其深面有血管、淋巴管和神经分布。

（三）**房间隔和室间隔**

1. **房间隔** interatrial septum　位于左、右心房之间（图 11‑14），较薄，由双层心内膜夹以结缔组织和少量心房肌构成。房间隔在卵圆窝处最薄。

2. **室间隔** interventricular septum　分为肌部和膜部。**肌部**较厚，位于左、右心室之间，由心肌和心内膜构成；**膜部**约 0.8 cm²，为不规则的膜性结构，位于心房和心室交界部位，其右侧面被三尖瓣隔侧瓣附着缘分为上、下两部，后上部位于右心房与左心室之间，为房室部；前下部位于左、右心室之间，为室间部。室间隔前、后缘与前、后室间沟相当。

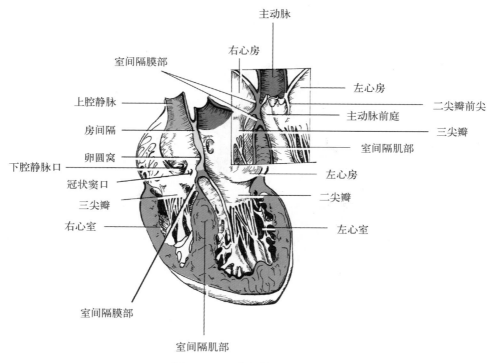

图 11－14　房间隔和室间隔

知识点链接

（1）房间隔缺损：最常见的是卵圆孔未闭。卵圆孔是胎儿发育必需的一个生命通道，来自母亲的脐静脉血经此通道进入胎儿的左心房，然后经左心室、主动脉分布到全身，以提供胎儿发育所必需的氧和营养物质。胎儿出生后，左心房压力升高，卵圆窝瓣被压在卵圆窝边缘以闭合卵圆孔，卵圆孔一般在生后一岁左右完全闭合。如果房间隔中央缺损，就会导致左心房含氧丰富的血液流入右心房。

（2）心室间隔缺损：多发生在室间隔膜部，当心脏收缩时，血液从压力高的左心室逆流入压力低的右心室。如果缺损较大时，由于长期右心室负荷增大，会导致右心衰。

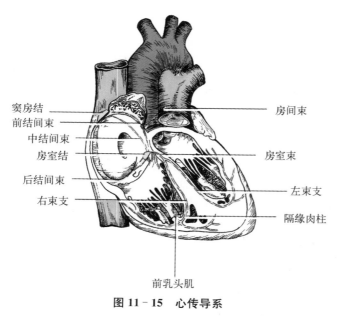

图 11－15　心传导系

四、心传导系统

心传导系统位于心壁内，由特殊分化的心肌细胞组成，具有自律性和传导性，主要功能是产生和传导冲动，控制心的节律性活动。心传导系统包括窦房结、结间束、房室交界区、房室束、左、右束支和Purkinje纤维网（图11－15）。

（一）窦房结

窦房结 sinuatrial node 呈长椭圆形，位于上腔静脉根部与右心房交界处的心外膜深面。窦房结内主要有**起搏细胞和过渡细胞**，还有丰富的胶原纤维。窦房结是心的正常起搏点，具有自动节律性，窦房结细胞发放的节律性冲动传向心房肌，使心房收缩，同时向下传至房室结。

（二）房室结

房室结 atrioventricular node 位于房间隔下部

右心房的心内膜深面,冠状窦口的前上方,呈扁椭圆形,其前下端发出房室束。房室结的作用是将窦房结传来的冲动发生短暂延搁再传向心室。

窦房结是心的起搏点,窦房结产生的冲动经何种途径传至左、右心房和房室结,仍有争议。有学者认为,窦房结和房室结之间有**结间束** internodal tract 相连,左、右心房之间亦有房间束连接,但迄今尚无充分的形态学证据,但从功能的角度,对结间束的概念有所了解。结间束有三条:① **前结间束**:由窦房结头端发出,经上腔静脉前方弓形向前,在右心房前壁分为两支:一支左行分布于左房前壁称**上房间束**(**Bachmann** 束);另一支向下入房间隔,经卵圆窝前方下行至房室结的上缘。② **中结间束**:由窦房结右上缘发出,向右绕过上腔静脉口,进入房间隔,经卵圆窝前缘下降至房室结上缘。③ **后结间束**:由窦房结下端发出,向下经界嵴和下腔静脉瓣,在冠状窦口上方至房室结后部。各结间束在房室结上方相互交织,并有分支与房间隔左侧的左心房肌纤维相连,从而将冲动传至左心房。

近年来,许多学者将房室结的概念扩大为**房室交界区** atrioventricular junction region,又称**房室结区**,该区包括三部分:房结区、房室结和结束区。房结区为结间束的入结部分,位于房室结的上部;结束区位于房室结的前方,为房室束的近侧部;房室结是房室结区的中央部分。房室交界区的细胞传导性很低,来自窦房结的冲动在此延搁后再向下传至心室,房室延搁的生理意义是心房收缩完全后,心室才收缩,使心房内的血液有充分时间流入心室。由于房室交界区是冲动从心房传向心室的必经之路,又是最重要的次级起搏点,临床上许多复杂的心律失常发生在该区。

(三)房室束

房室束 atrioventricular bundle 又称 **His 束**,从房室结的前端发出后,穿过右纤维三角,经室间隔膜部后下缘前行,在室间隔肌部上缘分为左、右束支。

(四)左、右束支

左束支 left bundle branch(图 11-16)呈扁带状,沿室间隔左侧心内膜深面走行,于肌性室间隔上、中1/3交界处,分为三组分支,分别从室间隔上部的前、中、后三个方向分支分布于整个左心室壁内面。**右束支** right bundle branch(图 11-17)呈圆索状,沿室间隔右侧面下行,经节制索至右室前乳头肌根部,分支分布于右心室壁内面。

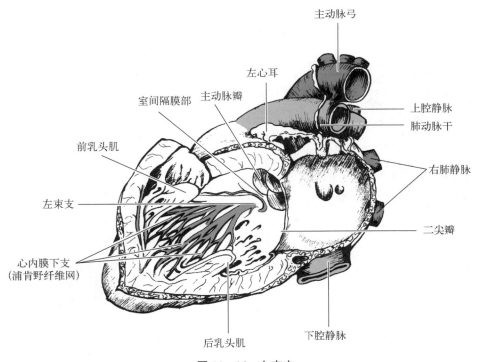

图 11-16　左束支

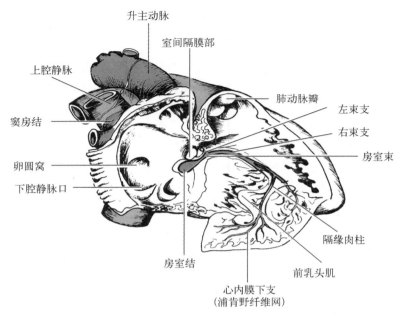

图 11-17　右束支

（五）Purkinje 纤维网

左、右束支的分支在心内膜深面交织成心内膜下 **Purkinje 纤维网**，由该网发出的纤维进入心肌，在心肌内形成心肌内 purkinje 纤维网，与心肌纤维相连，支配其收缩。

房室束、左、右束支及 Purkinje 纤维网的功能是将心房传来的冲动迅速传导到整个心室。

（六）心传导系的变异

正常情况下，房室束是心房到心室冲动传导的唯一通路，少数人除房室束外尚存在副房室束。副房室束的存在，可将心房的冲动过早地传到心室肌，使心室肌提前接受兴奋而收缩。

五、心的血管

心的动脉供应来自左、右冠状动脉（图 11-18）；心的静脉血绝大部分经冠状窦回流到右心房，少部分直接流入右心房，极少部分流入左心房和左、右心室。心本身的血液循环称**冠状循环**。心的重量虽仅占体重的 0.5%，而冠状动脉的血流量占心输出量的 4%～5%。

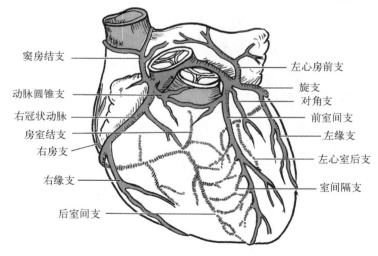

图 11-18　心的动脉示意图

（一）冠状动脉

1. **右冠状动脉** right coronary artery 起自主动脉的右冠状动脉窦，行于右心耳与肺动脉干之间，沿冠状沟右行，绕过心右缘至心的膈面，沿冠状沟向左行至房室交点附近，分为后室间支和左室后支。右冠状动脉主要分布于右心房、右心室前壁大部分及侧壁、后壁的全部，左心室后壁的一部分和室间隔后 1/3，左束支的后半以及房室结（93%）和窦房结（60%）。

右冠状动脉的分支有：① **后室间支** posterior interventricular branch：亦称**后降支**，沿后室间沟下行，在心尖切迹处与前室间支吻合。该支除分支供应后室间沟附近的左、右心室壁外，还发出 7～12 支室间隔后支穿入室间隔，供应室间隔后 1/3。② **窦房结支**约 60%起于右冠状动脉近侧端，沿右心耳内侧面上行至上腔静脉口,分布于窦房结。③ **左室后支**:为右冠状动脉的另一终支,起始后向左行越过房室交点,分布于左心室膈面一小部分。④ **右缘支** right marginal branch:较粗大、恒定,沿心下缘左行,分布于右室前壁。⑤ **右房支**:分布于右心房。⑥ **房室结支**:约93%的人房室结支起于右冠状动脉。

2. **左冠状动脉** left coronary artery　起自主动脉的左冠状动脉窦,主干很短,行于左心耳与肺动脉干之间,随即分为前室间支和旋支。分叉处常发出**对角支**,向左下斜行,分布于左心室前壁。

(1) **前室间支** anterior interventricular branch:亦称**前降支**,沿前室间沟下行,其末梢多数绕过心尖切迹与后室间支吻合。前室间支及其分支分布于左心室前壁、前乳头肌、心尖、右心室前壁一小部分、室间隔的前2/3以及心传导系的右束支和左束支的前半。

前室间支的主要分支有:① **左室前支**:以3~5支多见,分别向心左缘或心尖斜行,主要分布于左心室前壁、左室前乳头肌和心尖。② **右室前支**,短小,分布于前室间沟附近的右心室前壁。右室前支还发出分支分布于动脉圆锥,称**左圆锥支**,与右冠状动脉右圆锥支吻合形成动脉环,是常见的侧支循环。③ **室间隔前支**:以12~17支多见,起自前室间支的深面,穿入室间隔内,分布于室间隔的前2/3。

(2) **旋支** circumflex branch:从左冠状动脉主干分出后沿冠状沟左行,绕过心左缘至左心室膈面,分支分布于左心房、左心室前壁一小部分、左心室侧壁及膈面。有时可发出窦房结支。

旋支的主要分支有:① **左缘支**:较粗大而恒定,于心左缘处发出,斜行至心左缘,分支供应心左缘及邻近的左室壁。② **左室后支**:多数为1支,分布于左心室膈面的外侧部。③ **窦房结支**:约40%起于旋支的起始段,向上经左心耳内侧壁,向右至上腔静脉口处穿入窦房结。④ **心房支**:为一些细小分支,供应左心房前壁、外侧壁和后壁。

> **知识点链接**　冠状动脉粥样硬化性心脏病(简称冠心病),可造成冠状动脉分布区的心肌坏死,即心肌梗死。心肌梗死的范围基本上与动脉的分布区一致。如左心室侧壁和后壁心肌梗死主要是阻塞了左旋支。前壁和室间隔前部心肌梗死主要是阻塞了前室间支。冠状动脉任何一支阻塞,还可能引起心传导系不同部分的血供障碍,从而导致相应的心绞痛或心律失常。

3. **冠状动脉的分布类型**　左、右冠状动脉在心胸肋面的分布形式比较恒定,而在心膈面的分布则变异较大。通常根据左、右冠状动脉在膈面分布区域的大小分为三型。

(1) **右优势型**(65.7%):右冠状动脉在心室膈面除分布于右室膈面外,还越过房室交点和后室间沟,分布于左室膈面的一部或全部。

(2) **均衡型**(28.7%):左、右冠状动脉以后室间沟为界,分别分布于左、右心室的膈面。

(3) **左优势型**(5.6%):左冠状动脉较粗大,除发分支分布于左心室膈面外,还越过房室交点和后室间沟分布于右心室膈面的一部分。

不同类型的人,冠状动脉主干阻塞后,引起症状也不同。如左优势型的患者,左冠状动脉受阻后,后果相当严重,可发生广泛性左心室心肌梗死,且窦房结、房室结、左右束支均可受累,发生严重的心律失常。

4. **壁冠状动脉**　冠状动脉的主干或其主要分支,大部分走行在心外膜深面或心外膜深面的脂肪内。有时冠状动脉主干或分支中的某一段穿行于心肌纤维中,这部分覆盖于血管表面的心肌纤维称**心肌桥**,此段被心肌桥覆盖的动脉称壁冠状动脉。壁冠状动脉多见于前、后室间支。一般认为,壁冠状动脉受心肌桥的保护,局部承受的应力较小,心舒张时亦可控制血管,使之不过度扩张,较少发生动脉的硬化。在冠状动脉手术时,应注意壁冠状动脉的存在。

(二) **静脉**

心的静脉血分三个途径回心(图11-19)。

1. **冠状窦** coronary sinus　位于冠状沟后部,左心房与左心室之间,收集心壁的大部分静脉,其右端经冠状窦口开口于右心房。冠状窦的主要属支有:

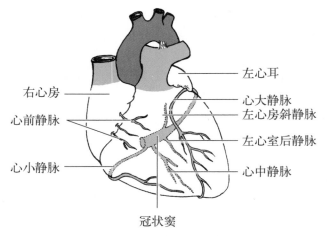

右心房
心前静脉
心小静脉
左心耳
心大静脉
左心房斜静脉
左心室后静脉
心中静脉
冠状窦

图 11-19　心的静脉示意图

（1）**心大静脉** great cardiac vein：在前室间沟内与前室间支伴行，向后上至冠状沟，再向左行至左室膈面注入冠状窦左端。

（2）**心中静脉** middle cardiac vein：与后室间支伴行，向上注入冠状窦末端。

（3）**心小静脉** small cardiac vein：在冠状沟内与右冠状动脉伴行，绕过心右缘向左注入冠状窦右端。

2. **心前静脉** anterior cardiac vein　有 2～3 支，起于右心室前壁，向上越过右冠状沟，开口于右心房。

3. **心最小静脉** smallest cardiac vein　是心壁内的一些小静脉，直接开口于各心腔（主要是右心房）。

（三）冠状血管的吻合

冠状动脉各分支之间在整个心壁和心间隔内存在有广泛的吻合，此外，冠状动脉与心外动脉，如支气管动脉和胸廓内动脉等也有吻合。心静脉之间的吻合比动脉吻合更为丰富，冠状窦各属支之间以及属支与心前静脉之间均有丰富吻合。

六、心包

心包 pericardium 为包裹心和出入心的大血管根部的锥形囊（图 11-20），分内、外两层，外层为纤维心包，内层为浆膜心包。

纤维心包 fibrous pericardium 是坚韧的结缔组织囊，为心包的外层，上方包裹出入心的大血管根部，并与血管外膜相移行，下方与膈的中心腱愈着。**浆膜心包** serous pericardium 为心包的内层，分壁、脏两层。壁层与纤维心包内面紧密相贴，脏层覆盖于心肌表面，即心外膜。脏、壁两层在出入心的大血管根部互相移行，两层之间的腔隙称**心包腔** pericardial cavity，内含少量浆液，起润滑作用。在心包腔内，浆膜心包脏、壁两层折转处的间隙称**心包窦**，主要有：① **心包横窦** transverse sinus of pericardium：为心包腔在升主动脉、肺动脉干后方与上腔静脉、左心房前壁前方之间的间隙。② **心包斜窦** oblique sinus of pericardium：为位于左心房后壁，左右肺静脉、下腔静脉与心包后壁之间的间隙。③ **心包前下窦** anterior inferior sinus of pericardium：位于心包腔的前下部，心包前壁与膈之间的交角处，由心包前壁移行至下壁所形成。

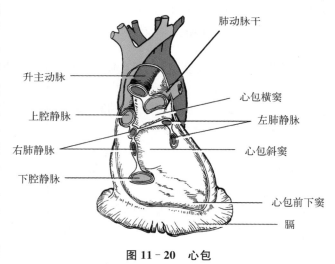

肺动脉干
升主动脉
上腔静脉
右肺静脉
下腔静脉
心包横窦
左肺静脉
心包斜窦
心包前下窦
膈

图 11-20　心包

知识点链接　心包穿刺：人体直立时，心包前下窦位置最低，心包积液常存于此窦中，是心包穿刺比较安全的部位。从剑突与左侧第 7 肋软骨交角处（左剑肋角）进行心包穿刺，恰可进入该窦。

心包对心具有保护作用，正常时可防止心的过度扩大，以保持血容量的恒定。由于纤维心包伸缩性很小，若心包腔大量积液，则可限制心的舒张，影响静脉血回心。

七、心的体表投影

心在胸前壁的体表投影可用下列四点的连线表示(图 11‐21)：① **左上点**,在左侧第 2 肋软骨下缘,距胸骨左缘约 1.2 cm 处；② **右上点**,在右侧第 3 肋软骨上缘,距胸骨右缘约 1 cm 处；③ **左下点**,在左侧第 5 肋间,左锁骨中线内侧 1～2 cm 处；④ **右下点**,在右侧第 6 胸肋关节处。左、右上点连线为心上界；左、右下点连线为心下界；右上、下点连线为心右缘,略向右凸；左上、下点连线是心左界,略向左凸。了解心在胸前壁的体表投影,对临床诊断有实用意义。

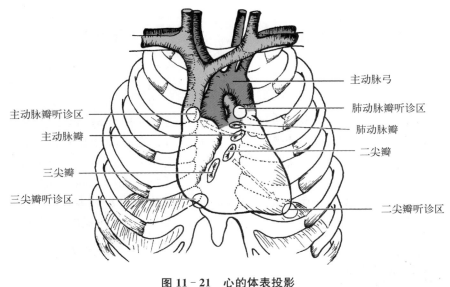

图 11‐21　心的体表投影

第三节　动　脉

动脉是运血离心的血管。由左心室发出的主动脉及各级分支运送动脉血到全身毛细血管进行物质交换,而由右心室发出的肺动脉干及其分支运送静脉血到肺进行气体交换。动脉内血液压力较高,流速较快,因而管壁较厚,富有弹性和收缩性。根据结构和功能可将动脉分为大动脉、中动脉和小动脉。动脉干的分支,离开主干进入器官前的一段称为器官外动脉,进入器官后称为器官内动脉。

器官外动脉分布的一般规律：① 动脉的配布与人体的结构相适应,人体结构左、右对称,动脉分支亦对称。② 躯干的动脉有壁支和脏支之分。③ 身体每一局部(头颈部、胸部、腹部和四肢等)都有一条动脉干。④ 动脉常与静脉、神经伴行,构成血管神经束,有的还包有结缔组织鞘,在四肢这些血管神经束的行程多与长骨平行。⑤ 动脉多居于身体的屈侧、深部或安全隐蔽的部位,因此不易受到损伤。⑥ 动脉常以最短距离到达它所分布的器官,也有个别例外,如睾丸动脉。⑦ 动脉分布的形式与器官的形态有关。容积经常发生变化的器官(如胃、肠等),其动脉多先在器官外形成弓状的血管吻合,再分支进入器官内部。一些位置较固定的实质性器官(如肝、肾等),动脉常从其凹侧(门)穿入。⑧ 动脉的口径有时不完全决定于它所供血器官的大小,而与该器官的功能有关,例如,肾动脉的口径就大于肠系膜上动脉,这与肾的泌尿功能有关。

器官内动脉分布与器官的构造有关,结构相似的器官其动脉分布状况也大致相同。在实质性器官内有放射型、纵走型和集中型的动脉分布。在分叶状结构的器官,如肝、肾、肺等,动脉自"门"进入器官,分支呈放射型分布,各分支的分布区与脏器的分叶相当,常作为器官分叶或分段的基础。肌内动脉常沿肌纤维束走行,其间以横支构成吻合。中空性或管状器官,其动脉呈纵行型、横行型或放射状分布(图 11‐22)。

全身的动脉分为肺循环的动脉和体循环的动脉。

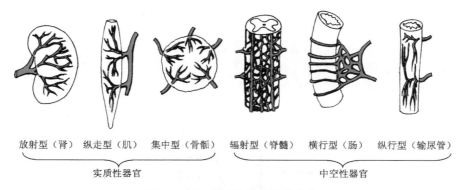

放射型（肾）　纵走型（肌）　集中型（骨骺）　辐射型（脊髓）　横行型（肠）　纵行型（输尿管）

实质性器官　　　　　　　　　　　　　　　　中空性器官

图 11 - 22　器官内部的动脉分布

一、肺循环的动脉

肺动脉干 pulmonary trunk 为一粗短的动脉干，位于心包内，长约 5 cm。起自右心室，在升主动脉前方向左后上方斜行，于胸骨角平面、主动脉弓下方分为左、右肺动脉。**左肺动脉** left pulmonary 较短，经胸主动脉及左主支气管前方至左肺门，分二支进入左肺上、下叶。**右肺动脉** right pulmonary 较粗、较长，经升主动脉和上腔静脉后方横行至右肺门处，分为三支进入右肺上、中、下叶。在肺动脉干分叉处稍左侧与主动脉弓下缘之间有一纤维结缔组织索称**动脉韧带** arterial ligament，是胚胎时期动脉导管闭锁后的遗迹。动脉导管在出生后不久即闭锁，若在出生 6 个月后尚未闭锁，则称动脉导管未闭，是常见的先天性心脏病之一。

二、体循环的动脉

主动脉 aorta 是体循环的动脉主干，分为升主动脉、主动脉弓和降主动脉（图 11 - 23）。**升主动脉** ascending aorta 为主动脉的起始段，于胸骨左缘后方第 3 肋间隙处起自左心室，行向右前上方，至右侧第 2 胸肋关节高度移行为主动脉弓。升主动脉起始处发出左、右冠状动脉。**主动脉弓** aorta arch 呈弓形弯向左后方跨过左肺根至第 4 胸椎下缘移行为降主动脉。主动脉弓壁内有丰富的神经末梢，可感受血压的变化，称压力感受器。主动脉弓下方靠近动脉韧带处有 2～3 个粟粒样小体称**主动脉小球** aortic glomera，为化学感受器，可感受血液中二氧化碳分压、氧分压等的变化。从主动脉弓的凸侧从右向左发出三大分支，分别为

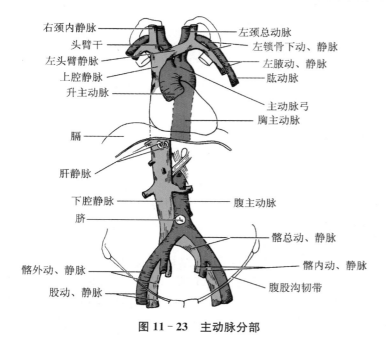

右颈内静脉
头臂干
左头臂静脉
上腔静脉
升主动脉
膈
肝静脉
下腔静脉
脐
髂外动、静脉
股动、静脉

左颈总动脉
左锁骨下动、静脉
左腋动、静脉
肱动脉
主动脉弓
胸主动脉
腹主动脉
髂总动、静脉
髂内动、静脉
腹股沟韧带

图 11 - 23　主动脉分部

头臂干、左颈总动脉和左锁骨下动脉。**头臂干** brachiocephalic trunk 为一粗短干，向右上方斜行至右胸锁关节后方分为右颈总动脉和右锁骨下动脉。**降主动脉** descending aorta 在第 4 胸椎下缘续主动脉弓，沿脊柱左前方下行，于第 12 胸椎高度穿膈的主动脉裂孔入腹腔，至第 4 腰椎下缘分为左、右髂总动脉。降主动脉被膈的主动脉裂孔分为上方的胸主动脉和下方的腹主动脉。

（一）头颈部的动脉

1. 颈总动脉 common carotid artery　是头颈部的动脉主干，左侧起自主动脉弓，右侧起自头臂干。两侧颈总动脉均经胸锁关节后方上行于胸锁乳突肌深面，沿食管、气管和喉的外侧上行至甲状软骨上缘高度分为颈内动脉和颈外动脉。颈总动脉上段位置表浅，在活体上可摸到其搏动，当头面部大出血时，可在胸锁乳突

肌前缘,相当于环状软骨平面,将颈总动脉向后内压向第6颈椎的颈动脉结节,进行急救止血。在颈总动脉分叉处有两个重要结构,即颈动脉窦和颈动脉小球(图11-24)。

颈动脉窦 carotid sinus 为颈总动脉末端和颈内动脉起始部的膨大部分,窦壁外膜内有丰富的神经末梢,称压力感受器。当血压增高时,窦壁扩张,刺激压力感受器,可反射性地引起心跳减慢、末梢血管扩张,血压下降。

颈动脉小球 carotid body 是一个扁椭圆形小体,借结缔组织连于颈总动脉分权处的后方,为化学感受器,可感受血液中二氧化碳分压和氧分压的变化。当血液中氧分压降低或二氧化碳分压增高时,可反射性地促使呼吸加深加快。

(1) **颈外动脉** external carotid artery(图11-25):在甲状软骨上缘平面起自颈总动脉。先位于颈内动脉前内侧,逐渐行于其前方,然后上升至外侧,穿腮腺至下颌颈深面分为颞浅动脉和上颌动脉两终末支。期间发出的主要分支有:

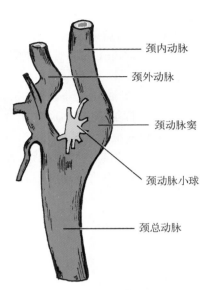

图11-24　颈动脉窦和颈动脉小球(后面观)

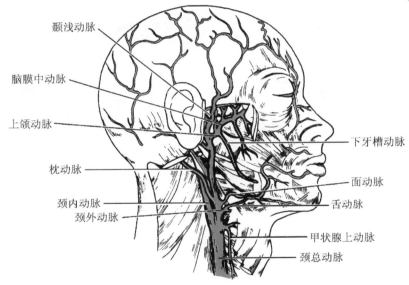

图11-25　颈外动脉及其分支

1) **甲状腺上动脉** superior thyroid artery:在颈外动脉起始处稍上方发出,行向前下至甲状腺侧叶上端,发支至喉、甲状腺上部和舌骨下肌群等。

2) **舌动脉** lingual artery:在舌骨大角平面起自颈外动脉,行向前内,在舌骨舌肌深面入舌,分布于舌、口腔底和腭扁桃体等。

3) **面动脉** facial artery:在舌动脉起点稍上方起自颈外动脉,向前经下颌下腺深面,于咬肌止点前缘绕过下颌骨下缘,沿口角及鼻翼外侧迂曲上行到内眦,改名为**内眦动脉**。面动脉分支分布于下颌下腺、面部和腭扁桃体等。面动脉在咬肌前缘绕下颌骨下缘处位置表浅,在活体可摸到其搏动,当面部出血时,可在该处压迫止血。

4) **颞浅动脉** superficial temporal artery:穿出腮腺上缘行于外耳门前方,越颧弓根部至颞部皮下,分支分布于腮腺和额、颞、顶部软组织。在外耳门前上方,颧弓根部可摸到其搏动,头前外侧部出血时,可在此处进行压迫止血。

5) **上颌动脉** maxillary artery:在腮腺内经下颌颈深面入颞下窝,在翼内、外肌之间向前内走行至翼腭窝,沿途分支至外耳道、鼓室、牙及牙龈、鼻腔、腭、咀嚼肌、硬脑膜等处。上颌动脉在下颌颈深面发出**脑膜中动脉** middle meningeal artery,向上穿棘孔入颅腔,分前、后两支,紧贴颅骨内面走行,分布于颅骨和硬脑膜。

前支经过颅骨翼点内面,颞部骨折时易受损伤,引起硬膜外血肿。

颈外动脉向后还发出**枕动脉** occipital artery 和**耳后动脉** posterior auricular artery,分布于枕部和耳后。**咽升动脉** ascending pharyngeal artery 起自颈外动脉起始部的内侧壁,在咽侧壁上行至颅底,分布于咽和颅底等部位。

(2) **颈内动脉** internal carotid artery:由颈总动脉发出后垂直上行至颅底,经颈动脉管入颅腔,分支分布于视器和脑(详见第二十章第二节)。

2. **锁骨下动脉** subclavian artery   左侧起于主动脉弓,右侧起于头臂干。锁骨下动脉从胸锁关节后方斜向外至颈根部,斜越胸膜顶前方,弓形向外穿斜角肌间隙,至第 1 肋外缘延续为腋动脉。上肢出血时,可于锁骨中点上方向后下将该动脉压向第 1 肋进行止血。锁骨下动脉的主要分支有(图 11-26):

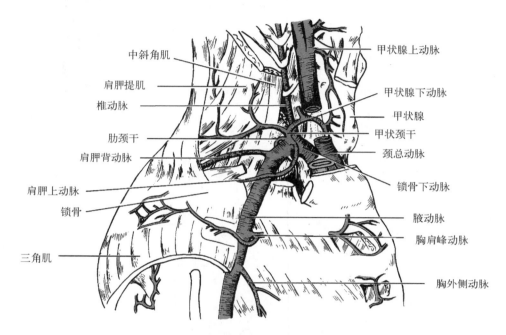

中斜角肌
肩胛提肌
椎动脉
肋颈干
肩胛背动脉
肩胛上动脉
锁骨
三角肌

甲状腺上动脉
甲状腺下动脉
甲状腺
甲状颈干
颈总动脉
锁骨下动脉
腋动脉
胸肩峰动脉
胸外侧动脉

图 11-26   锁骨下动脉及其分支

(1) **椎动脉** vertebral artery:起于前斜角肌内侧,向上穿第 6~1 颈椎横突孔,经枕骨大孔入颅腔,分支分布于脑和脊髓(详见第二十章第二节)。

(2) **胸廓内动脉** internal thoracic artery:起于椎动脉起点的相对侧,向下进入胸腔,沿第 1~6 肋软骨后

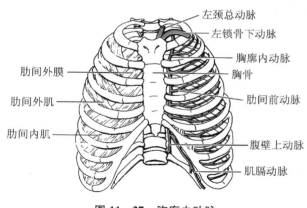

左颈总动脉
左锁骨下动脉
胸廓内动脉
胸骨
肋间外膜
肋间前动脉
肋间外肌
肋间内肌
腹壁上动脉
肌膈动脉

图 11-27   胸廓内动脉

面距胸骨外侧约 1 cm 处下降,沿途分支分布于胸前壁、心包、膈和乳房等处。在第 6 肋软骨下缘附近分为两终支(图 11-27),其较大的终支为**腹壁上动脉**,穿膈进入腹直肌鞘,在腹直肌深面下行,分支营养该肌和腹膜;另一终支为**肌膈动脉**,在肋弓后行至第 9 肋软骨处穿膈,分布到下 5 个肋间隙、膈和腹壁肌。

(3) **甲状颈干** thyrocervical trunk:为一短干,在椎动脉外侧起始后,立即分为**甲状腺下动脉**、**肩胛上动脉**等,分布于甲状腺、咽和食管、喉和气管以及肩部肌、脊髓及其被膜等处。

此外,锁骨下动脉还发出**肋颈干**至颈深肌和第 1、2 肋间隙后部等。

(二) 上肢的动脉

1. **腋动脉** axillary artery(图 11-28)   在第一肋外侧缘续锁骨下动脉,经腋窝深部至大圆肌下缘移行为

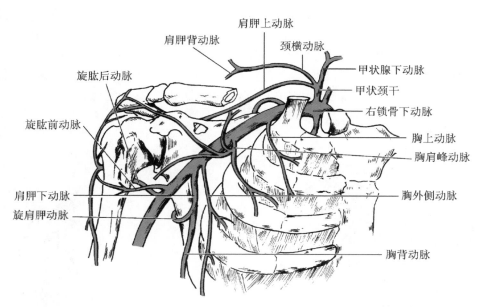

图 11-28 腋动脉及其分支

肱动脉,其主要分支有:

(1) **胸上动脉** superior thoracic artery:为一小血管,分布于第 1、2 肋间隙。

(2) **胸肩峰动脉** thoracoacromial artery:为一短干,分为数支分布于三角肌、胸大肌、胸小肌和肩关节等。

(3) **胸外侧动脉** lateral thoracic artery:沿胸外侧壁下行,分支分布于前锯肌、胸大肌、胸小肌和乳房。

(4) **肩胛下动脉** subscapular artery:较粗大,沿肩胛骨外侧下行,分为**胸背动脉**和**旋肩胛动脉**。前者分布于背阔肌和前锯肌;后者穿三边孔至冈下窝,分布于附近诸肌,并与肩胛上动脉吻合(图 11-29)。

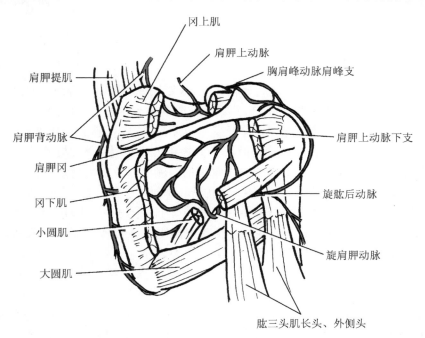

图 11-29 肩胛动脉网

(5) **旋肱后动脉** posterior circumflex humeral artery:穿四边孔,绕肱骨外科颈至三角肌和肩关节等处,并与旋肱前动脉吻合。

(6) **旋肱前动脉** anterior circumflex humeral artery:经肱骨外科颈前方至肩关节及邻近肌。

2. **肱动脉 brachial artery** 于大圆肌下缘续腋动脉,沿肱二头肌内侧缘下行,至肘窝平桡骨颈平面分为桡动脉和尺动脉(图 11-30)。在肘部肱二头肌腱内侧,能触到肱动脉搏动,该处常为测量血压的听诊部位。当前臂和手外伤出血时,可在臂中部将该动脉压向肱骨以暂时止血。肱动脉的主要分支为**肱深动脉 deep brachial artery**,斜向后外方,沿桡神经沟下行,分支营养肱三头肌和肱骨,其终支参与肘关节网。肱动脉还发出**尺侧上副动脉、尺侧下副动脉**、肱骨滋养动脉和肌支,营养臂肌和肱骨,并参与肘关节网。

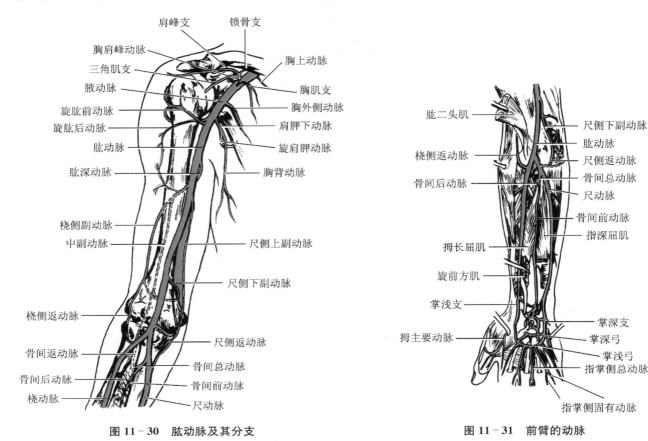

图 11-30 肱动脉及其分支　　　　　图 11-31 前臂的动脉

3. **桡动脉 radial artery**(图 11-31) 从肱动脉分出后,先行于肱桡肌与旋前圆肌之间,后在肱桡肌腱与桡侧腕屈肌腱之间下行,绕桡骨茎突远端至手背,穿第 1 掌骨间隙到手掌,与尺动脉掌深支吻合构成掌深弓。桡动脉在腕上方位置表浅,仅被皮肤和筋膜遮盖,可摸其搏动,是临床切脉的常用部位。桡动脉的主要分支有:① **掌浅支**,在桡腕关节处发出,沿鱼际肌表面或穿拇短展肌下行达手掌,与尺动脉末端吻合成掌浅弓;② **拇主要动脉**,于手掌深部分出,分三支分布于拇指掌面的两侧缘以及示指桡侧缘。

4. **尺动脉 ulnar artery** 从肱动脉分出后,在尺侧腕屈肌与指浅屈肌之间下行,经豌豆骨桡侧至手掌,与桡动脉掌浅支吻合形成掌浅弓。尺动脉在行程中除发分支至前臂尺侧诸肌和肘关节网外,其主要分支有:① **骨间总动脉 common interosseous artery**,在桡骨粗隆平面发出,分为**骨间前动脉**和**骨间后动脉**,分别沿前臂骨间膜前、后面下降,沿途分支至前臂肌和尺、桡骨。② **掌深支**,在豌豆骨的远侧发出,穿小鱼际至掌深部,与桡动脉末端吻合形成掌深弓。

5. 掌深弓和掌浅弓

(1) **掌浅弓 superficial palmar arch**(图 11-32):由尺动脉末端与桡动脉掌浅支吻合而成,位于掌腱膜深面,弓的凸缘约平掌骨中部。从掌浅弓发出三条**指掌侧总动脉**和一条**小指尺掌侧动脉**,三条指掌侧总动脉行至掌指关节附近,每条再分为两支**指掌侧固有动脉**,分别分布到第 2~5 指相对缘;小指尺掌侧动脉分布于小指掌面尺侧缘。

(2) **掌深弓 deep palmar arch**(图 11-33):由桡动脉末端和尺动脉的掌深支吻合而成,位于屈指肌腱深面,弓的凸缘在掌浅弓近侧,约平腕掌关节高度。从弓的凸缘发出三条**掌心动脉**,行至掌指关节附近,分别与

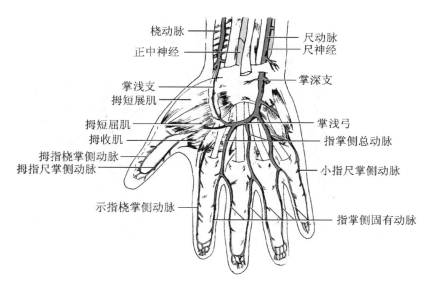

图 11 - 32　掌浅弓

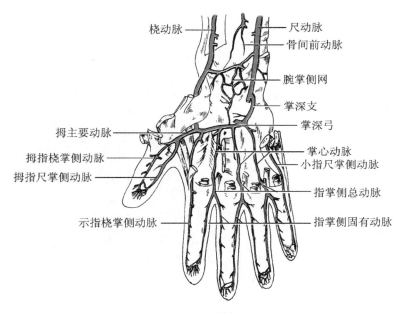

图 11 - 33　掌深弓

相应的指掌侧总动脉吻合。

（三）胸部的动脉

　　胸主动脉 thoracic aorta 是胸部的动脉主干,在胸骨角平面续主动脉弓,初沿脊柱左侧下行,逐渐转向其前方,于第 12 胸椎高度穿膈的主动脉裂孔移行为腹主动脉。胸主动脉的分支分为壁支和脏支。壁支有 9 对**肋间后动脉**和一对**肋下动脉**(图 11 - 34),分布于第 3 肋间以下的胸壁和腹壁上部。**膈上动脉**分布于膈上面。脏支较细小,包括**支气管支**、**食管支**和**心包支**,分别分布于气管、支气管、食管和心包等处。

（四）腹部的动脉

　　腹主动脉 abdominal aorta 是腹部的动脉主干,于膈的主动脉裂孔处续胸主动脉,沿脊柱左前方下行,至第 4 腰椎体下缘处分为左、右髂总动脉。腹主动脉分支分为壁支和脏支(图 11 - 35)。

　　1. 壁支　主要有**腰动脉**、**膈下动脉**、**骶正中动脉**等,分布于腹后壁、脊髓、膈下面、肾上腺和盆腔后壁等处。

　　2. 脏支　分为成对脏支和不成对脏支。成对脏支有肾上腺中动脉、肾动脉、睾丸动脉(男性)或卵巢动脉(女性);不成对脏支有腹腔干、肠系膜上动脉和肠系膜下动脉。

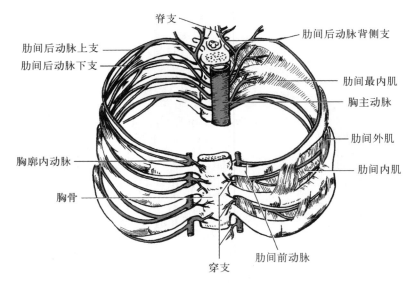

图 11 - 34　肋间后动脉

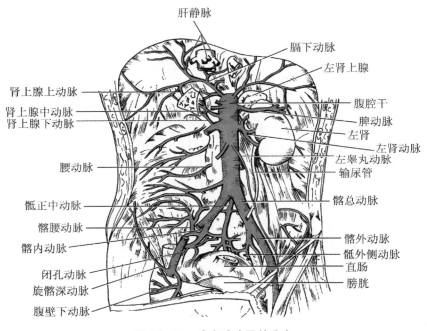

图 11 - 35　腹主动脉及其分支

（1）**肾动脉** renal artery：较粗大，约平第 1～2 腰椎之间起于腹主动脉侧壁，横行向外到肾门附近分为前、后两干，经肾门入肾，并在入肾门之前发出肾上腺下动脉至肾上腺。

（2）**睾丸动脉** testicular artery（**精索内动脉**）：细而长，为男性生殖腺动脉，在肾动脉起始处稍下方起自腹主动脉前壁，沿腰大肌前面行向外下，穿经腹股沟管入阴囊，参与精索组成，分布至睾丸和附睾。在女性则为**卵巢动脉** ovarian artery，经卵巢悬韧带下行入盆腔，分布于卵巢和输卵管壶腹部。

（3）**腹腔干** celiac trunk：粗而短，在膈的主动脉裂孔稍下方由腹主动脉前壁发出后，立即分为胃左动脉、肝总动脉和脾动脉（图 11 - 36）。

1）**胃左动脉** left gastric artery：向左上方行至胃贲门附近，沿胃小弯向右行于小网膜两层之间与胃右动脉吻合，沿途发支分布于食管腹段、贲门和胃小弯附近的胃壁。

2）**肝总动脉** common hepatic artery：从腹腔干分出后沿胰头上缘行向右，至十二指肠上部的上缘进入肝十二指肠韧带，分为肝固有动脉和胃十二指肠动脉。① **肝固有动脉** proper hepatic artery 在肝十二指肠韧

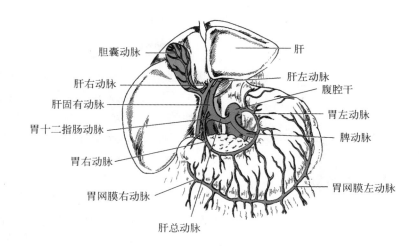

胆囊动脉 ── 肝
肝右动脉 ── 肝左动脉
肝固有动脉 ── 腹腔干
胃十二指肠动脉 ── 胃左动脉
胃右动脉 ── 脾动脉
胃网膜右动脉 ── 胃网膜左动脉
肝总动脉

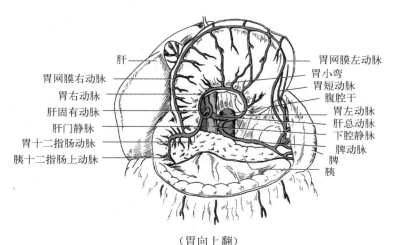

肝 ── 胃网膜左动脉
胃网膜右动脉 ── 胃小弯
胃右动脉 ── 胃短动脉
肝固有动脉 ── 腹腔干
肝门静脉 ── 胃左动脉
胃十二指肠动脉 ── 肝总动脉
胰十二指肠上动脉 ── 下腔静脉
── 脾动脉
── 脾
── 胰

（胃向上翻）

图 11 - 36 腹腔干及其分支

带内上行至肝门附近,分为左、右支进入肝左、右叶。右支在入肝门之前发出**胆囊动脉**至胆囊。肝固有动脉在起始处还发出**胃右动脉** right gastric artery 沿胃小弯向左与胃左动脉吻合,沿途分支至十二指肠上部和胃小弯附近的胃壁。② **胃十二指肠动脉** gastroduodenal artery 经十二指肠上部后方下行至幽门下缘分为**胃网膜右动脉** right gastroomental artery 和**胰十二指肠上动脉**,前者沿胃大弯向左,沿途分出胃支和网膜支至胃和大网膜,其终末支与胃网膜左动脉吻合;后者分前、后两支,在胰头与十二指肠降部间的前、后方下行,分布到胰头和十二指肠。

3) **脾动脉** splenic artery:为腹腔干最粗大的分支,沿胰上缘迂曲左行至脾门,分数支入脾。沿途发出多条细小的胰支至胰体和胰尾,发出 1~2 支胃后动脉分布于胃体后壁上部。在脾门附近发出 3~5 条**胃短动脉** short gastric artery 和**胃网膜左动脉** left gastroomental artery,胃短动脉经胃脾韧带至胃底,胃网膜左动脉经胃结肠韧带至胃大弯,沿胃大弯向右,其终末支与胃网膜右动脉吻合,分布于胃大弯左侧的胃壁和大网膜。

（4）**肠系膜上动脉** superior mesenteric artery:在腹腔干稍下方,约平第 1 腰椎高度起自腹主动脉前壁,经胰颈后方下行,越过十二指肠水平部前面进入肠系膜根,向右髂窝方向走行(图 11 - 37),其主要分支有:

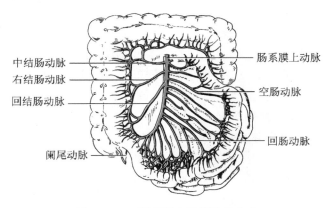

中结肠动脉 ── 肠系膜上动脉
右结肠动脉 ── 空肠动脉
回结肠动脉
── 回肠动脉
阑尾动脉

图 11 - 37 肠系膜上动脉及其分支

1）**胰十二指肠下动脉**：在胰头与十二指肠之间发出，分前、后支与胰十二指肠上动脉前、后支吻合，分支营养胰和十二指肠。

2）**空肠动脉** jejunal arteries 和**回肠动脉** ileal arteries：13～18 支，由肠系膜上动脉左侧壁发出，行于肠系膜内，反复分支吻合形成多级动脉弓，由最后一级动脉弓发出直动脉至空肠和回肠的肠壁。

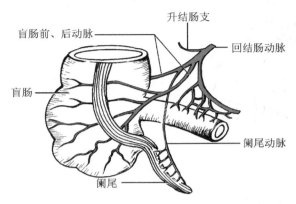

图 11 - 38　回结肠动脉的分支

3）**回结肠动脉** ileocolic artery：由肠系膜上动脉右侧壁发出的最下一条分支，斜向右下至盲肠附近分数支营养回肠末端、盲肠、阑尾和升结肠起始部，发出**阑尾动脉** appendicular artery（图 11 - 38），沿阑尾系膜游离缘至阑尾末端，分支营养阑尾。

4）**右结肠动脉** right colic artery：在回结肠动脉上方起始，向右行，在升结肠内侧分为升、降二支分别与中结肠动脉和回结肠动脉吻合，分支营养升结肠。

5）**中结肠动脉** middle colic artery：在胰下缘附近起于肠系膜上动脉，向前并稍偏右进入横结肠系膜，分为左、右支分别与左、右结肠动脉吻合，分支营养横结肠。

（5）**肠系膜下动脉** inferior mesenteric artery：约平第 3 腰椎高度起于腹主动脉前壁，在左侧腹后壁腹膜深面向左下行走（图 11 - 39），其主要分支有：

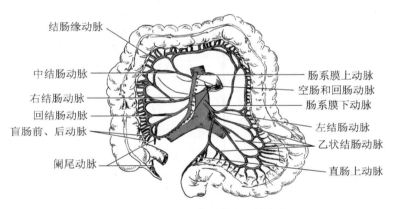

图 11 - 39　肠系膜下动脉及其分支

1）**左结肠动脉** left colic artery：横行向左，在降结肠内侧分为升、降支，分别与中结肠动脉和乙状结肠动脉吻合，分支分布于降结肠。

2）**乙状结肠动脉** sigmoid arteries：常有 2～3 支，斜向左下方进入乙状结肠系膜内，分支互相吻合成动脉弓，分支营养乙状结肠，并与左结肠动脉吻合。

3）**直肠上动脉** superior rectal artery：为肠系膜下动脉的终末支，在乙状结肠系膜内降入盆腔，至第 3 骶椎处分为 2 支，沿直肠两侧分布于直肠上部，并与直肠下动脉的分支吻合。

（五）**盆部的动脉**

髂总动脉 common iliac artery 左、右各一，平第 4 腰椎体下缘由腹主动脉分出，沿腰大肌内侧下行至骶髂关节处分为髂内动脉和髂外动脉。

1. **髂内动脉 internal iliac artery** 为一短干，沿盆腔侧壁下行，发出壁支和脏支（图 11 - 40）。

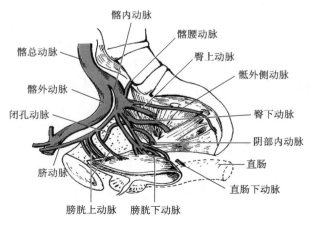

图 11 - 40　盆部的动脉（男性）

（1）壁支

1）**闭孔动脉** obturator artery：沿骨盆侧壁行向前下至闭孔上缘，穿闭膜管至大腿内侧，分支至大腿内侧群肌和髋关节等处。

2）**臀上动脉和臀下动脉** superior and inferior gluteal artery：分别经梨状肌上、下孔穿出至臀部，分支营养臀肌和髋关节等。

此外，髂内动脉还发出髂腰动脉和骶外侧动脉，分布于髂腰肌、盆腔后壁以及骶管内结构。

（2）脏支

1）**脐动脉** umbilical artery：是胎儿时期的动脉干，出生后其远侧段闭锁，近侧段管腔未闭，与髂内动脉起始段相连，发出 2～3 支**膀胱上动脉** superior vesicalarteries，分布于膀胱中、上部。

2）**子宫动脉** uterine artery：沿盆腔侧壁下行，进入子宫阔韧带底部两层腹膜之间，在子宫颈外侧约 2 cm 处从输尿管末端前上方跨过，再沿子宫侧缘迂曲上升至子宫角，行于输卵管下方，在卵巢前缘与卵巢动脉吻合（图 11-41）。子宫动脉分支营养子宫、阴道、输卵管和卵巢。

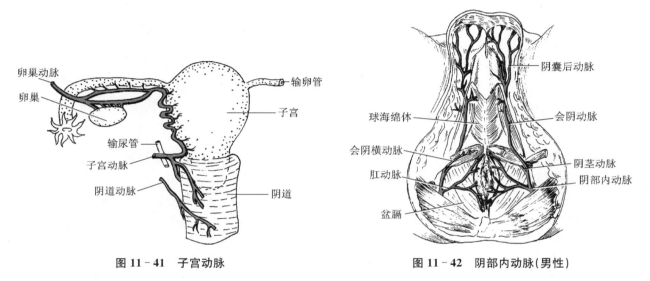

图 11-41 子宫动脉　　　　　　　　　图 11-42 阴部内动脉（男性）

3）**阴部内动脉** internal pudendal artery：在臀下动脉前方下行，穿梨状肌下孔出盆腔，再经坐骨小孔至坐骨肛门窝，发出**肛动脉、会阴动脉、阴茎（蒂）动脉**等至肛门、会阴部和外生殖器（图 11-42）。

4）**膀胱下动脉** inferior vesicalartery：分布于膀胱底、精囊腺和前列腺。女性分布到膀胱底和阴道，它与膀胱上动脉的分支有较多吻合。

5）**直肠下动脉** inferior rectal artery：分布于直肠下部、前列腺（男）或阴道（女）等处。

2. **髂外动脉** external iliac artery　沿腰大肌内侧缘下降，经腹股沟韧带中点深面至股前部，移行为股动脉。髂外动脉在腹股沟韧带稍上方发出**腹壁下动脉**，进入腹直肌鞘，分布到腹直肌并与腹壁上动脉吻合。此外，发出**旋髂深动脉**，斜向外上，分支营养髂嵴及邻近肌。

（六）下肢的动脉

1. **股动脉** femoral artery（图 11-43）　在腹股沟韧带中点深面续于髂外动脉，在股三角内下行经收肌管，出收肌腱裂孔至腘窝，移行为腘动脉。在腹股沟韧带稍下方，股动脉位置表浅，活体可摸及其搏动，当下肢出血时，可在该处将股动脉压向耻骨上支进行压迫止血。股动脉的主要分支为**股深动脉** deep femoral artery，于腹股沟韧带下方 2～5 cm 处分出，行向后内下方。股深动脉发出的分支有：**旋股内侧动脉**至大腿内侧群肌；**旋股外侧动脉**至大腿前群肌；**穿动脉**（3～4 支）至大腿后群肌、内侧群肌和股骨。

此外，股动脉还发出**腹壁浅动脉、旋髂浅动脉**和**阴部外动脉**，分别分布于腹前壁下部、髂前上棘附近以及外阴部皮肤和浅筋膜。

2. **腘动脉** popliteal artery　于收肌腱裂孔处续股动脉，在腘窝深部紧靠膝关节囊后壁下行，至腘肌下缘分为胫前动脉和胫后动脉。腘动脉在腘窝内发出数条关节支和肌支，分布于膝关节及邻近肌，并参与组成膝

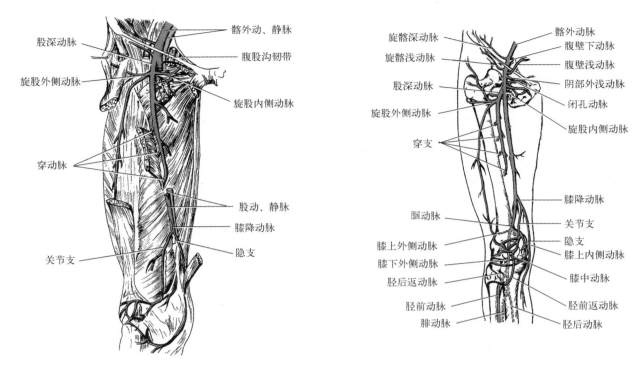

图 11 - 43　大腿和膝部的动脉

关节动脉网。

3. **胫后动脉** posterior tibial artery　沿小腿后面浅、深层肌之间下行,经内踝后方转至足底,分为足底内侧动脉和足底外侧动脉两终支。胫后动脉分支营养小腿后群肌、外侧群肌和足底肌,其主要分支有:

(1) **腓动脉** peroneal artery:起于胫后动脉上部,沿腓骨内侧下行,分支营养邻近诸肌和胫、腓骨。

(2) **足底内侧动脉** medial plantar artery:沿足底内侧前行,分布于足底内侧。

(3) **足底外侧动脉** lateral plantar artery:在足底外侧斜行至第 5 跖骨底处,转向内侧至第 1 跖骨间隙,与足背动脉的足底深支吻合形成足底弓。由弓发出 4 支跖足底总动脉,后者向前又分为 2 支趾足底固有动脉,分布于足趾(图 11 - 44)。

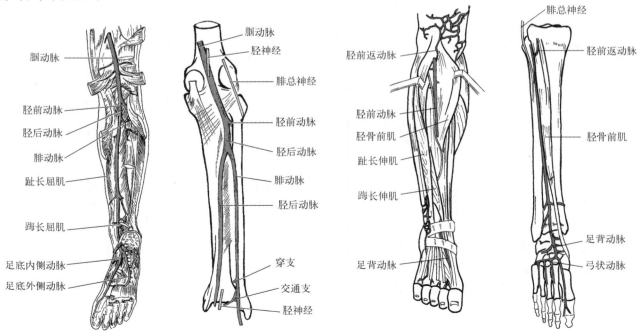

图 11 - 44　小腿的动脉(后面观)　　　　　**图 11 - 45　小腿和足背的动脉(前面观)**

4. **胫前动脉 anterior tibial artery**　由腘动脉发出后,穿小腿骨间膜上缘至小腿前面,在小腿中部,走行于胫骨前肌和𫘬长伸肌之间,在踝关节前方至足背移行为足背动脉(图 11-45)。胫前动脉分支营养小腿前肌群,并分支参与形成膝关节网。

5. **足背动脉 dorsal artery of foot**　是胫前动脉的直接延续,经𫘬长伸肌腱和趾长伸肌腱之间前行,至第1跖骨间隙近侧,发出第1跖背动脉和足底深支两终支。足背动脉位置表浅,在踝关节前方,内、外踝连线中点、𫘬长伸肌腱的外侧可触到其搏动,足部出血时可在该处向深部压迫足背动脉进行止血。足背动脉的主要分支有:

(1) **足底深支**:穿第1跖骨间隙至足底,与足底外侧动脉末端吻合成足底弓。

(2) **第1跖背动脉**:沿第1跖骨间隙前行,分支至𫘬趾背面侧缘和第2趾背内侧缘。

(3) **弓状动脉**:沿跖骨底弓形向外,由弓的凸侧缘发出3支跖背动脉,后者向前又各分为2支细小的趾背动脉,分布于第2~5趾相对缘。

此外,足背动脉尚分出数支跗内侧动脉和跗外侧动脉至跗骨和跗骨间关节。

第四节　静　脉

静脉 vein 是运血回心的血管,起于毛细血管,止于心房,在向心汇集的过程中,接受各级属支,逐渐增粗。静脉在结构和配布上与动脉有许多相似之处,但因功能不同仍有以下特点:① 静脉管壁薄而弹性小,管腔较大,压力较低,血流缓慢,静脉的数量比动脉多,总容积超过动脉的一倍以上,借此使静脉与动脉的血流总量在单位时间内保持平衡。② 体循环的静脉分浅、深两种:**浅静脉**又叫皮下静脉,行于浅筋膜内,大多不与动脉伴行,由于位置表浅,故临床上常用作穿刺给药、采血等。浅静脉最终注入深静脉。**深静脉**位于深筋膜深面,多与动脉伴行,称**伴行静脉**。深静脉的名称和行程与伴行动脉相同,引流范围与伴行动脉的分布范围大体一致。中等动脉一般有两条伴行静脉,如尺、桡动脉,胫前、胫后动脉等。③ 有**静脉瓣 venous valve**(图 11-46):大多成对,呈半月形,游离缘朝向心,有保证血液向心流动和防止血液逆流的作用。受重力影响较大的四肢(尤其是下肢)静脉瓣较多,反之则数目少或无瓣。中等静脉一般都有丰富的静脉瓣,而小静脉和大静脉则少或无静脉瓣。④ **静脉的吻合比动脉丰富**:浅静脉常吻合成静脉网,深静脉常在器官(尤其是容积经常变化的脏器)周围形成静脉丛,如直肠静脉丛、膀胱静脉丛。⑤ **结构特殊的静脉**:包括硬脑膜窦和板障静脉。**硬脑膜窦 sinus of dura mater** 位于颅内,壁薄、无平滑肌和瓣膜,对颅脑静脉血的回流起重要作用,但外伤时出血难止。**板障静脉 diploic vein** 位于颅骨板障内,壁薄无瓣膜,借导血管与颅内、外静脉相交通(图 11-47)。

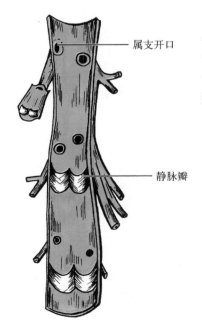

属支开口

静脉瓣

图 11-46　静脉瓣

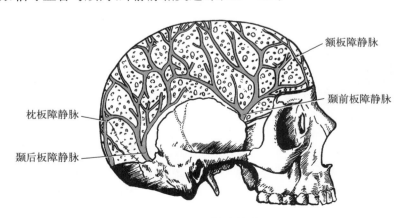

额板障静脉

颞前板障静脉

枕板障静脉

颞后板障静脉

图 11-47　板障静脉

促使静脉血液回流的因素很多,如静脉瓣的作用,周围肌的收缩,伴行动脉的搏动,吸气时胸膜腔负压增大,胸腔内大静脉内压降低,心舒张时心房形成负压,体位改变等,均可促进静脉血回流入心。

全身的静脉分为肺循环的静脉和体循环的静脉。

一、肺循环的静脉

肺静脉 pulmonary vein 两对,分别称**左、右上肺静脉**和**左、右下肺静脉**。肺静脉均起自肺门,向内行穿过心包,将含氧丰富的血液输送到左心房。

二、体循环的静脉

体循环的静脉包括上腔静脉系、下腔静脉系(包括肝门静脉系)和心静脉系(见第十一章第二节)。

(一)上腔静脉系

上腔静脉系由上腔静脉及其属支组成,收集头颈部、上肢、胸壁和部分胸腔脏器(心和肺除外)等上半身的静脉。

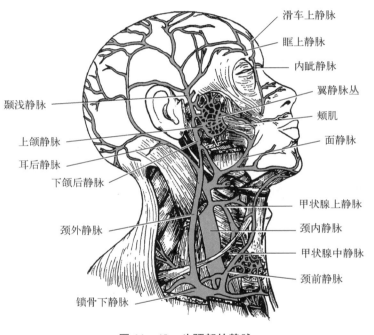

图 11 – 48 头颈部的静脉

图中标注:滑车上静脉、眶上静脉、内眦静脉、翼静脉丛、颊肌、面静脉、甲状腺上静脉、颈内静脉、甲状腺中静脉、颈前静脉、颞浅静脉、上颌静脉、耳后静脉、下颌后静脉、颈外静脉、锁骨下静脉

1. 头颈部的静脉 头颈部静脉大部分回流到颈内静脉,少部分回流到颈外静脉。

(1)**颈内静脉** internal jugular vein:为颈部最粗大的静脉干(图 11 – 48),在颅底颈静脉孔处续于乙状窦,在颈动脉鞘内沿颈内动脉和颈总动脉外侧下行,至胸锁关节后方与锁骨下静脉汇合成头臂静脉,收集颅骨、脑、面浅部和颈部大部分区域的静脉血液。

颈内静脉的属支有颅内属支和颅外属支两种。

1)**颅内属支**:由硬脑膜窦和注入窦内的静脉组成,收集脑膜、脑、视器、前庭蜗器及颅骨的静脉血液,最后经乙状窦流入颈内静脉。

2)**颅外属支**:收集舌、咽、甲状腺、面部和颈部的静脉血,主要有面静脉、下颌后静脉、舌静脉等。

面静脉 facial vein 在内眦处起于**内眦静脉** angular vein,在面动脉后方下行,至下颌角下方与下颌后静脉的前支汇合后,跨颈内、外动脉浅面至舌骨大角高度注入颈内静脉,面静脉收集面前部软组织的静脉血。面静脉通过眼上静脉和眼下静脉与颅内的海绵窦交通,并通过**面深静脉** deep facial vein 与翼静脉丛交通,继而与海绵窦交通。

> **知识点链接**
>
> 由于面静脉缺少静脉瓣,因此当面部感染时,若处理不当(如挤压等),细菌可经眼静脉和翼静脉丛蔓延至海绵窦,导致颅内感染,故临床上将两侧口角与鼻根间的三角区称为"危险三角"。

下颌后静脉 retromandibular vein 由**颞浅静脉** superficial temporal vein 和**上颌静脉** maxillary vein 在腮腺实质内汇合而成。上颌静脉起自翼内、外肌之间的**翼静脉丛** pterygoid venous plexus。下颌后静脉下行至腮腺下缘处分为前、后两支,前支注入面静脉,后支与耳后静脉和枕静脉汇合成颈外静脉。下颌后静脉收集面侧区和颞区的静脉血。

(2)**锁骨下静脉** subclavian vein:在第 1 肋外缘由腋静脉延续而成,向内行至胸锁关节后方与颈内静脉汇合成头臂静脉。锁骨下静脉与周围筋膜结合紧密,位置较固定,管腔较大,可作为静脉穿刺的部位。其属支主要有腋静脉和颈外静脉。

颈外静脉 external jugular vein 是颈部最大的浅静脉,由下颌后静脉的后支和耳后静脉、枕静脉汇合而成,沿胸锁乳突肌浅面行向下后,在锁骨稍上方穿深筋膜注入锁骨下静脉或静脉角。其主要属支有颈前静脉和肩胛上静脉等。颈外静脉主要收集颈前区浅层、枕部及耳郭的静脉。

知识点链接

颈外静脉位置表浅,若上腔静脉回流受阻,可见到颈外静脉怒张,临床上常用以判断右心衰竭程度等,儿科常在此作静脉穿刺。

2. 上肢的静脉 分为深静脉和浅静脉。

(1) **上肢深静脉**:从手掌至腋窝,各段静脉都与同名动脉伴行,且多为两条。两条肱静脉在大圆肌下缘汇合成**腋静脉** axillary vein。腋静脉位于腋动脉的前内侧,收集上肢浅、深静脉的全部血液,在第 1 肋骨外缘续为锁骨下静脉。

(2) **上肢浅静脉**(图 11-49):包括**头静脉、贵要静脉、肘正中静脉**及其属支。

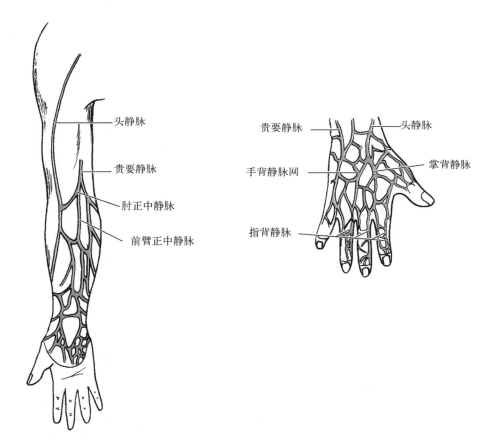

头静脉

贵要静脉

肘正中静脉

前臂正中静脉

贵要静脉　　头静脉

手背静脉网　　掌背静脉

指背静脉

图 11-49 上肢的浅静脉

1) **头静脉** cephalic vein:起自手背静脉网的桡侧,沿前臂桡侧前面上行至肘窝,再沿肱二头肌外侧沟上行,经三角肌胸大肌间沟穿深筋膜注入腋静脉或锁骨下静脉。头静脉收集手、前臂桡侧浅层的静脉血,在肘窝处通过肘正中静脉与贵要静脉相交通。

2) **贵要静脉** basilic vein:起自手背静脉网的尺侧,沿前臂尺侧上行至肘部转至前面,再经肱二头肌内侧沟上行,至臂中点稍下方穿深筋膜注入肱静脉,或伴肱静脉上行注入腋静脉。贵要静脉收集手及前臂尺侧部浅层的静脉血。

3）**肘正中静脉** median cubital vein：粗短，变异较多，多呈"M"形或"N"形，斜行于肘窝皮下，连接头静脉和贵要静脉，并收纳前臂正中静脉。

知识点链接

贵要静脉位置表浅恒定，口径较粗，易于触摸和寻找，临床上常作为穿刺抽血常用部位。手背静脉、头静脉、肘正中静脉也是临床取血、输液、注射药物等常用血管。

3. 胸部的静脉（图 11-50） 胸部的静脉主要有头臂静脉、上腔静脉、奇静脉及其属支。

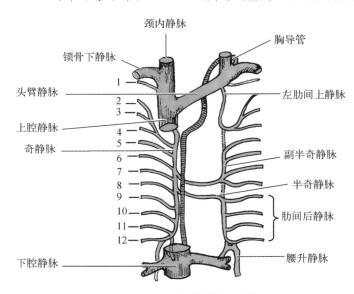

图 11-50 胸部的静脉示意图

（1）**头臂静脉** brachiocephalic vein：又称无名静脉，左右各一，由同侧锁骨下静脉与颈内静脉在胸锁关节后方汇合而成，汇合处的夹角称**静脉角** venous angle，此处有淋巴导管注入。头臂静脉除颈内静脉和锁骨下静脉两大属支外，其直接属支还有甲状腺下静脉、椎静脉、胸廓内静脉、纵隔的小静脉及肋间最上静脉等。

（2）**上腔静脉** superior vena cava：成人长 5~7 cm，由左、右头臂静脉在右侧第 1 肋软骨与胸骨结合处后方汇合而成，沿升主动脉右侧垂直下行，穿入心包，在右侧第三胸肋关节处注入右心房，入心前有奇静脉注入。

（3）**奇静脉** azygos vein：起自右腰升静脉，经右膈脚后方和第 12 胸椎的右侧进入胸腔，沿胸椎体右侧上行，约平第 4 胸椎高度向前跨过右肺根上方，注入上腔静脉。奇静脉沿途收集右侧肋间后静脉、食管静脉、支气管静脉和半奇静脉等的血液。奇静脉上连上腔静脉，向下借右腰升静脉连于下腔静脉，因此是沟通上腔静脉系和下腔静脉系的重要通道之一。

（4）**半奇静脉** Hemiazygos vein：起自左膈脚处的左腰升静脉，沿胸椎体左侧上行，约平第 8 胸椎体高度经胸主动脉和食管后方向右越过脊柱，注入奇静脉。半奇静脉收集左侧下部肋间后静脉、食管静脉和副半奇静脉的血液。

（5）**副半奇静脉** accessory hemiazygos vein：沿胸椎体左侧下行，注入半奇静脉或向右越过脊柱前面注入奇静脉。此静脉收集左侧上部的肋间后静脉的血液。

（6）**椎静脉丛**：位于脊柱周围，分为椎内静脉丛和椎外静脉丛（图 11-51）。**椎外静脉丛** external vertebral venous plexus 在椎管外，分前、后两部，前部呈网状位于椎体前方，后部在椎弓、横突、棘突及韧带的背面，收集椎体及脊柱附近肌肉的静脉血。**椎内静脉丛** internal vertebral venous plexus 位于椎管内，椎骨骨膜与硬脊膜之间，收集椎骨、脊膜和脊髓的静脉血。两静脉丛之间有吻合，无瓣膜。椎静脉丛向上经枕骨大孔与硬脑膜窦相通，向下与盆腔静脉丛相交通，因此，椎静脉丛是沟通上、下腔静脉系及颅内、外静脉的重要途径之一。如腹

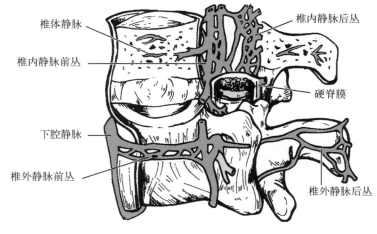

图 11-51 椎静脉丛

盆腔发生感染、肿瘤或寄生虫,可经此途径侵入颅内或其他远位器官。

(二) 下腔静脉系

下腔静脉系由下腔静脉及其属支组成,收集腹、盆部和下肢的静脉血(图 11 - 52)。

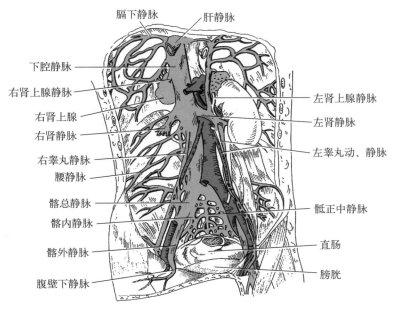

膈下静脉　肝静脉
下腔静脉
右肾上腺静脉　左肾上腺静脉
右肾上腺　左肾静脉
右肾静脉　左睾丸动、静脉
右睾丸静脉
腰静脉
髂总静脉　骶正中静脉
髂内静脉
髂外静脉　直肠
腹壁下静脉　膀胱

图 11 - 52 下腔静脉及其属支

1. **下肢的静脉**　分为深静脉和浅静脉,均有丰富的静脉瓣,浅静脉之间及浅、深静脉之间有广泛的吻合。

(1) **下肢深静脉**:均与同名动脉伴行。胫前静脉和胫后静脉汇合成**腘静脉** popliteal vein。腘静脉穿收肌腱裂孔移行为**股静脉** femoral vein。股静脉在腹股沟韧带后方续于髂外静脉。股静脉接受大隐静脉和与股动脉分支伴行的静脉。股静脉在腹股沟韧带下方位于股动脉内侧,位置恒定,临床上常借股动脉的搏动来确定股静脉的位置,作股静脉穿刺插管。

(2) **下肢的浅静脉**:起于足背静脉弓,包括大隐静脉和小隐静脉及其属支(图 11 - 53)。

1) **大隐静脉** great saphenous vein:是全身最长的浅静脉,起于足背静脉弓的内侧,经内踝前方、小腿内侧和膝关节内后方上行至大腿内侧,在耻骨结节外下 3~4 cm 处穿隐静脉裂孔注入股静脉。在注入股静脉之前大隐静脉还接受**股内侧浅静脉**、**股外侧浅静脉**、**阴部外静脉**、**腹壁浅静脉**和**旋髂浅静脉**等5 条属支。大隐静脉收集足、小腿和大腿的内侧部以及大腿前部浅层结构的静脉血。大隐静脉在内踝前方的位置表浅而固定,是输液或切开的常用部位。

2) **小隐静脉** small saphenous vein:起自足背静脉弓的外侧端,经外踝后方沿小腿后面上行,至腘窝下角处穿腘筋膜注入腘静脉,收集足外侧部和小腿后部浅层结构的静脉血。

大隐静脉和小隐静脉借穿静脉与深静脉交通,穿静脉的瓣膜朝向深静脉,可将浅静脉的血液引流

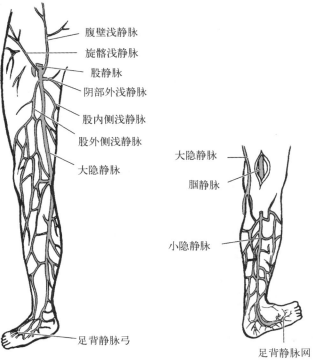

腹壁浅静脉
旋髂浅静脉
股静脉
阴部外浅静脉
股内侧浅静脉
股外侧浅静脉
大隐静脉
足背静脉弓

大隐静脉
腘静脉
小隐静脉
足背静脉网

图 11 - 53 下肢浅静脉

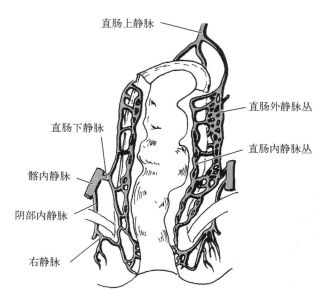

直肠上静脉

直肠外静脉丛

直肠下静脉

直肠内静脉丛

髂内静脉

阴部内静脉

右静脉

图 11 - 54 直肠的静脉

入深静脉。当深静脉回流受阻时,穿静脉瓣关闭不全,深静脉血液反流入浅静脉,可导致下肢静脉曲张。

2. **盆部的静脉** 主要有髂外静脉、髂内静脉和髂总静脉等。

1) **髂内静脉** internal iliac vein:短而粗,与髂内动脉伴行,其属支分为壁支和脏支两种,均与同名动脉伴行,收集同名动脉分布区的静脉血。盆腔脏器的静脉均在盆腔脏器周围形成较丰富的静脉丛,如**膀胱静脉丛、直肠静脉丛**(图 11 - 54),女性还有**子宫静脉丛**和**阴道静脉丛**。这些静脉丛在盆腔器官扩张或受压时有助于血液回流。

2) **髂外静脉** external iliac vein:与髂外动脉伴行,是股静脉的直接延续。沿盆腔侧壁向内上方走行,至骶髂关节处与髂内静脉汇合成髂总静脉。主要属支有:腹壁下静脉和旋髂深静脉。

3) **髂总静脉** common iliac vein:由髂外静脉和髂内静脉在骶髂关节前方汇合而成。左右侧的髂总静脉伴髂总动脉上行至第 5 腰椎体右侧汇合成下腔静脉。因下腔静脉偏于正中线右侧,故左侧髂总静脉比右侧稍长。髂总静脉接受髂腰静脉和骶外侧静脉,左髂总静脉还接受骶正中静脉。

3. **腹部的静脉** 腹部的静脉主干是下腔静脉。**下腔静脉** inferior vena cava 由左、右髂总静脉在第 5 腰椎体右侧汇合而成。沿脊柱右前方、腹主动脉右侧上行,穿膈的腔静脉裂孔入胸腔注入右心房。下腔静脉的属支分为脏支、壁支两种(图 11 - 55)。

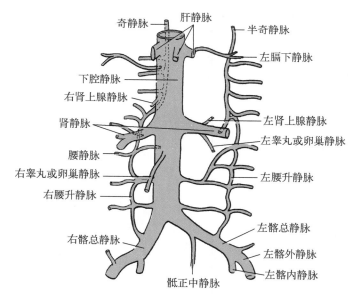

奇静脉　肝静脉　半奇静脉

左膈下静脉

下腔静脉

右肾上腺静脉

肾静脉

腰静脉

右睾丸或卵巢静脉

右腰升静脉

左肾上腺静脉

左睾丸或卵巢静脉

左腰升静脉

右髂总静脉

左髂总静脉

左髂外静脉

左髂内静脉

骶正中静脉

图 11 - 55 下腔静脉及其属支

(1) **壁支**:有膈下静脉和四对腰静脉,均与同名动脉伴行。各腰静脉之间有纵支相连称**腰升静脉**,左、右腰升静脉向上分别注入半奇静脉和奇静脉,向下分别连于左、右髂总静脉。

(2) **脏支**:成对脏器的静脉直接或间接注入下腔静脉,不成对脏器的静脉(除肝以外)汇成肝门静脉系统,经肝静脉注入下腔静脉。

1) **睾丸静脉** testicular vein:起自睾丸和附睾的小静脉,吻合成蔓状静脉丛。上行经腹股沟管进入盆腔,汇成睾丸静脉,左侧以直角注入左肾静脉,右侧以锐角注入下腔静脉。女性则为**卵巢静脉** ovarian vein,起自卵巢静脉丛,在卵巢悬韧带内上行,回流方式同睾丸静脉。

2)**肾静脉** renal vein:左右各一,在肾门处由 3~5 条静脉汇合而成,在肾动脉前方横行向内注入下腔静脉。左肾静脉较右肾静脉长,越过腹主动脉的前面,并接受左睾丸静脉和左肾上腺静脉。

3)**肾上腺静脉** suprarenal vein:左侧注入左肾静脉,右侧注入下腔静脉。

4)**肝静脉** hepatic vein:有左、中、右三条肝静脉,它们均包埋于肝实质内,在腔静脉沟上端注入下腔静脉。肝静脉收集肝门静脉和肝固有动脉输入肝血窦的血液。

(3)**肝门静脉系**:由肝门静脉及其属支组成,收集腹、盆部消化道(食管腹段至直肠上部)、脾、胰和胆囊的静脉血,其起端和末端都与毛细血管相连,无静脉瓣,所以当肝门静脉血流受阻,压力升高时,血液易发生逆流。

1)**肝门静脉** hepatic portal vein(图 11-56):为一粗短的静脉干,长 6~8 cm,一般由肠系膜上静脉和脾静脉在胰颈后方汇合而成,向右上方进入肝十二指肠韧带内,在肝门处分为左、右两支入肝,在肝内反复分支,最终将胃肠道吸收来的营养物质注入肝血窦,肝血窦最后汇合成肝静脉出肝注入下腔静脉。

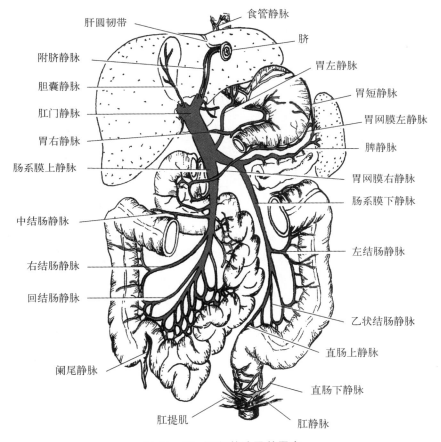

图 11-56　肝门静脉及其属支

2)**肝门静脉的属支**:包括肠系膜上静脉、肠系膜下静脉、脾静脉、胃左静脉、胃右静脉、胆囊静脉和附脐静脉等,一般均与同名动脉伴行,并收集同名动脉分布区的静脉血。**脾静脉** splenic vein 起自脾门处,经脾动脉下方和胰后方右行,与**肠系膜上静脉** superior mesenteric vein 在胰颈后方汇合成肝门静脉。**肠系膜下静脉** inferior mesenteric vein 注入脾静脉或肠系膜上静脉,少数注入上述两静脉汇合处的夹角内。**胃左静脉** left gastric vein 收集胃及食管下段的静脉血,注入肝门静脉。**胃右静脉** right gastric vein 接受幽门前静脉,收集同名动脉分布区的血液。**胆囊静脉** cystic vein 收集胆囊壁的静脉血,注入肝门静脉或肝门静脉右支。**附脐静脉** paraumbilical vein 起自脐周静脉网,沿肝圆韧带向肝下面走行注入肝门静脉。

3)**肝门静脉系与上、下腔静脉系之间的吻合及侧支循环**(图 11-57、图 11-58):① 通过食管下段的**食管静脉丛**形成肝门静脉系的胃左静脉与上腔静脉系的奇静脉和半奇静脉之间的吻合。② 通过直肠下段的

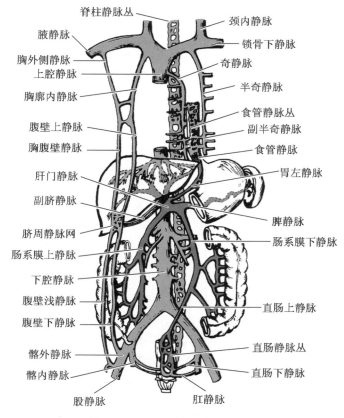

图 11 - 57　门腔静脉吻合示意图

直肠静脉丛形成肝门静脉系的直肠上静脉与下腔静脉系的直肠下静脉和肛静脉之间的吻合。③ 通过**脐周静脉网**形成肝门静脉系的附脐静脉与上腔静脉系的腹壁上静脉和胸腹壁静脉之间的吻合，以及与下腔静脉系的腹壁下静脉和腹壁浅静脉之间的吻合。④ 通过肝裸区、胰、十二指肠、升结肠、降结肠等处的小静脉与上、下腔静脉系的肋间后静脉、肾静脉、膈下静脉和腰静脉等交通；还通过肠系膜上、下静脉腹后壁的小属支与腰静脉、椎静脉腹后壁的小属支相吻合，连接上、下腔静脉。

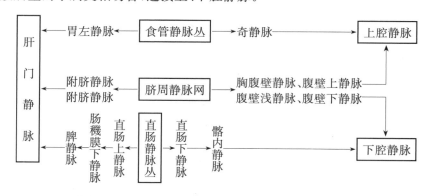

图 11 - 58　肝门静脉与上、下腔静脉的主要吻合部位

小　结

　　心血管系统由心和血管组成，血管包括动脉、静脉和毛细血管，其主要功能是物质运输。心是心血管系统的"动力泵"，分为左、右两半，每半又各分为心房和心室，同侧心房和心室借房室口相通，心室发出动脉，心房接受静脉。在房室口和动脉口处均有瓣膜,保证血液的定向流动。动脉是运血离心的血管,分为肺循环的动脉和体循环的动脉,前者包括肺动脉干及其分支,后者包括主动脉及各级分支。主动脉分为升主动脉、主动脉弓和降主动脉,降主动脉又分为胸主动脉和腹主动脉。升主动脉发出左、右冠状动脉分布于心;动脉弓发出头臂干、左颈总动脉和左锁骨下动脉,主要分布于头颈和上肢;胸主动脉发出壁支和脏支分布于胸壁、腹壁上部和除心外的胸腔脏器;腹主动脉发出壁支和脏支分布于腹腔脏器和腹壁,其末端分为左、右髂总动脉;髂总动脉分出髂内、外动脉,分别分支分布于盆部、会阴和下肢。静脉是运血回心的血管,分为肺循环的静脉和体循环的静脉。肺循环的静脉将肺内含氧丰富的血液输送到左心房。体循环的静脉包括上腔静脉系、下腔静脉系和心静脉系,分别收集除心和肺外的上半身、下半身和心的静脉血。毛细血管是连接动、静脉末梢间的血管,是血液与血管外组织液进行物质交换和气体交换的场所。

【复习思考题】

1. 试分析心脏维持血液循环的解剖学基础。
2. 为什么心房和心室能有节律地交替舒缩? 窦房结产生的冲动如何传导?
3. 试分析上、下肢动脉在配布上有何异同。
4. 分析肝硬化患者出现呕血、便血、脐周静脉曲张、腹水及下肢水肿等的原因。
5. 一右手中指感染患者,经左侧臀部肌内注射抗生素,药物如何到达患处?

(蔡昌平)

第十二章

淋巴系统

━━━━━━━━━━━━━━ 学习要点 ━━━━━━━━━━━━━━

掌握：① 淋巴系统的组成和功能；② 淋巴导管的组成、行程、注入部位及其收纳范围；③ 腋淋巴结的分群及收纳范围；④ 腹股沟浅、深淋巴结群的位置及收纳范围；⑤ 脾的位置和形态；⑥ 乳房的淋巴回流途径。

熟悉：① 头颈部主要淋巴结群名称、位置及收纳范围；② 肺门淋巴结、腹腔淋巴结、肠系膜上淋巴结、肠系膜下淋巴结的位置和收纳范围；③ 肝、胃、直肠及子宫的淋巴回流途径。

了解：① 毛细淋巴管的结构特点；② 淋巴干的名称、来源及收纳范围；③ 淋巴回流因素，淋巴组织的概念及功能；④ 胸、腹、盆壁的淋巴引流。

第一节　总　　论

淋巴系统 lymphatic system 由各级淋巴管道、淋巴器官和淋巴组织构成(图 12-1)。

当血液经动脉运行至毛细血管时,其中部分液体物质透过毛细血管壁进入组织间隙形成组织液。组织液与细胞之间进行物质交换后,大部分经毛细血管静脉端吸收入血液,少部分水分和大分子物质(如蛋白质等)进入毛细淋巴管成为淋巴(液)。淋巴沿淋巴管道向心流动,最后进入静脉。因此,淋巴系统是心血管系统的辅助系统,辅助静脉引流组织间液。此外,淋巴器官和淋巴组织具有产生淋巴细胞、过滤淋巴液,参与机体的免疫机能,是机体重要的防御系统。

一、淋巴系统的组成和结构特点

(一) 淋巴管道

淋巴管道包括毛细淋巴管、淋巴管、淋巴干和淋巴导管。

1. **毛细淋巴管** lymphatic capillary(图 12-2)　是淋巴管道的起始部分,以膨大的盲端起自组织间隙,彼此吻合成网,然后汇入淋巴管。毛细淋巴管由内皮细胞构成,无基膜和周细胞,细胞间隙较大,有 0.5 μm 左右的间隙。内皮细胞外面有纤维细丝牵拉,使管腔处于扩张状态。因此,毛细淋巴管的通透性较毛细血管的大,一些大分子物质,如蛋白质、细菌和癌细胞等较易进入毛细淋巴管。毛细淋巴管分布广泛,除上皮、毛发、指甲、晶状体、角膜、软骨、骨髓、脑和脊髓等处外,几乎遍布全身。

2. **淋巴管** lymphatic vessels　由毛细淋巴管汇集而成,管壁似小静脉,壁内有大量的瓣膜防止淋巴逆流,由于淋巴管在瓣膜附着处较狭窄,而相邻瓣膜之间的淋巴管扩张明显,因此,淋巴管外观呈串珠状。淋巴管可分为浅淋巴管和深淋巴管,浅淋巴管位于浅筋膜内,多与浅静脉伴行;深淋巴管多与深部血管神经束伴行。浅、深淋巴管之间有丰富的吻合。

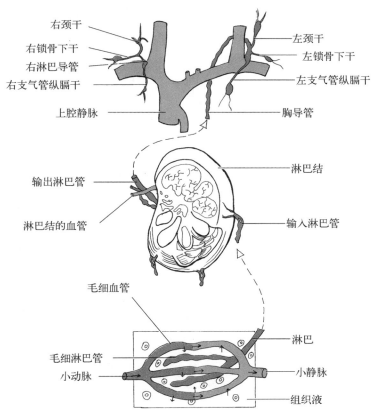

图 12 - 1　淋巴管和淋巴结示意图

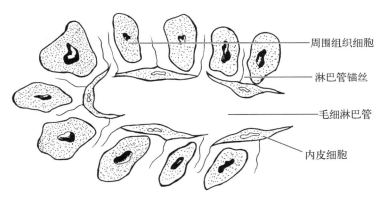

图 12 - 2　毛细淋巴管

3. 淋巴干 lymphatic trunks　全身各部的浅、深淋巴管在向心行进中经过一系列的局部淋巴结,由其经过的最后一群淋巴结发出的输出管汇合成较粗大的淋巴干。全身共有 9 条淋巴干:即左、右颈干;左、右支气管纵隔干;左、右锁骨下干;左、右腰干和单一的肠干。

4. 淋巴导管 lymphatic ducts　9 条淋巴干最终汇合成两条粗大的右淋巴导管和胸导管。

(1) **右淋巴导管** right lymphatic duct:位于右颈根部,为一短干,长 1～1.5 cm ,由右颈干、右锁骨下干和有支气管纵隔干汇合而成,注入**右静脉角**(图 12 - 3)。右淋巴导管收纳右侧头颈部、右上肢和右侧半胸部的淋巴,即全身 1/4 区域的淋巴。

(2) **胸导管** thoracic duct:是全身最粗大的淋巴管道,一般成人胸导管全长 30～40 cm ,通常起于第 1 腰椎体前方的**乳糜池** cisterna chyli。乳糜池呈囊状膨大,由左、右腰干和肠干汇合形成。胸导管自乳糜池起始后,向上穿经膈的主动脉裂孔进入胸腔,沿脊柱右前方和胸主动脉与奇静脉之间上行,在第 5 胸椎高度经食管与脊柱之间向左斜行,沿脊柱左前方上行经胸廓上口至颈根部,在颈动脉鞘的后方转向前内下方注入左静脉角(图 12-3),在注入静脉角之前还接受左支气管纵隔干、左颈干和左锁骨下干。胸导管末端有一对瓣膜,以阻止静脉血逆流入胸导管。胸导管收纳下肢、盆部、腹部、左侧胸部、左上肢和左侧头颈部的淋巴,即全身 3/4 区域的淋巴。

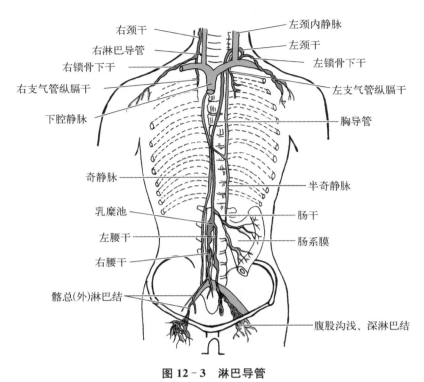

图 12-3　淋巴导管

(二) 淋巴组织

淋巴组织是含有大量淋巴细胞的网状结缔组织,在人体分部广泛,如消化道和呼吸道的黏膜内。参与淋巴结、扁桃体、脾和胸腺等淋巴器官的构成,起着防御屏障的作用。

(三) 淋巴器官

淋巴器官包括淋巴结、扁桃体、脾和胸腺等。淋巴器官具有免疫功能,又称为免疫器官。

1. 淋巴结 lymph nodes(图 12-1)　是淋巴管向心行程中的必经器官,一般为灰红色、质软的扁圆形小体,大小不等,直径一般为 5~20 mm。淋巴结的一侧隆凸,另一侧凹陷称为**淋巴结门**,是神经、血管出入处。与凸侧面相连的淋巴管为**输入淋巴管**,将淋巴注入淋巴结;与凹面相连的淋巴管将称为**输出淋巴管**,数目较少。淋巴管在回流淋巴的过程中,可经过多个淋巴结,因此,一个淋巴结的输出管可以成为另一个淋巴结的输入管。

淋巴结多聚集成群,以深筋膜为界可将淋巴结分为浅、深两种。**浅淋巴结**位于浅筋膜内,在活体上常易触及。**深淋巴结**位于深筋膜内或深筋膜深面。四肢的淋巴结多位于关节屈侧或肌围成的沟、窝内。内脏的淋巴结多位于脏器的门附近或腹、盆部血管分支周围。所以,淋巴结常以其所在部位及附近的血管而命名。淋巴结的主要功能是过滤淋巴、产生淋巴细胞和浆细胞,参与机体的免疫过程。

> **知识点链接**　引流人体某一器官或某一区域淋巴的淋巴结,称为这一器官或区域的**局部淋巴结** regional lymph nodes,临床上称为**哨位淋巴结**。当某器官或区域发生病变时,病菌、毒素、寄生虫或癌细胞可沿淋巴管进入相应的局部淋巴结,该淋巴结可清除或阻截这些有害因子,成为阻止病变扩散、蔓延的有力屏障,从而发挥对机体的保护作用。此时,局部淋巴结细胞增生、机能旺盛、体积增大,故局部淋巴结的肿大常反映其淋巴液引流区域内有病变存在。若局部淋巴结未能消灭或阻截住这些有害因子,则病变可沿淋巴流向继续蔓延。所以了解局部淋巴结的位置、收纳范围及引流去向,对诊断、治疗某些疾病有重要意义。

2. **扁桃体** tonsil　淋巴与上皮组织构成的淋巴上皮器官,有腭扁桃体、咽扁桃体、舌扁桃体等,都是防御器官。

3. **脾** spleen　是人体最大的淋巴器官(图 12-4),具有储血、造血、滤血、清除衰老血细胞及参与免疫反应等功能。

脾位于左季肋区,胃底与膈之间,左侧第 9~11 肋的深面,其长轴与第 10 肋一致。正常时在左肋弓下不能触到脾。脾的位置可因体位、呼吸及胃的充盈程度而有所变化,平卧比站立时高约 2.5 cm。

脾为扁椭圆形或扁三角形的实质性器官,色暗红,质脆易破,可分为前、后两端,上、下两缘,脏、膈两面。脾前端较宽朝向前外方,后端圆钝朝向后内方;下缘较钝向后下方;上缘锐利朝前上方并有 2~3 个深陷的**脾切迹**,是触诊时辨认脾的标志;脾的膈面平滑隆凸,贴于膈穹窿下面,脏面凹陷,其中央有**脾门** splenic hilum,是血管、神经等出入之处。脏面前上方与胃底相贴,后下方与左肾和左肾上腺邻靠。

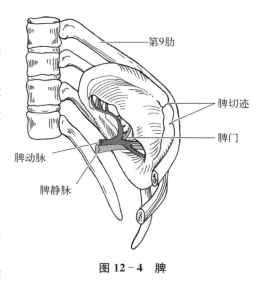

图 12-4　脾

脾为腹膜内位器官,各面均被腹膜覆盖,并借腹膜构成的**胃脾韧带**、**脾肾韧带**、**膈脾韧带**及**脾结肠韧带**等支持固定。在脾的韧带内常含有被膜包绕的脾组织小块,称为**副脾** accessory spleen,出现率 10%~40%,其位置、大小和数目不定,多位于胃脾韧带和大网膜中,因脾功能亢进而切除脾时,应同时切除副脾。

4. **胸腺** thymus(图 12-5)　胸腺呈锥体形,由左、右不对称的两叶组成,质地柔软,呈长扁条状,两叶间借结缔组织相连。胸腺有明显的年龄变化,新生儿和幼儿的胸腺相对较大,重 10~15 g;青春期可增至 25~40 g,此后逐渐萎缩、退化。成人的胸腺仍保持原来的形状,但其结构上变化很大,淋巴细胞大量减少,胸腺组织多被结缔组织所代替。

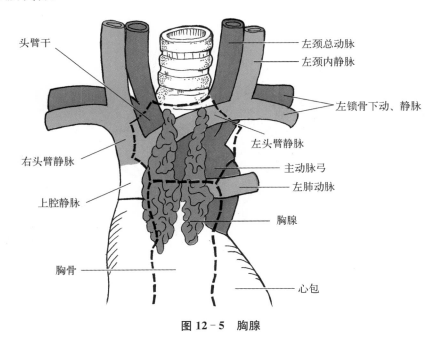

图 12-5　胸腺

成人胸腺位于胸骨柄后方,上纵隔前部,其后方与头臂静脉和主动脉弓相邻,两侧与纵隔胸膜和肺相邻。小儿的胸腺体积较大,上端可突入颈根部,有些可达甲状腺下缘,下端可伸入前纵隔,达心包的前面。

胸腺是淋巴器官,兼有内分泌功能,其分泌的胸腺素可使来自骨髓等处的原始淋巴细胞转化为具有免疫能力的 T 淋巴细胞,参与细胞免疫反应。

二、淋巴回流的因素

淋巴在淋巴管内向心流动,比静脉血流更为缓慢,在人体安静时,每小时约有 120 ml 的淋巴流入血液,每天回流的淋巴相当于全身血浆总量。促使淋巴回流的因素很多,如淋巴管的节律性收缩,瓣膜的引导,肌的收缩,动脉的搏动,吸气时胸腔扩大和心房舒张形成的负压及淋巴的不断生成等,都可促进淋巴的回流。如果淋巴回流受阻,大量含蛋白质的组织液不能及时吸收,可导致淋巴水肿。

三、淋巴侧支循环

淋巴管相互之间存在着大量侧支,形成丰富的淋巴侧支通路。当某些原因致使淋巴通路中断或受阻、淋巴结摘除或破坏时,可通过淋巴管之间的交通支形成侧支循环,此外,淋巴管迅速再生,建立新的侧支循环恢复淋巴的回流。另一方面,淋巴侧支循环也可能成为疾病扩散或癌细胞转移的途径。

第二节　人体各部的淋巴管和淋巴回流

一、头颈部淋巴管和淋巴结

（一）头部的淋巴结

头部的淋巴结多位于头、颈部交界处(图 12 - 6),由后向前成环状排列,依次为枕淋巴结、乳突淋巴结、腮腺淋巴结、下颌下淋巴结和颏下淋巴结等,收纳头面部的淋巴,其输出淋巴管直接或间接注入颈外侧深淋巴结。

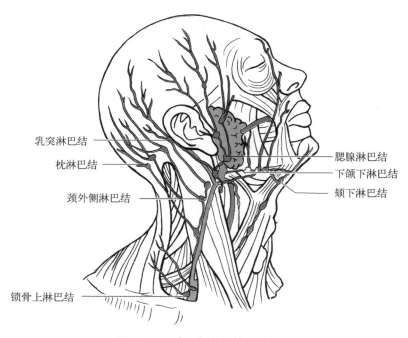

图 12 - 6　头颈部淋巴管和淋巴结

1. 枕淋巴结 occipital lymph nodes　分浅、深两群,位于枕部皮下、斜方肌枕骨起点的表面和头夹肌深面,收纳枕部和项部的淋巴。

2. 乳突淋巴结 mastoid lymph nodes　位于耳后、胸锁乳突肌上端表面,又称耳后淋巴结,收纳颅顶部、颞区和耳郭后面的淋巴。

3. 腮腺淋巴结 parotid lymph nodes 分浅、深两群,分别位于腮腺表面和腮腺实质内,收纳额部、颅顶部、颞区、耳郭、外耳道、颊部和腮腺等处的淋巴。

4. 下颌下淋巴结 submandibular lymph nodes 位于下颌下腺附近和实质内,收纳面部和口腔器官的淋巴。

5. 颏下淋巴结 submental lymph nodes 位于颏下部,收纳舌尖、下唇中部和颏部的淋巴。

(二)颈部的淋巴结

颈部的淋巴结分为颈前淋巴结和颈外侧淋巴结两群。

1. 颈前淋巴结 anterior cervical lymph nodes 位于颈前部正中,分浅、深两群,浅群沿颈前静脉排列,收纳颈前部浅层结构的淋巴。深群位于舌骨下方及喉、气管、甲状腺等器官的前方,收纳上述器官的淋巴。其输出淋巴管注入颈外侧深淋巴结。

2. 颈外侧淋巴结 lateral cervical lymph nodes 位于颈部两侧,包括沿颈外静脉排列的颈外侧浅淋巴结及沿颈内静脉排列的颈外侧深淋巴结。

(1)**颈外侧浅淋巴结** superficial lateral cervical lymph nodes 位于胸锁乳突肌表面及其后缘处,沿颈外静脉排列(图 12-6),收纳颈外侧浅层结构的淋巴,并收纳枕淋巴结、乳突淋巴结和腮腺淋巴结的输出淋巴管。其输出淋巴管注入颈外侧深淋巴结。

(2)**颈外侧深淋巴结** deep lateral cervical lymph nodes 沿颈内静脉排列(图 12-7),少数淋巴结沿副神经和颈横血管排列。颈外侧深淋巴结以肩胛舌骨肌为界,分为颈外侧上深淋巴结和颈外侧下深淋巴结两群。**颈外侧上深淋巴结** superior deep lateral cervical lymph nodes 沿颈内静脉上段排列,**颈外侧下深淋巴结** inferior deep lateral cervical lymph nodes 沿颈内静脉下段排列。颈外侧深淋巴结收纳头颈部的淋巴,其输出淋巴管合成颈干。

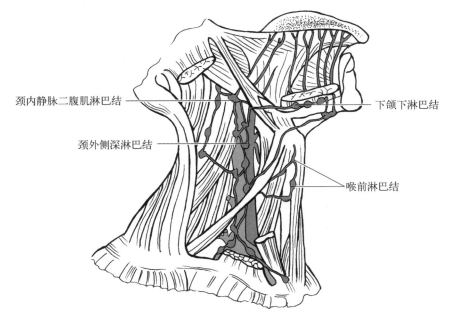

颈内静脉二腹肌淋巴结 —— 下颌下淋巴结

颈外侧深淋巴结 ——

喉前淋巴结

图 12-7 颈深淋巴结

颈外侧深淋巴结群中较重要的淋巴结有:① **咽后淋巴结**:位于鼻咽部后方,收纳鼻、鼻旁窦、鼻咽部等处的淋巴,其输出淋巴管注入颈外侧上深淋巴结。② **颈内静脉二腹肌淋巴结**:又称**角淋巴结**,位于二腹肌后腹与颈内静脉交角处,收纳鼻咽部、腭扁桃体和舌根的淋巴,鼻咽癌和舌根癌常首先转移至此。③ **颈内静脉肩胛舌骨肌淋巴结**:位于肩胛舌骨肌中间腱与颈内静脉交叉处附近,收纳舌尖的淋巴,舌尖癌常首先转移至此群。④ **锁骨上淋巴结** supraclavicular lymph nodes:沿颈横血管排列,其中位于前斜角肌前方的淋巴结称**斜角肌淋巴结**,食管癌和胃癌后期,癌细胞可沿胸导管或颈干逆流转移至**左斜角肌淋巴结**,即 **Virchow 淋巴结**。

二、上肢淋巴管和淋巴结

上肢浅、深淋巴管分别与浅静脉和深血管伴行,直接或间接注入腋淋巴结。

(一)肘淋巴结

肘淋巴结 cubital lymph nodes 分浅、深两群,分别位于肱骨内上髁上方和肘窝血管周围。浅群又称**滑车上淋巴结**。肘淋巴结通过浅、深淋巴管收纳手尺侧半和前臂尺侧半的淋巴,其输出淋巴管伴肱血管上行注入腋淋巴结。

(二)腋淋巴结

腋淋巴结 axillary lymph nodes 位于腋窝疏松结缔组织中,沿血管排列,按位置分为5群(图12-8):

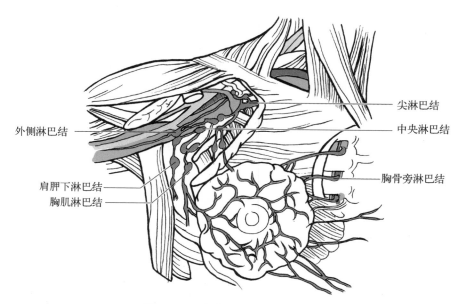

图12-8 腋淋巴结和乳房淋巴管

1. 外侧淋巴结 lateral lymph nodes 沿腋静脉远侧段排列,收纳除注入锁骨下淋巴结以外的上肢浅、深淋巴管,其输出淋巴管注入中央淋巴结。

2. 胸肌淋巴结 pectoral lymph nodes 位于胸小肌下缘,沿胸外侧血管排列,收纳腹前外侧壁、胸外侧壁、乳房外侧和中央部的淋巴,其输出淋巴管注入中央淋巴结和尖淋巴结。

3. 肩胛下淋巴结 subscapular lymph nodes 位于腋窝后壁,沿肩胛下血管排列,收纳项背部和肩胛区的淋巴,其输出淋巴管注入中央淋巴结和尖淋巴结。

4. 中央淋巴结 central lymph nodes 位于腋窝中央的疏松结缔组织中,收纳上述3群淋巴结的输出淋巴管,其输出淋巴管注入尖淋巴结。

5. 尖淋巴结 apical lymph nodes 位于腋窝尖部,沿腋静脉的近侧段排列,引流乳房上部的淋巴,并收纳上述4群淋巴结和锁骨下淋巴结的输出淋巴管,其输出淋巴管大部分合成锁骨下干,左侧注入胸导管,右侧注入右淋巴导管。少数输出淋巴管注入锁骨上淋巴结。

三、下肢淋巴管和淋巴结

下肢浅、深淋巴管分别与浅静脉和深血管伴行,直接或间接注入腹股沟淋巴结(图12-9)。

(一)腘淋巴结

腘淋巴结 popliteal lymph nodes 位于腘窝,分浅、深两群,分别沿小隐静脉末端和腘血管排列(图12-9),收纳小腿后外侧部的浅淋巴管以及足和小腿的深淋巴管,其输出淋巴管与股血管伴行,注入腹股沟深淋巴结。

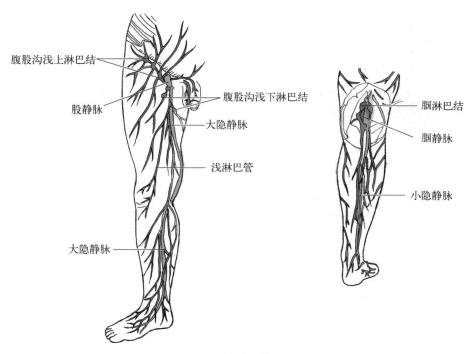

图 12‑9 下肢淋巴结和淋巴管

（二）腹股沟浅淋巴结

腹股沟浅淋巴结 superficial inguinal lymph nodes 位于腹股沟韧带下方，分上、下两群，上群沿腹股沟韧带排列，下群位于大隐静脉末端周围（图 12‑9），收纳腹前壁下部、臀部、会阴、外生殖器、子宫底和下肢大部分浅淋巴管，其输出淋巴管大部分注入腹股沟深淋巴结，少部分注入髂外淋巴结。

（三）腹股沟深淋巴结

腹股沟深淋巴结 deep inguinal lymph nodes 位于股静脉周围和股管内，收纳腹股沟浅淋巴结的输出淋巴管及下肢的深淋巴管，其输出淋巴管注入髂外淋巴结（图 12‑10）。

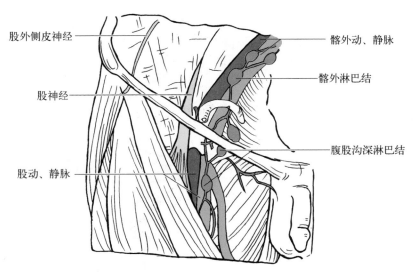

图 12‑10 腹股沟深淋巴结

四、胸部的淋巴管和淋巴结

胸部的淋巴结位于胸壁内和胸腔器官周围。

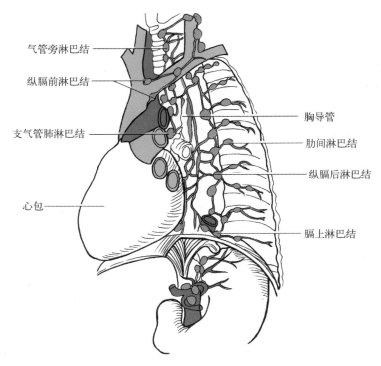

气管旁淋巴结

纵膈前淋巴结

支气管肺淋巴结

心包

胸导管

肋间淋巴结

纵膈后淋巴结

膈上淋巴结

图 12-11　胸腔的淋巴结

（一）胸壁淋巴结

胸壁大部分浅淋巴管注入腋淋巴结，小部分注入颈外侧下深淋巴结，胸壁深淋巴管注入胸壁淋巴结。胸壁淋巴结包括胸骨旁淋巴结、肋间淋巴结及膈上淋巴结等，其输出淋巴管分别注入纵膈前、后淋巴结或参与支气管纵膈干或直接注入胸导管。

1. 胸骨旁淋巴结 parasternal lymph nodes　沿胸廓内血管排列（图12-8），收纳脐以上胸腹前壁、乳房内侧部、膈和肝上面的淋巴，其输出淋巴管注入支气管纵膈干或直接注入胸导管和右淋巴导管。

2. 肋间淋巴结 intercostal lymph nodes　位于肋头附近，沿肋间后血管排列（图12-11），收纳胸后壁及壁胸膜的淋巴，其输出淋巴管注入胸导管。

3. 膈上淋巴结 superior phrenic lymph nodes　位于膈上面，分前、中、后三组，收纳膈、心包、胸膜及肝上面的淋巴，其输出淋巴管注入胸骨旁淋巴结及纵膈前、后淋巴结。

（二）胸腔脏器的淋巴结

1. 纵膈前淋巴结 anterior mediastinal lymph nodes　位上纵膈前部和前纵膈内，在胸腔大血管和心包的前方，收纳胸腺、心包、心、膈和肝上面的淋巴，其输出淋巴管注入支气管纵膈干。

2. 纵膈后淋巴结 posterior mediastinal lymph nodes　位于上纵膈后部和后纵膈内，沿食管和胸主动脉排列，收纳心包、食管和膈的淋巴，其输出淋巴管注入胸导管。

3. 气管、支气管和肺的淋巴结：数目众多（图12-12），按引流的顺序分为：① 肺淋巴结 pulmonary

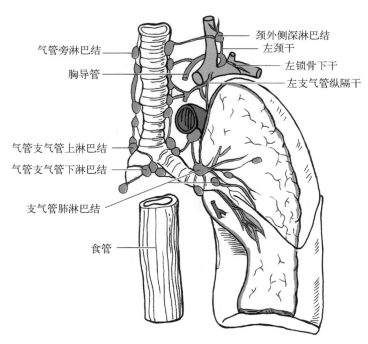

气管旁淋巴结

胸导管

气管支气管上淋巴结

气管支气管下淋巴结

支气管肺淋巴结

食管

颈外侧深淋巴结

左颈干

左锁骨下干

左支气管纵膈干

图 12-12　肺的淋巴结

lymph nodes 位于肺内,沿支气管和肺动脉的分支排列,收纳肺内的淋巴,其输出淋巴管注入支气管肺门淋巴结。② **支气管肺门淋巴结** bronchopulmonary hilar lymph nodes 位于肺门处,又称**肺门淋巴结**,收纳肺和食管等处的淋巴,其输出淋巴管注入**气管支气管淋巴结**。③ **气管支气管淋巴结** tracheobronchial lymph nodes 该淋巴结群被气管杈分为上、下两群,其输出淋巴管注入气管周围的气管旁淋巴结。④ **气管旁淋巴结** paratracheal lymph nodes 沿气管排列,左、右气管旁淋巴结和纵隔前淋巴结的输出淋巴管汇合成左、右支气管纵隔干,分别注入胸导管和右淋巴导管。

五、腹部的淋巴管和淋巴结

腹部的淋巴结位于腹后壁和腹腔脏器周围,沿腹腔血管排列。

(一)腹壁淋巴结

脐平面以上腹前外侧壁的淋巴管注入腋淋巴结和胸骨旁淋巴结,脐平面以下腹前外侧壁的浅淋巴管注入腹股沟浅淋巴结,深淋巴管注入腹股沟深淋巴结和髂外淋巴结。腹后壁的淋巴管注入腰淋巴结。

腰淋巴结 lumbar lymph nodes 位于腹后壁,沿下腔静脉和腹主动脉周围排列(图 12-13),收纳腹后壁深层结构和腹腔成对器官的淋巴,并收纳髂总淋巴结的输出淋巴管,其输出淋巴管汇合成左、右腰干。

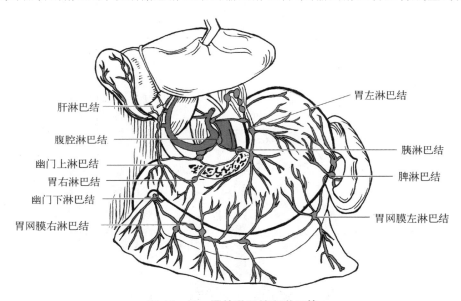

图 12-13 胃的淋巴结和淋巴管

(二)腹腔器官淋巴结

腹腔成对器官的淋巴管直接注入腰淋巴结,不成对器官的淋巴管分别注入沿腹腔干、肠系膜上动脉和肠系膜下动脉及其分支排列的淋巴结。

1. **腹腔淋巴结** celiac lymph nodes 位于腹腔干周围,引流沿腹腔干分支排列的淋巴结的输出淋巴管。这些淋巴结包括**胃左、右淋巴结**,**胃网膜左、右淋巴结**,**幽门上、下淋巴结**,**肝淋巴结**,**脾淋巴结**和**胰淋巴结**等(图 12-13),引流相应动脉分布区的淋巴。

2. **肠系膜上淋巴结** superior mesenteric lymph nodes 位于肠系膜上动脉根部周围(图 12-13),引流沿肠系膜上动脉分支排列的淋巴结的输出淋巴管。主要有**肠系膜淋巴结**、**回结肠淋巴结**、**右结肠淋巴结**和**中结肠淋巴结**等,肠系膜淋巴结沿空、回肠动脉排列,其余均沿同名动脉排列,并收纳相应动脉供应区的淋巴。

3. **肠系膜下淋巴结** inferior mesenteric lymph nodes 位于肠系膜下动脉根部周围(图 12-14),收纳沿肠系膜下动脉分支排列的淋巴结的输出淋巴管。主要有**左结肠淋巴结**、**乙状结肠淋巴结**和**直肠上淋巴结**,收纳同名动脉分布区的淋巴。

腹腔淋巴结、肠系膜上淋巴结和肠系膜下淋巴结的输出淋巴管汇合成肠干。

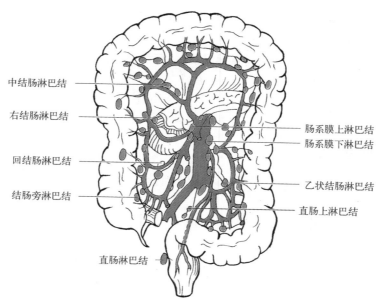

图 12-14　结肠的淋巴结和淋巴管

六、盆部的淋巴管和淋巴结

盆部的淋巴结分别沿同名血管排列（图 12-15），收纳同名动脉分布区的淋巴。

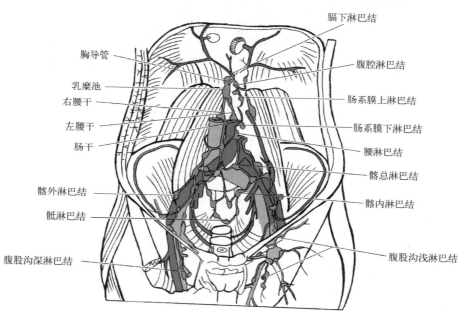

图 12-15　盆、腹部淋巴结

（一）骶淋巴结

骶淋巴结 sacral lymph nodes 位于骶骨前面，包括骶正中淋巴结和骶外侧淋巴结，分别沿骶正中血管和骶外侧血管排列，收纳盆后壁、直肠、前列腺或子宫等处的淋巴，其输出淋巴管注入髂内淋巴结或髂总淋巴结。

（二）髂内淋巴结

髂内淋巴结 internal iliac lymph nodes 沿髂内血管排列，收纳大部分盆壁、盆腔脏器、会阴深部、臀部及大腿后部深层结构的淋巴，其输出淋巴管注入髂总淋巴结。

（三）髂外淋巴结

髂外淋巴结 external iliac lymph nodes 沿髂外血管排列，收纳腹股沟浅、深淋巴结的输出淋巴管及腹前壁下部、膀胱、前列腺或子宫颈和阴道上部的淋巴,其输出淋巴管注入髂总淋巴结。

（四）髂总淋巴结

髂总淋巴结 common iliac lymph nodes 沿髂总血管排列,收纳上述三群淋巴结的输出淋巴管,其输出淋巴管注入腰淋巴结。

第三节　部分器官淋巴回流

一、肺的淋巴回流

肺的浅淋巴管位于胸膜脏层深面,肺的深淋巴管位于肺小叶之间的肺血管和支气管周围,浅、深淋巴管之间存在交通。肺的淋巴回流依次注入肺淋巴结、支气管肺淋巴结、气管支气管淋巴结和气管旁淋巴结。

二、食管的淋巴回流

食管的淋巴回流主要有 3 个途径：① 食管颈部的淋巴注入气管旁淋巴结和颈外侧下深淋巴结；② 食管胸上部的淋巴注入气管旁淋巴结和支气管气管淋巴结；③ 食管胸下部和食管腹部的淋巴注入胃左淋巴结。此外,食管的淋巴管也有部分直接注入胸导管。

三、胃的淋巴回流

胃的淋巴回流主要有 4 个途径：① 贲门部、胃底右侧部和胃小弯侧的淋巴注入胃左淋巴结；② 胃底左侧部、胃体大弯侧左侧部的淋巴注入胃网膜左淋巴结；③ 胃体大弯侧右侧部、幽门部大弯侧的淋巴注入胃网膜右淋巴结和幽门下淋巴结；④ 幽门部小弯侧的淋巴注入幽门上淋巴结。

四、肝的淋巴回流

肝的淋巴管分为浅淋巴管和深淋巴管。浅淋巴管位于肝被膜的结缔组织内,肝膈面的浅淋巴管多经镰状韧带和冠状韧带注入膈上淋巴结和肝淋巴结,部分注入腹腔淋巴结和胃左淋巴结,冠状韧带内的部分淋巴管注入胸导管。肝脏面浅淋巴管注入肝淋巴结,深淋巴管位于门管区和肝静脉及其属支的周围,沿静脉出肝后注入肝淋巴结、腹腔淋巴结和膈上淋巴结。肝的浅、深淋巴管间有丰富的吻合。

五、直肠和肛管的淋巴回流

直肠和肛管的淋巴回流以齿状线为界分为上、下两部分。齿状线以上的淋巴向 4 个方向回流：① 沿直肠上血管注入直肠上淋巴结；② 沿直肠下血管注入髂内淋巴结；③ 沿肛血管和阴部内血管注入髂内淋巴结；④ 少数淋巴管沿骶外侧血管注入骶淋巴结。齿状线以下的淋巴管注入腹股沟浅淋巴结。

六、子宫的淋巴回流

子宫的淋巴回流方向较广。① 子宫底和子宫体上部的淋巴管,沿卵巢血管和子宫圆韧带分别注入腰淋巴结和腹股沟浅淋巴结；② 子宫体下部和子宫颈的淋巴管,沿子宫血管注入髂内、外淋巴结,部分经子宫主韧带和骶子宫韧带分别注入闭孔淋巴结和骶淋巴结。

七、乳房的淋巴回流

乳房的淋巴主要注入腋淋巴结,部分至胸骨旁淋巴结、胸肌间淋巴结和膈淋巴结等。乳房淋巴回流方向有：① 乳房外侧部和中央部的淋巴管注入胸肌淋巴结,这是乳房淋巴回流的主要途径。② 乳房上部的淋巴管注入尖淋巴结或锁骨上淋巴结。③ 乳房内侧部的淋巴管注入胸骨旁淋巴结。乳房内侧部的浅淋巴管与对侧乳房的淋巴管相交通。④ 乳房内下部的淋巴管通过腹壁和膈下的淋巴管与肝的淋巴管交通。⑤ 乳房深部的淋巴管注入胸肌间淋巴结。

> **知识点链接**
>
> 乳腺癌是女性中常见的恶性肿瘤,主要通过淋巴转移。因而乳房的淋巴回流具有重要的临床意义。癌细胞可沿上述途径转移至腋窝、锁骨上、胸骨旁等处的淋巴结。锁骨上淋巴结转移可继发于腋淋巴结转移之后或直接自原发灶转移造成。一旦锁骨上淋巴结转移,则癌细胞有可能经胸导管或右侧颈部淋巴管进而侵入静脉,引起血道转移。

小 结

淋巴系统由淋巴管道、淋巴组织和淋巴器官组成。淋巴管道包括毛细淋巴管、淋巴管、淋巴干和淋巴导管。全身的淋巴干包括成对的腰干、支气管纵膈干、锁骨下干、颈干和单一的肠干共 9 条。右颈干、右锁骨下干和右支气管纵膈干汇合成右淋巴导管,注入右静脉角,收纳全身 1/4 的淋巴;左颈干、左锁骨下干、左支气管纵膈干、肠干和左、右腰干注入胸导管,胸导管注入左静脉角,收纳全身 3/4 的淋巴(图 12-16)。淋巴系统是心血管系统的辅助系统。此外,淋巴器官和淋巴组织具有产生淋巴细胞、过滤淋巴液和进行免疫应答的功能。

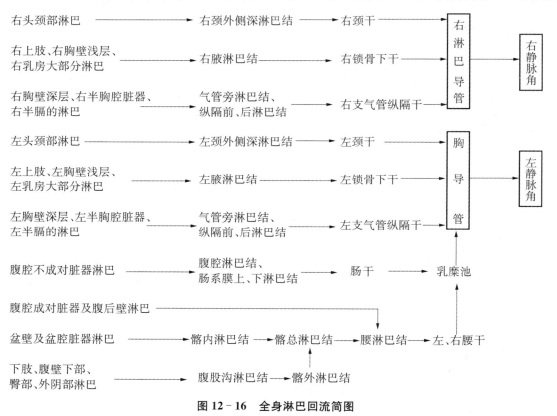

图 12-16　全身淋巴回流简图

【复习思考题】

1. 胃癌可致左锁骨上淋巴结肿大,试分析其转移途径。
2. 简述腋淋巴结的分群、各群的位置及收纳范围。

(邹智荣)

第四篇

感觉器

感觉器是由感受器及其附属结构组成,其结构比感受器复杂,不仅感受装置更为完善,还具有复杂的附属结构,本篇主要叙述视器(眼)和前庭蜗器(耳)。

第十三章

总 论

学习要点

掌握：感觉器和感受器的概念。

熟悉：感受器的分类。

感觉器 sensory organs 是感受器及其附属结构的总称，是机体感受刺激的装置。感受器与感觉器两词，有时通用，但是严格地讲其含义并不等同。**感受器** receptor 是感觉神经末梢的特殊结构，广泛分布于人体全身各部，其结构和功能各不相同。有的结构非常简单，仅为感觉神经的游离末梢装置，如痛觉感受器；有的结构则较为复杂，除了感觉神经末梢外，还有一些细胞或数层结构共同形成的各种被囊神经末梢，如接受触觉、压觉等刺激的触觉小体、环层小体等；有的则更为复杂，是由感受器及其辅助装置共同构成的特殊感觉器官，这一类称为特殊感觉器或感觉器，如视器、前庭蜗器、味器及嗅器等。

感受器的功能是接受机体内、外环境的各种不同刺激，并将其转变为神经冲动或神经兴奋，由感觉神经传入中枢，经中枢对其整合后，产生感觉；再由高级中枢发出神经冲动，经运动神经传至效应器，对刺激做出反应。

在正常状况下，一种感受器只能对某一适宜的刺激特别敏感，如对视网膜适宜的刺激是一定波长的光；对听器适宜的刺激是一定频率的声波等。高等动物感受器的高度特化是长期进化过程中逐渐演化而来的，也是随着实践不断完善的。它使机体对内、外环境不同的变化做出精确的分析和反应，从而更加完善地适应其生存的环境。感受器是机体产生感觉的媒介器官，是机体认识世界和探索世界的最初步的器官，是反射弧中的首要结构。

感受器的种类繁多，形态和功能各异。有接触外界环境位于皮肤内的痛觉、温度觉、触觉和压觉的感受器；有位于内脏和血管壁内的感受器；有接受物理刺激，如接受光波的视觉感受器、接受声波刺激的听觉感受器；有接受化学刺激的感受器，如嗅觉感受器、味觉感受器。

感受器分类方法较多，一般根据感受器所在的部位、接受刺激的来源可分为三类。

1. 外感受器 exteroceptor　分布在皮肤、黏膜、视器和听器等处，感受来自外界环境的刺激，如痛、温度、触、压、光波和声波等物理刺激和化学刺激。

2. 内感受器 interoceptor　分布于内脏器官和心血管等处，接受物理刺激和化学刺激，如渗透压、压力、温度及离子和化合物浓度等的刺激。分布于嗅黏膜的嗅觉感受器及舌的味蕾，虽接受的刺激来自外界，但这两种感受器与内脏活动有关，故把它们列入内感受器。

3. 本体感受器 proprioceptor　分布在肌、肌腱、关节和内耳的位觉器等处，接受机体运动和平衡变化时所产生的刺激。

感受器根据其特化的程度可分为两类。

1. 一般感受器　分布在全身各部，如分布在皮肤的痛觉、温度觉、粗触觉、压觉和精细触觉感受器；分布在肌、肌腱、关节的运动觉和位置觉感受器和分布在内脏和心血管的各种感受器。

2. 特殊感受器　如分布眼、耳、鼻、舌，包括视、听、平衡、嗅、味等感受器。

（余资江）

第十四章

视　器

学习要点

　　掌握：① 视器的组成及功能；② 眼球壁各部的形态结构与功能；③ 屈光系统的结构组成、结构特点及晶状体的调节；④ 房水产生及循环途径。

　　熟悉：① 正常眼底能见到的解剖学结构；② 结膜的分部和形态结构；③ 眼外肌名称、位置及其作用；④ 泪液的产生及循环途径。

　　了解：① 眼睑的形态结构；② 泪器的组成及泪道的形态、位置和开口；③ 眶筋膜和眶脂体的位置和功能；④ 眼的血管和神经。

　　视器 visual organ 即**眼** eye，是接受光刺激的感觉器官，由位于眶内的**眼球**及位于眼球周围起运动、支持和保护眼球的**眼副器**两部分组成。

第一节　眼　　球

　　眼球 eyeball 近似球形，是视器的主要部分。眼球前面角膜的中央称**前极** anterior pole，后面巩膜中央称**后极** posterior pole，前后极连线称**眼轴**。从瞳孔中点至视网膜中央凹的连线与视线一致，称**视轴** optic axis。眼轴和视轴相交呈锐角。眼球前后极中点的圆周线称**赤道**，即中纬线，通过中纬线可将眼球切成前、后两半；环绕前后极的连线叫**经线**，它与眼赤道线呈直角相交（图 14 - 1）。眼球由眼球壁和其内容物等构成。

一、眼球壁

眼球壁可分为三层，即外膜、中膜和内膜（图 14 - 1、图 14 - 2）。

（一）外膜

　　外膜由纤维结缔组织构成，致密而坚韧，也称**纤维膜**，对眼球有支持和保护作用，可分为角膜和巩膜两部分。角膜和巩膜交界处称**角膜缘**。

　　1. 角膜 cornea　位于眼球正前方，占外膜的前 1/6，无色透明，富有弹性，有屈光作用。角膜无血管，但有丰富的感觉神经末梢，故对任何异物或损伤都会引起剧烈疼痛，如遇刺激即起闭眼反应，称**角膜反射**。当全身麻醉时，角膜感觉最后消失。因此角膜反射是否存在及其存在的程度，可作为区别昏迷程度的证据之一。角膜实质炎或溃疡，可致角膜混浊，痊愈后形成瘢痕，失去透明性，影响视觉。

　　2. 巩膜 sclera　呈乳白色，位于角膜后方，占外膜的后 5/6，质地坚韧不透明，有维持眼球的外形和保护

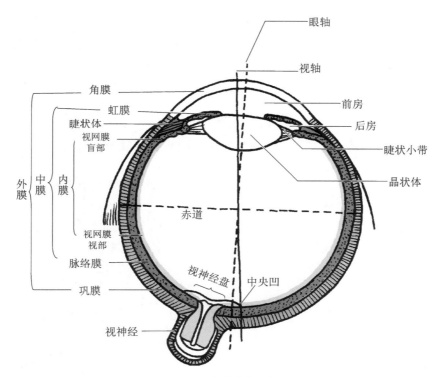

图 14-1　右眼球水平切面

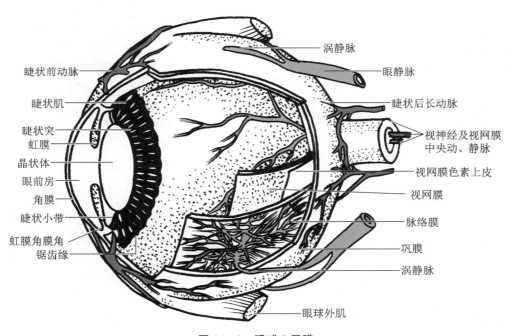

图 14-2　眼球 3 层膜

眼球内容物的作用。巩膜的厚度不一致，在视神经穿出处最厚，约 1 mm，其中视神经穿出处巩膜形成许多小孔，称**巩膜筛板**，是眼球外膜结构上薄弱的解剖部位之一；巩膜愈向前愈薄，约 0.3 mm，在眼外肌附着处再次增厚，约 0.6 mm。

3. 角膜缘　是角膜至巩膜之间宽约 1.0 mm 的移行带。它不是一条简单的分界线，在解剖学上它是角膜、巩膜和球结膜的汇集区。它的重要性在于其深面有一环形不规则的小管间隙，称**巩膜静脉窦** sinus venosus sclerae 或 Schlemm 管，是房水循环的主要通道。同时也是大多数眼内手术切口必经之路。

角膜移植是利用异体的正常透明组织,取代混浊病变的角膜组织,使患眼复明或控制角膜病变。为目前同种器官移植中成功率最高的一种,是眼科中重要的复明手术之一。根据角膜病变的部位,如果在中央,那么仅换取中央部分;位于角膜边缘,则换取边缘病变的角膜就可以了。

（二）中膜

中膜层富有血管和色素,形似紫色葡萄,故又名为**葡萄膜**或**血管膜**。中膜由前往后可分为:虹膜、睫状体和脉络膜。

1. 虹膜 iris(图 14-3)　位于中膜的最前部,呈冠状位的圆盘形的薄膜,居角膜之后,其中央有一孔称**瞳孔** pupil,直径 2.5～4.0 mm。在活体,透过角膜能见到虹膜和瞳孔。虹膜内有两种方向的平滑肌,位于瞳孔缘处有呈环形的**瞳孔括约肌** sphincter pupillae,受动眼神经的副交感纤维支配,收缩时使瞳孔缩小;在括约肌的外侧有呈放射状排列的**瞳孔开大肌** dilator pupillae,受交感神经支配,收缩时使瞳孔扩大。正常时在强光下或视近物时,瞳孔缩小;在弱光下或视远物时,瞳孔扩大。它能调控射到视网膜上光线的多少,很像照相机的光圈。

虹膜的颜色有明显的种族差异,白色人种所含的色素少,故呈浅蓝色;中国人虹膜色素较多而呈棕黑色。白化患者因缺乏色素,因此虹膜血管均透视,呈微红色。

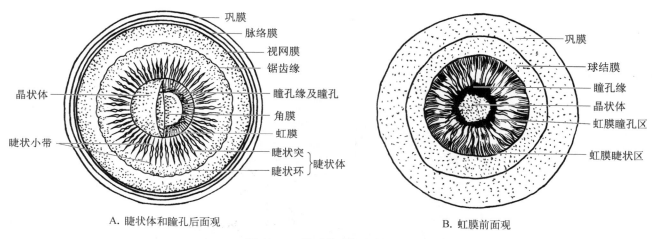

图 14-3　眼球前半部冠状切面

2. 睫状体 ciliary body(图 14-4)　是中膜的中部最厚的部分。位于巩膜与角膜移行部的内面,其特点是形成肌肉装置,它的前缘与巩膜根部相连,后缘与脉络膜相接。如将眼球在赤道部切成前后两半,睫状体内面在锯齿缘前方较平坦的后部称**睫状环** ciliary ring;再向前方有 70～80 条大小不等的呈辐射状排列的突起,称**睫状突** ciliary processes,由睫状突发出的睫状小带 ciliary zonule,与晶状体囊相连。全部突起整齐排列称**睫状冠**或**皱襞部**。

睫状体由两层结构所组成,外层为平滑肌即**睫状肌** ciliary muscle,睫状肌依肌纤维排列的方向分为纵行纤维、环行纤维和斜行纤维,以纵行纤维为主。睫状肌的收缩和舒张,可使睫状小带松弛和紧张,以调节晶状体的曲度,使视物焦点能准确投射到视网膜上。内层即血管层,为脉络膜的延续。

3. 脉络膜 choroid　占中膜的后 2/3。脉络膜是眼球富有血管和色素的薄膜,具有眼部最大的血流量,说明它对眼内压的调节起相当重要的作用。后方有视神经穿过,脉络膜外面与巩膜连结疏松,二者之间有淋巴间隙,称**脉络膜周隙**。内贴视网膜色素层,具有营养视网膜,吸收眼内分散光线避免扰乱视觉的功能。

（三）内膜

内膜即**视网膜** retina(图 14-1)居眼球壁的最内层,是一种高度分化的神经组织,故也称**神经性膜**。

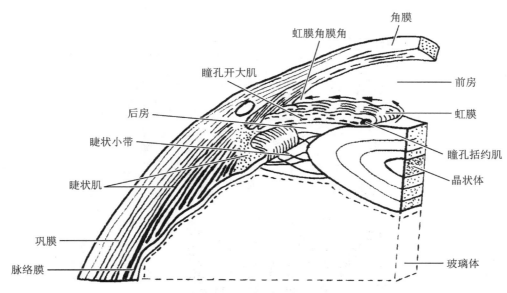

图 14-4　虹膜与睫状体(水平切面)

因视杆细胞中含有视紫红质,活体呈紫红色。视网膜的范围自视神经乳头起,直至虹膜的瞳孔缘为止;但从前向后分为三部,即虹膜部、睫状体部和脉络膜部。**虹膜部和睫状体部**分别贴附于虹膜和睫状体的内面,不含感光细胞,无感光作用,故称**视网膜盲部**。脉络膜部贴附于脉络膜内面,有感光细胞,能接受光线刺激,称**视网膜视部**。视网膜视部由前向后逐渐增厚,后部最厚,在视神经起始处有圆形的白色隆起,称**视神经盘** optic disc(**视神经乳头** optic papilla),中央有视网膜中央动、静脉穿过,无感光细胞,称**生理性盲点**。在视神经盘颞侧约 3.5 mm 处,有一由密集的视锥细胞构成的黄色小区,称**黄斑** macula lutea,其中央凹陷称**中央凹** fovea centralis,此区无血管,是感光最敏锐处。视神经盘和黄斑借助眼底镜可在眼底看到(图 14-5)。

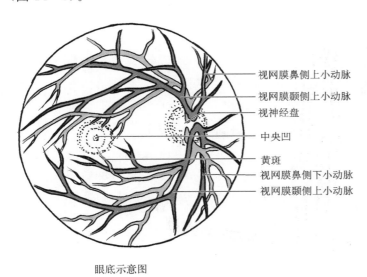

视网膜鼻侧上小动脉
视网膜颞侧上小动脉
视神经盘
中央凹
黄斑
视网膜鼻侧下小动脉
视网膜颞侧上小动脉

眼底示意图

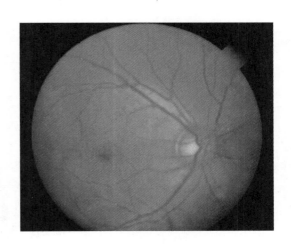

正常眼底镜下图

图 14-5　眼底(右侧)

视网膜可分为两层,外层为色素层,与脉络膜连结紧密。内层为神经层,与色素层连结疏松,内、外两层之间有一潜在性间隙,在病理情况下,此间隙是造成视网膜剥离的解剖学基础。

视网膜视部神经层主要由三层细胞组成(图 14-6)。由外往内依次为:外层为感光细胞层——视杆细胞和视锥细胞(Ⅰ级神经元),视锥细胞主要分布在视网膜的中央部,能感受强光和颜色;视杆细胞主要分布在视网膜的周边部,只能感受弱光。中层为双极细胞层(Ⅱ级神经元),将来自感光细胞的神经冲动

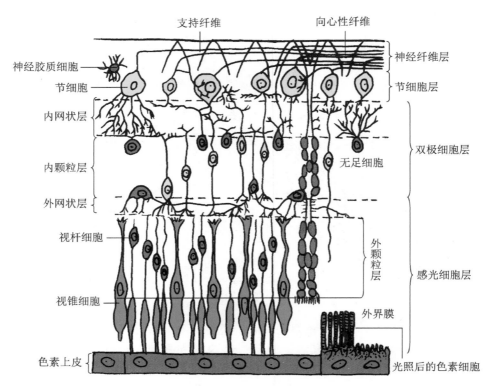

图 14 - 6　视网膜神经细胞示意图

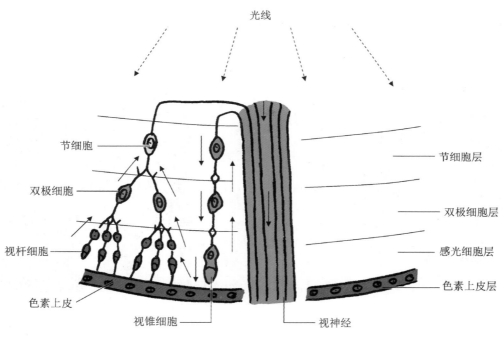

图 14 - 7　视网膜结构与功能示意图

传导至最内层的节细胞。内层为节细胞层(Ⅲ级神经元),节细胞层的轴突向视神经乳头集中组成视神经(图 14 - 7)。

　　光线通过眼球的屈光系统→视网膜节细胞层→双极细胞层→到达视杆、视锥细胞层。视细胞的突起接受光线的刺激,将光能转化成电能,引起神经冲动,再经相反方向传递→双极细胞→节细胞,由节细胞轴突,形成视神经→脑。

眼底通常是指全部可见到眼球赤道部的结构。不少全身性疾病,尤其是与循环系统有关的疾病,如动脉硬化、高血压、妊娠毒血症以及颅内压增高的疾患等,都会出现眼底的改变。正常眼底的结构特点是:视网膜中央动脉色鲜红,血管细而较直,其中央部有明显的反光带,分支之间不互相吻合,动脉之间不交叉;视网膜静脉的特点是:色紫红,血管较粗且较弯曲,反光带较暗。视网膜动脉与静脉粗细比例为2:3,动、静脉间可以交叉,但不会有中断压迫的现象。所以,从解剖学角度来看,作眼底镜检查应注意:① 屈光物质是否正常,有无混浊;② 视神经乳头的大小、形状、边缘、颜色、有无隆起和凹陷等;③ 视网膜中央动脉、静脉血管粗细比例、弯曲度和管壁情况及动脉、静脉有无交叉压迫现象;④ 黄斑有无水肿、渗出物、出血或色素等;⑤ 视网膜有无局部炎症病灶或肿瘤,渗出物,出血等。

二、眼球的内容物

眼球的内容物包括:房水、晶状体和玻璃体(图 14 - 1)。它们都是无血管分布的透明结构,与角膜共同组成透明的屈光物质或屈光系统。它们各自的折射率都不相同,但通过互相之间精巧的配合,使物体发出的光线到达视网膜前经过多次折射后能准确成像于视网膜上。由于眼折光成像的原理与物理学上单球面成像原理相同,为了便于理解,常把屈光系统简化为一个单球面折射系统,生理学上称之为简约眼。

(一)眼房和房水

1. **眼房** chambers of eyeball(图 14 - 8) 位于角膜与玻璃体之间的空隙,被虹膜分隔为较大的眼前房和较小的眼后房。**眼前房**位于角膜与虹膜之间,**眼后房**位于虹膜与晶状体、睫状体和睫状小带之间,二者借瞳孔相通。在眼前房内,虹膜周缘与角膜交界处形成的夹角,称**虹膜角膜角(前房角)**。眼房内充满透明液体称**房水**或眼内液。

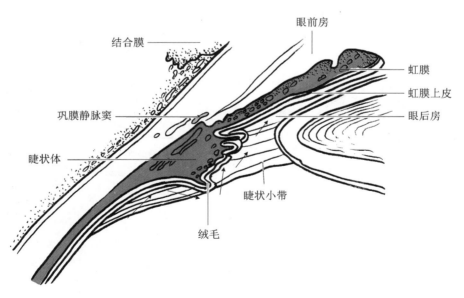

图 14 - 8 眼房

2. **房水** aqueous humor 为无色透明的液体,充满在眼房内(图 14 - 9)。房水的生理功能是为角膜和晶状体提供营养,维持眼内压,还有屈光作用。房水由睫状体产生,产生后先进入后房,经瞳孔流入前房。再经虹膜角膜角的虹膜角间隙滤帘,渗入巩膜静脉窦,导入巩膜表层静脉丛,然后注入睫前静脉,再经涡静脉回流。正常情况下房水的产生与排出总是保持恒定的动态平衡,房水循环一旦发生障碍将引起眼内压升高,视力受损,临床上称青光眼。

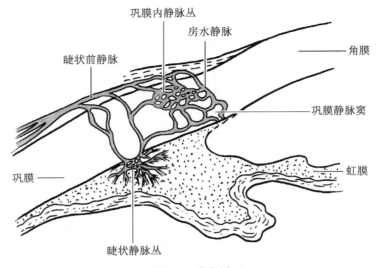

图 14-9 房水循环

（二）晶状体

晶状体 lens(图 14-10)位于虹膜和玻璃体之间,呈双凸透镜状,前面曲度小,后面曲度大,无色透明,不含血管神经,富有弹性。前面与瞳孔缘微有接触,后面坐落在玻璃体前面的晶状体凹内,借晶状体悬韧带保持其位置。晶状体外面包以厚度不均匀具有高度弹性的薄膜,为**晶状体囊**。晶状体实质由平行排列的晶状体纤维所组成,周围部称**晶状体皮质**,质软具有弹性,中央称为**晶状体核**,较硬。晶状体本身无血管供应,其所需营养完全通过房水交换而获得。凡是由先天或后天因素引起的晶状体混浊称为白内障。

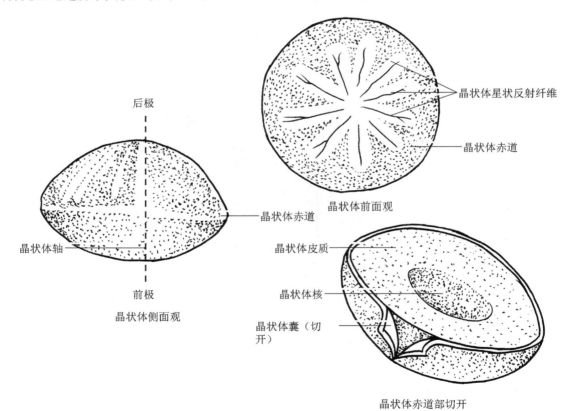

图 14-10 晶状体

晶状体是眼屈光系统中一个重要组成部分,借睫状小带(晶状体悬韧带)系于睫状体。晶状体的曲度可随所视物体的远近不同而改变。当视近物时,睫状体内主要由环形排列的肌收缩,向前内牵引睫状突使之变厚,睫状小带松弛,晶状体则由于其本身的弹性而变凸,屈光度加强,使物像清晰地聚焦于视网膜上。当视远物时,与此相反。通常随年龄增长,晶状体逐渐失去弹性,调节作用也随之减低,视近物发生困难,但远视力不受影响,此现象俗称老花眼,矫正方法是配凸透镜,调整光线适度汇聚后,使物像前移至视网膜上。

(三)玻璃体

玻璃体 vitreous body 位于晶状体后面,约占眼球内容积的 4/5;为无色透明具有光学性能的胶质体,表面覆被玻璃体囊。玻璃体对视网膜有支撑视作用。若支撑作用减弱,可导致视网膜剥离。若玻璃体混浊,可影响视力。

> **知识点链接** 眼在不使用调节作用的状态下,平行光线经过眼的屈光系统在视网膜前形成焦点,然后到视网膜上呈分散而又模糊的光圈,这种屈光状态称为**近视眼**。处在休息状态的眼使平行光在视网膜的后面形成焦点,称为**远视眼**。这种眼的光学焦点在视网膜之后,因而在视网膜上所形成的像是模糊不清的。为了看清远处物体,要利用调节力量把视网膜后面的焦点移到视网膜上,故远视眼经常处在调节状态,易发生眼疲劳。**老花眼**是因年老后水晶体(晶状体)硬化或部分硬化,对光感调节不足,致近来光线的焦点不能准确聚集在视网膜上,而落在视网膜后面,使近视或阅读不清楚。

第二节 眼 副 器

眼副器 accessory organs of eye:包括眼睑、结膜、泪器、眼球外肌、眶脂体和眶筋膜等。对眼球起保护、运动和支持作用。

一、眼睑

眼睑 eyelids 为一能活动的皮肤皱襞,俗称"眼皮",位于眼球前方,对眼球起保护作用,避免异物、强光、烟尘对眼的损害;眼睑对人的容貌也具有重要的意义,因此眼睑也是面部整容的主要内容之一。

眼睑分为**上睑**和**下睑**,游离缘称**睑缘**,上下睑之间的裂隙称**睑裂**。睑裂两侧上、下眼睑结合处分别称**睑内侧、外侧连合**。睑裂两端成锐角分别称**内眦**和**外眦**(图 14-11)。上、下睑游离缘可见排列整齐的睫毛,上、下睫毛均弯曲向前,有防止灰尘进入眼内和减弱强光的照射作用。如果睫毛长向角膜,则为倒睫,严重时可引起角膜溃疡、瘢痕、失明。睫毛的毛囊周围有睫毛腺(Moll腺)和睑缘腺(Zeis 腺),开口于毛囊。睫毛毛囊和腺体的急性炎症,称麦粒肿。内眦较为圆钝,附近有微凹陷的空隙,称**泪湖** lacrimal lacus。泪湖的底部有蔷薇色隆起,称**泪阜** lacrimal caruncle。在上、下睑缘近内侧端各有一小隆起称**泪乳头** lacrimal papilla,其顶部有一小孔称**泪点** lacrimal punctum,是泪小管的开口。开口朝向后方,正对泪湖,便于吸入泪液。

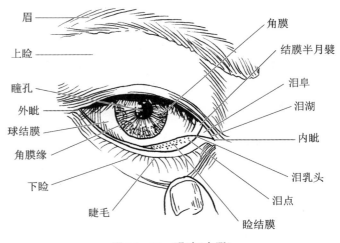

图 14-11 眼睑(右眼)

标注:眉、上睑、瞳孔、外眦、球结膜、角膜缘、下睑、睫毛、角膜、结膜半月襞、泪阜、泪湖、内眦、泪乳头、泪点、睑结膜

眼睑由浅至深依次分为:皮肤、皮下组织、肌层、睑板和睑结膜 5 层:① 皮肤:为全身皮肤中最薄弱处,容易形成皱襞;② 皮下组织:薄而疏松,缺少皮下脂肪。患某些疾病时,可发生明显眼睑水肿。由于皮肤及

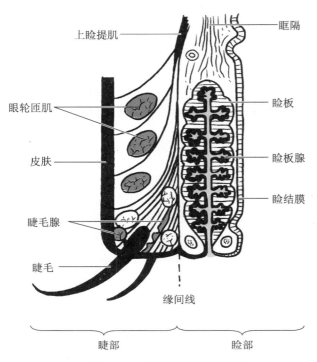

图 14 - 12   眼睑结构矢状切面

（图中标注：上睑提肌、眶隔、眼轮匝肌、睑板、睑板腺、皮肤、睑结膜、睫毛腺、睫毛、缘间线、睫部、睑部）

皮下组织结构特别，导致眼睑皮肤易于移动和伸展，在眼睑整形外科上有重要的意义；③ 肌层：主要为眼轮匝肌睑部。该肌收缩时有闭眼作用，睑部手术做皮肤切口时，应与肌纤维方向平行，以利于切口愈合；在上睑还有上睑提肌，该肌以宽阔的腱膜止于上睑上部，可提上睑，瘫痪则上睑下垂；④ 睑板及睑板腺：为睑的支架，由致密的结缔组织构成，呈半月形，上、下各一（图 14 - 12）。睑板的游离缘形成睑缘，呈水平状；睑板的附着缘较薄，移行于睑板筋膜中。睑板筋膜即**眶隔** orbital septum，为一弹性组织膜，围绕眶缘，与眶缘骨膜相连，并与睑板相融合。因此，睑板与眶隔融为一体。眶隔与眼眶间形成以隔障，在一定程度上可防止炎症性病变互相蔓延。睑板内有呈麦穗状分支的**睑板腺** tarsal glands，睑板腺向睑缘垂直行走，开口于睑后缘。睑板腺为特化的皮脂腺，分泌油脂样液体，富含脂肪、脂酸及胆固醇等，其作用使睑缘滑腻，以防止泪液经过结膜囊时流出结膜囊外，同时也可防止上、下睑缘彼此黏着。当睡眠时，由于有睑板腺分泌物的作用，可使睑裂紧密闭合，防止泪液外溢和蒸发，以免角膜干燥。当睑板腺阻塞时，形成睑板腺囊肿，亦称霰粒肿。

二、结膜

结膜 conjunctiva 是一层薄而光滑透明富有血管的黏膜，覆盖在眼睑内面与眼球前面，止于角膜缘（图 14 - 13）。由于其连接眼睑与眼球，故得此名。按所在位置，结膜可分为三部（图 14 - 6）：① **睑结膜** palpebral conjunctiva 是衬覆于上、下眼睑内面的部分，与睑板结合紧密。② **球结膜** bulbar conjunctiva 为覆盖在眼球前面的部分，在近角膜缘处，移行为角膜上皮。在角膜缘处与巩膜结合较紧密，其余部分连接疏松易于移动。③ **穹窿结膜** fornix conjunctiva 位于睑结膜与球结膜互相移行处，其反折处分别构成**结膜上穹**和**结膜下穹**。结膜上穹较结膜下穹深。当上、下睑闭合时，整个结膜形成囊状空隙，称**结膜囊** conjunctival sac。此囊通过睑裂与外界相通。

结膜囊的上部和外部较深，结膜也多，所以各种结膜整形术时，多由上部或外部移动结膜。结膜炎时穹窿结膜易显肿胀与水肿，同时也是沙眼的好发部位。

三、泪器

泪器 lacrimal apparatus 按结构和功能可分为两部分，即分泌泪液的泪腺和导流泪液的泪道系统。

（一）泪腺

泪腺 lacrimal gland 位于眶上壁前外侧部的泪腺窝内（图 14 - 14），有 10～20 条排泄小管开口于结膜上穹外侧部，泪液借眨眼活动被涂抹于眼球表面，有防止角膜干燥、冲洗微尘作用；泪液尚含有溶菌酶，有灭菌

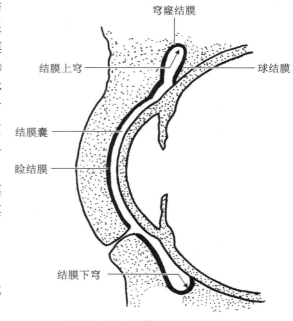

图 14 - 13   结膜的分部和结膜囊

（图中标注：穹窿结膜、结膜上穹、球结膜、结膜囊、睑结膜、结膜下穹）

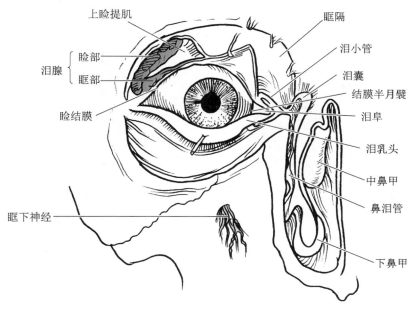

图 14-14 泪器(右眼)

作用。多余的泪液流向内眦处的泪湖,经泪点被吸入泪小管达泪囊,由此再经鼻泪管到鼻腔。

(二)泪小管

泪道系统由泪点、泪小管、泪囊和鼻泪管 4 部分组成(图 14-14)。

1. 泪点 lacrimal punctum 是泪道系统的起始部,为一针眼大小的小孔,上、下睑各一,位于内眦睑后缘内侧,泪乳头的尖端。正常的上、下泪点借泪乳头紧贴眼球表面,即使眼球向上、下转动时泪点也不外露,始终使泪点浸于泪湖中,以便吸取泪液。泪点异常可引起泪溢症。

2. 泪小管 lacrimal ductule 为连接泪点与泪囊的小管,分为上泪小管和下泪小管,分别垂直向上、下行,继而几乎成直角转向内侧汇合一起,开口于泪囊上部。

3. 泪囊 lacrimal sac 位于眶内侧壁的泪囊窝中,为一膜性的盲囊。上端为盲端,下端移行为鼻泪管。泪囊的前面有睑内侧韧带和眼轮匝肌睑部的纤维横过,眼轮匝肌还有少量的肌束跨过泪囊的深面。该肌收缩时,牵引睑内侧韧带可扩大泪囊,使泪囊内产生负压,促使泪液流入泪囊。

4. 鼻泪管 nasolacrimal duct 为膜性管道。鼻泪管的上部包埋于骨性鼻泪管中,与骨膜紧密结合,下部在鼻腔外侧壁黏膜的深面,开口于下鼻道外侧壁的前部。由于开口处的黏膜内有丰富的静脉丛,故感冒时,黏膜充血肿胀可使鼻泪管口闭塞,使泪液向鼻腔引流不通畅,故感冒时常有流泪的现象。

四、眼球外肌

眼球外肌 extraocular muscles 有眼球肌及睑肌共 7 条,均属骨骼肌。其中 6 条均与眼球运动有关,包括4 条直肌和 2 条斜肌(图 14-15、图 14-16、图 14-18)。

1. 上睑提肌 levator palpebrae superioris 起自视神经管上方眶壁,在上直肌上方向前行,止于上睑皮肤,有提上睑、开大眼裂的作用,受动眼神经支配。

2. 4 条直肌 分别为:**上直肌** superior rectus、**下直肌** inferior rectus、**内直肌** medialis rectus、**外直肌** lateralis rectus。各直肌共同起自眶尖视神经管周围的总腱环(图 14-17),呈漏斗形,也称 Zinn **肌环**或**肌圆锥**。4 条直肌分别沿眶壁前行,分别止于赤道部以前巩膜的上、下、内侧和外侧。其中上直肌和下直肌的止端不与角膜平行,而是鼻(内)侧较颞(外)侧略靠前,且附着中心点位于眼球垂直子午线的鼻侧,使眼肌平面与眼球视轴呈 23°~25°角,收缩时使眼球斜向上内和下内;内、外直肌分别在眼球的内侧和外侧,分别可使眼球转向内和外侧(图 14-17)。除外直肌受展神经支配外,上、下直肌和内直肌均为动眼神经支配。

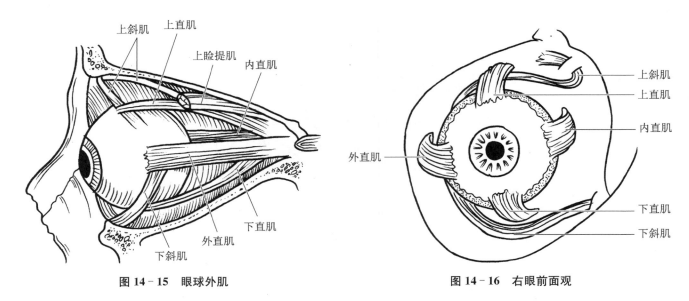

图 14-15 眼球外肌

图 14-16 右眼前面观

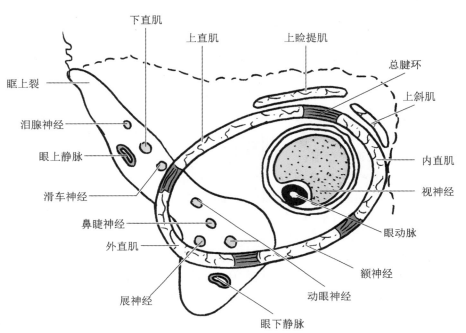

图 14-17 总腱环示意图（右眼）

3. 两条斜肌

上斜肌 superior oblique 是眼球外肌中最长的一条,起自总腱环的内上方,向前行达眶内上缘附近,穿过由纤维组织形成的"滑车",然后急转向后,经上直肌的下面,止于眼球赤道后外侧的巩膜上。上斜肌的作用事实上只限于滑车和眼球间的一段,故上斜肌的滑车可视为"上斜肌的生理功能起点",此肌受滑车神经支配。收缩时可使眼球转向下外方。

下斜肌 inferior oblique 位于眶底前部,起于眶下壁内侧近前缘处,在下直肌与眶底之间向外、向上后方,再经眼球与外直肌之间,止于眼球外侧赤道后方的巩膜上。该肌使眼球转向上外方,受动眼神经支配(图 14-18)。

五、眶筋膜和脂肪组织

眼球并非完全充满眼眶,其余空间由眶筋膜和眶脂体等所填充。这些组织对眼球在眶内的固定和活动有重要意义。

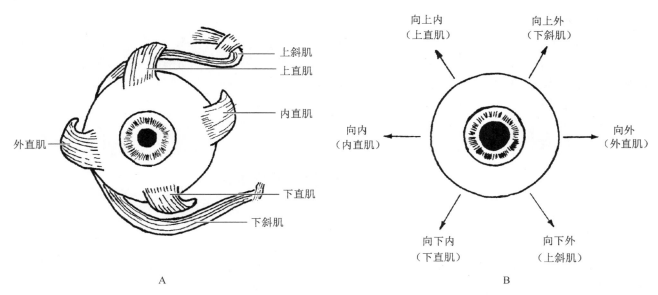

图 14‑18　眼外肌的作用

（一）眶筋膜

眶筋膜 orbital fasciae 包括眶骨膜、眼球筋膜鞘、肌筋膜鞘和眶鞘（图 14‑19）。

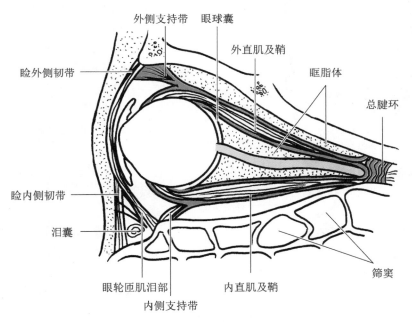

图 14‑19　右眼眶（矢状切面）

1. **眶骨膜 periorbita**　衬于眶壁内面，一般疏松附着于眶壁上。但眶骨膜在眶缘、骨缘、各个眶裂、孔、泪囊等处则与眶骨壁牢固愈着，不易分离。在眶上裂、视神经管及筛孔则与硬脑膜相连接。在视神经管内，骨膜分裂成两层，内层与硬脑膜相续包绕神经；外层则被覆于眶骨壁上。故行眶内内容摘除术时，沿眶缘切开骨膜后，向眶尖分离骨膜并不困难。

2. **眼球筋膜鞘 fascial sheath of eyeball**　又名 Tenon **囊**或**眼球囊**，是位于眶脂体与眼球之间的薄而致密的纤维组织，包绕眼球的大部分。眼球筋膜鞘内膜光滑，其与眼球之间并非紧密相连。它与巩膜之间称巩膜外隙，其内穿插十分纤细而疏松的纤维，故不妨碍眼球的自由活动。手术时可将麻醉药注入巩膜外隙内。眼球摘除术是在 Tenon 囊内进行，无须打开此囊，以防止颅内感染；人工眼球术，也是将眼球放置在 Tenon 囊内。

3. **眼肌筋膜鞘 sheath of ocular muscles**　系指包绕在眼外肌周围的结缔组织膜，有如手指套戴在手指上；在前部与眼球囊相延续，前部的眼肌筋膜鞘稍后，向后部则逐渐变薄。

（二）眶脂体

眶脂体 adipose body of orbit 是充填于眼球、眼肌及眶骨膜之间的脂肪组织。一般以肌漏斗分成中央与周围两部；中央部脂肪位于眼球后肌漏斗内，较疏松；周围部脂肪较细密，位于肌漏斗与眶骨膜之间。眶脂体对眼球、视神经、血管、神经及泪器有保护作用，借此可固定各个软组织的位置，使其充分发挥功能，使眼球运动圆滑，对眼球本身起软垫作用；还可减少外来震动对眼球的影响。

第三节　眼球的血管和神经

一、动脉

眼动脉 ophthalmic artery（图 14 - 20）是眼球血供的主要动脉。当颈内动脉穿海绵窦后，在前床突内侧发出眼动脉，伴随视神经，经视神经管入眶。先位于视神经外侧，以后转至其上方，沿上斜肌下面迂曲前行，终支出眶达鼻背。其主要分支有：

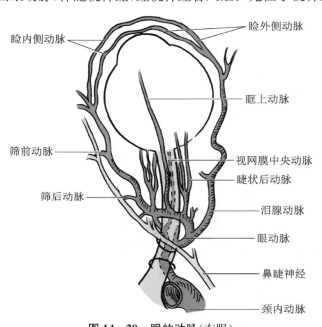

图 14 - 20　眼的动脉（右眼）

标注：睑内侧动脉、睑外侧动脉、眶上动脉、筛前动脉、视网膜中央动脉、睫状后动脉、筛后动脉、泪腺动脉、眼动脉、鼻睫神经、颈内动脉

1. 视网膜中央动脉 central artery of retina 口径仅 0.28 mm，是供应视网膜内层的唯一动脉。因此，该动脉轻微血液供应的紊乱，均会引起视力的严重后果。视网膜中央动脉先在视神经下面前行，在距眼球后方 10～15 mm 处，向上穿视神经，行走于视神经中央，经视神经乳头穿出，先分成上、下两支，然后每支又分成视网膜内（鼻）侧上、下和外（颞）侧上、下动脉。如此，在视神经乳头平面上可见 4 支血管，它们分别供应视网膜鼻侧上、下，颞侧上、下扇形区。这些动脉反复分支，走向锯齿缘，最后形成不与其他血管系统吻合的毛细血管。

2. 睫状动脉　有睫状后短动脉和睫状后长动脉，穿巩膜至脉络膜，故又称脉络膜动脉（图 14 - 20）。

3. 泪腺动脉　通常自眼动脉起始处发出，沿上直肌上缘至泪腺，并分出小支供应睑与结膜。

4. 筛动脉　通常有筛前、筛后动脉，穿筛前、筛后孔，供应鼻腔等处。

5. 眶上动脉　是眼动脉本干的终支，在眶上壁向前行，经眶上切迹，供应眼睑及额部肌肉和皮肤。

二、静脉

1. 眼静脉 ophthalmic vein（图 14 - 22）　眶内结构的血液主要通过眼静脉回流。有眼上、下静脉，通常眼上静脉粗于眼下静脉。眼上静脉由眶内上角的小静脉汇合而成，并在该处与内眦静脉及鼻额静脉等吻合，收集与眼动脉分支伴行的静脉血，向后经眶上裂注入海绵窦；眼下静脉起于眼眶前下部的小静脉，收集邻近的静脉血，通常分成两支，一支注入眼上静脉，合成一干后注入海绵窦，另一支行向外下方，经眶下裂，注入面深静脉及翼静脉丛。眼静脉无静脉瓣，且与面静脉、海绵窦、鼻腔、翼腭窝的翼静脉丛有丰富的吻合，基于上述的解剖特点。若面部皮肤或鼻旁窦感染均有可能通过这些吻合蔓延至眼眶或颅内。

2. 视网膜中央静脉 central vein of retine　在视神经内与同名动脉伴行。穿出视神经后，注入眼上静脉。

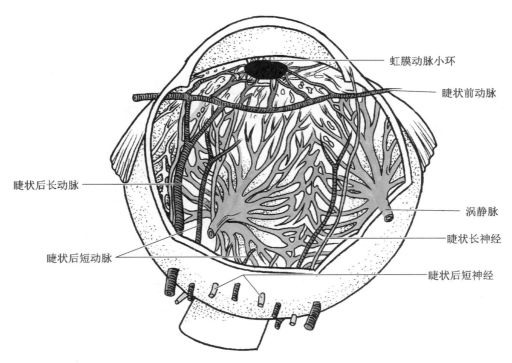

A. 中膜的血管、神经

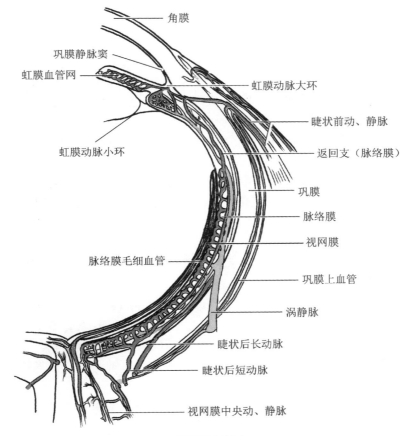

B. 中膜的血液供应

图 14-21 虹膜动脉

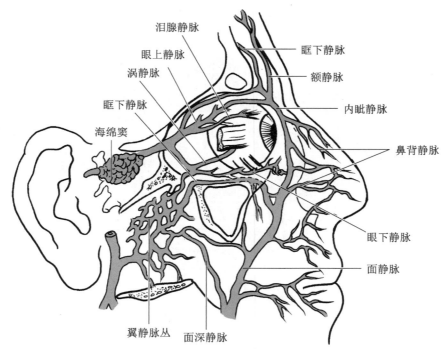

泪腺静脉

眼上静脉

涡静脉

眶下静脉

海绵窦

眶下静脉

额静脉

内眦静脉

鼻背静脉

眼下静脉

面静脉

翼静脉丛   面深静脉

图 14-22 眼眶内静脉及其交通

3. 涡静脉 vorticose vein 或称**睫状后静脉**，由脉络膜、巩膜来的小静脉呈漩涡状汇集形成而得名。通常有 4 条，在上、下直肌的两侧，位于眼球靠赤道部的后方斜向穿出巩膜。两条上涡静脉直接进入眼上静脉，两条下涡静脉可直接注入眼下静脉，或先通过吻合支再注入眼上静脉。

三、神经

视器的神经支配来源较多，主要有：

1. 运动神经 眼球外肌的神经支配，动眼神经支配上直肌、下直肌、内直肌、下斜肌和上睑提肌；滑车神经支配上斜肌；展神经支配外直肌。

眼球内肌的瞳孔括约肌和睫状肌由动眼神经的副交感纤维支配；瞳孔开大肌由交感神经支配。泪腺分泌由面神经支配。

2. 感觉神经 除视神经为特殊感觉神经外，眼的一般感觉由三叉神经的眼支分支支配。"角膜反射"即轻触角膜，通过眼球的感觉神经传入中枢，再经传出神经至眼轮匝肌，而引起得闭眼反应。

小 结

眼由位于眶内的眼球及其周围的眼副器两部分组成。对维持正常的视觉功能和接收光的刺激起到重要的作用。眼球由眼球壁和内容物构成。眼球壁由外向内可分为三层：纤维膜、色素膜、视网膜。眼球内容包括房水、晶状体和玻璃体。附属结构包括眼睑、结膜、泪器、眼外肌和眼眶。在视网膜后部有两个极为重要的结构即黄斑和视神经盘，作眼底镜检查时，从中我们可以知道循环系统的状态和诊断某些相关疾病。

角膜、玻璃体、晶状体和房水组成眼的屈光系统，确保在视网膜上形成清晰的物像。其中，房水具有营养和维持眼内压力的作用，房水的生成和排出的动态平衡是维持眼压的重要方式。

眼球周围有 7 块随意肌，均属骨骼肌。其中有提上睑的提上睑肌和运动眼球的 4 块直肌、2 块斜肌。它们的协调收缩，使眼球能随意转动。

1. 眼球
   - 眼球壁
     - 外膜(纤维膜)
       - 角膜：前1/6,无色透明,无血管无色素,神经末梢丰富,参与屈光。
       - 巩膜：后5/6,白色,维持眼球外形,保护眼球内容物。
     - 中膜(血管膜)
       - 虹膜：中央有瞳孔,内有瞳孔括约肌和瞳孔开大肌,可调节瞳孔大小。
       - 睫状体：内含睫状肌,调节晶状体曲度,产生房水。
       - 脉络膜：富含血管和色素,有营养和遮光作用。
     - 内膜(视网膜)
       - 虹膜部
       - 睫状体部 } 盲部　无感光作用。
       - 脉络膜部　视部　视神经盘,黄斑,中央凹。感受光线刺激。
   - 眼球内容物
     - 房水：位于眼房内,无色透明,营养角膜和晶状体,维持眼内压。睫状体产生→眼后房→瞳孔→眼前房→前房角(虹膜角膜角)→虹膜角膜角隙→巩膜静脉窦。
     - 晶状体：双凸透镜状,无色透明,无血管,富含弹性,调节焦距。
     - 玻璃体：胶冻状,无色透明,有屈光和支撑视网膜的作用。

2. 眼副器
   - 眼睑：保护眼球。
   - 结膜
     - 睑结膜
     - 球结膜 } 结膜穹→结膜囊。
   - 泪器
     - 泪腺：分泌泪液。
     - 泪道：泪点→泪小管→泪囊→鼻泪管→中鼻道,输送泪液。
   - 眼外肌：包括上睑提肌,上、下、内、外直肌,上、下斜肌,上提眼睑和运动眼球。
   - 眶脂体及眶筋膜：保护和支持眼球。

【复习思考题】

1. 从眼球壁及内容物的结构如何理解在视物过程中的作用?
2. 房水和泪液的来源、去向及功能。
3. 眼底正常能见到哪些主要结构? 有何临床意义?
4. 从眼外肌起止和位置去理解眼肌的功能。
5. 眼眶内除了眼球、眼肌和相关的血管神经外,还有哪些结构? 对眼球起什么作用?

(余资江)

第十五章

前庭蜗器

学习要点

掌握：① 前庭蜗器的组成和功能；② 鼓膜的形态、位置和分部；③ 鼓室的位置、六个壁的名称、结构及毗邻和通连；④ 膜迷路的分部，各部的形态结构；⑤ 内耳感受器的名称、位置、功能及神经联系；⑥ 声波的传导途径。

熟悉：① 外耳道的位置、分部、形态结构特点；② 中耳的组成，咽鼓管的解剖位置、分部、开口及幼儿咽鼓管的特点；③ 听骨链的组成，连接和功能；④ 骨迷路的分部、各部的形态结构。

了解：① 耳郭的形态结构；② 乳突小房和乳突窦的结构和通连；③ 鼓室内的有关肌肉；④ 内耳淋巴的产生和循环；⑤ 内耳道有关结构。

前庭蜗器 vestibulocochlear organ 又称**耳** ear，包括**前庭器** vestibular organ 和**听器** auditory organ 两部分。它们的功能虽然不同，但在结构上却紧密相关，难以分割。因此，这两部分常在一起描述。前庭蜗器包括外耳、中耳和内耳三部分（图 15-1），其中外耳和中耳是收集声波和传导声波的装置，内耳才是真正接受声波和位置刺激的感受器所在地。

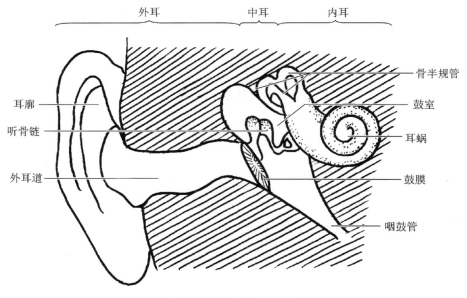

图 15-1 前庭蜗器模式图

第一节 外 耳

外耳 external ear 包括耳郭、外耳道和鼓膜三部。

一、耳郭

耳郭 auricle(图 15 - 2)位于头部两侧,由弹性软骨和结缔组织构成,外覆皮肤。皮下组织少,只有下方的小部分无软骨,由结缔组织和脂肪组成,称**耳垂**,为临床采血的部位。耳郭分内、外侧面,外侧面凹凸不平,内侧面隆凸。由于耳郭以软骨为主,除耳垂外,皮下组织较少,皮肤较薄,血管位置表浅,且裸露体表,所以对寒冷的防御能力较差,在寒冬易发生冻疮。

从前外侧面观察耳郭,其周缘卷曲称**耳轮**,起于耳门上方的称**耳轮脚**,其下端连于耳垂,与耳轮前方平行的弧形隆起称**对耳轮**。对耳轮向上、向前分成上下两脚,两脚之间的浅窝称**三角窝**。对耳轮向下终于**对耳屏**,对耳屏前面,恰在外耳门的前方称**耳屏**,形成外耳门前方的屏障。耳屏、对耳轮下脚、对耳轮、对耳屏等围成的腔称**耳甲**。耳甲被耳轮脚分成上、下两部;上部称**耳甲艇**,下部称**耳甲腔**,耳甲腔通入外耳门。耳郭外部形态可作为耳针治疗时取穴定位的标志。

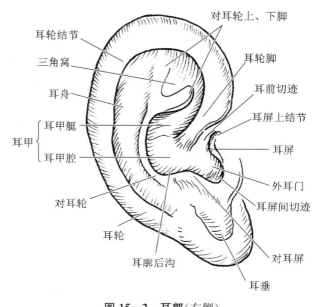

图 15 - 2 耳郭(右侧)

耳郭借皮肤、韧带、肌肉和软骨附于头的两侧,耳郭软骨续于外耳道软骨部,当外耳道炎牵引耳郭时,可发生剧痛。

二、外耳道

外耳道 external acoustic meatus 是从外耳门至鼓膜的管道(图 15 - 1)。成人长 2.0～2.5 cm。由骨和软骨两部分组成,其中软骨部占外侧 1/3,为耳郭的软骨的延续,骨部占内侧 2/3。外耳道约呈"S"形弯曲,外 1/3 先向内、向上、向后;内 2/3 转为向内、向前、向下。耳镜检查成人鼓膜时须将耳郭向上、向后提起使外耳道成一直线。婴儿的外耳道骨部和软骨部尚未发育完全,故外耳道短而直,鼓膜近于水平位,检查鼓膜时需将耳郭拉向后下方。

外耳道皮肤是耳郭皮肤的延续。在软骨部富含毛囊,皮脂腺和耵聍腺,有保护作用,而骨部缺如。由于外耳道皮下组织很少,又含有丰富的神经末梢,皮肤几乎与软骨膜及骨膜紧密相贴,故外耳道发生皮肤疖肿时引起剧痛。耵聍腺分泌的黏稠液体称耵聍,若凝结成大块阻塞外耳道,可影响听力。外耳道在前下方与腮腺、下颌关节紧邻,用示指放入外耳道,下颌关节运动时可明显感到关节的活动。当外耳道长疖肿,在张口、咀嚼和打哈欠时由于下颌关节运动,使疼痛加剧。

三、鼓膜

鼓膜 tympanic membrane 在中耳鼓室外侧壁中叙述。

第二节　中　耳

中耳 middle ear 包括鼓室、咽鼓管、乳突窦和乳突小房三部分,是传导声波的主要部分。

一、鼓室

鼓室 tympanic cavity 为位于颞骨岩部内含气的不规则小腔。鼓室有六个壁,内有听小骨、韧带、肌肉、血管和神经。鼓室内面及上述结构均覆有黏膜,黏膜与咽鼓管和乳突小房的黏膜相延续。

(一) 鼓室壁

鼓室为一不规则腔隙,可分为六个壁。

1. **外侧壁**(图 15-3)　大部分是由鼓膜构成,故也称**鼓膜壁**,在鼓膜上方为鼓室上隐窝,此部为外侧壁的骨性部,是由颞骨鳞部的骨质所围成。

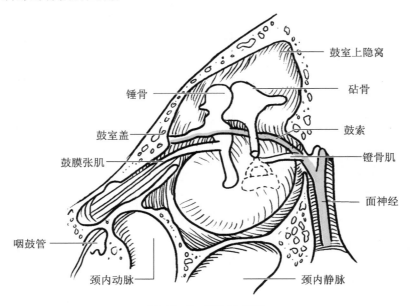

图 15-3　鼓室外侧壁

鼓膜 tympanic membrane(图 15-4)为半透明、椭圆形的薄膜,位于外耳道与鼓室之间。其与外耳道底呈 45°~50°的倾斜角,故外耳道的前下壁长于后上壁。鼓膜在活体呈银灰色,有光泽,状似浅漏斗状,凹面向外,中心向内凹陷称**鼓膜脐** umbo of tympanic membrane,相当于锤骨柄的尖端。由鼓膜脐沿锤骨柄向上,可见鼓膜分别向前、向后形成两个皱襞。在两个皱襞之间,鼓膜上 1/4 的三角形区为**松弛部**,薄而松弛,在活体呈淡红色。鼓膜的下 3/4 坚实紧张,称**紧张部**。在其前下方有一呈三角形反光区,称**光锥** cone of light,是外来光线被鼓膜的凹面集中反射形成,中耳病变会导致正常光锥的改变或消失。

2. **上壁**　也称**鼓室盖壁**(图 15-5),由颞骨岩部前外侧面的鼓室盖构成,分隔鼓室与颅中窝。盖壁向后延伸形成乳突窦的上壁。中耳疾患侵犯此壁,可引起耳源性颅内并发症。

3. **下壁**　也称**颈静脉壁**,借一薄骨板与颈内静脉起始部分隔。此壁有时可出现先天性缺损,故蓝色的颈内静脉球透过鼓膜隐约可见。

4. **前壁**　为**颈动脉壁**,上宽下窄相当于颈动脉管后壁,下部以极薄骨板与颈内动脉相隔。此壁上部有两管及其开口,上为鼓膜张肌半管的开口,内有鼓膜张肌;下为咽鼓管半管,其向鼓室的开口称**咽鼓管鼓室口**。两个半管合称**肌咽鼓管**,有肌咽鼓管隔分隔,但此薄骨板隔有时不完整,可成为感染时向外传播途径之一。

5. **后壁**　为**乳突壁**,上部有大而不规则的乳突窦入口。借乳突窦向后与乳突小房相通,故中耳炎可经

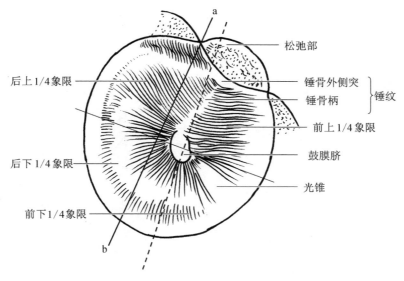

图 15－4　鼓膜（右侧外面）

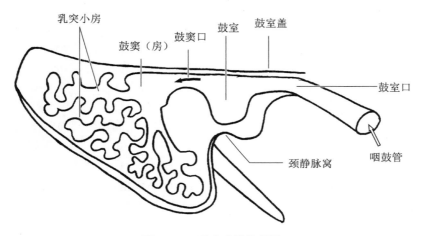

图 15－5　鼓室上壁和下壁

此途径延至乳突小房。在乳突窦入口的内侧有外半规管凸，其后端即为面神经管，是确认面神经管的重要标志之一。后壁下内有一骨性突起，称**锥隆起**，其内有镫骨肌；该隆起为面神经水平段与垂直段交界处的标志。

6. 内侧壁（图 15－6）　为迷路壁，其表面凹凸不平，也是鼓室各壁中结构较重要的一个壁。为便于记忆，通常以鼓岬为中心进行描述。**鼓岬** promontory of tympanum：位于内侧壁的中央部，为耳蜗底突向鼓室所形成。其后上方有卵圆形的**前庭窗** fenestra vestibuli 也称**卵圆窗** oval window，为通入内耳前庭的孔，该孔在活体为镫骨底及环状韧带所封闭。鼓岬的后下方有一圆形小孔，称**蜗窗** fenestra cochleae 又名**圆窗** round window，向内通入耳蜗的鼓阶。在活体被蜗窗膜（称第二鼓膜）所封闭。蜗窗膜为一层薄膜，鼓膜、听骨链正常功能受损害，此膜有代偿鼓膜的功能。在前庭窗后上方有一弓状隆凸，称**面神经管凸** prominence of facial canal，内有面神经水平段；此段面神经管壁较薄，且往往有先天性裂隙或缺损，是中耳炎引起面神经瘫的原因之一。

（二）鼓室内的结构

鼓室内含有三块听小骨，两块肌、一根神经和与大气压力相等的空气。

1. 听小骨 auditory ossicles（图 15－7）　每侧有三块，即锤骨、砧骨和镫骨。

（1）**锤骨** malleus：形似小锤，有锤骨头、外侧突、前突与柄。头上有砧骨关节面与砧骨的锤骨关节面形成砧锤关节。头下方稍细称颈，颈向下延伸为锤骨柄，末端稍向前外方弯曲接鼓膜脐。在颈与柄之间发出前突和外侧突，使鼓膜形成锤前、后皱襞，是鼓膜松弛部和紧张部的分界标志。

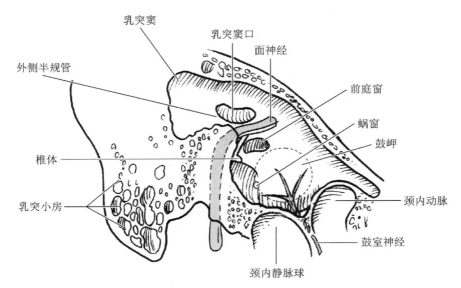

图 15 - 6　鼓室内侧壁

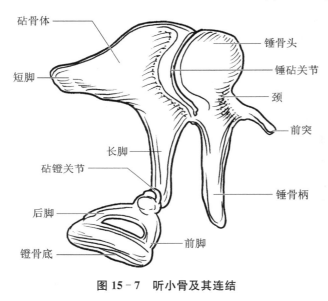

图 15 - 7　听小骨及其连结

（2）**砧骨** incus：形似"铁砧"，有体和长、短两脚。体与锤骨头形成砧锤关节，长脚与镫骨头相接构成砧镫关节，短脚以韧带连于鼓室后壁。

（3）**镫骨** stapes：形态酷似马镫而得名。可分为头、颈、前、后脚及底，镫骨头向外接砧骨长脚，构成砧镫关节，底借韧带与前庭窗相连接，封闭前庭窗。

2. **听小骨链**　锤骨借柄连于鼓膜，镫骨底封闭前庭窗，它们在鼓膜与前庭窗之间以关节和韧带连结成**听小骨链**，组成杠杆系统。听小骨链以锤骨前突和砧骨短脚为固定点和运动轴，锤骨柄与砧骨长脚几乎平行，当声波冲击鼓膜时，听小骨链相继运动，使镫骨底在前庭窗做向内或向外的运动，将声波的振动转换成机械能传入内耳。炎症所引起听小骨粘连、韧带硬化等，听小骨链的活动受到限制，可使听觉减弱。

3. **运动听小骨的肌**（图 15 - 8）　**鼓膜张肌** tensor tympani 位于咽鼓管上方的鼓膜张肌半管内，起于蝶骨大翼及咽鼓管软骨部，肌腱至鼓室内，呈直角转向外下，止于锤骨柄。该肌受三叉神经的下颌神经分支鼓膜张肌支支配，其作用为牵引锤骨柄向内（鼓室），使鼓室紧张。**镫骨肌** stapedius 起于锥隆起的内腔，以细腱经隆起尖端小孔进入鼓室附于镫骨的内侧，收缩时牵拉镫骨向后时，则镫骨底的前部自前庭窗稍向外，以减低内耳迷路内压，是鼓膜张肌的拮抗肌。该肌受面神经的分支镫骨肌支支配。

二、咽鼓管

咽鼓管 auditory tube（图 15 - 5、图 15 - 8）是中耳鼓室与鼻咽部相连的管，成人长 3.5～4.0 cm，可分为骨性和软骨性两段。骨性段是连接鼓室的一段，即外侧段，约占全长的外 1/3，其上的开口为**咽鼓管鼓室口**，经常敞开。软骨段即内侧段，接近鼻咽部的一段，约占全长 2/3，在咽部开口称**咽鼓管咽口**，经常闭合。成人鼓室口高于咽口 2～2.5 cm。咽鼓管对调整中耳和外界大气压方面有重要意义。当咽鼓管闭塞时可影响中耳的正常功能。小儿咽鼓管短而宽，且呈水平位，故咽部的感染可经咽鼓管波及鼓室，引起中耳炎。

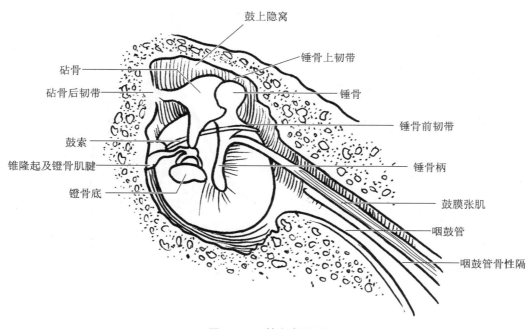

图 15 - 8　鼓室内面观

图中标注（从上、顺时针）：鼓上隐窝、锤骨上韧带、锤骨、锤骨前韧带、锤骨柄、鼓膜张肌、咽鼓管、咽鼓管骨性隔、镫骨底、锥隆起及镫骨肌腱、鼓索、砧骨后韧带、砧骨

> **知识点链接**
>
> 　　咽鼓管平时处于闭合状态，仅在吞咽或呵欠时开放，以平衡中耳和外耳的气压，有利于鼓膜的正常振动。如果咽鼓管闭塞或鼻咽部炎症造成咽口闭合都可致鼓室压力降低，外界压力相对增高，从而使鼓膜内陷而影响听力。

三、乳突窦和乳突小房

乳突窦 mastoid sinus 和**乳突小房** mastoid cells（图 15 - 5、图 15 - 6）是鼓室向后的延伸，乳突窦是鼓室和乳突小房间的小腔，向前开口于鼓室，向后与乳突小房相通接。乳突小房为颞骨乳突内许多含气小腔隙，大小不等，形态不一，互相通连，腔内衬以黏膜，且与乳突窦和鼓室的黏膜相连续。

> **知识点链接**
>
> 　　中耳虽分为三部分，但在解剖结构上均应视为一个整体。因为解剖位置紧邻，黏膜互连，故一旦感染，必然互相影响。如急性化脓性中耳炎，如治疗不及时或处理不当，都有可能导致乳突炎等并发症。尤其是小儿，由于鼓室上壁的岩鳞缝尚未闭合，中耳炎有可能发生颅内并发症。

第三节　内　耳

内耳 internal ear 位于颞骨岩部骨质内，在鼓室内侧壁和内耳道底之间，由结构复杂的管道系统组成，故也称迷路，为听觉和平衡（位置）感受器所在的部位。按解剖结构可分为骨迷路和膜迷路两部。以骨迷路包套膜迷路，即前者位于外面，后者藏于骨迷路的内面，两者的形态基本相似（图 15 - 9）。在骨迷路和膜迷路之间的空隙充满外淋巴；膜迷路内为一封闭的管道系统，管内充满内淋巴。内、外淋巴互不相通。

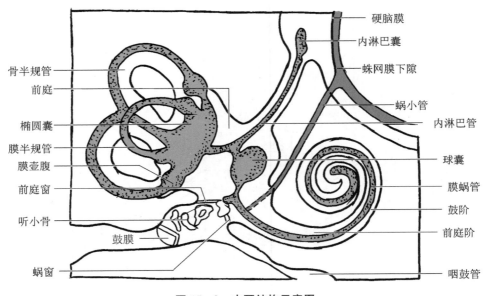

图 15 - 9 内耳结构示意图

(图中标注：硬脑膜、内淋巴囊、蛛网膜下隙、蜗小管、内淋巴管、球囊、膜蜗管、鼓阶、前庭阶、咽鼓管；骨半规管、前庭、椭圆囊、膜半规管、膜壶腹、前庭窗、听小骨、鼓膜、蜗窗)

一、骨迷路

骨迷路 body labyrinth 是由致密的骨质构成的管道系统,依其位置由前向后外沿颞骨岩部长轴排列,而分成三部:正对鼓室内侧壁处的中间部为前庭,靠后上的为骨半规管,位居前下呈蜗牛状的为耳蜗,它们是互相通连的管道(图 15 - 10、图 15 - 11)。

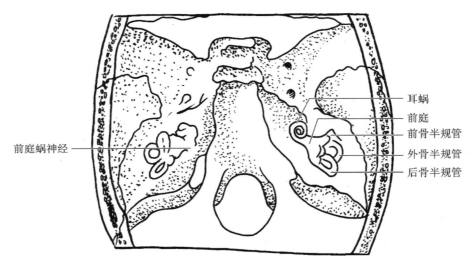

图 15 - 10 内耳在颞骨岩部的投影

(图中标注:前庭蜗神经;耳蜗、前庭、前骨半规管、外骨半规管、后骨半规管)

(一) 前庭

前庭 vestibule 为一不规则的椭圆形腔隙,是骨迷路的中间部,向前连耳蜗,向后接三个半规管。按其位置可分为内侧壁和外侧壁。内侧壁适对内耳道底,其上有一前庭嵴,借此嵴把内侧壁分成上、下两窝,位于后上的窝称椭圆囊隐窝,位于后下的窝为球囊隐窝,容纳同名囊;窝底上有筛孔,前庭神经由此通过;两窝之间有一小孔,为前庭小管的内口,经前庭小管至位于内耳门后外侧的前庭小管外口(或称内淋巴囊裂)。外侧壁即中耳内侧壁,其上前庭窗被镫骨底及环状韧带所封闭,在此窗口后下方的蜗窗,为第二鼓室所封闭。前庭窗的后端(壁)较宽有五个小孔与半规管相通;前端(壁)较窄,借一长圆形的孔通耳蜗的前庭阶。

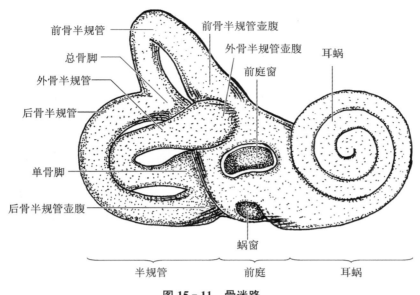

图 15-11　骨迷路

（二）骨半规管

骨半规管 bony semicircular canals 为三个"C"字形的互成直角排列的骨管（图 15-11、图 15-12）。

1. **前骨半规管**　凸向上方，与颞骨岩部的长轴垂直。

2. **外骨半规管**　凸向外方，呈水平位，是三个半规管最短的一个。

3. **后骨半规管**　凸向后外方，与颞骨岩部的长轴平行，是三个半规管最长的一个。

每个骨半规管皆有两个骨脚连于前庭，一个骨脚膨大称**壶腹骨脚**，壶腹骨脚上有膨大称**骨壶腹**；另一骨脚细小称**单骨脚**，前、后骨半规管的单骨脚合成一个**总骨脚**，因此，三个半规管只有五个孔开口于前庭（图 15-12）。

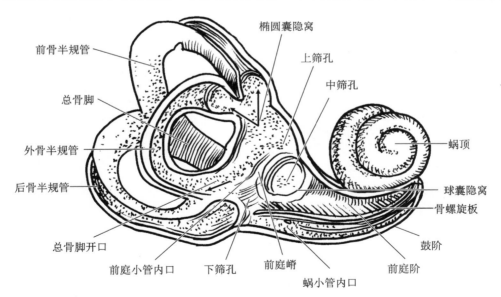

图 15-12　耳蜗轴切面

（三）耳蜗

耳蜗 cochlea 位于前庭的前方，形似蜗牛壳。由**蜗轴**和环绕蜗轴外围的**蜗螺旋管**构成（图 15-12）。蜗底朝向内耳道底，尖端称**蜗顶**，朝向前外，蜗螺旋管盘绕蜗轴共 $2\frac{1}{2}$ 或 $2\frac{3}{4}$ 圈，高约 5 mm。起端连于前庭，底圈隆起处突向鼓室内侧壁，构成鼓岬后部。

蜗轴是位于蜗底至蜗顶呈锥体形的骨松质结构。骨松质内有蜗神经节及其发出的蜗神经和血管穿行。蜗螺旋管由骨密质组成，盘绕蜗轴而旋转，管的底部较大，向蜗顶管腔逐渐变细，最终以盲端终于蜗顶。由蜗轴伸入骨螺旋管内的薄骨板很像螺丝钉的螺纹,称**骨螺旋板**,此板不完全地把骨螺旋管分隔成上、下两部,上方称**前庭阶** vestibular scala,通至前庭窗;下方称**鼓阶** tympanic scala,通至蜗窗。骨螺旋板到达蜗顶时偏离蜗轴呈镰刀状的小骨片,称**螺旋板钩**。此钩与蜗轴之间留下一孔,称**蜗孔**。位于前庭阶与鼓阶的外淋巴经蜗孔相通(图 15 - 13)。在活体骨螺旋板游离缘与蜗螺旋管外壁之间有膜螺旋板(基底膜)附着,前庭阶与鼓阶才完全被分隔。其中在前庭阶内又被一很薄的前庭膜分成两腔。故整个螺旋管内共有三个管,即前庭阶、膜蜗管及鼓阶(图 15 - 14)。前庭阶与鼓阶充满外淋巴,借蜗孔相通,鼓阶外淋巴则通过蜗小管与蛛网膜下腔相沟通。膜蜗管内为内淋巴,与鼓阶、前庭阶内的外淋巴无任何管孔相通连。

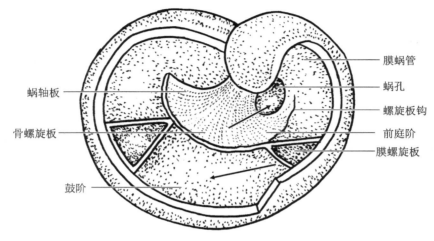

图 15 - 13　蜗顶示意图

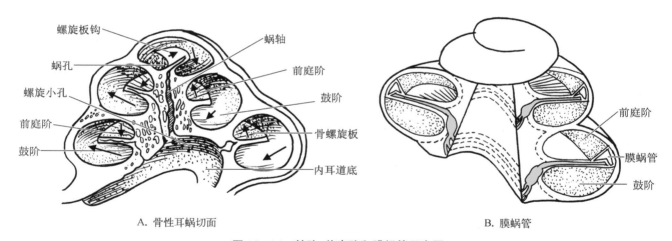

A. 骨性耳蜗切面　　　　　　　　　　　　　　　　B. 膜蜗管

图 15 - 14　鼓阶、前庭阶和膜蜗管示意图

二、膜迷路

膜迷路 membranous labyrinth(图 15 - 15)是套在骨迷路内封闭的膜性管和囊,似骨迷路的铸型,但不完全充满骨迷路,借纤维组织固定于骨迷路的壁上。膜迷路也相应地分为三部:前庭内有椭圆囊和球囊,骨半规管内有膜半规管,骨蜗管内有膜蜗管。三个膜半规管借五个孔和椭圆囊相通,球囊借连合管和膜蜗管相连通。椭圆囊和球囊各有一互相连接成为内淋巴导管,通向内淋巴囊,故膜迷路为一盲管系统。

(一)椭圆囊和球囊

椭圆囊 utricle 和**球囊** saccule,椭圆囊为椭圆形而略扁的膜囊,位于前庭上方的椭圆囊隐窝内。囊的后壁借五个开口连接三个膜半规管,前壁以椭圆囊球囊管连接球囊和内淋巴导管。椭圆囊的底部及前壁有**椭圆囊斑**。球囊较小,位于前庭前下方的球囊隐窝内。前下端借连合管与蜗管相连;向后借椭圆囊球囊管及内淋巴导管连接椭圆囊和内淋巴囊。在球囊内的前壁上有**球囊斑**。椭圆囊斑和球囊斑都是位置觉感受器,感

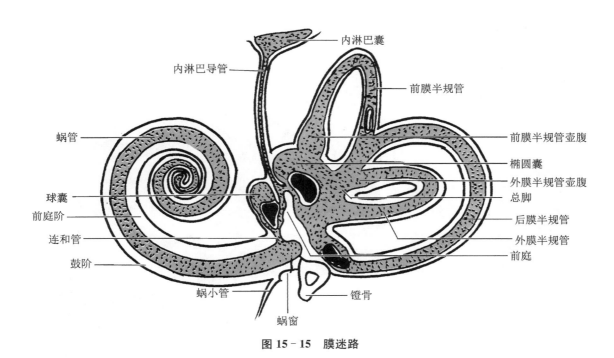

图 15－15　膜迷路

受头部静止的位置及直线变速(加速或减速)运动引起的刺激,神经冲动由前庭神经传入脑。

（二）膜半规管

膜半规管 membranous semicircular ducts,其形态与骨半规管相似,套在同名的半规管内,靠近外侧壁上,但比较细小,直径仅及骨半规管的 1/3 或 1/4。各膜半规管亦有相应地球形膨大部分,称**膜壶腹**。壶腹壁上有膜增厚的隆起称**壶腹嵴** ampullary crest,属位置觉感受器。三个膜半规管壶腹嵴相互垂直能感受人体三维空间中的运动变化,并转化为神经冲动,经前庭神经传入脑。

（三）蜗管

蜗管 cochlear duct 位于蜗螺旋管内,其内充满内淋巴,是介于骨螺旋板与蜗螺旋管外侧壁之间的盲管,一端起自前庭,并借一细的连合管连于球囊;另一端是细小的盲端,终于蜗顶,称顶盲端。蜗管横切面呈三角形,有三个壁。

1. 上壁　即**前庭壁**,是一层很薄的膜,位于前庭阶和蜗管之间,起自骨性螺旋板上的内骨膜,斜行伸向螺旋韧带的上方,膜的中间仅一层很薄的结缔组织,毛细血管很少,此膜的两面均覆盖扁平上皮。

2. 外侧壁　为蜗螺旋管内表面骨膜增厚部分。上皮有丰富的毛细血管,这部分上皮称血管纹,一般认为血管纹于内淋巴产生有关,并参与调节内淋巴的组成成分和内淋巴输送氧气。

3. 下壁　即**蜗管鼓壁**(又称基底膜,或膜螺旋板),与鼓阶相隔。在螺旋膜上有**螺旋器** spiral organ 又称 Corti 器(图 15－16),是听觉感受器。

（四）内耳淋巴

内耳淋巴是一种特殊的组织间液,对维持内耳正常的生理功能有重要作用,包括外淋巴和内淋巴。

1. 外淋巴　位于骨迷路和膜迷路之间。外淋巴的来源、循环和吸收尚不清楚。一般认为外淋巴的生成由外淋巴腔中毛细血管液超滤液所产生,并经过蜗小管和听神经周围隙、蜗轴中的血管周围隙从脑脊液中得到补充。外淋巴是通过两种途径被吸收,一是进入淋巴腔邻近的组织间隙,经毛细血管吸收,最后汇入螺旋静脉。二是通过圆窗膜处的疏松结缔组织进入中耳淋巴管。

2. 内淋巴　蜗管、球囊、椭圆囊、膜半规管、内淋巴囊及连合管内充满着内淋巴,它是较特殊的淋巴液。关于内淋巴液的生成是一个极为复杂的生理过程,现在认为主要是由外淋巴液的滤过液生成。膜迷路内的内淋巴经内淋巴管引流至内淋巴囊,再经内淋巴囊进入周围的静脉丛内。

声音的传导:声音传入内耳的听觉感受器有两条途径,即空气传导和骨传导(图 15－17)。正常情况下以空气传导为主。

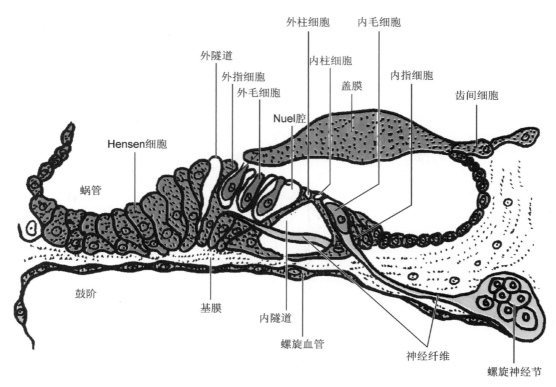

图 15-16 Corti 器结构示意图

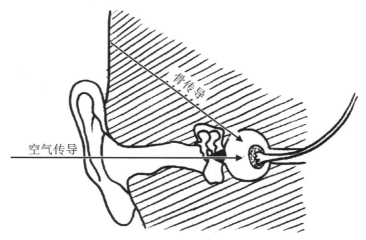

图 15-17 声音的传导

声音的传导途径如下：

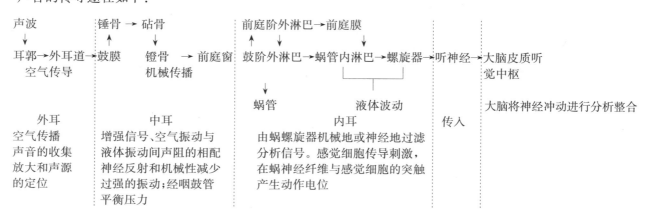

1. **空气传导**　有两种情况：一是声波经外耳道振动鼓膜→听骨链运动→前庭窗→引起前庭阶的外淋巴振动→前庭膜振动→引起膜迷路内淋巴液振动→Corti 器感受声觉→经蜗神经→大脑听觉中枢。这条通路是正常情况下最主要的听觉传导途径。另一途径是声波→鼓室→蜗窗→鼓阶的外淋巴振动→基底膜→蜗管内的内淋巴液振动→Corti 器感受声觉→经蜗神经→大脑听觉中枢。正常情况下此路径并不重要，一般情况下人们感觉不到它的存在，因为正常时经鼓膜，听骨链振动前庭窗的声波的强度比鼓室空气推动蜗窗要大 1 000 倍。仅在空气传导途径发生障碍，如鼓膜穿孔，中耳疾患，正常功能受到破坏时才起一定作用。

2. **骨传导**　是声波经耳周围的颅骨（骨迷路）传导至内耳的过程，正常情况下骨传导的功能意义不大，但在听力检查时较为重要。

外耳和中耳疾患引起的耳聋为传导性耳聋，此时空气传导途径阻断，但骨传导可部分地代偿，故不会产生完全性耳聋。内耳、蜗神经及听觉中枢疾患引起的耳聋为神经性耳聋。虽然空气传导和骨传导的途径正常，但不能产生听觉，故为完全性耳聋。

知识点链接　我们人类的听觉范围是有限的，声波由赫兹来度量，人讲话的频率范围为 500～3 000 赫兹，多数年轻人的听力范围为 20～20 000 赫兹，这个范围比狗和蝙蝠的听觉范围要小得多，有限的听力范围给了我们一个安静的无声的世界。人的听觉范围到中年以后会变得越来越小，所以上了年纪的人多数听力会下降。

三、内耳的血管和神经

（一）动脉

内耳的动脉来自迷路动脉（内听动脉）及茎乳动脉（图 15－18）。**迷路动脉**多发自小脑下前动脉，伴前庭蜗神经至内耳门后，分出蜗支、前庭支和前庭蜗支，供应耳蜗、前庭和半规管等。**茎乳动脉**发自耳后动脉，主要供应中耳，但也有小支至内耳半规管。当颈椎病时椎动脉血供受阻，以致基底动脉血供不足，可以影响内耳的血液供应，常是引起眩晕的原因之一。

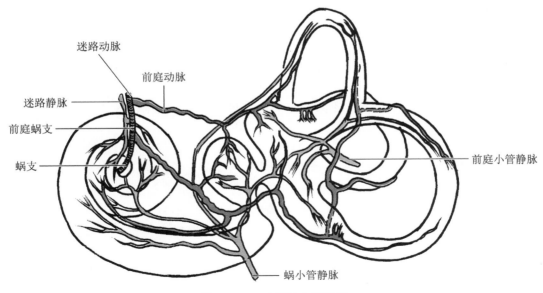

图 15－18　内耳的血液供应

（二）静脉

内耳的静脉与动脉伴行。耳蜗的静脉回流到蜗轴的基底，然后汇成**迷路（内听）静脉**，再回流至岩上窦或横窦。一部分小静脉称为前庭静脉和蜗轴螺旋静脉，汇入蜗小管静脉，进入岩上窦。

（三）内耳的神经

内耳的神经即**前庭蜗神经**（Ⅷ）属特殊躯体感觉神经，由前庭神经核蜗神经组成。但两者功能完全不同，前庭神经与位置觉有关，蜗神经则司听觉。它们紧密相伴经内耳门至内耳道底才彼此分开。前庭神经分成3支即：上支，分布于椭圆囊斑和前、外膜半规管的壶腹嵴称**椭圆囊壶腹神经**；下支，分布于球囊斑，称**球囊神经**；后支，分布于后膜半规管，称**壶腹神经**。蜗神经经内耳道底筛状区至内耳蜗轴螺旋管内。

四、内耳道

内耳道 internal acoustic meatus（图 15 - 19）位于颞骨岩部中部后面，自内耳门至内耳道底，长 7～

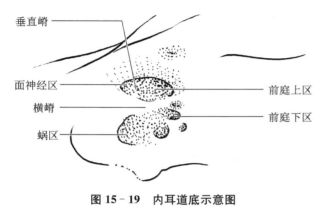

垂直嵴
面神经区
横嵴
蜗区
前庭上区
前庭下区

图 15 - 19　内耳道底示意图

12 mm，内有前庭蜗神经、面神经及迷路血管等穿行。内耳道底被一垂直骨片所封闭，形成骨迷路的内侧壁，其表面不光滑，被一横嵴分成上下两部。上部较小，有一明显的垂直嵴，再分成前、后两区；前小区的位置稍上，有面神经经迷路路段的进口，面神经自此进入；后小区位置稍下，为前庭上区，有数小孔，有至椭圆囊及前、外两半规管的前庭上神经通过。下部较大，亦有一不十分明显的嵴分成较大的前区和较小的后区。前区有排列成螺旋状的小孔，容壶腹神经通过。因此，在内耳道底有上、下、内、外四个开口，分别为面神经、耳蜗神经和前庭神经进出。故内耳道底的水平嵴和垂直嵴是内耳道手术重要的标志，借此可辨认面神经、耳蜗神经和前庭神经的位置关系。

附：　其他感受器

特殊感受器除视器和位听器外，还有嗅器和味器等。

一、嗅器

嗅器 olfactory organ 位于鼻腔嗅区的嗅黏膜上，相当于上鼻甲以及相对的鼻中隔部分。嗅区黏膜呈棕黄色，此部黏膜内含双极的嗅细胞。胞体呈梭形，细胞的周围突末端呈小球状膨大，称嗅小泡，自嗅小泡发出 6～12 根纤毛，称嗅毛。细胞的中枢突集成约 20 条嗅丝，穿过筛孔进入嗅球。

二、味器

味器 gustatory 即**味蕾** taste bud，人类味蕾主要分布在舌黏膜上的轮廓乳头、菌状乳头和叶状乳头上，但以轮廓乳头数量最多。此外，软腭上皮、会厌后面上皮等处也有少量味蕾存在。舌前 2/3 的味蕾由面神经分布，舌后 1/3 的味蕾由舌咽神经分布，软腭、会厌等处的味蕾则由迷走神经分布。

三、皮肤

皮肤 skin 是人体痛、温、触、压等外部刺激各种感受器所在地，故也是一个感觉器官。皮肤的附属器官包括有：皮脂腺、汗腺、毛发和指（趾）甲等。皮肤由表皮和真皮组成。

1. **表皮 epidermis**　是由外胚层分化来的角化的复层鳞状上皮，无血管分布。表皮的基底层细胞之间，有色素细胞。色素细胞的多少，是决定肤色的重要因素。

2. **真皮 dermis**　由结缔组织组成，位于表皮深面，含有毛发、毛囊、皮脂腺、汗腺以及从深层来的毛细血管、淋巴管、小神经和神经末梢等。

皮肤的厚薄在身体各部不等,眼睑部皮肤最薄,背部、手掌、足底处最厚,四肢的伸侧皮肤比屈侧厚。皮肤的颜色有种族差和个体差。在身体的乳头、阴囊、阴茎、大阴唇、会阴及肛门附近等处色素较深。

小　结

耳(ear)包括外耳、中耳和内耳三部分。其中外耳和中耳是收集声波和传导声波的装置,内耳才是真正接受声波和位置刺激的感受器所在地。外耳包括耳郭、外耳道和鼓膜。中耳包括鼓室、咽鼓管、乳突窦和乳突小房三部分。内耳由结构复杂的弯曲管道组成,所以又叫迷路,迷路里充满了淋巴。椭圆囊斑、球囊斑和壶腹嵴是位觉感受器的所在处,与身体的平衡有关。耳蜗是听觉感受器的所在处,与听觉有关。当外界声音由耳郭收集以后,从外耳道传到鼓膜,引起鼓膜的振动,鼓膜的振动再引起三块听小骨的同样频率的振动,振动传导到听小骨以后,由于听骨链的作用,大大加强了振动力量,起到了扩音的作用,听骨链的振动引起耳蜗内淋巴的振动,刺激内耳的听觉感受器,听觉感受器兴奋后所产生的神经冲动沿位听神经中的耳蜗神经传到大脑皮层的听觉中枢,产生听觉。

【复习思考题】

1. 试述前庭蜗器的组成、分部和各部的功能。
2. 鼓膜的位置和形态如何? 其两侧的压力是如何调节的? 为何咽部的感染有可能蔓延至中耳?
3. 试述鼓室的位置、交通、鼓室各壁的名称和毗邻结构。
4. 内耳分为几部分? 内耳中有哪些感受器? 这些感受器各有何功能?
5. 声波是如何传至 Corti 器的?

(戈　果)

第五篇

神经系统

神经系统是人体各系统中结构和功能最为复杂的系统,在人体生命活动中起主导的调节作用。人体各系统器官在神经系统的协调控制下,完成统一的生理功能。人类在漫长的生物进化过程中,由于生产劳动,促进了脑的发育,产生了语言和意识,这是人类区别于其他动物的根本原因。同时,神经系统和内分泌系统相互调节,维持人体内环境的稳定,适应外环境的变化,并能认识和改造客观世界。

第十六章

神经系统总论

━━━━━━━━━━━━━━━━ **学习目的** ━━━━━━━━━━━━━━━━

掌握：① 神经系统的区分、组成和结构特点；② 神经系统的活动方式，反射弧的基本组成情况。
熟悉：① 神经系统在机体内的作用和地位；② 神经系统的常用术语。
了解：① 神经元的分类、神经元胞体和突起的基本结构；② 突触的结构、分类以及神经胶质。

神经系统 nervous system 包括位于颅腔内的脑和位于椎管内的脊髓，以及与脑和脊髓相连并分布于全身各处的周围神经。神经系统是人体结构和功能最复杂的系统，在人体生命活动中处于主导地位，支配和调节人体各器官的功能活动，使之互相协调；同时又使人体与外界发生联系，对外界的各种刺激进行分析综合，进而做出适当的反应，以保证人体与外界环境的相互作用与统一。

神经系统之所以能调节控制机体的活动，首先是借助于与它相连的感受器，接受内、外环境的刺激，刺激经传入神经传至脊髓和脑的各级中枢，经过整合，产生神经冲动，经传出神经传至全身各组织、器官，以控制调节其活动，使人体成为一个完整的对立统一体。例如，当人体剧烈运动时，随着骨骼肌的强烈收缩，同时也出现心跳加快、呼吸加速和出汗等一系列的变化。这些变化都是在神经系统的作用下进行的。此外，神经系统还通过神经-体液调节主导人体，此调节是神经系统通过内分泌腺的控制和影响，再经激素实现对人体机能的调节形式。

人类神经系统（特别是脑）的形态和功能是经过漫长的生物进化过程而获得的。由于生产劳动、语言机能和社会生活的发生和发展，人类大脑皮质发生了与动物完全不同的飞跃变化，不仅含有与高等动物相似的各种感觉和运动中枢，而且有了语言中枢。因此，人类大脑成为思维意识活动的物质基础，使人类远远超越一般动物的范畴，不仅能适应和认识世界，而且能主观能动地改造世界，使自然为人类服务。

一、神经系统的区分

神经系统按其所在的位置，可分为**中枢神经系统** central nervous system 和**周围神经系统** peripheral nervous system，但二者在结构和功能上是不可分割的整体（图 16－1、图 16－2）。

中枢神经系统包括脑和脊髓，分别位于颅腔和椎管内；周围神经

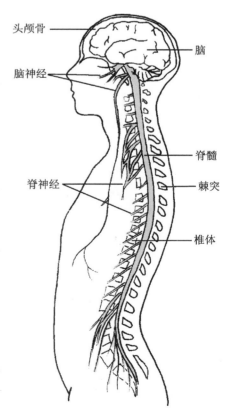

头颅骨
脑
脑神经
脊髓
脊神经
棘突
椎体

图 16－1　神经系统的区分

系统是指与脑和脊髓相连的神经,包括脑神经和脊神经。**脑神经** cranial nerve 与脑相连,共 12 对,主要分布于头颈部;**脊神经** spinal nerve 与脊髓相连,共 31 对,主要分布于躯干和四肢。周围神经根据其在各个器官、系统中所分布对象的不同,又分为**躯体神经** somatic nerve 和**内脏神经** visceral nerve。躯体神经分布于体表、骨、关节和骨骼肌;内脏神经分布于内脏、心血管和腺体。躯体神经和内脏神经均含有传入纤维和传出纤维。**传入纤维** afferent fiber 又称**感觉纤维** sensory fiber,它将神经冲动自感受器传向中枢神经系统;**传出纤维** efferent fiber 又称**运动纤维** motor fiber,它将神经冲动自中枢神经系统传向周围效应器。内脏神经中的运动纤维,因支配不受人的主观意志所控制的心肌、平滑肌和腺体的活动,故又称为**自主神经系统** autonomic nervous system 或**植物神经系统** vegetative nervous system,它们又依其功能的不同,分为**交感神经** sympathetic nerve 和**副交感神经** parasympathetic nerve 两部分。

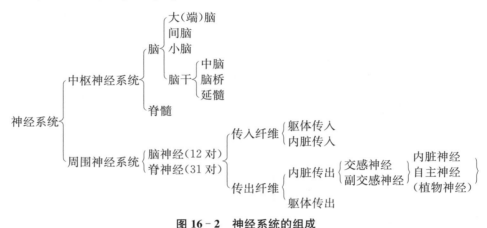

图 16 - 2　神经系统的组成

二、神经系统的基本结构

神经系统主要由神经组织组成。神经组织包括神经元和神经胶质。

(一) 神经元

神经元 neuron 又称**神经细胞**,是一种高度分化的细胞,是神经系统的基本结构和功能单位,具有接受刺激、传导神经冲动和整合信息的功能。

1. 神经元的形态结构　人类神经系统中含有约 10^{11} 个形态各异的神经元。每一个神经元由胞体和突起两部分构成(图 16 - 3)。神经元的**胞体** cell body 是神经元的营养、代谢和功能活动中心,除具有一般细胞

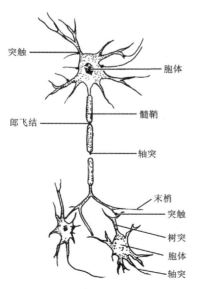

图 16 - 3　神经元结构模式图

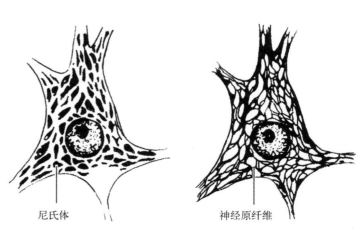

图 16 - 4　神经元胞体内的尼氏体和神经原纤维

的基本结构如细胞核、细胞质、细胞器和细胞膜外，细胞质内还含特有的**尼氏体** nissl body 和**神经原纤维** neurofibril(图 16-4)。尼氏体由大量平行排列的粗面内质网和游离核糖体构成，是蛋白质合成场所；神经原纤维由神经丝和微管构成，与神经元内的物质转运有关，并对神经元有支持作用。神经元的突起分为树突和轴突。**树突** dendrite 是胞体向外伸出的较短的树枝状突起，通常有多个，可反复分支，其结构与胞体相似。树突的功能是接受刺激并将冲动传向胞体。**轴突** axon 通常只有一条，其长短粗细不一(长度 10 μm～1 m，直径 0.2～20 μm)。轴突是神经元的主要传导装置，将神经冲动从轴突起始部传向终末。轴突内无尼氏体和高尔基体，因此不能合成蛋白质，大分子的合成并组装成细胞器的过程都由胞体完成，并在胞体和轴突之间进行单向或双向流动，此现象称**轴质运输** axonal transport。若神经元胞体受损，轴突就会溃变甚至死亡。

> **知识点链接**
>
> 　　神经干细胞 neural stem cell 是存在于神经系统中、具有增殖并分化为神经元和神经胶质细胞的细胞，它具有干细胞的基本特性：① 自我更新能力；② 多向分化潜能。传统观点认为，哺乳类动物神经元的形成在出生前已完成，成熟的神经系统中不存在神经干细胞。20 世纪 70 年代，Altrman 和 Das 首次在新生大鼠的海马与嗅球发现了可分化为神经元和神经胶质细胞的神经干细胞，打破了这一观点。近十年来，研究人员又陆续从成体侧脑室下区、侧脑室区、脊髓、小脑、大脑皮质、纹状体等处发现有神经干细胞的存在。这一发现为中枢神经系统损伤修复的研究开辟了新思路。

　　2. 神经元的分类　根据神经元突起的数目，可将神经元分为 3 类(图 16-5)：① **假单极神经元** pseudounipolar neuron，从胞体发出一个短突起，随即呈"T"形分为两支，一支称周围突，分布到外周组织和器官的感受器；另一支称中枢突，进入脊髓或脑，如脊神经节内的神经元。② **双极神经元** bipolar neuron，在胞体的两端各发出一个突起，终止于外周感受器的分支为周围突，进入脑或脊髓的分支为中枢突。如位于视网膜内的双极细胞、内耳的前庭神经节和蜗神经节内的感觉神经元；③ **多极神经元** multipolar neuron，具有多个树突和一个轴突，脑和脊髓内绝大部分神经元属于此类，如脊髓前角运动细胞和大脑皮质的锥体细胞。

　　根据神经元的功能及神经兴奋的传导方向，也可将神经元分为 3 类：① **感觉神经元** sensory neuron，又称**传入神经元** afferent neuron，接受内、外环境的各种刺激，并将刺激传向中枢。假单极神经元和双极神经元均属此类型。② **运动神经元** motor neuron，又称**传出神经元** efferent neuron，属多极神经元，将神经冲动由中枢传至骨骼肌、平滑肌、心肌和腺体，产生效应。③ **中间神经元** interneuron，又称**联络神经元** association neuron，通常为多级神经元，位于中枢内的感觉神经元和运动神经元之间，起联络作用。在人类，中间神经元大约占神经元总数的 99%，构成复杂的神经元网络，以不同的方式对传入的信息进行贮存、整合和分析，并将其传递到神经系统的其他部位。

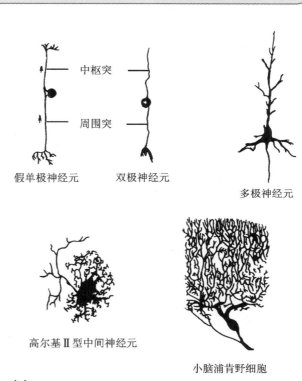

中枢突

周围突

假单极神经元　　双极神经元

多极神经元

高尔基Ⅱ型中间神经元

小脑浦肯野细胞

脊髓灰质束细胞　　小脑皮质颗粒细胞

图 16-5　各种类型的神经元

根据神经元轴突的长短,将神经元分为:① 高尔基Ⅰ型细胞,轴突较长,将神经冲动从中枢的某一部位传向另一部位,故又称为**接替或投射性中间神经元**;② 高尔基Ⅱ型细胞,轴突较短,仅在局限的小范围内传递信息,又称**局部回路神经元**。

此外,根据神经元释放的神经递质或神经调质,将神经元分为:① **胆碱能神经元**,释放乙酰胆碱,多位于中枢神经系统和部分内脏神经中。② **胺能神经元**,释放去甲肾上腺素、多巴胺、5-羟色胺等,在中枢和周围神经系中广泛分布。③ **肽能神经元**,释放 P 物质、生长抑素、脑啡肽等肽类物质,在中枢和周围广泛分布。④ **氨基酸能神经元**,释放谷氨酸、γ-氨基丁酸、甘氨酸等,主要分布中枢神经系统。

知识点链接

神经元对损伤的反应:神经元对损伤的首要反应是功能丧失。细胞恢复或死亡取决于损害的严重程度及持续时间。如果细胞快速死亡,如缺氧数分钟,不会即刻发生明显的形态学改变。细胞至少存活6～12 h 才会出现损伤的形态学变化:神经细胞肿胀变圆,细胞核肿胀,位于细胞边缘,尼氏小体向细胞质周围分散。此阶段神经元是能够恢复的。如果神经损伤不足以导致细胞死亡,即会出现修补变化。细胞能够恢复到以前的大小和形状,细胞核回到胞体中心,尼氏小体重新回到正常的位置。而慢性损伤时,胞体变小,细胞核和细胞质浓染,核膜及细胞器呈不规则形。

细胞死亡刚刚发生时,细胞质碱性染色加深,细胞核结构不清。细胞死亡到最后阶段,细胞质空泡形成,细胞核与细胞器崩解。神经元会被吞噬细胞吸收清除。在中枢神经系统中,由小胶质细胞执行这一功能,而在周围神经系统中则由局部网状内皮系统细胞执行。

3. 神经纤维和神经

(1) **神经纤维 nerve fiber** 神经元较长的突起连同其外所包裹的髓鞘和神经膜,称为**神经纤维**。根据是否有髓鞘包裹,将神经纤维分为**有髓神经纤维**和**无髓神经纤维**两种(图 16-6)。神经元的突起被髓鞘和神经膜共同包裹,称为有髓纤维,由胶质细胞呈同心圆状反复包裹轴突形成髓鞘,髓鞘呈节段性,各节段间的缩窄部称**郎飞结**,相邻两个郎飞结之间的一段称**结间体**。髓鞘内含大量类脂,电镜下髓鞘呈明暗相间的同心性板层状结构。周围有髓神经纤维的髓鞘由施万细胞(Schwann cell)形成,其外表面有基膜。中枢有髓神经纤维的髓鞘由少突胶质细胞构成,其外表面无基膜。如只有神经膜包裹的则为无髓纤维。

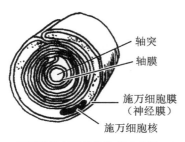

周围神经有髓纤维构成示意图

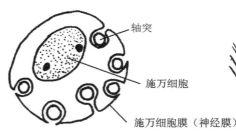

无髓纤维与施万细胞关系示意图

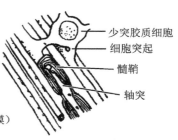

中枢神经有髓纤维构成示意图

图 16-6 中枢和周围神经系统的髓鞘和神经膜

神经纤维的主要功能是传导兴奋,这个过程在轴膜上进行。在神经纤维上传导着的兴奋称**神经冲动 nerve impulse**,简称冲动。由于髓鞘的绝缘和高电阻,有髓神经纤维的轴膜兴奋呈跳跃式传导,即从一个郎飞结处的轴膜跳到下一个郎飞结的轴膜,故传导速度快。无髓神经纤维无髓鞘和郎飞结,冲动只能沿轴膜连续传导,故传导速度比有髓神经纤维慢。

神经纤维的分类方法有多种,列举以下两种:① 根据存在的部位,可分为中枢神经纤维和周围神经纤维。② 根据传导方向和功能,可分为传入神经纤维(或称感觉神经纤维)、传出神经纤维(或称运动神经纤维)及联络神经纤维。感觉神经纤维包括躯体和内脏感觉神经纤维,运动神经纤维包括躯体和内脏运动神经纤维。

（2）**神经** nerve 由周围神经系统的神经纤维聚集而成,大多数神经同时含有髓和无髓两种神经纤维。一条神经内可只含有感觉神经纤维或运动神经纤维,但多数神经两者兼有。

从形态上看,神经纤维的表面有一薄层结缔组织包绕称为**神经内膜** endoneurium。若干条神经纤维由疏松结缔组织集合成束,由较细密的一层结缔组织包绕,称**神经束膜** perineurium。粗细不等的神经束集中构成了神经,其外被致密结缔组织包绕,称**神经外膜** epineurium(图 16-7)。

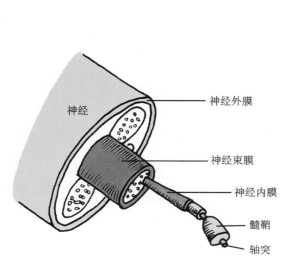

图 16-7　周围神经干内部结构

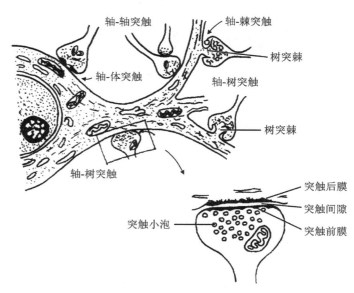

图 16-8　突触的类型及超微结构

4. **突触**　神经系统由大量相互连接的神经元组成,构成了功能传导通路。一个神经元与另一个神经元之间、神经元与效应细胞之间或神经元与感受器细胞之间特化的细胞连接称**突触** synapse(图 16-8)。一个神经元必须通过突触才能影响另一个神经元或效应器的活动。生理情况下,突触的信息传递是单向的。突触连接以多种形式存在。根据神经元的接触部位及冲动传导方向,可将突触分为轴-树、轴-体和轴-轴突触,此外,还有树-树、体-树和体-体突触等。

突触可分为化学突触和电突触两类。**电突触** electrical synapse 的结构基础是缝隙连接,以电流传递信息。**化学突触** chemical synapse 以**神经递质** neurotransmitter 作为通讯媒介。哺乳动物神经系统内化学突触占大多数,通常所说的突触也是指化学突触。

突触由三部分组成:突触前成分、突触间隙和突触后成分。突触前、后成分彼此相对的细胞膜分别称**突触前膜**和**突触后膜**,两者之间为**突触间隙**,宽 30~50 nm。突触前、后膜的胞质面有致密物质附着,故较一般细胞膜略厚。突触前成分内含许多突触小泡,内含高浓度神经递质。神经冲动沿着轴膜传至轴突终末后,突触前成分内发生一系列复杂变化,使突触小泡与突触前膜融合,其内的神经递质释放入突触间隙并作用于突触后膜的特异性受体或者离子通道,从而影响突触后神经元(或效应细胞)的活动。体内少数的电突触,其突触前、后膜之间的间隙很小,仅有 2~3 nm 左右,因此,一个神经元的电位变化可以直接通过电突触引起另一个神经元的电位变化。

（二）神经胶质

神经胶质 glia 又称**神经胶质细胞**或**胶质细胞**,有中枢神经系统和周围神经系统的两类。中枢神经系统的神经胶质是中枢神经系统内的间质和支持细胞,数量是神经元的 30~50 倍,大约占脑和脊髓体积的一半。胶质细胞根据形态可分为:星形胶质细胞、少突胶质细胞、小胶质细胞和室管膜细胞(图 16-9);周围神经系统的神经胶质分为施万细胞和卫星细胞。神经胶质细胞是神经系统的辅助成分,不能传导神经冲动,对神经元起支持、保护、分隔和营养等作用。

1. **星形胶质细胞** astrocyte　是体积最大、数量最多的一种胶质细胞,胞体呈星形。星形胶质细胞可分

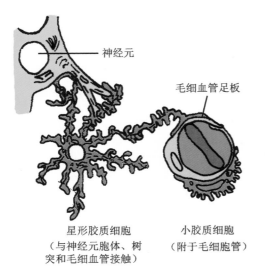
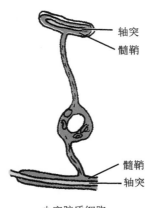
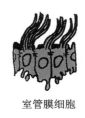

星形胶质细胞　　　　　小胶质细胞　　　　　　少突胶质细胞　　　　　　室管膜细胞
（与神经元胞体、树　　（附于毛细胞管）　　（突起包绕二段轴突形成髓鞘）
突和毛细血管接触）

图 16 - 9　中枢神经系统中各胶质细胞示意图

两种：纤维型星形胶质细胞，多位于白质，细胞突起细长，分支较少，胞质内胶质丝丰富；原浆型星形胶质细胞，多位于灰质，细胞突起短粗，分支较多，胞质内胶质丝较少。

　　星形胶质细胞的一些突起伸展充填在神经元胞体及其突起之间，具有支持和绝缘作用。另一些突起末端扩大形成脚板，附着在毛细血管壁上，或附着在脑和脊髓表面形成胶质界膜，参与构成血-脑屏障。

　　2. 小胶质细胞 microglia　是最小的一种胶质细胞。胞体细长或椭圆，细胞突起细长有分支，表面有许多小棘突。小胶质细胞的本质是神经系统的巨噬细胞，在中枢神经系统受损时，小胶质细胞数量增多，可转变为具有吞噬能力的细胞，吞噬细胞碎屑。

　　3. 少突胶质细胞 oligodendrocyte　胞体较星形胶质细胞小，细胞突起较少。突起末端扩展形成扁平薄膜，包裹轴突形成髓鞘，故该细胞是中枢神经系统的髓鞘形成细胞。

　　4. 室管膜细胞 ependymal cell　衬于脑室和脊髓中央管的腔面，称室管膜，其功能是帮助神经组织与脑室内的液体之间进行物质交换。

知识点链接

　　神经胶质细胞对损伤的反应：胶质细胞对物理创伤或血管阻塞引起损伤的特征性反应是星形胶质细胞增生、肥大，形成纤维样变，此种现象称星形细胞增生或胶质增生。在神经元变性的部位，星形胶质细胞突起形成密集的纤维网，称胶质瘢痕。

　　中枢神经系统中小胶质细胞在炎症和变性情况下收缩细胞、向病灶部位迁徙。在病灶部位，小胶质细胞增殖，具有吞噬活性，细胞质内充满脂质及细胞残体。在多种神经退行性疾病（如多发性硬化、帕金森氏病、阿尔茨海默病）中，小胶质细胞均有参与。

三、神经系统的基本活动方式

　　神经系统的基本活动方式是**反射** reflex。神经系统在调节机体活动中，对内、外环境的刺激做出适宜的反应，称为反射，如气管内有异物时会出现呛咳反应（咳嗽反射），叩击髌韧带可以引起伸膝运动（膝跳反射）等。反射活动的形态学基础是**反射弧** reflex arc，包括 5 个基本环节：① 感受器：在眼、耳、鼻、舌、身等都有，它们接受内、外环境的刺激，并把刺激转变为神经兴奋；② 感觉神经：将兴奋传入到中枢；③ 反射中枢：分别与某一机能有关，如膝跳反射中枢与膝跳反射有关，排尿中枢与排尿反射有关；④ 运动神经：将反射中枢的兴奋传出到效应器；⑤ 效应器：即肌肉、腺体等，实现反射效应。反射弧的五个环节缺一不可，一旦有任何一个环节被中断（受到抑制或破坏），反射即消失。因此临床上通过检查各种反射是否正常，来判断神经系统

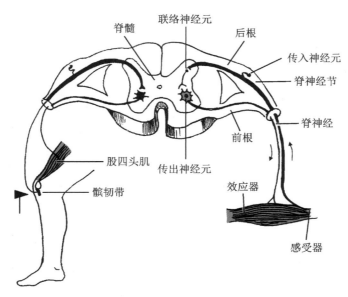

图 16‑10 反射弧的组成及髌腱反射示意图

疾病的部位所在(图 16‑10)。

根据建立方式的不同,反射可分为非条件反射和条件反射。非条件反射是在出生后无需训练就具有的反射,如防御反射、食物反射等。这类反射能使机体初步适应环境,有利于个体与种系的生存。条件反射是出生后,在非条件反射的基础上,通过训练形成的反射,可以不断建立或者消退,从而使机体能更好地适应复杂多变的生存环境。

四、神经系统的常用术语

神经元胞体和突起集聚在神经系统的不同部位,因而有不同的术语名称(表 16‑1)。

1. 灰质 gray matter 在中枢部,神经元的胞体与树突聚集的部位,富含血管,新鲜标本上色泽灰暗,故名**灰质**;分布于脑表面的灰质,称**皮质** cortex,如大、小脑皮质。

2. 神经核 nucleus 在中枢部,除皮质外,形态和功能相似的神经元胞体聚集成团或柱称**神经核**。

3. 白质 white matter 在中枢部,神经纤维聚集的部位,新鲜标本因髓鞘而色泽白亮,故称**白质**;位于大脑和小脑深面的白质又称**髓质** medulla。

4. 纤维束 fasciculus 在中枢部,起止、行程和功能基本相同的神经纤维聚集成束,称为**纤维束**。

5. 神经节 ganglion 在周围部,由形态和功能相似的神经元胞体聚集称**神经节**,包括感觉神经节和内脏运动神经节。

6. 神经 在周围部,神经纤维聚集形成粗细不等的神经。

7. 网状结构 reticular formation 在中枢的某些部位,神经纤维交织成网状,其间散在有大小不等的神经元胞体或较小的核团,该区域称**网状结构**。

表 16‑1 神经系统内神经元胞体和神经纤维聚集形成的结构

		在中枢神经系统内聚集	在周围神经系统内聚集
神经元	胞体 (树突)	灰质 { 皮质(脑表面层) / 神经核(脑深部) / 灰质(脊髓中央区)	神经节 { 感觉神经节 / 植物神经节
	神经纤维 (轴突)	白质、神经束	神经 { 脑神经 / 脊神经 / 内脏神经

小 结

神经系统分为中枢神经系统和周围神经系统。中枢神经系统包括脑和脊髓;周围神经系统由连于脑和脊髓的周围神经组成。神经系统是人体结构和功能最复杂的系统,也是人体主要的功能调节系统,其基本活动方式是反射,反射活动的形态学基础是反射弧。神经系统通过与它相连的感受器,接受内、外环境的刺激,刺激经传入神经传至脊髓和脑的各级中枢,经过整合,产生神经冲动,经传出神经传至全身各组织、器官,以控制调节其活动,使人体成为一个完整的对立统一体。

【复习思考题】

1. 从位置、结构和功能上如何划分神经系统?
2. 神经元的胞体和突起在中枢部和周围部形成哪些结构?
3. 神经系统基本活动方式的形态学基础是什么? 包括哪些基本环节?

(贺桂琼)

第十七章

中枢神经系统

学习目的

掌握：① 脊髓的内部结构,包括灰质的主要核团、白质的主要上行传导束和下行传导束的位置和机能;② 脑干内脑神经核群的位置、分类及与脑神经的联系;③ 脑干内主要上、下行传导束(内侧丘系、脊髓丘系、三叉丘系、锥体束)的位置及功能;④ 小脑的位置、分叶和功能;⑤ 间脑的位置和分部,丘脑腹后核的纤维联系;下丘脑的组成,主要核团的名称、位置和功能;⑥ 端脑的外形、分叶及大脑皮质的机能定位(包括第Ⅰ躯体运动区、第Ⅰ躯体感觉区、视区、听区、语言区)的位置和功能;⑦ 基底核的位置和组成;⑧ 内囊的位置、分部及通过的传导束;⑨ 脑室系统的组成和位置。

熟悉：① 脊髓的外形,脊髓节段与椎骨的关系;② 脑各部的外形;③ 丘脑腹后核的纤维联系。

了解：① 脊髓灰质细胞构筑分层概念,脊髓的反射和损伤表现;② 脑干内非脑神经核的位置与功能;③ 脑干各部代表性横切面;④ 小脑三对脚的名称、位置及纤维成分;⑤ 下丘脑与垂体的关系、下丘脑的功能;⑥ 大脑髓质的纤维分类,边缘系统。

中枢神经系统包括位于颅腔内的脑和位于椎管内的脊髓,两者在枕骨大孔处相延续。

第一节　脊　髓

脊髓 spinal cord 起源于胚胎时期神经管的末端。与脑相比较,其分化较少,功能较低级,并具有明显的节段性。脊髓发出 31 对脊神经,分布于躯干和四肢;脊髓与脑的各部之间有着广泛的联系,来自躯干和四肢的各种刺激,只有通过脊髓向上传递至脑才能产生感觉,脑也要通过脊髓来完成复杂的活动。脊髓的大部分复杂活动是在脑的控制下完成的,但脊髓本身也可以完成许多反射活动。

一、脊髓的位置和外形

脊髓位于椎管内,呈前后稍扁的圆柱形,外包被膜。上端在枕骨大孔处与延髓相连,成人脊髓下端约在第 1 腰椎下缘水平,全长约 45 cm。脊髓末端逐渐变细成圆锥状,称**脊髓圆锥** conus medullaris。自圆锥向下伸出一根细丝,称**终丝** filum terminale。终丝已无神经组织,在第二骶椎水平以下为硬脊膜包裹,向下止于尾骨的背面(图 17-1)。

脊髓全长粗细不等,有两个呈梭形的膨大。上端的膨大称**颈膨大** cervical enlargement(自第 4 颈节至第 1 胸节),下端的膨大称**腰骶膨大** lumbosacral enlargement(自第 2 腰节至第 3 骶节)。颈、腰骶膨大的形成,是由于内部的细胞和纤维数目增多所致,分别与上肢和下肢的出现有关。在胚胎早期,由于四肢尚未发达,

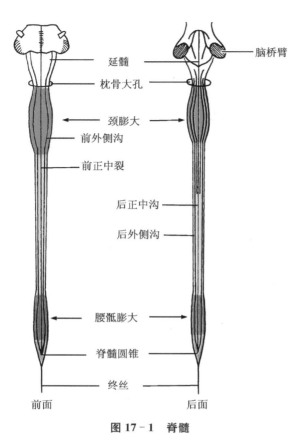

图 17-1　脊髓

脊髓并无膨大,以后随着四肢的生长发育,两个膨大才逐渐形成。一些前肢发达的动物(如长臂猿)颈膨大特别明显,一些后肢发达的动物(如袋鼠)腰骶膨大更明显,而无四肢的动物(如蛇)则没有这两个膨大。人类的上肢机能特别发达,因而颈膨大要比腰骶膨大更为明显。

脊髓表面有数条平行的纵沟。前面正中较深的沟叫**前正中裂** anterior median fissure,后面正中的浅沟叫**后正中沟** posterior median sulcus。前正中裂和后正中沟将脊髓分为对称的左、右两半。此外,在脊髓后外侧,脊神经后根根丝穿入处的浅沟,叫**后外侧沟** posterolateral sulcus;同样的,在前根根丝穿出的部位有**前外侧沟** anterolateral sulcus。在颈髓和胸髓上部,后正中沟和后外侧沟之间还有一条浅的**后中间沟** posterior intermediate sulcus,此沟是薄束和楔束之间的分界沟。出前外侧沟的根丝形成 31 对**前根** anterior root,由运动纤维组成;入后外侧沟的根丝形成 31 对**后根** posterior root,后根在近椎间孔处有一膨大,称**脊神经节** spinal ganglion,内含假单极神经元。后根一般比前根粗,前、后根汇合成脊神经,由相应的椎间孔穿出。

脊髓具有明显的节段性。每一对脊神经前、后根的根丝附着于脊髓的范围称为一个脊髓节段(图 17-2)。由于脊神经有 31 对,脊髓也相应地分为 31 个节段:8 个颈节(C)、12 个胸节(T)、5 个腰节(L)、5 个骶节(S)和 1 个尾节(Co)。

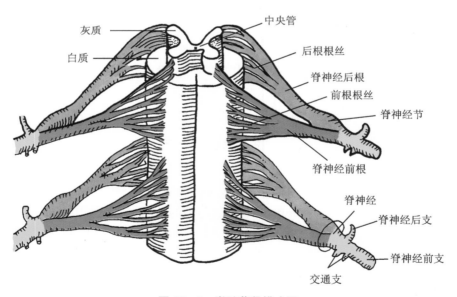

图 17-2　脊髓节段模式图

在胚胎早期,脊髓与椎管的长度相等,脊神经根呈水平方向经相应的椎间孔出椎管。胚胎三个月以后,由于人体脊柱的生长速度较脊髓快,脊髓上端因与脑连接而被固定,于是脊髓下端逐渐上升。出生时,脊髓下端平第 3 腰椎水平,成人则平第 1 腰椎下缘水平。因此,椎间孔与相应脊髓节段的距离自上而下逐渐增加,结果脊神经根在椎管内自上而下逐渐倾斜,这样,腰、骶、尾部的脊神经根到达相应椎间孔之前,在椎管内几乎垂直下行一段较长的距离。这些在脊髓末端垂直下行的脊神经围绕终丝聚集成束,形成**马尾** cauda equina(图 17-3)。成人由于第 1 腰椎以下已无脊髓而只有马尾,因此,临床上常在第 3、4 或 4、5 腰椎之间行腰椎穿刺,以避免损伤脊髓(图 17-4)。

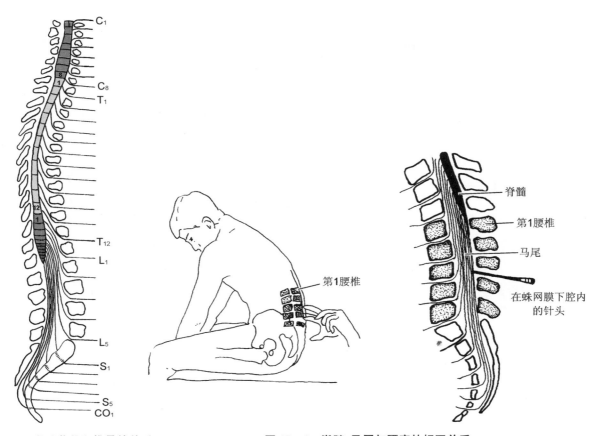

图 17-3　脊髓节段和椎骨的关系　　　　图 17-4　脊髓、马尾与腰穿的相互关系

　　由于脊髓和脊柱不等长,脊髓节段与相应的椎骨不能完全对应(图 17-3)。了解脊髓节段与椎骨的对应关系,对病变的定位诊断和麻醉的定位具有重要的实际意义。在成人,这种对应关系的大致推算方法见表 17-1。

表 17-1　脊髓节段与椎骨的对应关系

脊　髓　节　段	对　应　椎　骨	推　算　举　例
上颈髓 $C_{1\sim4}$	与同序数椎骨相同	如第 3 颈髓节平对第 3 颈椎体
下颈髓 $C_{5\sim8}$ 和上胸髓 $T_{1\sim4}$	同序数椎骨数-1	如第 5 颈髓节平对第 4 颈椎体
中胸髓 $T_{5\sim8}$	同序数椎骨数-2	如第 5 胸髓节平对第 3 胸椎体
下胸髓 $T_{9\sim12}$	同序数椎骨数-3	如第 11 颈髓节平对第 8 胸椎体
腰髓 $L_{1\sim5}$	平对第 10~12 胸椎	
全部骶髓和尾髓	平对第 1 腰椎	

二、脊髓的内部结构

　　脊髓各节段的内部结构大致相似,均由中央部的灰质和外周部的白质组成。在脊髓横切面上(图 17-5),可见中部有一细小的**中央管** central canal,贯穿脊髓全长,向上通第四脑室,下端在脊髓圆锥处扩大为终室,管腔内含脑脊液,至 40 岁以上中央管常闭塞。围绕中央管可见“H”型的灰质,灰质的周围是白质。在灰质后角基部外侧与白质之间,灰、白质混合交织,称**网状结构** reticular formation,在颈部最明显,向上与脑干网状结构相延续。

　　(一) 灰质

　　在脊髓横切面上,可见每一侧灰质向前后方延伸,分别称**前角** anterior horn 和**后角** posterior horn,前、后角之间的灰质区域为**中间带** intermediate zone。后角由前向后又可分为基部、颈和尖三部分。位于脊髓中央管前、后方的灰质分别称为**灰质前连合** anterior gray commissure 和**灰质后连合** posterior gray commissure,连接两侧的灰质。

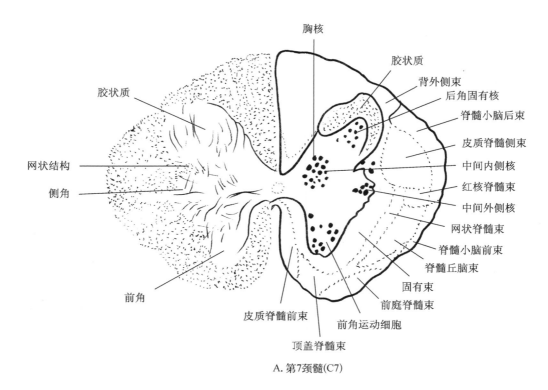

A. 第7颈髓(C7)

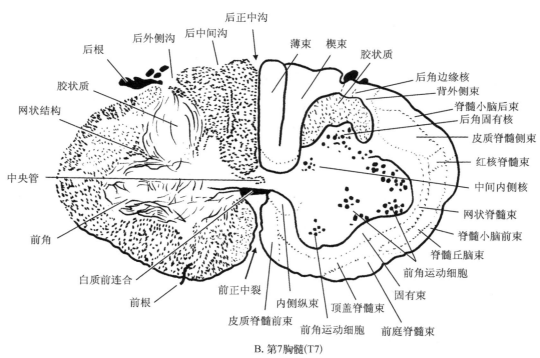

B. 第7胸髓(T7)

图 17 - 5　脊髓横断面

　　脊髓灰质主要由神经元的胞体和树突组成。其中形态相似的神经元胞体集聚成群或者成层,称为神经核或板层。在纵切面上灰质纵贯成柱,横切面上灰质柱突起成角。

　　1. 前角　也称前柱,主要含运动神经元。前角运动神经元按位置可大致分为内、外两侧群:**内侧群**也叫内侧核,位于前角内侧部,支配躯干肌;**外侧群**又叫外侧核,主要存在于颈、腰骶膨大处,支配四肢肌。另外,前角运动神经元按形态和功能分为两型:大型的 α 运动神经元和小型的 γ 运动神经元,前者主要分布到骨骼肌的梭外肌纤维,支配骨骼肌的随意运动;后者则分布于肌梭的梭内肌纤维,对维持肌张力起重要作用。前角内还有一种小型的中间神经元,称 Renshaw 细胞(图 17-6),对 α 运动神经元有反馈抑制作用。若脊髓前角受损,可导致其支配的骨骼肌瘫痪并萎缩,肌张力降低,腱反射减退或消失等(为弛缓性瘫痪)。

2. **中间带**　主要由中、小型细胞组成。在 $T_1 \sim L_2$ 节段的中间带向外突出形成**侧角** lateral horn(或侧柱),含**中间带外侧核** intermediolateral nucleus,是交感神经的低级中枢。而中间带内侧有纵贯脊髓全长的**中间带内侧核**,发出纤维组成脊髓小脑前束。在 $S_{2\sim4}$ 节段相当于侧角的部位,有**骶副交感核** sacral parasympathetic nucleus,是副交感神经在脊髓的低级中枢。

3. **后角**　也称后柱,其末端称尖部,与中间带相连的部分变宽称底部。后角含中间神经元,主要接受后根的传入纤维。后角的神经元主要分四群核团,从

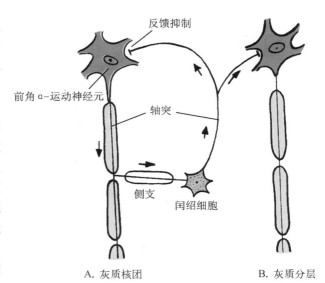

A. 灰质核团　　　　　B. 灰质分层

图 17-6　Renshaw 细胞的联系(模式图)

尖部至底部依次是:**后角边缘核、胶状质、后角固有核和胸核**(或背核)。后角边缘核接受后根的传入纤维,发出纤维参与组成脊髓丘脑束;胶状质见于脊髓全长,接受后跟外侧部传入纤维,与痛觉信息有关;后角固有核贯穿脊髓全长,接受后根大部分纤维,发出纤维主要参与组成脊髓丘脑束;胸核仅见于 $C_8 \sim L_2$ 节段,发出纤维组成同侧的脊髓小脑后束。

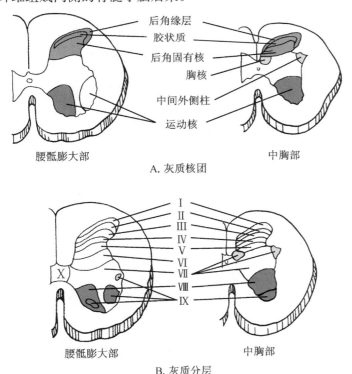

A. 灰质核团

B. 灰质分层

图 17-7　脊髓灰质主要核团和 Rexed 分层模式图

脊髓灰质的板层构筑:目前广泛使用脊髓灰质 Rexed 分层模式来对脊髓灰质的构筑进行描述,该模式综合了 20 世纪 50 年代 Rexed 和 20 世纪 90 年代 Schoenen 和 Faull 的研究,将灰质从背侧向腹侧分为 10 个板层,以罗马数字 I～X 命名(图 17-7)。I 层相当于后角边缘层,II 层相当于胶状质,III、IV 层相当于后角固有核,V、VI 层位于后角颈部和基部,VII 层相当于中间带,VIII 层位于前角基部,IX 层相当于前角运动神经元,X 层在脊髓中央管周围。

(二)白质

位于脊髓灰质周围,以前外侧沟和后外侧沟为界,分为三个索。前正中裂和前外侧沟之间的白质为**前索** anterior funiculus;前、后外侧沟之间的白质为**外侧索** lateral funiculus;后外侧沟与后正中沟之间的白质为**后索** posterior funiculus。灰质前连合前方为**白质前连合** anterior white commissure。

白质主要由上、下纵向走行的纤维束组成(图 17-8)。白质中凡起止、走行和功能相同的纤维

集合成束,称**纤维束**。根据纤维长短及连接部位,纤维束可分为长距离的**传导束**和短距离的**固有束**。传导束是连接脊髓和脑的神经纤维束,一般按起止命名。根据冲动传递方向可分为上行传导束(又叫感觉传导束)和下行传导束(又叫运动传导束)。前者包括薄束、楔束、脊髓丘脑束、脊髓小脑后束和脊髓小脑前束等;后者包括皮质脊髓束、红核脊髓束、前庭脊髓束、顶盖脊髓束、网状脊髓束等。脊髓固有束紧贴灰质表面,起止均在脊髓,参与脊髓节段内和节段间的反射活动。在胎儿和新生儿的脊髓切片上,各束比较容易区分;而在正

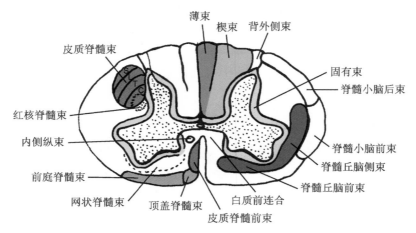

图 17－8　脊髓白质模式图

常成人的脊髓切片上,各种纤维束的边界不易划分。

1. 上行传导束(又称感觉传导束)　由躯干和四肢接受的各种感觉,经脊神经后根传入脊髓,脊髓内的上行传导束则将后根传入的各种冲动直接或间接的向上传到脑的不同部位。

后根进入脊髓时分内、外侧两部分。内侧部纤维粗,沿后角内侧部进入后索,它们的升支组成薄束、楔束,降支进入脊髓灰质。外侧部主要由细的无髓和有髓纤维组成,这些纤维进入脊髓上升或下降1~2节,在胶状质背外侧聚成**背外侧束** dorsolateral fasciculus(**Lissauer 束**),由该束发出侧支或终支进入后角。经由脊神经后根传来的感觉大致可分为浅感觉、深感觉和内脏感觉:浅感觉主要由皮肤传来的痛觉、温度觉和触觉等;深感觉是来自肌、腱、关节等传来的本体感觉(如位置觉、运动觉、振动觉等);内脏感觉则来自内脏和心血管等器官传来的感觉。后根内侧部的粗纤维主要传递本体感觉和精细触觉(如通过触摸辨别物体纹理粗细和两点距离);外侧部的细纤维主要传递痛觉、温度觉、粗略触觉和内脏感觉信息。

(1) **薄束** fasciculus gracilis 和**楔束** fasciculus cuneatus:这两束均是后根内侧部的粗纤维在同侧后索的延续。薄束起自同侧第5胸节以下脊神经节内假单极神经元,楔束起自同侧第4胸节以上的脊神经节细胞(图17－9)。脊神经节细胞的周围突分布到肌、腱、关节和皮肤的感受器,中枢突在后根内侧部入脊髓组成薄束和楔束上行,分别止于延髓的薄束核和楔束核。薄束在第5胸节以下占据后索的全部,在第4胸节以上只占据后索的外侧部。由于薄束、楔束的纤维是自骶、腰、胸、颈自下而上的顺序进入的,故在后索中来自各节段的纤维有明确的定位。薄束传导下半身的本体感觉和精细触觉,楔束传导上半身的相应感觉。

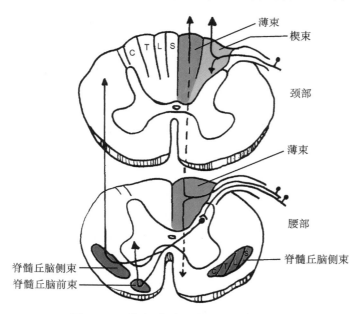

图 17－9　薄束、楔束和脊髓丘脑束模式图

(2) **脊髓丘脑束** spinothalamic tract:主要起自脊髓灰质Ⅰ层和Ⅳ层,其纤维经白质前连合交叉到对侧,在对侧的外侧索和前索上行,分别称**脊髓丘脑侧束**和**脊髓丘脑前束**,终止于背侧丘脑。脊髓丘脑侧束传导对侧半躯干和肢体的痛觉、温度觉,而脊髓丘脑前束传递相应部位的粗略触觉。该束纤维在脊髓内有明确的定位关系,即由外向内依次为骶、腰、胸、颈节的纤维(图17－9)。

(3) **脊髓小脑后束** posterior spinocerebellar tract:位于外侧索周边的后部,主要起自同侧后角的背核,上行经小脑下脚终于小脑皮质。因为背核位于胸髓和上腰髓,故此束仅见于L2

以上的脊髓节段。传导来自同侧躯干下部和下肢的本体感觉,反馈其活动信息至小脑,参与调节下肢肌张力和肌肉间的共济协调等过程。

（4）**脊髓小脑前束** anterior spinocerebellar tract：位于脊髓小脑后束的前方,主要起自腰骶膨大节段板层Ⅴ～Ⅶ层的外侧部,大部分交叉到对侧上行,小部分在同侧上行,经小脑上脚进入小脑皮质。其传导的信息与整个肢体的运动和姿势有关。

> **知识点链接**
>
> 脊髓内上行传导束的损伤如下：
>
> （1）薄束和楔束损伤：这些束的损伤（如脊髓后索病变）可切断肌肉关节的感觉信息,损伤平面以下的同侧躯干和肢体的本体感觉和精细触觉消失,患者在闭目时不能确定患肢所在的位置和运动方向,如果被动的背曲患者的脚趾,患者不能告知脚趾的指向;患者的肌肉控制能力受损,运动失调,站立时身体摇晃倾斜;患者损伤平面以下同侧振动觉丧失,可通过以下实验很容易测试出：用震动着的音叉靠近腓骨踝部或桡骨茎突;此外,患者还有损伤侧的触觉识别缺失,不能辨别物体的性状和纹理粗细、两点的距离等。
>
> （2）脊髓丘脑侧束受损：该束的损伤可引起损伤平面1～2个节段以下对侧躯干和肢体的痛、温觉缺失。患者对针刺无反应,且不能辨别与皮肤接触的冷热物体。
>
> （3）脊髓丘脑前束受损：该束的损伤可引起损伤平面1～2个节段以下对侧躯干和肢体的轻触觉和压觉缺失。但有区别的是触觉还存在,因为这一信息是通过薄束和楔束传导的。患者感觉不到棉花放在皮肤上,也感觉不到物体压在皮肤上。
>
> 需要指出的是,脊髓损伤仅局限于一个感觉传导束的情况很少见,同时有几个上行或下行传导束损伤的情况则较常见。

2. 下行传导束（又称运动传导束）　起自脑的不同部位,直接或间接止于脊髓前角或侧角。管理骨骼肌的下行纤维束分为锥体系和锥体外系,锥体系包括皮质脊髓束和皮质核束,锥体外系包括红核脊髓束、前庭脊髓束等。

（1）**皮质脊髓束** corticospinal tract（图17-10）：是脊髓内最大的运动传导束,主要起自大脑皮质中央前回和中央旁小叶前部,下行至延髓锥体下端时,75%～90%的纤维交叉至对侧,在对侧脊髓侧索后部下行,称**皮质脊髓侧束** lateral corticospinal tract,不交叉的纤维在同侧脊髓前索最内侧下行,称**皮质脊髓前束** anterior corticospinal tract。

皮质脊髓侧束纵贯脊髓全长,沿途发出纤维止于同侧脊髓灰质前角的运动神经元,支配上、下肢骨骼肌的随意运动,此束纤维的躯体定位由内向外依次为颈、胸、腰、骶。皮质脊髓前束一般只下行到中胸节,沿途发出纤维止于双侧前角的运动神经元,支配双侧躯干肌的随意运动。

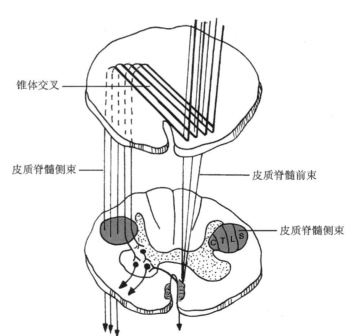

图17-10　皮质脊髓前束和侧束模式图

从皮质脊髓束的行径和终止情况来看,支配上、下肢骨骼肌随意运动的前角运动神经元只接受对侧大脑皮质运动中枢的纤维,而支配躯干肌随意运动的前角运动神经元接受双侧大脑皮质运动中枢的控制。当脊髓一侧的皮质脊髓束损伤时,出现同侧损伤平面以下肢体的瘫痪,而躯干肌不瘫痪,瘫痪肢体肌张力增高,腱反射亢进,出现病理反射,且无明显的肌肉萎缩（此为痉挛性瘫痪）,与脊髓前角受损所致的瘫痪不同。

（2）**红核脊髓束** rubrospinal tract：起自中脑红核，纤维交叉到对侧，在脊髓外侧索内下行，止于上颈髓灰质的Ⅴ～Ⅶ层，然后经中间神经元至前角运动神经元。该束对支配屈肌的前角运动神经元有较强的兴奋作用，它与皮质脊髓束一起，对肢体远端肌肉的运动有重要的影响。

（3）**前庭脊髓束** vestibulospinal tract：起于前庭神经外侧核，在同侧前索外侧部下行，止于脊髓灰质Ⅷ层，主要兴奋躯干和肢体的伸肌，在调节身体平衡中起作用。

（4）**网状脊髓束** reticulospinal trac：起自脑桥和延髓的网状结构，大部分在同侧下行，行于白质前索和外侧索的前内侧部，止于脊髓灰质Ⅶ、Ⅷ层，主要控制躯干和肢体近端肌肉的运动。

（5）**顶盖脊髓束** tectospinal tract：起自中脑上丘，在中脑导水管周围灰质腹侧与被盖背侧之间交叉越边，然后在前索下行，终止于上颈髓灰质Ⅵ、Ⅶ层，引起颈部和上肢运动以完成视觉和听觉的反射活动。

（6）**内侧纵束** medial longitudinal fasciculus：位于前索内，前正中裂底的两侧，皮质脊髓前束的背侧。此束起源复杂，有些纤维起自中脑 Cajal 中介核、后连合核和 Darkschewitsch 氏核以及网状结构，大部分纤维来自前庭神经核。此束的纤维主要来自同侧，部分来自对侧，终止于脊髓灰质Ⅶ、Ⅷ层，经中继后再达前角运动神经元。此束的作用主要是协调眼球的运动和头颈部的运动。

三、脊髓的功能

脊髓具有传导和反射功能。

（一）传导功能

白质中的上、下行传导束是感觉和运动神经冲动传导的重要结构。躯干、四肢和大部分内脏的感觉冲动由脊髓传递到脑；脑也通过脊髓实现对躯干、四肢骨骼肌以及部分内脏活动的调节。

（二）反射功能

是指脊髓固有的反射，其反射弧并不经过脑。完成反射的结构为脊髓的固有装置，即脊髓灰质、固有束和脊髓的前、后根。随着脑的发展，脊髓固有装置在功能上处于从属地位。在正常情况下，脊髓的反射活动始终在脑的控制下进行。

脊髓固有的反射（即脊髓反射）可概括为躯体反射和内脏反射两类。

1. **躯体反射**　主要指一些骨骼肌的反射活动，如牵张反射、屈曲反射、浅反射、病理反射等。

（1）**牵张反射**：包括深反射和肌张力反射，是最常见的一种骨骼肌反射（图 17-11）。当肌肉被拉长时，肌梭、Golgi 腱器等肌肉感受器受到刺激，产生神经冲动，经脊神经后根进入脊髓，兴奋前角的α-运动神经元，反射性地引起被牵拉肌肉收缩。临床上常用膝跳反射、跟腱反射、肱二头肌反射等来检查深反射（腱反射）。肌张力反射（肌张力）对身体姿势的维持有很重要的作用，人体在安静的状态下，始终有部分肌纤维轮流收缩，使肌肉保持一定的紧张度。肌张力反射受γ-反射袢的影响，即网状脊髓束、前庭脊髓束等下行传导束可兴奋γ运动神经元，引起梭内肌纤维收缩，从而兴奋肌梭感受器，肌梭兴奋就会通过牵张反射的通路兴奋α-运动神经元，导致相应的骨骼肌（梭外肌）收缩。

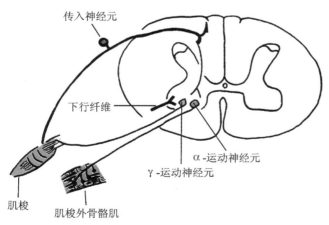

传入神经元
下行纤维
α-运动神经元
γ-运动神经元
肌梭
肌梭外骨骼肌

图 17-11　牵张反射弧模式图

牵张反射可以被下行传导束（网状脊髓束）的冲动所抑制，也可被锥体束、前庭脊髓束等的冲动所易化，二者保持一定的平衡，能维持正常的肌张力。在疾病状态时，平衡受到破坏，出现深反射亢进、肌张力增高，或者深反射和肌张力均减退。

（2）**屈曲反射**：是一种保护性反射。屈曲反射至少有 3 个神经元参加，如肢体某处皮肤受到伤害性刺激快速缩回肢体即属于屈曲反射(图 17 - 12)。皮肤的信息经过脊神经后根,进入脊髓后角,再经中间神经元传递给前角的 α-运动神经元,α-运动神经元兴奋,引起骨骼肌收缩。由于肢体收缩要涉及成群的肌肉,因此,受到兴奋的 α-运动神经元常是多个节段的。

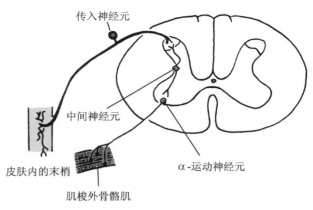

图 17 - 12　屈曲反射弧模式图

另外,有些反射在正常情况下被大脑皮质下行传导束所抑制,当上运动神经元受损时,下运动神经元因失去了高级中枢的控制而表现出的反射,称为病理反射(如跖反射,即 Babinski 征),具有临床诊断的意义。

2. 内脏反射　是指躯体-内脏反射、内脏-内脏反射、内脏-躯体反射,例如竖毛反射、排尿反射和排便反射等。

知识点链接

(1) **脊髓全横断**:见于脊髓外伤或脊髓压迫症。脊髓突然完全横断,横断平面以下的全部感觉和运动功能丧失,各种反射消失,为无反射状态,称为脊髓休克。经过数周至数月后,各种反射可逐渐恢复,但传导束很难再生,故脊髓失去了脑的易化和抑制作用,深反射和肌张力恢复比正常为高,但离断平面以下的感觉和运动不能恢复。

(2) **脊髓半横断**:见于脊髓外伤或髓外肿瘤。脊髓半横断后,损伤平面以下出现布朗-色夸综合征 Brown-Sequard syndrome:损伤平面以下同侧躯干和肢体位置觉、振动觉和精细触觉丧失;损伤平面 1～2 个节段以下的对侧躯干和肢体痛、温觉丧失;同侧肢体痉挛性瘫痪,肌张力增高,腱反射亢进。

(3) **脊髓前角受损**:见于脊髓灰质炎(小儿麻痹症)。脊髓灰质炎病毒感染导致脊髓前角病变,表现为:脊髓前角运动神经元所支配的骨骼肌迟缓性瘫痪,肌张力低下,腱反射消失,肌萎缩,病理反射消失,但感觉无异常。

(4) **中央灰质周围病变**:见于脊髓空洞病或髓内肿瘤。若病变侵犯了脊髓的白质前连合,则阻断了脊髓丘脑束的交叉纤维,引起相应部位痛、温觉消失,而本体觉和精细触觉无障碍(后索未受损),称感觉分离。

(贺桂琼)

第二节　脑

脑 brain(encephalon)位于颅腔内,成人平均重量约为 1 400 g,分为端脑、间脑、中脑、脑桥、延髓和小脑六个部分(图 17 - 13)。通常将中脑、脑桥和延髓合称为**脑干**。

在胚胎早期,神经管前部演化为**前脑** prosencephalon(或 forebrain)、**中脑** mesencephalon(或 midbrain)和**菱脑** rhombencephalon(或 hindbrain)。其中前脑分化为端脑和间脑,中脑变化较小,菱脑分化为**后脑** metencephalon 和**末脑** myelencephalon。后脑有衍化为脑桥和小脑,末脑称为延髓。延髓向下经枕骨大孔连接脊髓。在脑的发育过程中,胚胎时期的神经管内腔形成脑室系统。

一、脑干

脑干 brain stem 是位于脊髓、间脑与小脑之间较为缩窄的脑部,自下而上分为延髓、脑桥、中脑三部分。

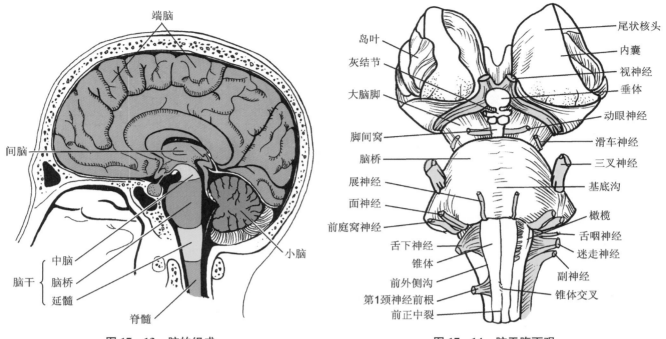

图 17 - 13 脑的组成

图 17 - 14 脑干腹面观

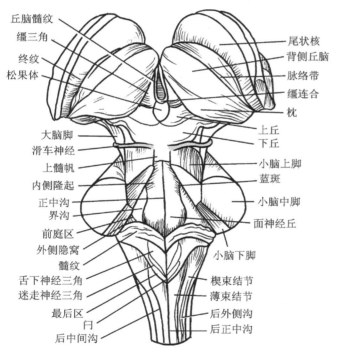

图 17 - 15 脑干背面观

延髓和脑桥的腹侧面贴附于颅后窝的斜坡,背侧面与小脑相连,延髓、脑桥与小脑之间的室腔为第四脑室。脑干主要由各类神经核团和上、下行传导束及横行的纤维束所构成,表面有Ⅲ～Ⅻ对脑神经相连(图 17 - 14、图 17 - 15)。

(一)脑干的外形

1. 延髓 medulla oblongata (图 17 - 14、图 17 - 15) 延髓位于脑干尾侧端,形如倒置的圆锥体,其下端在平枕骨大孔、第 1 颈神经上缘处与脊髓相连,上端腹侧借横行的延髓脑桥沟,背侧借第四脑室髓纹与脑桥分界。脊髓表面的沟裂向上延伸到延髓。脊髓的中央管向上延伸到达延髓下半,随后在延髓背面上部敞开形成第四脑室底(菱形窝)的下部。

(1)延髓腹侧面:前正中裂两侧可见纵形隆起的**锥体** pyramid,其深面有锥体束通过。前正中裂下端可见呈发辫状的**锥体交叉** decussation of pyramid,为皮质脊髓束大部分纤维在此左右交叉而成。锥体外侧卵圆形的隆起称**橄榄** olive,内含下橄榄核。橄榄与锥体之间的前外侧沟内,有舌下神经的根丝出脑。在橄榄背侧沟内,自上而下依次有舌咽神经、迷走神经和副神经的根丝附着。

(2)延髓的背侧面:下部为形似脊髓的闭合部(内含有中央管),上部因中央管开放形成菱形窝的下半。在闭合部后正中线两侧,薄束和楔束上延并膨隆分别形成内侧的**薄束结节** gracile tubercle(内含薄束核)和外侧的**楔束结节** cuneate tubercle(内含楔束核)。楔束结节外上方可见微隆起的**小脑下脚** inferior cerebellar peduncle,又称**绳状体**,由往返于小脑与脊髓之间的纤维所构成。

2. 脑桥 pons(图 17 - 14,15) 为脑干中份较膨隆的部分,其下界为延髓脑桥沟,上界在腹侧面为脑桥上缘,背侧面为下丘下缘滑车神经根丝附着处。

（1）脑桥腹侧面：脑桥腹侧面宽阔而膨隆，称**脑桥基底部** basilar part of pons，由大量横行纤维构成。基底部正中线上纵行的浅沟称**基底沟** basilar sulcus，容纳基底动脉。横行纤维自基底部向两侧后外方逐渐缩细进入小脑称**脑桥臂**，即**小脑中脚** middle cerebellar peduncle，由脑桥进入小脑的纤维所构成。在脑桥基底部与小脑中脚交界处可见三叉神经的根丝（包括粗大的感觉根和细小的运动根）在此进出。在延髓脑桥沟内，由内侧向外侧分别有展神经、面神经和前庭蜗神经的根丝附着。临床上将延髓、脑桥和小脑的交角处称为**脑桥小脑三角**，因面神经和前庭蜗神经根位于此处，该部位的肿瘤可引起上述脑神经和小脑相应的症状。

（2）脑桥背侧面：形成第四脑室底的上半，此部室底两侧壁为**小脑上脚** superior cerebellar peduncle，两脚间的薄层白质板为**上髓帆** superior medullary velum，构成第四脑室上半的顶。滑车神经的根丝在上髓帆内交叉后穿出，是唯一从背侧出脑的脑神经。

（3）**菱形窝** rhomboid fossa（图 17-15）　又称**第四脑室底**，由延髓的开敞部和脑桥的背侧面所构成。窝的下部边界由内侧向外侧，依次为薄束结节、楔束结节和小脑下脚，上部边界为小脑上脚，两侧角与背侧的小脑之间为外侧隐窝。横过中线连接菱形窝两侧角稍下方的数条纤维称**髓纹** striae medullares，其将第四脑室底分为上、下两半，也是延髓和脑桥在脑干背侧面的分界标志。窝底正中线上有纵行的**正中沟** median sulcus，其两侧可见与之平行的**界沟** sulcus limitans，两沟之间的部位称**内侧隆起** medial eminence。界沟外侧的三角形区域称**前庭区** vestibular area，内含前庭神经核。前庭区外侧角处稍隆起的结构称**听结节** acoustic tubercle，内含蜗神经核。在髓纹上方，内侧隆起脑桥部的圆形隆起为**面神经丘** facial colliculus，内含展神经核。界沟上端有一新鲜标本呈蓝灰色的小区，称**蓝斑** locus ceruleus，内含带色素的去甲肾上腺素能神经元。髓纹下方，正中沟两侧各有两个小的三角形区域，分别是位居内上方的**舌下神经三角** hypoglossal triangle（内含舌下神经核）和位于外下方的**迷走神经三角** vagal triangle（内含迷走神经背核）。

3. 中脑 midbrain（图 17-14、图 17-15）　是脑干中最短的部分，向上通过顶盖前区过渡到间脑。中脑内的室腔称**中脑水管** cerebral aqueduct，连通上方的第三脑室和下方的第四脑室。

（1）中脑腹侧面：上界为间脑视束，下界为脑桥上缘。腹侧面一对粗大的纵行隆起称**大脑脚** cerebral peduncle，由大脑皮质发出的下行纤维束构成。两脚之间的凹陷为**脚间窝** interpeduncular fossa，窝底有血管出入处称**后穿质** posterior perforated substance。大脑脚下部内侧有动眼神经的根丝附着。

（2）中脑背侧面：可见上、下两对圆形的隆起，上一对称**上丘** superior colliculus，为视觉反射中枢；下一对称**下丘** inferior colliculus，为听觉反射中枢；上、下丘合称为**四叠体** corpora quadrigemina。上、下丘各向腹外侧伸出一条形隆起，称**上丘臂** brachium of superior colliculus 和**下丘臂** brachium of inferior colliculus，分别连于间脑的外侧膝状体和内侧膝状体。

（3）**第四脑室** fourth ventricle（图 17-16）：是位于延髓、脑桥与小脑之间的菱形室腔。第四脑室的室底为菱形窝，顶朝向小脑。顶前部由小脑上脚和上髓帆形成，后部由**下髓帆** inferior medullary velum 和第四脑室脉络组织形成。上、下髓帆均为薄层白质板，伸入小脑腹侧以锐角会合。脉络组织是由室管膜、软膜和血管组成，其中的血管反复分支成丛，夹带软膜和室管膜上皮突入室腔形成脉络丛，可产生脑脊液。第四脑室脉络组织主要位于中线，向两侧延伸至外侧隐窝突入蛛网膜下腔。第四脑室下接延髓中央管，上经中脑水管通第三脑室。此外，第四脑室还借脉络组织上的三个孔与蛛网膜下隙相通，它们分别是位于菱形窝下角尖的正上方、通向小脑延髓池的**第四脑室正中孔** median aperture of fourth ventricle，以及位于两侧外侧隐窝尖端的**第四脑室外侧孔** lateral aperture of fourth ventricle。

（二）脑干内部结构

脑干的内部结构同脊髓一样，也由灰质、白质以及由灰质和白质相互交织形成的网状结构所构成，但其配布远较脊髓复杂。

1. 脑干灰质　脑干灰质即脑干内的神经核团，根据神经核的纤维联系和功能，可分为脑神经核和非脑神经核。

（1）**脑神经核** nuclei of cranial nerve：与脊髓相比，脑神经核无论是在种类上还是核团的配布上均有显著的变化。

与脊髓相似，脑神经核也含有躯体运动、躯体感觉、内脏运动、内脏感觉 4 类核团。除此之外，在生物进

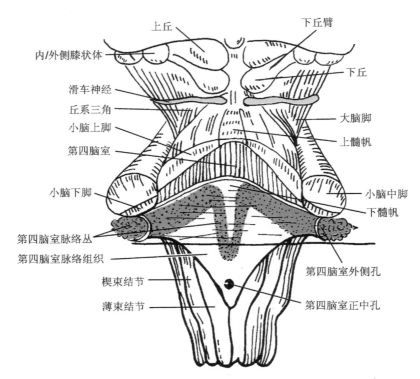

图 17-16 第四脑室脉络组织和脉络丛

化的进程中,头部出现了高度分化的视觉、听觉、味觉和嗅觉感受器以及由鳃弓衍化而成的面部和咽喉部的骨骼肌;因此,与这些特殊结构相关的神经纤维和核团也在脑干内随之发生。通常情况下将脑神经核在性质上与脊髓共有的称为"一般",而仅见于脑干中的称为"特殊"。除了与脊髓相似的一般躯体运动核、一般内脏运动核、一般内脏感觉核和一般躯体感觉核外,脑干内还包括特殊内脏运动核、特殊内脏感觉核和特殊躯体感觉核共 3 类特殊脑神经核,故脑神经核总共包含 7 类核团。

与脊髓相比,脑干内的脑神经核配布主要有两方面的变化:一方面由于神经纤维的交织穿插,使纵行排列的灰质功能柱被分割成断续连接的细胞核团块,故同一功能柱包含若干个性质、功能相同的脑神经核团(图 17-17、图 17-18)。其中,孤束核上部为接受味觉纤维的特殊内脏感觉核,下部为接受头面部、颈部、胸腔、腹腔脏器一般内脏感觉纤维的一般内脏感觉核。因此,每侧脑干只有 6 个脑神经核功能柱。另一方面由于延髓中央管在背部敞开形成第四脑室,使得脑神经核的排列关系由脊髓的腹、背方向变为内、外方向并具有一定的规律。一般认为,在延髓开敞部以界沟为界,运动柱位于界沟内侧,感觉柱位于界沟外侧;与内脏运动和感觉有关的功能柱靠近界沟排列,而与躯体相关的则远离界沟。以延髓橄榄中部横切面为例,由中线向两侧依次为一般躯体运动柱、特殊内脏运动柱、一般内脏运动柱、一般和特殊内脏感觉柱、一般躯体感觉柱和特殊躯体感觉柱(图 17-19)。

1) **一般躯体运动柱** general somatic motor column:位于正中沟的两侧(图 17-17~图 17-19),由上至下为动眼神经核、滑车神经核、展神经核和舌下神经核,支配舌肌和眼外肌。

A. **动眼神经核** oculomotor nucleus:位于中脑上丘层面,中脑中央灰质的腹侧,发出一般躯体运动纤维向腹侧经大脑脚底内侧出脑,加入动眼神经,支配除外直肌和上斜肌以外的眼球外肌和上睑提肌。

B. **滑车神经核** trochlear nucleus:位于中脑下丘平面,中脑水管周围灰质的腹侧,发出纤维向后外侧绕到水管周围灰质,在上髓帆内交叉后出脑,构成滑车神经,支配上斜肌。

C. **展神经核** abducens nucleus:位于脑桥中下部面神经丘深面,发出纤维行向腹侧,自延髓脑桥沟出脑,组成展神经,支配外直肌。

D. **舌下神经核** hypoglossal nucleus:位于延髓舌下神经三角的深面。其纤维走向腹侧,自锥体和橄榄之间出脑,组成舌下神经,支配舌内、外肌。

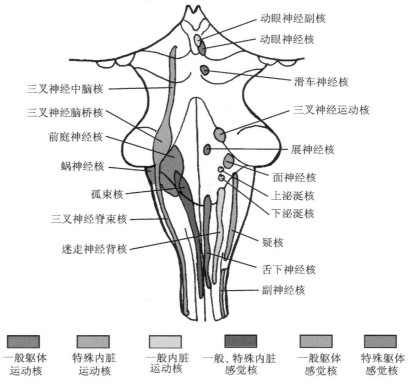

一般躯体
运动核　　特殊内脏
运动核　　一般内脏
运动核　　一般、特殊内脏
感觉核　　一般躯体
感觉核　　特殊躯体
感觉核

图 17-17 脑干内的脑神经核（背面观）

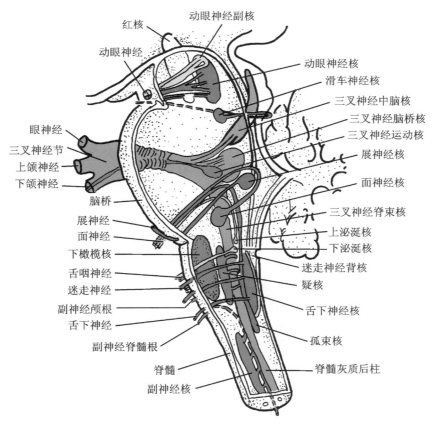

图 17-18 脑干内的脑神经核（侧面观）

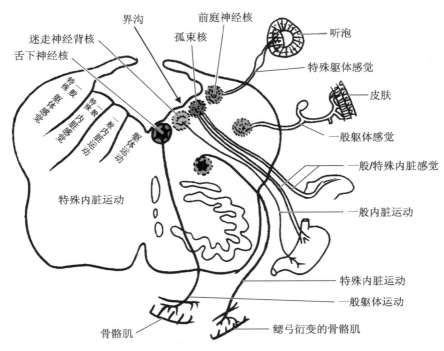

图 17-19　脑干内脑神经核的排列

2) **特殊内脏运动柱** special visceral motor column：位于一般躯体运动柱腹外侧的网状结构中（图 17-17、图 17-18），由上至下为三叉神经运动核、面神经核、疑核和副神经核。支配腮弓衍化而来的骨骼肌，如表情肌、咀嚼肌和咽喉肌等。

A. **三叉神经运动核** motor nucleus of trigeminal nerve：位于脑桥中部，第四脑室底外侧深面的网状结构中，发出纤维组成三叉神经运动根行向腹外侧，自脑桥基底部和小脑中脚交界处出脑，加入下颌神经支配咀嚼肌。

B. **面神经核** facial nucleus：位于脑桥下部、三叉神经脊束及脊束核腹内侧的网状结构中，发出纤维首先向后内侧走向第四脑室底并稍上升，绕过展神经核的背侧、颅侧构成**面神经膝** genu of facial nerve，再向腹外侧经面神经核与三叉神经脊束核之间自延髓脑桥沟外侧出脑（图 17-20），组成面神经运动根，支配面肌、颈阔肌、镫骨肌等。

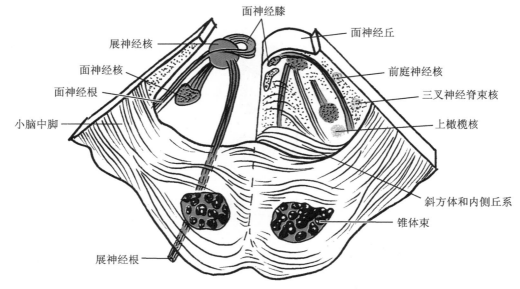

图 17-20　脑桥横切面（经面丘）

C. **疑核** nucleus ambiguus：位于延髓橄榄上部的网状结构中。上端发出的纤维经舌咽神经支配茎突咽肌；中间大部分纤维经迷走神经支配软腭、咽、喉和食管上部的骨骼肌；而下端发出的纤维构成副神经脑根，出脑后亦加入迷走神经支配咽喉肌。

D. **副神经核** accessory nucleus：位于躯体运动柱最尾端，包括延髓部和脊髓上 5 节颈髓节段前角后外侧区所在的脊髓部。延髓部发出副神经脑根；脊髓部发出系列根丝汇成单一的副神经脊髓根在椎管内上行，经枕骨大孔入颅腔，与副神经脑根合并，出颈静脉孔后二者分开。副神经脑根并入迷走神经支配咽喉肌；副神经脊髓根延续为副神经，支配胸锁乳突肌和斜方肌。

3）**一般内脏运动柱** general visceral motor column：位于躯体运动柱的外侧，靠近界沟（图 17 - 17、图 17 - 18），自上而下为动眼神经副核、上泌涎核、下泌涎核和迷走神经背核，为副交感节前神经元，发出的副交感节前纤维在相应的副交感神经节交换神经元，发出节后纤维支配头颈部、胸腹腔器官的心肌、平滑肌和腺体。

A. **动眼神经副核** accessory oculomotor nucleus：在中脑上丘层面位于动眼神经核上部的背内侧，又称 Edinger-Westphal 核。发出副交感节前纤维加入动眼神经经大脑脚内侧出脑，在睫状神经节内交换神经元，发出节后纤维支配瞳孔括约肌和睫状肌，参与瞳孔对光反射（光照视网膜时瞳孔缩小）和调节反射（视近物时晶状体曲度增加）。

B. **上泌涎核** superior salivatory nucleus：位于脑桥下部，核团界限不清，神经元散布于面神经核尾侧部的网状结构内，发出副交感节前纤维经面神经至相应的副交感神经节（翼腭神经节、下颌下神经节）交换神经元，发出节后纤维支配泪腺、舌下腺、下颌下腺以及口腔、鼻腔黏膜腺的分泌。

C. **下泌涎核** inferior salivatory nucleus：位于延髓上部，核团界限不清，神经元散布于迷走神经背核和疑核上方的网状结构内，发出的副交感节前纤维经由舌咽神经至相应的副交感神经节（耳神经节）交换神经元，发出节后纤维支配腮腺的分泌。

D. **迷走神经背核** dorsal nucleus of vagus nerve：位于延髓迷走神经三角深面，舌下神经核的外侧，发出的副交感节前纤维经由迷走神经至其效应器官旁或器官壁内的副交感神经节交换神经元，发出节后纤维支配颈部、胸腔、腹腔大部分脏器平滑肌、心肌的活动以及腺体的分泌。

4）**内脏感觉柱** visceral sensory column：位于界沟的外侧和迷走神经背核的腹外侧（图 17 - 17、图 17 - 18），延伸到延髓全长，仅由**孤束核** nucleus of solitary tract 构成，是特殊内脏感觉（味觉）和一般内脏感觉的初级中继站。面神经、舌咽神经和迷走神经中的内脏感觉纤维在延髓聚集称孤束，其中的特殊内脏感觉（味觉）传入纤维止于孤束核头端（又称味觉核），一般内脏感觉传入纤维止于孤束核尾端（又称心-呼吸核），完成心血管、呼吸、泌涎等反射（图 17 - 21）。

5）**一般躯体感觉柱** general somatic sensory column：位于内脏感觉柱的腹外侧（图 17 - 17、图 17 - 18、图 17 - 22），自上而下依次包括 3 对核团。

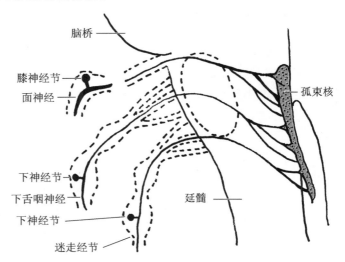

图 17 - 21　孤束核与面神经、舌咽神经及迷走神经

A. **三叉神经中脑核** mesencephalic nucleus of trigeminal nerve：位于三叉神经脑桥核上端至中脑上丘平面，中脑中央灰质的外侧缘，相当于聚集在中枢神经系统内的感觉神经节，传导咀嚼肌的本体感觉冲动。

B. **三叉神经脑桥核** pontine nucleus of trigeminal nerve：位于脑桥中部的网状结构中，三叉神经运动核的外侧，接受三叉神经感觉根上行支中传递触觉冲动的粗纤维终止，传导头面部皮肤、口腔软组织及牙的触、压觉。

C. **三叉神经脊束核** spinal nucleus of trigeminal nerve：为一细长的核团，从第 1、2 颈髓后角胶状质和后角固有核向上延续到脑桥中下部的脑桥固有核，主要接受由三叉神经感觉根传入的头面部痛觉、温度觉冲

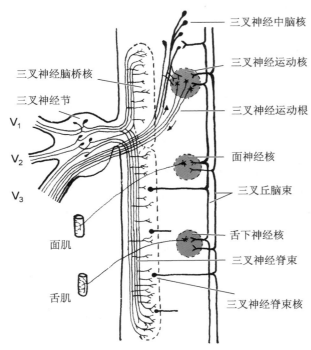

图 17 - 22　三叉神经核团的纤维联系

动,以及舌咽神经和迷走神经的一般躯体感觉纤维。三叉神经中的一般躯体感觉纤维进入脑桥后,传导痛觉、温度觉的纤维下行进入延髓,构成**三叉神经脊束**,逐渐终止于其内侧的三叉神经脊束核。

6) **特殊躯体感觉核** special somatic sensory column:位于内脏感觉柱外侧,菱形窝前庭区的深面(图 17 - 17、图 17 - 18),包括蜗神经核和前庭神经核。

A. **蜗神经核** cochlear nuclei:位于菱形窝听结节的深面,由蜗背侧核和蜗腹侧核组成。该核接受蜗神经传入的初级听觉纤维,并发出二级听觉纤维在脑桥被盖前部交叉到对侧上升,这些横行交叉的纤维构成**斜方体** trapezoid body;少部分纤维不交叉,与对侧交叉过来的纤维共同构成**外侧丘系** lateral lemniscus 上行,将听觉冲动传递至下丘。

B. **前庭神经核** vestibular nuclei:位于前庭区的深面,由前庭内侧核、外侧核、上核、下核组成。该核主要接受前庭神经初级平衡觉传入纤维和小脑传来的纤维;发出前庭脊髓束和内侧纵束调节眼球运动、头部姿势和抗重力肌张力,参与视、听反射;部分纤维组成前庭小脑束,经小脑下脚进入小脑,是小脑传入和传出通路的重要中转站。

(2) **非脑神经核**:非脑神经核不与脑神经发生直接联系,包括作为上、下行传导束的中继性核团(如薄束核、楔束核等)、锥体外系核团(如下橄榄核、脑桥核、黑质、红核等)以及其他核团(如上橄榄核、下丘、上丘等),与脑各部分或脊髓进行广泛的联系。

1) **延髓的非脑神经核**

A. **薄束核** gracile nucleus 和**楔束核** cuneate nucleus(图 17 - 23、图 17 - 24):分别位于延髓背侧薄束结节和楔束结节的深面,是脊髓薄束和楔束的终止核。此二核发出纤维呈弓形绕经中央灰质形成内弓状纤维,在中央管腹侧左右交叉至对侧,形成**内侧丘系交叉** decussation of medial lemniscus。交叉后的纤维紧贴中线两侧上行,称**内侧丘系** medial lemniscus,止于丘脑腹后外侧核。故此二核是传导躯干、四肢意识性本体感觉和精细触觉冲动的重要中继性核团。

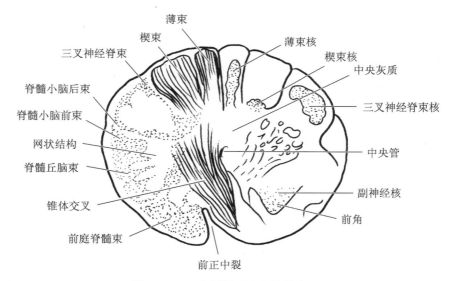

图 17 - 23　延髓横切面(经锥体交叉)

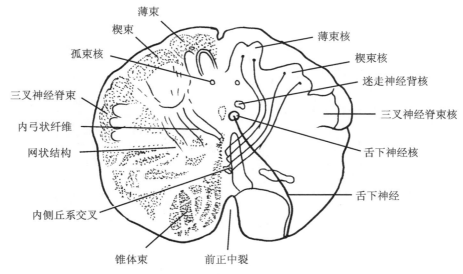

图 17-24　延髓横切面(经内侧丘系交叉)

B. **下橄榄核** inferior olivary nucleus(图 17-25)：位于延髓橄榄的深面，接受大脑皮质、网状结构、红核和脊髓的纤维，发出纤维交叉至对侧，经小脑下脚进入小脑。下橄榄核是大脑皮质与小脑之间纤维联系的重要中继站，参与小脑对运动的控制。

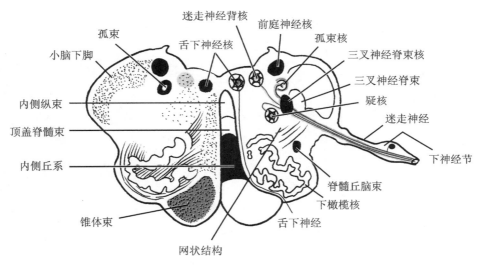

图 17-25　延髓横切面(经下橄榄核中部)

2）脑桥的非脑神经核

A. **脑桥核** pontine nucleus(图 17-26)：分散位于脑桥基底部纵横纤维之间的灰质团块，接受同侧大脑额叶、顶叶、枕叶等广泛区域发出、经大脑脚下行的皮质脑桥束，交换神经元后发出脑桥横行纤维越过中线与皮质脊髓束和皮质脑桥束交叉，并将其分成若干小束；随后脑桥横行纤维组成粗大的小脑中脚进入小脑。因此，脑桥核是传递大脑皮质信息至小脑的重要中继站。

B. **上橄榄核** superior olivary nucleus(图 17-26)：位于脑桥中下部面神经核腹侧、内侧丘系背外侧，接受双侧蜗神经腹侧核的传出纤维，发出纤维加入同侧和对侧的外侧丘系，参与声音的空间定位。

3）中脑的非脑神经核

A. **下丘核** nucleus of inferior colliculus(图 17-27)：为中脑下丘深面、顶盖下部明显的灰质团块，接受外侧丘系的纤维传入，发出纤维组成下丘臂止于内侧膝状体，是听觉传导通路重要的中继性核团。下丘也可发出纤维至上丘，经顶盖脊髓束止于脑干和脊髓，参与听觉反射，定位声源。

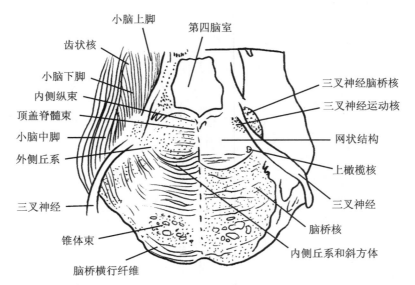

图 17－26　经脑桥中部横切面

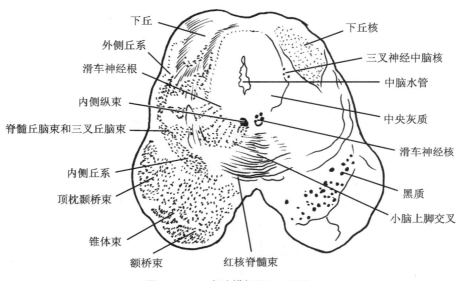

图 17－27　中脑横切面（经下丘）

　　B. **上丘**（图 17－28）：位于上丘深面，为灰质和白质交错排列的层状结构，浅层结构接受视网膜经视束、上丘臂的直接投射、大脑皮质视区的投射；深层结构接受大脑皮质听觉中枢、下丘、三叉神经脊束核、脊髓等处的纤维传入。发出纤维至脊髓、脑干部分核团及大脑皮质。至脊髓的投射纤维向前绕过中央灰质，在上丘下部平面、导水管腹侧左右交叉，形成**被盖背侧交叉** dorsal tegmental decussation，至对侧后下行构成**顶盖脊髓束** tectospinal tract，至颈髓中间带和前角细胞内侧部，参与完成眼、头对声、光等刺激的定向运动。

　　C. **顶盖前区** pretectal area（图 17－28）：位于中脑和间脑交界处，导水管周围灰质的背外侧，由若干神经元群构成。此区细胞接受视网膜经视束和上丘臂传来的纤维，发出纤维经大脑水管腹侧或后连合交叉，止于双侧的动眼神经副核，使双眼完成对光反射。因此，顶盖前区是瞳孔对光反射中枢。

　　D. **红核** red nucleus（图 17－28）：在新鲜标本的横切面上呈浅粉红色、卵圆形核团，位于上丘至间脑尾部。红核由小细胞部和古老的大细胞部组成，主要接受来自对侧小脑及大脑皮质的投射，发出纤维在上丘下部平面，被盖腹侧交叉至对侧，形成**被盖腹侧交叉** ventral tegmental decussation，至对侧后下行构成**红核脊髓束**，终止于颈髓节段中间带和前角细胞外侧部，参与调节屈肌张力和协调运动。

　　E. **黑质** substantia nigra（图 17－28）：位于中脑被盖和大脑脚底之间半月形的结构，贯通中脑全长，上

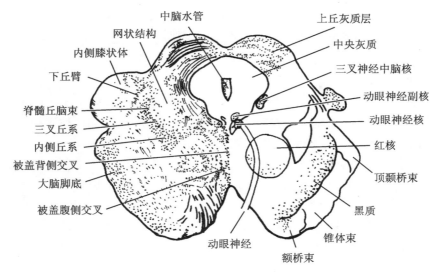

图 17 - 28　中脑横切面(经上丘)

延至间脑尾部。黑质仅见于哺乳类动物,在人类尤其发达。黑质分为腹侧的网状部和背侧的致密部。网状部神经元较少,致密部神经元密集,主要为多巴胺能神经元,胞质含黑色素颗粒,合成多巴胺经黑质纹状体纤维释放到新纹状体,调节纹状体的活动。因此,黑质是参与基底核调节躯体随意运动的关键结构。临床上震颤麻痹(帕金森病)是指因黑质病变,导致新纹状体内多巴胺水平降低,丘脑向运动皮质发放的兴奋性冲动减少,导致患者表现为肌肉强直、运动受限、减少,并出现震颤。

2. 白质　脑干内的白质包括长的上、下行传导束及横行的纤维束。上行传导束主要有由脊髓上行的脊髓丘脑束和薄束、楔束在脑干交换神经元后发出的内侧丘系,以及由脑干上行的外侧丘系和三叉丘系,主要位于脑干背侧份和外侧份。下行束主要是锥体束,包括皮质脊髓束和皮质核束,经脑干的腹侧下行。

(1) 长上行纤维束

1) **内侧丘系** medial lemniscus(图 17 - 24～图 17 - 28):薄束核和楔束核发出的纤维在延髓在中央管腹侧交叉上行,即内侧丘系交叉,交叉后上行的纤维称**内侧丘系**,该系形成后,在延髓位于中线和下橄榄核之间、锥体的背侧上行;上升至脑桥略转向腹外侧,位居被盖腹侧与基底部之间;到中脑则移向被盖腹外侧边缘、红核的外侧,最后终止于背侧丘脑的腹后外侧核,传导来自对侧躯干和肢体的意识性本体感觉(振动觉、运动觉、位置觉)和精细触觉冲动。

2) **脊髓丘脑束** spinothalamic tract(图 17 - 24～图 17 - 28):由脊髓丘脑前束和脊髓丘脑侧束经脊髓侧索前部上行,在延髓中部合并形成**脊髓丘系** spinal lemniscus。该系在延髓位于下橄榄核的背外侧;在脑桥和中脑部,位于内侧丘系的背外侧;最后终止于背侧丘脑的腹后外侧核,传导来自对侧躯干和肢体的痛觉、温度觉、粗略触觉冲动。

3) **三叉丘系** trigeminal lemniscus(图 17 - 27、图 17 - 28):由三叉神经脊束核及大部分三叉神经脑桥核发出的纤维交叉至对侧组成。该纤维在内侧丘系背外侧上行至间脑,止于丘脑腹后内侧核,传导来自对侧头面部皮肤、牙及口和鼻黏膜的浅(痛觉、温度觉、粗略触觉)感觉冲动。三叉神经脑桥核尚有部分管理牙和口腔黏膜触、压觉的神经元,发出纤维直接进入同侧的三叉丘系。

4) **外侧丘系** lateral lemniscus(图 17 - 26、图 17 - 27):蜗神经核和上橄榄核发出的大部分纤维在脑桥基底部和被盖部之间横行穿过内侧丘系,越过中线交叉至对侧,构成斜方体。交叉后的纤维在下橄榄核外侧转折上行,称外侧丘系;少量不交叉的纤维加入同侧的外侧丘系上行。外侧丘系在脑桥行于被盖腹外侧边缘部;在中脑大部分纤维,在下丘交换神经元后,发出纤维经下丘臂止于内侧膝状体;外侧丘系的少量纤维直接穿过下丘,经下丘臂到达内侧膝状体,传递双侧的听觉冲动至下丘。

5) **内侧纵束** medial longitudinal fasciculus(图 17 - 25～图 17 - 27):前庭神经核发出部分纤维交叉至对侧,在第四脑室底的浅层沿中线两侧至控制眼外肌的动眼神经核、滑车神经核、展神经核;下行纤维由前庭脊髓内侧束构成,至颈髓节段中间带和前角内侧部神经元。该束在位置改变时,协调头部姿势和眼球的运动。

6) **脊髓小脑前束**和**脊髓小脑后束**(图 17-23):两束纤维行于延髓外侧缘。其中,脊髓小脑后束经延髓上部的小脑下脚进入小脑;脊髓小脑前继续上行,在脑桥上部经小脑上脚进入小脑,传导躯干、四肢的非意识性本体感觉。

(2) **长下行纤维束**

1) **锥体束** pyramidal tract(图 17-23～图 17-28):由大脑额,顶叶,躯体运动区和感觉区及附近的顶叶后部皮质发出,经内囊后肢与膝至中脑大脑脚底中 3/5 部;穿经脑桥基底部时,被横行纤维分隔成若干小束,在脑桥下端重新汇合成延髓锥体。锥体束依据其到达部位,分为**皮质核束** corticonuclear tract 和**皮质脊髓束** corticospinal tract。皮质核束在脑干内下行过程中,沿途分支终于脑干内的一般躯体运动核和特殊内脏运动核。皮质脊髓束在延髓锥体下端,大部分纤维(75%～90%)越过中线,形成锥体交叉;交叉后的纤维至对侧的脊髓外侧索内下行,称**皮质脊髓侧束**,逐节止于同侧的前角运动神经元。少量未交叉的纤维在同侧脊髓前索内下行,称**皮质脊髓前束**,交叉或不交叉分别止于中胸部以上、双侧的脊髓前角运动神经元。另有少量不交叉的纤维沿同侧皮质脊髓侧束前外侧部下行,称 **Berne 前外侧束**,止于颈髓前角运动神经元。锥体束控制骨骼肌的随意运动。

2) **起自脑干的下行纤维束**:在中脑,有发自对侧红核的**红核脊髓束**和发自对侧上丘的**顶盖脊髓束**;在脑桥和延髓,有发自前庭神经核的**前庭脊髓束**和发自网状结构的**网状脊髓束**,上述下行纤维束均止于脊髓前角运动神经元,主要功能是调节肌张力,协助锥体束完成对骨骼肌随意运动的控制。

3. **脑干网状结构**　脑干内,在界限明显的脑神经核、非脑神经核和纤维束之间的区域中,还存在范围广泛、界线不明、灰质和白质交错排列的**脑干网状结构** reticular formation of brain stem(图 17-29)。一般认为,网状结构出现于上颈髓,位于灰质前、后角间的外侧;沿纵轴向下与脊髓灰质板层网状中间带相续,向上在延髓位于下橄榄核、小脑下脚、第四脑室底和内侧丘系之间,在脑桥和中脑散布于被盖的神经核、纤维束之间。网状结构是进化上较古老的部分,保持多突触联系的特点,几乎接受所有感觉系统的纤维传入,传出纤维到达中枢神经系统的所有节段,其特有的长树突还广泛接受上、下行纤维束的信息传入,直接或间接地与中枢神经系统各个部位保持往返纤维联系。

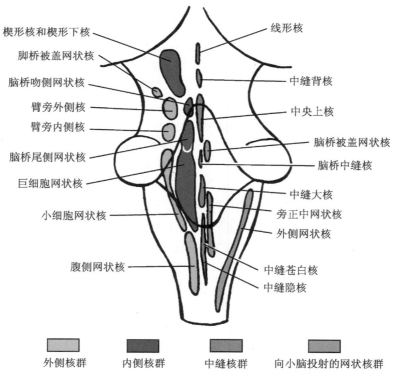

图 17-29　脑干网状结构核团(模式图)

（1）**脑干网状结构的主要核群**

1）**向小脑投射的核群**：包括外侧网状核、旁正中网状核和脑桥被盖网状核，中继脊髓、大脑运动和感觉皮质、前庭神经核等到小脑的传入联系。

2）**中缝核群**：位于脑干中缝两侧，包括中缝大核、中缝脑桥核、中缝背侧核等，主要由5-羟色胺能神经元组成。

3）**内侧核群**：靠近中线，位于中缝核群外侧，占据网状结构内侧2/3，包括延髓的腹侧网状核、巨细胞网状核，脑桥的尾侧、颅侧网状核。内侧核群接受来自外侧核群、脊髓和所有脑神经核的传入纤维，以及中脑顶盖视觉、听觉信息的传入，以及嗅脑嗅觉信息的传入。内侧核群发出大量长的上、下行传出纤维止于脊髓和丘脑，是脑干网状结构的"效应区"。

4）**外侧核群**：位于内侧核群外侧，占据网状结构外侧1/3，主要为去甲肾上腺素和肾上腺素能神经元。包括延髓和脑桥的小细胞网状核，中脑的楔形核、楔形下核、脑桥被盖核和臂旁内、外侧核。外侧核群接受包括大部分感觉通路的侧支在内的广泛传入投射，中继后传递给内侧核群，是脑干网状结构的"感受区"和"联络区"。

（2）**脑干网状结构的纤维联系**

1）**脑干网状结构的传入纤维**：① 皮质网状束和皮质脊髓束的侧支至网状结构外侧核；② 脊髓网状束和内侧丘系、视觉通路的侧支等；③ 来自间脑和纹状体的直接或间接纤维进入正中核。

2）**脑干网状结构的传出纤维**：① 发自网状结构正中核、外侧核的网状脊髓束；② 发自网状结构内侧核、外侧核的短纤维联系正中核和脑神经运动、感觉核；③ 发自网状结构正中核的上行网状纤维联系边缘叶等。

（3）**脑干网状结构的功能**

1）**调节肌张力**：延髓网状结构腹内侧部有抑制肌张力的抑制区，在该区的外侧及脑桥、中脑的网状结构中有增强肌张力的易化区，上述区域发出网状脊髓束，止于前角运动神经元。通过反射通路的联系，使骨骼肌的运动形式从相对简单的反射、粗糙的运动到精细、复杂的运动。

2）**上行网状激动系统**：经脑干上行的各种特异性传导通路均发出侧支进入脑干网状系统的外侧核群，中继后到达内侧核群或直接进入内侧核群。再由此发出上行纤维止于背侧丘脑的非特异性核团及下丘脑（图17-30）。因此，各种特异性感觉（视觉、听觉、痛觉、温度觉等）信息转化为非特异性信息，从间脑向大脑广泛投射，这种非特异性的上行投射系统称上行网状激动系统，维持大脑睡眠-觉醒状态，使大脑皮质保持适度的意识和清醒，对各种传入信息有良好的感知能力。

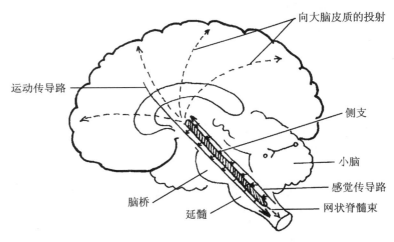

图17-30 网状上行激活系统

知识点链接

上行网状激动系统不仅由网状结构发出的长距离上行纤维束构成，还含有较多短轴突、多突触的上行纤维，因而传导冲动的速度较慢，使得该系统对某些镇静药、安眠药和麻醉药比较敏感。一般认为，上述药物和针推是通过阻断上行网状激动系统而发挥镇静、安眠和麻醉作用的；而中枢神经兴奋药如肾上腺素也是通过该系统发挥兴奋作用。

3）**调节内脏活动**：延髓网状结构中有呼吸中枢、心血管中枢和呕吐中枢等，是维持生命活动的重要部位。故脑干损伤会导致呼吸、循环障碍,危及生命。

4) **参与睡眠发生,抑制痛觉传导**:中缝核内主要为 5-羟色胺能神经元,其发出上行纤维直接或间接投射到大脑皮质,使大脑皮质处于抑制状态,可引起睡眠;发出下行纤维投射到脊髓后角,抑制痛觉信息的传导。

(三)脑干各部代表性横切面

1. **延髓锥体交叉横切面**(图 17-23) 该切面表面的沟裂和内部灰、白质的配布与脊髓相似。切面中央为中央管及周围的中央灰质。在前正中裂,皮质脊髓束的大部分纤维交叉越过中线至对侧,形成锥体交叉。相当于脊髓灰质前角内有自颈髓上延的副神经核。在后索中,薄束和楔束的深面出现薄束核和楔束核。在楔束的外侧有染色较浅的三叉神经脊束(下续脊髓的背外侧束),其内侧的半月形亮区为三叉神经脊束核(此核下接脊髓的胶状质)。前角的背外侧有网状结构。脊髓丘脑束、脊髓小脑前、后束和红核脊髓束仍位于外侧索内相应的位置。

2. **延髓内侧丘系交叉横切面**(图 17-24) 此切面通过锥体交叉的稍上方,外形比锥体交叉切面稍大,前正中裂已恢复矢状位。前正中裂两侧为锥体束,表面膨隆为锥体。后索的薄束、楔束纤维已减少,其深面的薄束核和楔束核则增大,并发出内弓状纤维呈弓形绕经中央灰质,在中央管腹侧左右交叉至对侧形成内侧丘系交叉。交叉后的纤维紧贴中线两侧上行,称内侧丘系。三叉神经脊束及核仍位于楔束外侧,脊髓丘脑束位于锥体束的背外侧。中央管稍增大并后移,中央灰质内出现舌下神经核和迷走神经背核。

3. **延髓橄榄中部横切面**(图 17-25) 该平面中央管已开放构成第四脑室。前正中裂两侧为锥体束,其背外侧有呈口袋状的下橄榄核(接受来自脊髓的上行投射纤维和脑干感觉性中继核的传入联系,以及来自大脑皮质、丘脑等下行投射纤维。发出橄榄小脑纤维越过中线,汇合脊髓小脑后束组成小脑下脚)。室底灰质在中线两旁是舌下神经核,其发出舌下神经根经锥体束与下橄榄核之间出脑。此核背外侧为迷走神经背核、界沟以外迷走神经背核的外侧为孤束,其周围有孤束核围绕。界沟外侧可见前庭神经核。室底灰质与下橄榄核之间的区域为网状结构,其内出现疑核(相当于三叉神经脊束核与下橄榄核之间的连线中点处),发出的纤维行向背内侧,然后折向腹外侧加入迷走神经根,在下橄榄核背侧出脑。前庭神经核腹外侧为小脑下脚,小脑下脚腹内侧为染色较浅的三叉神经脊束及三叉神经脊束核。在下橄榄核的背外侧、三叉神经脊束的腹侧有脊髓丘脑束。中线两侧白质纵行纤维束,由前向后依次为锥体束、内侧丘系、顶盖脊髓束和内侧纵束。

通过上述延髓切面可以看出,延髓与脊髓在形体结构上有以下 4 个明显的变化:① 锥体束纤维大部分在延髓下端交叉(形成锥体交叉)后进入脊髓。② 由脊髓后索上行的薄束、楔束在薄束核、楔束核终止,换元后发出纤维形成内侧丘系交叉,其后在对侧上升称为内侧丘系。③ 下橄榄核的出现。④ 中央管开放为第四脑室,中央灰质形成第四脑室底的灰质,内含脑神经核团。

4. **脑桥中下部横切面**(通过面神经丘切面,图 17-26) 在切面中份,可见上橄榄核和蜗神经核发出的横行纤维穿经上行的内侧丘系交叉形成斜方体,交叉后的纤维在被盖腹外侧部上橄榄核的外侧接受其发出的纤维,转折向上组成外侧丘系(一侧外侧丘系含有双侧上橄榄核所发出的纤维)。以斜方体前缘为界,可将脑桥划分为腹侧的脑桥基底部和背侧的脑桥被盖部。脑桥被盖部可视为延髓的直接延续,而脑桥基底部为发生较新的部分。基底部主要由纵、横行纤维和散在其间的脑桥核所构成。纵行的纤维包括锥体束和皮质脑桥束。脑桥核接受来自大脑脚的皮质脑桥束,发出的脑桥横行纤维越过中线将纵行的锥体束分成许多小束,并向后外侧汇集形成小脑中脚。脑桥被盖部的室底中线两侧面神经丘深面为展神经核,发出展神经根斜向前下方。界沟外侧可见前庭神经核。在展神经核腹外侧可见面神经核,其发出的纤维向背侧绕展神经核,再折向腹外侧出脑。面神经核的背外侧可见三叉神经脊束核。内侧丘系的背外侧有脊髓丘脑束。脑桥网状结构位居被盖中央。

5. **脑桥中部横切面**(经三叉神经根切面,图 17-27) 背侧的第四脑室逐渐闭合,其侧壁上自内向外依次为小脑上脚、小脑下脚、小脑中脚。三叉神经根斜穿小脑中脚进入被盖,根外侧是三叉神经脑桥核,根内侧是三叉神经中脑核。腹侧基底部结构安排与脑桥中下部横切面相似。

脑桥与延髓相比,斜方体及其腹侧的脑桥基底部是新出现的结构,背侧的被盖部是延髓的直接延续,其灰质核团主要是与 V、Ⅵ、Ⅶ、Ⅷ 对脑神经相联系的核团;第四脑室逐渐缩小。

6. 中脑上丘横切面(图 17 - 28)　由切面上可见第四脑室已闭合缩细为中脑水管,管周围为中央灰质。以中脑水管及周围的灰质为界,可将中脑分为背侧的顶盖部(包括上丘核)和腹侧的大脑脚。大脑脚又被黑质分为腹侧的大脑脚底部和背侧的中脑被盖部,中脑被盖是脑桥被盖和延续,内含神经核、纤维束和网状结构;脚底由下行传导束构成。中央灰质腹侧有动眼神经核和动眼神经副核,该两核发出纤维组成动眼神经走向腹侧,从大脑脚内侧出脑。中脑被盖有大而圆的红核,红核背外侧的上行传导束呈"牛角状",由内向外由内侧丘系、脊髓丘脑束、三叉丘系和外侧丘系形成,并逐渐移向背侧。被盖中央为网状结构。在大脑脚底部中 3/5 为锥体束,内、外侧各 1/5 分别为额桥束和顶枕颞桥束。中线上交叉的纤维分别为被盖背侧交叉和被盖腹侧交叉。

(四) 脑干损伤的临床表现

引起脑干损伤的主要原因包括外伤、肿瘤和血管性病变等。血管性病变通常是由于椎-基底动脉系的栓塞或出血所致,常累及供血部位的神经核和纤维束,导致相应的临床表现。典型的脑干损伤及临床表现如下:

1. 延髓内侧综合征 medial medullary syndrome(图 17 - 31)　病变区域受脊髓前动脉或椎动脉内侧支供应。若为一侧延髓内侧部分的损伤,又称舌下神经交叉性偏瘫 alternating hypoglossal hemiplegia,主要受损结构和临床变现为:① 锥体束受损,导致对侧上、下肢痉挛性瘫痪;② 内侧丘系受损,导致对侧躯干和上、下肢意识性本体感觉和精细触觉障碍;③ 舌下神经根受损,导致同侧半舌肌瘫痪,伸舌时舌尖偏向瘫痪侧。

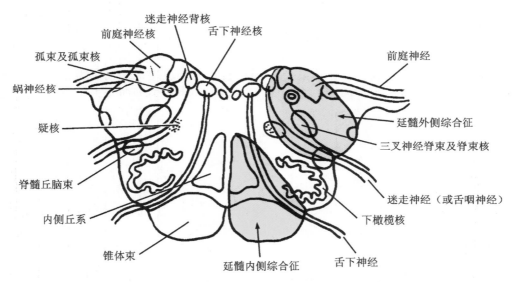

图 17 - 31　延髓损伤区域(灰色区)及相关临床综合征

2. 延髓外侧综合征 lateral medullary syndrome(图 17 - 31)　又称 **Wallenberg 综合征**。常见原因为小脑下后动脉或椎动脉血栓形成。主要受损结构和临床变现为:① 疑核及舌咽、迷走神经受损,导致同侧软腭及咽喉肌瘫痪,吞咽困难、构音障碍、咽反射消失;② 下丘脑至胸髓节段中间外侧核的交感下行通路受损,导致同侧 Horner 综合征,包括瞳孔缩小、上睑下垂、面部皮肤潮红、面部汗腺分泌障碍;③ 小脑下脚受损,导致同侧上、下肢共济失调;④ 三叉神经脊束及核受损,导致同侧头面部痛觉、温度觉障碍;⑤ 脊髓丘脑束受损,导致对侧躯干和上、下肢痛觉、温度觉障碍;⑥ 前庭神经核受损,表现为眩晕、恶心、呕吐及眼球震颤。

3. 脑桥基底部综合征 basal pontine syndrome(图 17 - 32)　病变区域受小脑下前动脉基底支或基底动脉旁正中支供应。若为单侧损伤,又称展神经交叉性偏瘫 alternating abducens hemiplegia,主要受损结构和临床变现为:① 锥体束受损,导致对侧上、下肢痉挛性瘫痪;② 展神经根受损,导致同侧眼球外直肌瘫痪。

4. 脑桥背侧部综合征 dorsal pons syndrome(图 17 - 32)　病变区域为一侧脑桥尾侧部被盖部。主要受损结构和临床变现为:① 展神经根受损,导致同侧眼球外直肌瘫痪;② 面神经核受损,导致同侧面肌瘫痪;③ 前庭神经核受损,表现为眩晕、眼球震颤;④ 三叉神经脊束受损,导致同侧头面部痛觉、温度觉障碍;⑤ 脊髓丘脑束受损,导致对侧躯干和上、下肢痛觉、温度觉障碍;⑥ 内侧丘系受损,导致对侧对侧躯干和上、下肢

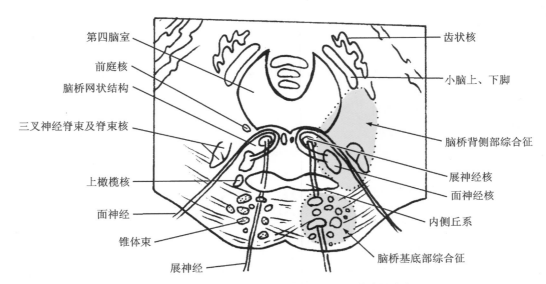

图 17-32 脑桥损伤区域(灰色区)及相关临床综合征

意识性本体感觉和精细触觉障碍；⑦下丘脑至胸髓节段中间外侧核的交感下行通路受损，导致同侧 Horner 综合征；⑧小脑下脚和脊髓小脑前束受损，导致同侧上、下肢共济失调。

5. 大脑脚底综合征 peduncular syndrome(图 17-33) 病变区域为一侧大脑脚底，受后穿支动脉或大脑后动脉分支供应。若为单侧损伤，又称**动眼神经交叉性偏瘫** alternating oculomotor hemiplegia 或 **Weber 综合征**。主要受损结构和临床变现为：① 锥体束受损，其中皮质脊髓束受损导致对侧上、下肢痉挛性瘫痪，皮质核束受损导致对侧面神经和舌下神经核上瘫，出现对侧面部眼裂以下面肌和舌肌瘫痪；② 动眼神经根受损，导致同侧眼球除外直肌和上斜肌外的眼外肌瘫痪，瞳孔括约肌瘫痪导致瞳孔散大。

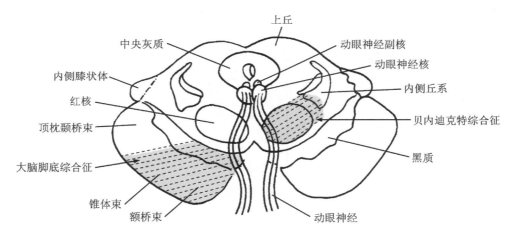

图 17-33 中脑损伤区域(灰色区)及相关临床综合征

6. 贝内迪克特综合征 Benedikt syndrome(图 17-33) 病变区域为一侧中脑被盖腹内侧部。主要受损结构和临床变现为：① 内侧丘系受损，导致对侧躯干和上、下肢意识性本体感觉和精细触觉障碍；② 动眼神经根受损，导致同侧眼球除外直肌和上斜肌外的眼外肌瘫痪，瞳孔括约肌瘫痪导致瞳孔散大；③ 红核和小脑丘脑纤维(为已交叉的小脑上脚纤维)受损，导致对侧上、下肢意向性震颤、手足徐动及共济失调。

(冉建华)

二、小脑

小脑 cerebellum 位于颅后窝内，在延髓和脑桥的后上方。小脑借 3 对小脑脚与脑干相连，小脑与脑干之间的腔隙为第四脑室。小脑后上方隔着小脑幕与端脑枕叶底面相对。

（一）小脑的外形

小脑上面平坦，下面中间部凹陷，容纳延髓。小脑中间部缩窄的部分称**小脑蚓** vermis，两侧膨大的部分称**小脑半球** cerebellar hemisphere。小脑蚓的下部以深沟与小脑半球分隔，并陷入两个半球之间，从后向前分为蚓结节、蚓锥体、蚓垂、小结。小脑半球上面前 1/3 与后 2/3 交界处的**原裂** primary fissure 将小脑分成前叶和后叶。在小脑下面，**后外侧裂** posterolateral fissure 将小脑分为后叶和绒球小结叶，小脑半球下面近枕骨大孔处膨出的部分称**小脑扁桃体** tonsil of cerebellum。当颅内高压时，小脑扁桃体可挤入枕骨大孔，形成小脑扁桃体疝，压迫延髓，危及生命（图 17 - 34）。

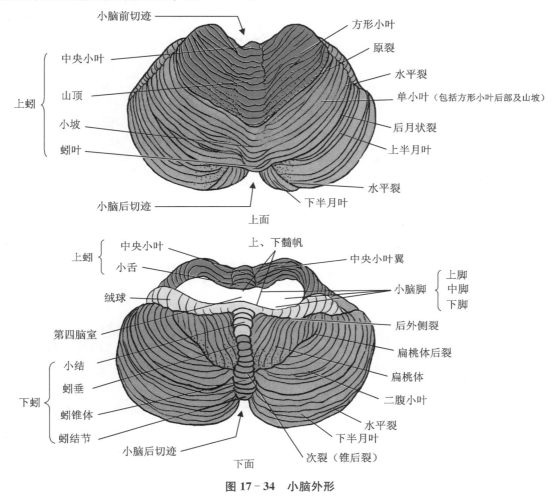

图 17 - 34 小脑外形

（二）小脑的分叶和分区

小脑借表面的深沟分为 3 叶，结合小脑的发生、纤维联系，可将小脑分为三个功能区（图 17 - 35、表 17 - 2）。

1. **绒球小结叶** flocculonodular lobe 在小脑的下面，包括半球上的两个绒球和小脑蚓前端的小结，二者以绒球脚相连。该叶在种系发生上最古老，称为**古小脑** archicerebellum，因主要与前庭神经核和前庭神经联系，又称为**前庭小脑** vestibulocerebellum，与维持平衡有关。

2. **前叶** anterior lobe 位于小脑上部原裂以前的部分，在种系发生上晚于绒球小结叶，与小脑蚓部合称为**旧小脑** paleocerebellum，主要接受来自脊髓的信息，又称**脊髓小脑** spinocerebellum，与肌张力的调节、姿势的维持有关。

3. **后叶** posterior lobe 位于原裂以后的大部分小脑区域。后叶在进化过程中发生最晚，称为**新小脑** neocerebellum，因其接受由大脑皮质传来的信息，又称**大脑小脑** cerebrocerebellum，协调肌肉活动。

表 17-2　小脑的纤维联系及功能分区

分　叶	进化命名	功能名称	所 含 结 构	主要功能
绒球小结叶	古小脑	前庭小脑	绒球、小结、绒球脚	维持平衡
前叶	旧小脑	脊髓小脑	小脑上部原裂以前的部分、蚓垂、蚓锥体	调节肌张力
后叶	新小脑	大脑小脑	小脑原裂以后的部分	协调运动

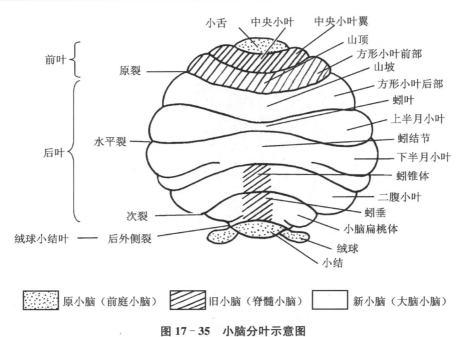

图 17-35　小脑分叶示意图

（三）小脑的内部结构

　　小脑灰质和白质的分布与脊髓不同，而与大脑近似。小脑表面覆盖一层较薄的灰质，称**小脑皮质** cerebellar cortex，小脑皮质向深部凹陷形成沟，将小脑分成许多大致横行的薄片，称为**小脑叶片** cerebellar folia 或小脑回。皮质深面的白质称**髓质**，主要由进出小脑的纤维组成。髓质内包埋有 4 对灰质核团称**小脑核** cerebellar nuclei 或**小脑中央核** central nuclei of cerebellum。

　　1. 小脑皮质的细胞构筑　小脑皮质由神经元胞体和树突组成，其细胞构筑由外向内依次是：分子层、浦肯野细胞层和颗粒层（图 17-36）。

　　（1）**分子层** molecular layer：由大量的纤维和极少的神经元构成。神经元有两类：浅层的细胞称星形细胞，胞体小，突起短而细小，轴突可与浦肯野细胞的树突形成突触；深层的细胞称篮细胞，胞体大，呈星形或多角形，发出细长轴突沿与叶片长轴相垂直的方向走行，沿途向下发出侧支包绕在浦肯野细胞的胞体外周，并与之形成突触。

　　（2）**浦肯野细胞层** Purkinje cell layer：由单层浦肯野细胞胞体组成，是小脑皮质中最大的神经元，胞体呈梨形，树突从胞体顶端发出，分支繁多，形如扇形，在分子层内展开，与叶片的平行纤维平行并形成突触。轴突自胞体底部发出，向下穿过颗粒层伸入髓质，终止于小脑核，沿途发出返回侧支，上行与浦肯野细胞胞体、树突、篮细胞等形成突触。浦肯野细胞的轴突是小脑中唯一的传出通路。

　　（3）**颗粒层** granular cell layer：主要含大量密集排列成层的颗粒细胞和少量的高尔基细胞以及苔藓纤维的终末组成。颗粒细胞体小，发出 3~5 个短树突，与来自脊髓、脑桥核和脑干网状结构等处的苔藓纤维形成突触；颗粒细胞向上发出轴突进入分子层，呈 T 形分叉，与小脑叶片长轴平行，故称平行纤维。平行纤维与浦肯野细胞及分子层内的细胞之间均有信息联系。高尔基细胞位于颗粒层浅部，紧靠浦肯野细胞胞体的下方，胞体发出树突伸向皮质各层，主要在分子层内分支并与平行纤维接触，轴突分支众多形成密丛，与颗粒细胞的树突相接触。

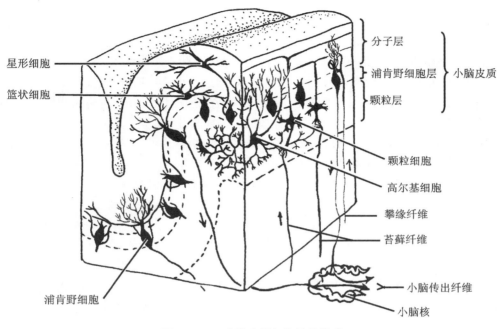

图 17-36 小脑皮质细胞构筑模式

2. **小脑核**　小脑髓质内,每侧有 4 个核团,由中央向两侧依次为:**顶核** fastigial nucleus、**球状核** globose nucleus、**栓状核** emboliform nucleus 和**齿状核** dentate nucleus(图 17-37)。在低等哺乳动物,球状核和栓状核合成一个核,称**中间核** interposed nuclei。顶核最古老,位于第四脑室顶壁内,主要接受来自小脑蚓部皮质浦肯野细胞的轴突、前庭神经和前庭神经核的纤维,止于延髓网状结构及前庭神经核;球状核位于顶核外侧,主要接受旧小脑皮质来的纤维;栓状核紧靠齿状核内侧的门处,接受新、旧小脑皮质的纤维;齿状核最大,形似下橄榄核,仅见于哺乳动物,在人类特别发达,此核主要接受新小脑皮质的纤维。球状核、栓状核和齿状核均发出纤维经小脑上脚进入脑干。

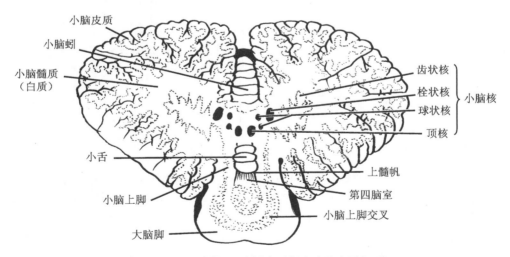

图 17-37 小脑核(经脑桥中下部和小脑水平切面)

3. **小脑白质**　在小脑蚓部,仅存在少量的白质,这些白质就像树的树干和树枝一样,因此被称为小脑生命树。而在小脑半球中存在大量白质,这些白质由三种纤维组成:① 固有束;② 传入纤维;③ 传出纤维。

固有纤维与小脑的不同区域联系而不离开小脑。一些固有纤维联系同侧的小脑皮质和小脑蚓部,其他的固有纤维将两侧小脑半球联系到一起。传入和传出纤维组成小脑的上、中、下三对脚。

(1) **小脑上脚** superior cerebellar peduncle:又称**结合臂**,连于小脑和中脑之间,主要由起自小脑核,止于对侧红核和背侧丘脑的传出纤维组成。传入纤维有脊髓小脑前束、三叉小脑束、顶盖小脑束和红核小脑束等。

（2）**小脑中脚** middle cerebellar peduncle：又称**脑桥臂**，最粗大，连于小脑和脑桥之间，为传入纤维，主要由对侧脑桥核发出的脑桥小脑纤维组成，有少许脑桥网状核到小脑皮质的纤维，小脑传出纤维非常稀少。

（3）**小脑下脚** inferior cerebellar peduncle：又称**绳状体**，连于小脑与延髓之间，含传入和传出纤维，传入纤维包括：来自前庭神经、前庭神经核、延髓下橄榄核、延髓网状结构进入小脑的纤维，脊髓小脑后束和楔小脑束的纤维。传出纤维有发自小脑蚓部皮质，止于前庭神经核的小脑前庭纤维；起于顶核，止于延髓的顶核延髓束。

传入纤维组成大部分白质，通过小脑上、中、下小脑脚进入小脑皮质。主要的传入纤维有：前庭小脑纤维，经小脑下脚止于古小脑；脊髓小脑前束、脊髓小脑后束，分别经小脑上脚和小脑下脚止于旧小脑；脑桥小脑纤维，组成小脑中脚止于新小脑；橄榄小脑纤维，主要构成小脑下脚，止于新、旧小脑皮质。

传出纤维是小脑皮质浦肯野细胞发出的轴突组成的由小脑向外发出的纤维。

（四）小脑的纤维联系与功能

小脑主要接受大脑、脑干和脊髓的有关运动信息，传出纤维也主要与各级运动中枢有关。因此，小脑是一个重要的运动调节中枢。小脑与外界的广泛联系是通过其三对小脑脚实现的。

1. 前庭小脑（古小脑）　主要接受同侧前庭神经节和前庭神经核发出的纤维，经小脑下脚进入绒球小结叶皮质，后者发出纤维回到同侧前庭神经核，再经前庭脊髓束等调节支配躯干肌及眼外肌的运动神经元，维持身体平衡，协调眼球运动（图 17-38）。

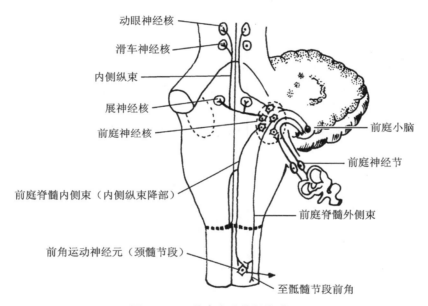

图 17-38　前庭小脑的纤维联系

2. 脊髓小脑（旧小脑）　主要从脊髓小脑束（含脊髓小脑后束、楔小脑束、脊髓小脑前束等）获取运动过程中身体内外各种变化着的信息。脊髓小脑的传出纤维经顶核和中间核（球状核和栓状核）离开小脑。其中，小脑蚓部发出纤维至顶核，接替后投射到前庭神经核和脑干网状结构，通过前庭脊髓束及网状脊髓束，至同侧脊髓前角内侧部，控制运动中的躯干肌和肢体近端肌的张力和协调。小脑半球中间部皮质发出纤维至中间核，接替后经小脑上脚，部分纤维至对侧红核大细胞部，部分纤维至对侧丘脑腹外侧核，中继后投射至对侧大脑皮质运动区；再分别经红核脊髓束和皮质脊髓侧束，止于同侧前角外侧部，控制运动中的肢体远端肌肉的张力和协调（图 17-39）。

3. 大脑小脑（新小脑）　主要接受来自对侧脑桥核经小脑中脚发来的纤维，接受来自对侧大脑皮质广泛区域（特别是额叶和顶叶）的信息。小脑半球外侧部发出纤维至齿状核，接替后经小脑上脚，部分纤维至对侧丘脑腹外侧核，部分纤维至对侧红核小细胞部，中继后发出皮质脊髓侧束，经锥体交叉至同侧脊髓前角外侧部，控制上、下肢精确运动的起始、计划和协调（图 17-40）。

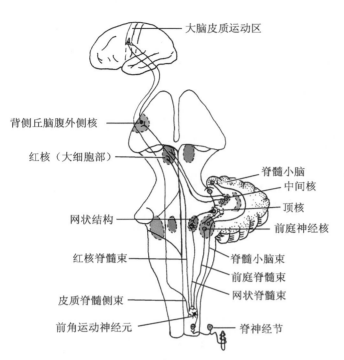

图 17-39　脊髓小脑的纤维联系

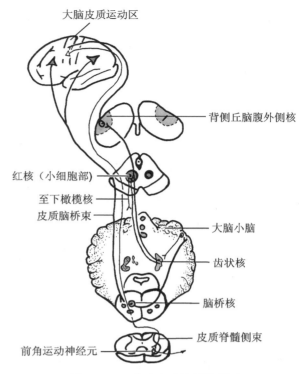

图 17-40　大脑小脑的纤维联系

知识点链接

　　每侧小脑半球主要与同侧身体的神经通路联系,因此,一侧小脑半球损伤导致的临床症状和体征局限于同侧肢体。小脑的功能是通过协同作用来协调机体的所有反射和自主肌活动。因此,小脑可以量化及协调肌肉张力并保持正常的身体姿势。小脑还可以保证随意运动比如行走进行的平稳、精确,而且简洁。需要注意的是,虽然小脑在骨骼肌运动中起了重要的作用,但它并不能使骨骼肌直接运动,故小脑的损伤不会引起随意运动的丧失(瘫痪)。

　　1. 小脑损伤的典型表现

　　(1) 一侧小脑半球、传入通路或小脑丘脑纤维在交叉前损伤时,运动障碍出现在同侧。这是因为:① 小脑上脚是交叉的,而皮质脊髓侧束和红核脊髓束又反向交叉回同侧;② 脊髓至小脑传入通路的损伤,主要累及在同侧上行的脊髓小脑后束和楔小脑束。

　　(2) 小脑损伤的典型体征:共济失调,示指运动时在控制速度、力量和距离上的障碍;眼球震颤;意向性震颤。

　　2. 原小脑综合征　因前庭小脑损伤所致。患者表现为平衡失调,行走时两腿间距过宽,东倒西歪;眼球震颤,眼球非随意有节奏摆动。

　　3. 新小脑综合征　为小脑半球损伤所出现的症状,多数病例旧小脑也同时被侵犯。患者患肢出现:肌张力低下;共济失调,即不能准确用手指点鼻,不能做快速的交替动作;意向性震颤,即肢体运动时,非随意有节奏的摆动,趋向动作目标时加剧。

三、间脑

　　间脑 diencephalon 由胚胎时的前脑泡发育而来,位于中脑上方,左、右大脑半球之间。除部分腹侧面露于表面外,其余部分皆为大脑半球所覆盖,外侧壁又与大脑半球愈合,故间脑与端脑边界不如其他脑部清楚,不易观其全貌。间脑的内腔为第三脑室。间脑的体积虽只占中枢神经系统的 2%,但其结构和功能十分复

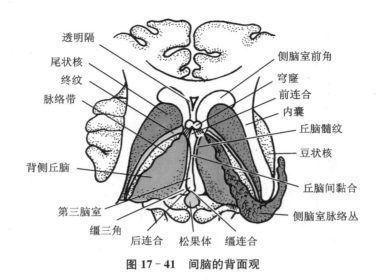

图 17 - 41　间脑的背面观

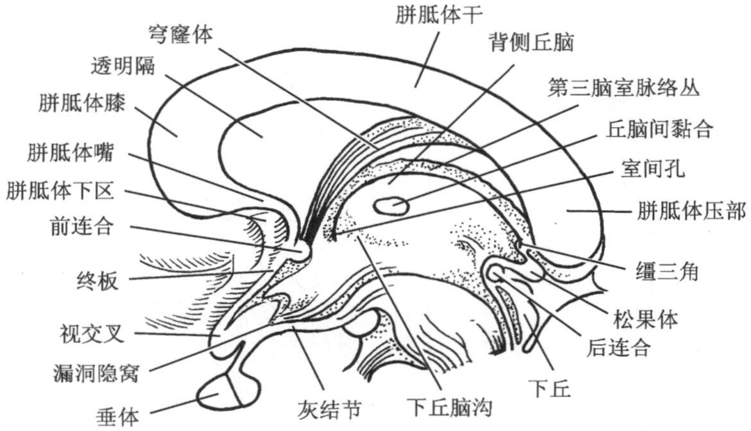

标注（图17-41）：透明隔、尾状核、终纹、脉络带、背侧丘脑、第三脑室、缰三角、后连合、松果体、缰连合、侧脑室前角、穹窿、前连合、内囊、丘脑髓纹、豆状核、丘脑间黏合、侧脑室脉络丛

标注（图17-42）：穹窿体、透明隔、胼胝体膝、胼胝体嘴、胼胝体下区、前连合、终板、视交叉、漏洞隐窝、垂体、灰结节、下丘脑沟、下丘、胼胝体干、背侧丘脑、第三脑室脉络丛、丘脑间黏合、室间孔、胼胝体压部、缰三角、松果体、后连合

图 17 - 42　间脑的内侧面观

杂。根据位置和功能可将间脑分为 5 个主要部分：背侧丘脑、后丘脑、底丘脑、上丘脑和下丘脑。

（一）背侧丘脑 dorsal thalamus

又称**丘脑**，是一对卵圆形的灰质团块，借**丘脑间粘合** interthalamic adhesion 相连，两者之间为第三脑室。丘脑前端突出称**丘脑前结节**，后端膨大为**丘脑枕**，背外侧面与端脑的尾状核、内囊相贴，背内侧面（即室腔面）游离，朝向第三脑室，在大脑正中矢状切标本上，可见其内侧面下方有一浅沟，称**下丘脑沟** hypothalomic sulcus，是背侧丘脑与下丘脑的分界线。

背侧丘脑灰质被一水平位呈"Y"形的白质**内髓板** internal medullary lamina 分隔成前核群、内侧核群和外侧核群（图 17 - 43）。前核群位于内髓板分叉处的前上方，是边缘系统的一个重要中继站，与内脏运动的调节有关。**内侧核群** medial nuclear group 居于内髓板的内侧，是躯体和内脏感觉冲动的整合中枢。**外侧核群** lateral nuclear group 位于内髓板的外侧，可分为背侧核群和腹侧核群，后者是背侧丘脑的主要部分，由前向后分为腹前核、腹中间核（又称腹外侧核）和腹后核。腹后核再分为**腹后内侧核** ventral posteromedial nucleus 和**腹后外侧核** ventral posterolateral nucleus，由躯体感觉传导路中第 3 级神经元胞体组成。腹后内侧核接受三叉丘系及由孤束核发出的味觉纤维，发出纤维组成丘脑中央辐射（丘脑皮质束），终止于中央后回下部，传导头、面部的感觉和味觉。传导上肢、躯干和下肢感觉的内侧丘系和脊髓丘脑束由内向外依次投射到腹后外侧核，发出的纤维参与组成丘脑中央辐射，终止于大脑皮质中央后回中、上部和中央旁小叶后部。人体绝大部分感觉传导系所传入的冲动都到丘脑换元后终于大脑皮质，因此丘脑成为大脑皮质下的感觉中枢，粗略的痛觉和温度觉可在丘脑水平产生。

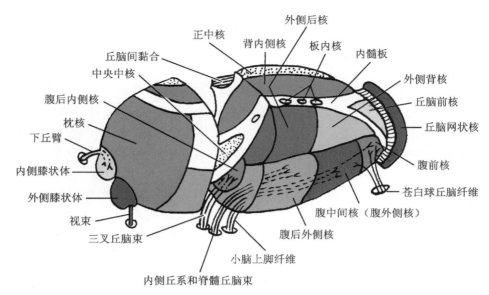

图 17‑43　背侧丘脑核团模式图

（二）后丘脑 metathalamus

位于丘脑枕的后下方，由**内侧膝状体** medial geniculate body 和**外侧膝状体** lateral geniculate body 组成（图 17‑43），是听觉和视觉传导通路的特异性中继核。内侧膝状体是听觉传导路中的最后一个中继核，接受下丘经下丘臂的传入纤维，发出纤维至颞叶的听觉中枢；外侧膝状体是视觉传导路中的最后一个中继核，接受上丘经上丘臂的传入纤维，发出纤维至枕叶的视觉中枢。

（三）底丘脑 subthalamus

又称腹侧丘脑，位于中脑和间脑的过渡区，主要含底丘脑核，与黑质、红核、苍白球有密切的纤维联系，参与锥体外系的功能。一侧的底丘脑核受损，可产生对侧肢体（尤其是上肢）较为显著的、不自主的舞蹈样动作，称半身舞蹈病或半身颤搐（图 17‑44）。

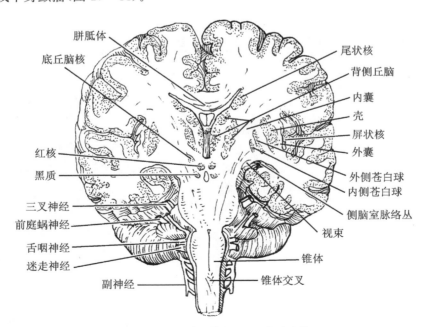

图 17‑44　脑的冠状切面（示底丘脑核）

（四）上丘脑 epithalamus

位于第三脑室顶部的周围，主要包括丘脑髓纹、缰三角、缰连合、**松果体** pineal body 和后连合

（图 17‑41）。松果体是一个神经内分泌器官，可分泌褪黑激素，具有调节生物钟和抑制生殖腺的作用。16岁以后，松果体钙化形成脑砂，可作为 X 射线诊断颅内占位性病变的定位标志。

> **知识点链接** 　　松果体的功能　　松果体是一个小的圆锥形的结构，通过松果体柄与间脑相连。松果体在起初未受到重视，现在发现松果体是一个非常重要的内分泌腺，它直接影响垂体、胰腺的胰岛、甲状旁腺、肾上腺皮质及髓质以及生殖腺的分泌活动。松果体的分泌来自松果体细胞，通过血液或者脑脊液循环到达它的靶器官，其作用主要是抑制：直接抑制激素分泌或抑制下丘脑分泌释放因子。值得注意的是，松果体无血‑脑屏障。
>
> 　　动物实验表明，松果体的活动具有昼夜生理节律，主要通过光调控。黑暗环境下，松果体的活动最强，可能因神经传导通过视网膜进入下丘脑的视交叉上核，再进入中脑被盖，最后进入松果体刺激其分泌，从而发挥功能。这个传导通路的后半部分可能包含网状脊髓束、脊髓胸段交感神经传出支、高位颈段交感神经节和节后神经纤维进入松果体。
>
> 　　褪黑激素和酶类在松果体内的浓度很高。褪黑激素与其他物质被释放进入血液循环，或进入第三脑室脑脊液，通过第三脑室进入腺垂体，并抑制促性腺激素的释放。人类和动物一样，血浆中褪黑激素的水平在黑夜升高，在白天下降。松果体在调节生殖功能中也发挥重要作用。

（五）下丘脑 hypothalamus

在整个间脑中，下丘脑核团众多，结构复杂，联系广泛，功能不清。它是实现神经调控内分泌的桥梁，也是内分泌影响神经系统的部位。

1. 外形和主要核团（图 17‑45）　下丘脑位于背侧丘脑下方，以下丘脑沟与丘脑分界，组成第三脑室侧壁的下半和底壁。在脑底面，下丘脑从前向后包括以下结构：左、右视神经合成的**视交叉** optic chiasma，其向后延伸为**视束** optic tract，视交叉后稍隆起的**灰结节** tuber cinereum，灰结节向下移行为**漏斗** infundibulum，漏斗下端连于**垂体** hypophysis，灰结节后方有一对圆形的**乳头体** mammillary body。

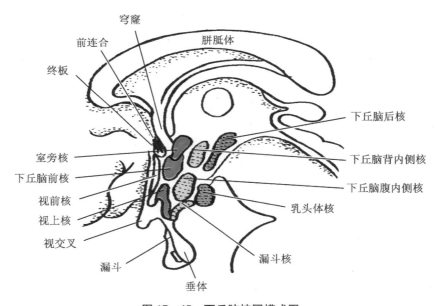

图 17‑45　下丘脑核团模式图

下丘脑包含许多核团，核团间的边界不太明显，主要的核团有：**视上核** supraoptic nucleus、**室旁核** paraventricular nucleus、**下丘脑前核** anterior hypothalamic nucleus、**漏斗核** infundibular（又称弓状核）、**正中隆起** median eminence、**腹内侧核** ventromedial nucleus、**背外侧核** dorsomedial nucleus、**乳头体核** mamillary nucleus 和**下丘脑后核** posterior hypothalamic nucleus。

从冠状面上看,下丘脑可分为四个区,由前至后为:**视前区** preoptic region、**视上区** supraoptic region、**结节区** tuberal region 和**乳头体区** mammillary region。

2. 下丘脑的纤维联系(图 17－46、图 17－47)
下丘脑复杂的纤维联系是实现其功能的基础。主要包括四个方面:① 与边缘系统的联系:通过终纹和杏仁腹侧通路与杏仁体联系,通过穹窿与海马结构相联系,通过前脑内侧束与隔区相联系。前脑内侧束连接隔区、下丘脑和中脑被盖,既是下丘脑的重要传入和传出纤维,也是端脑的重要出入通路之一。② 与脑干和脊髓的联系:通过前脑内侧束和乳头体脚接受来自脑干的纤维;经过**背侧纵束** dorsal longitudinal fasciculus 向下投射到脑干和脊髓自主神经节前神经元;经过乳头被盖束从乳头体到中脑被盖。背侧纵束是位于中脑水管腹外侧的一束上、下行纤维,大部分不交叉,联系下丘脑和脑干以及脊髓的较多的细胞群,包

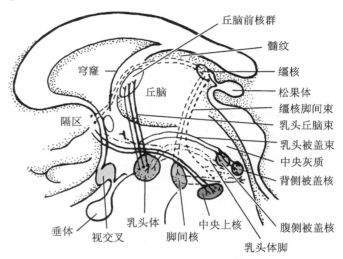

图 17－46　下丘脑的纤维联系

括动眼神经副核、上丘、疑核、上泌延核、下泌延核、面神经核、孤束核、舌下神经核及脊髓自主神经节前神经元。
③ 与背侧丘脑的联系:主要通过乳头丘脑束与丘脑前核群相联系,也通过室周灰质与丘脑背内侧核相联系。
④ 与垂体的联系:由下丘脑的神经元产生激素,通过轴突输送到垂体后叶(神经垂体)或正中隆起,再通过**垂体门脉系统** hypophysial portal vein 送至垂体前叶(腺垂体)。由下丘脑到神经垂体的纤维来自室旁核和视上核,因此又可称为室旁垂体束和视上垂体束,输送加压素和催产素到神经垂体,再经过神经垂体的血管扩散到全身,近年来还发现有胺能、氨基酸能和其他肽能神经到神经垂体。由下丘脑到正中隆起的纤维称为结节垂体束(又称结节漏斗束),起自漏斗核和下丘脑基底内侧部的一些神经纤维,终止于正中隆起的毛细血管,将神经内分泌物质(如促激素释放激素或抑制激素等)经垂体门脉系统运送至垂体前叶,控制垂体前叶的内分泌功能。

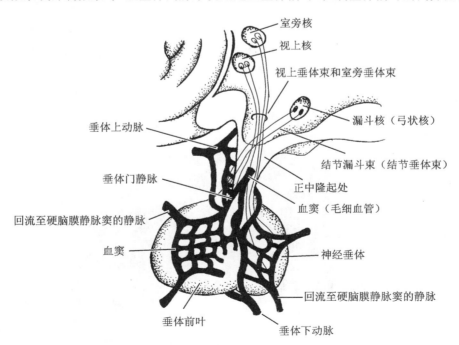

图 17－47　下丘脑与垂体的联系

3. 下丘脑的功能　下丘脑是神经内分泌中心,通过与垂体的密切联系,将神经调节和体液调节融为一体,调节机体的内分泌活动。

下丘脑是皮质下自主神经活动的高级中枢,涉及功能非常广泛,如它能把内脏活动和其他生理活动联系起来,对机体体温、摄食、生殖、水电解质平衡和内分泌活动进行广泛调节。可直接通过血液接受与体温、血液成分变化等的有关信息,并进行相应的调节。

下丘脑与边缘系统有密切联系,从而参与情绪行为的调节,例如发怒和防御反应等。下丘脑的视交叉上核与人类昼夜节律有关。

（六）第三脑室 third ventricle

位于左、右背侧丘脑和下丘脑之间,前方借左、右室间孔与大脑半球内的侧脑室相通,后方经中脑水管与第四脑室相通。第三脑室底自前向后由视交叉、灰结节、漏斗和乳头体构成;顶为第三脑室脉络丛。

> **知识点链接**
>
> （1）丘脑损伤:常由于血栓或供应丘脑的动脉出血所致。因丘脑接受来自对侧肢体的感觉传入冲动,其损害可导致对侧肢体的所有感觉系统障碍,包括轻感觉、触觉定位、分辨能力、关节运动协调的缺失等。
>
> （2）下丘脑损伤:下丘脑是神经系统中非常重要的一个区域。它不但控制着人类的情感,而且还协助脂肪、碳水化合物和水的新陈代谢。此外还影响着机体温度、生殖功能、睡眠以及摄取食物。垂体和下丘脑是两个联系紧密的系统,而且下丘脑也能控制垂体激素的释放。下丘脑的损伤可能来自感染、外伤、血管疾病以及肿瘤(如颅咽管瘤、垂体嫌色细胞瘤以及松果体肿瘤),可影响下丘脑的功能。最常见的症状是:生殖器发育不全或萎缩、尿崩症、肥胖症、睡眠紊乱、体温异常、消瘦。某些症状可同时出现,如肥胖生殖性无能综合征。

四、端脑

端脑 telencephalon 又称**大脑** cerebrum,由胚胎时的前脑泡演化而来,是脑的最大、最高级的部位。演化过程中,前脑泡两侧高度发育,遮盖间脑和中脑,并把小脑推向后方。端脑被**大脑纵裂** cerebral longitudinal fissure 分为左、右两个大脑半球,纵裂的底为**胼胝体** corpus callosum,由连接两半球的横行纤维组成。

（一）端脑外形和分叶

每个大脑半球可分为三面三极,三面即背外侧面、内侧面及底面,三极即额极(前端突出的部分)、枕极(后端突出的部分)和颞极(在外侧面,向前下突出的部分)。大脑半球表面有许多深浅不同的**沟** sulcus,沟与沟之间的凸起部称**回** gyrus。沟和回增加了大脑皮质的表面积。

1. 大脑半球的叶间沟和分叶(图 17 - 48) 大脑表面有三条较为恒定的深沟,借此将大脑半球分为五

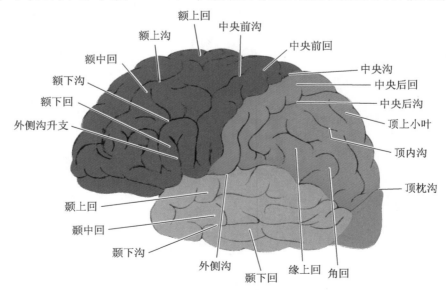

图 17 - 48 大脑半球背外侧面

叶。三条叶间沟是：① **外侧沟** lateral sulcus，起自半球下面，转至半球背外侧面，斜行向后上方；② **中央沟** central sulcus，位于背外侧面中央稍偏后，上端转向半球的内侧面，下端斜向前下达外侧沟中段的稍上方；③ **顶枕沟** parietooccipital sulcus，位于半球内侧面后部，上端向后上转至背外侧面，下端斜向前下与前后走行的距状沟相接。五个脑叶是：① **额叶** frontal lobe，位于外侧沟上方和中央沟前方；② **顶叶** parietal lobe，位于外侧沟上方，中央沟之后方，顶枕沟以前；③ **枕叶** occipital lobe，位于顶枕沟以后的部分；④ **颞叶** temporal lobe，位于外侧沟以下的部分，借顶枕沟与枕前切迹间的连线与枕叶分界；⑤ **岛叶** insula，位于外侧沟底，为额叶、顶叶和颞叶所掩盖。在切去部分额、颞、顶叶的标本上可见岛叶的全貌（图 17－49）。

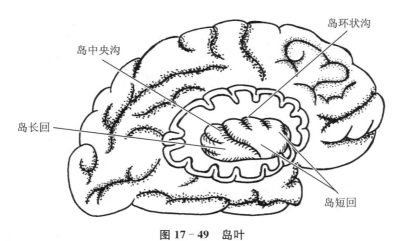

图 17－49　岛叶

2. 大脑半球的重要沟回

（1）**背外侧面**（图 17－48）：在额叶，有一与中央沟平行的沟叫**中央前沟** precentral sulcus，自该沟向前有上、下两条与上缘平行的纵沟，分别称**额上沟** superior frontal sulcus 和**额下沟** inferior frontal sulcus。中央沟与中央前沟之间的回为**中央前回** precentral gyrus，额上沟以上为**额上回** superior frontal gyrus，额下沟以下为**额下回** inferior frontal gyrus，两沟之间为**额中回** middle frontal gyrus。在颞叶，有与外侧沟平行的**颞上沟** superior temporal sulcus 和**颞下沟** inferior temporal sulcus，将颞叶分为**颞上回** superior temporal gyrus、**颞中回** middle temporal gyrus 和**颞下回** inferior temporal gyrus。深入外侧沟的颞叶上面，有两条横向的短回，称**颞横回** transverse temporal gyrus。在顶叶，平行于中央沟后方的是**中央后沟** postcentral sulcus，两沟间为**中央后回** postcentral gyrus。自中央后沟向后，有一条与半球上缘平行，由前向后走向的**顶内沟** intraparietal sulcus，该沟以上为顶上小叶，以下为顶下小叶。顶下小叶又分为围绕外侧沟末端的**缘上回** upramarginal gyrus 和围绕颞上沟末端的**角回** angular gyrus。

（2）**内侧面**（图 17－50）：额、顶、枕、颞四叶在内侧面均可见到。内侧面中部可见一呈耳轮状的断面，为**胼胝体**的断面（它前端下垂的尖端为胼胝体嘴，嘴以上弯曲处为胼胝体膝，中间部为体，后端稍膨大处为胼胝体压部）。环绕胼胝体的沟叫**胼胝体沟**，向后绕压部后向前移行于海马沟。胼胝体沟上方有与之平行的**扣带沟** cingulate sulcus，该沟在胼胝体压部处转向背侧称**边缘支** marginal branch。胼胝体沟与扣带沟间的脑回为**扣带回** cingulate gyrus。扣带回中部上方有**中央旁小叶** paracentral lobule，它是中央前、后回向内侧面延伸的部分。与顶枕沟前下端相连的弧形沟为**距状沟** calcarine sulcus，顶枕沟与距状沟之间的三角形区称**楔叶**。距状沟的下方为**舌回** lingual gyrus。约相当于胼胝体中部的下方，有一弯曲走向前下方的一个纤维束，为**穹窿**的一部分，穹窿前部为穹窿柱。穹窿柱与胼胝体之间的三角形薄板称为**透明隔**。胼胝体嘴下后方可见一小圆形的纤维束断面为**前连合**。前连合与视交叉之间的薄板，称为**终板**。约相当于前连合断面部位，在该处穹窿柱后方与背侧丘脑前端之间存在一小孔，为室间孔，它是侧脑室与第三脑室连通的孔道。

在半球内侧面，可见位于胼胝体周围和侧脑室下角底壁的一圈弧形结构：包括隔区、扣带回、海马旁回、海马和齿状回等，合称**边缘叶** limbic lobe。它们属于原皮质和旧皮质。

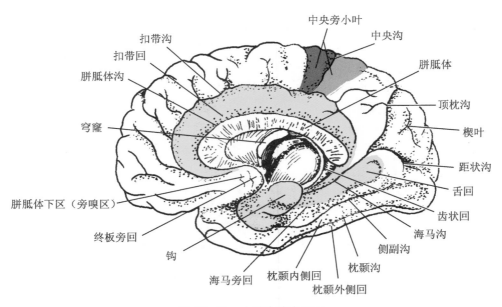

图 17 - 50 大脑半球内侧面

（3）**底面**（图 17 - 51）：半球底面前部由额叶、中部由颞叶、后部由枕叶构成。在额叶底面，大脑纵裂两侧各有一前后走向的神经纤维束即**嗅束**，其前端膨大称**嗅球**，后端移行为一小三角形区域称**嗅三角**，嗅三角与视束之间的区域称**前穿质**。在颞叶底面的中部有一条前后纵走的沟，称**侧副沟** collateral sulcus，其前段内侧的回称**海马旁回** parahippocampal gyrus（又称海马回），海马旁回前端向后上弯曲，称**钩** uncus。海马旁回内侧为海马沟，沟的上方呈锯齿状的灰质带称**齿状回** dentate gyrus，海马旁回外上方，侧脑室下角底壁上有一弓状隆起为**海马** hippocampus（图 17 - 52）。海马和齿状回构成了**海马结构** hippocampal formation。

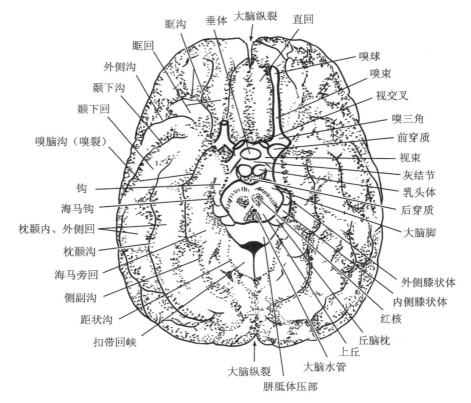

图 17 - 51 脑的底面

（二）端脑的内部结构

大脑半球仍主要由灰质与白质构成。端脑表面的灰质层称大脑皮质，皮质深部的白质又称髓质。髓质内包埋的灰质团块称为基底核。大脑半球内的腔隙称侧脑室。

1. **大脑皮质 cerebral cortex**　是中枢神经系统发育最复杂和最完善的部位，运动、感觉的最高中枢，语言、意识思维的物质基础。据估计，人类大脑皮质的总面积约 2 200 cm²，约有 26 亿个神经细胞，它们依照一定的规律分层排列并组成一个整体。从种系发生来看，大脑皮质可分为原皮质（包括海马和齿状回）、旧皮质（包括嗅脑）和新皮质（其余大部分大脑皮质）。原皮质和旧皮质为 3 层结构，新皮质有 6 层结构。

（1）大脑新皮质的分层（图 17 - 53）：新皮质的 6 层结构，由浅入深分别是：Ⅰ. **分子层** molecular layer；Ⅱ. **外颗粒层** external granular layer；Ⅲ. **外锥体细胞层** external pyramidal layer；Ⅳ. **内颗粒层** internal granular layer；

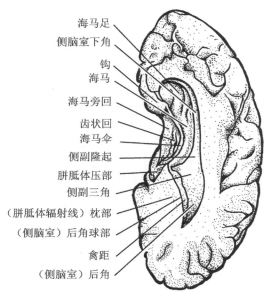

图 17 - 52　海马

Ⅴ. **内锥体层** internal pyramidal layer（又称节细胞层）；Ⅵ. **多形细胞层** multiform layer。其中以内颗粒层为界，又可将皮质分为粒上层（Ⅰ～Ⅲ层）和粒下层（Ⅳ～Ⅵ层）。粒上层在人脑最发达（原、旧皮质无此层），接受和发出联络性纤维，完成皮质内联系。内颗粒层主要接受间脑的特异性投射纤维的传入。粒下层主要发出投射纤维与皮质下结构联系，控制躯体运动和内脏运动的活动。

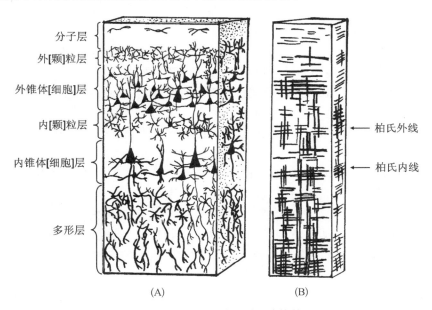

图 17 - 53　人大脑皮质细胞构筑

（2）**大脑皮质各层神经元的相互关系**：大脑皮质分层结构复杂，各层所含的神经元可分为两类：一是传出神经元，包括大锥体细胞、梭形细胞和大星形细胞；二是联络神经元，包括：小锥体细胞、短轴星形细胞、水平细胞、马提诺蒂 martinotti 细胞等。各神经元相互作用的方式多种多样，包括：① 反馈：如Ⅳ的 martinotti 细胞可由锥体细胞的轴突接受信息，再经本身的轴突与锥体细胞的树突形成突触联系；② 同步：Ⅰ层的水平细胞的轴突可同时与多个锥体细胞的顶树突形成突触，产生同步效应；③ 汇聚：Ⅳ层内颗粒细胞可同时接受传入和传出纤维侧支，进行整合处理；④ 扩散：一根传入纤维可终止于Ⅱ、Ⅲ、Ⅳ层的不同神经元，引起信息的广泛扩散；⑤ 局部回路：在大脑皮质的各类神经元中，存在大量的神经回路，是协调大脑神经活动的重要形态学基础。

（3）**大脑皮质的分区**：大脑皮质六层是新皮质的基本结构形式，但不同区域的皮质、各层的厚薄、纤维的疏密和细胞成分都不完全相同。根据不同部位细胞和纤维的配布，整个大脑皮质划分为若干区。其中使用最广泛的是 Brodmann 分区。将皮质分为 52 区（图 17-54）。

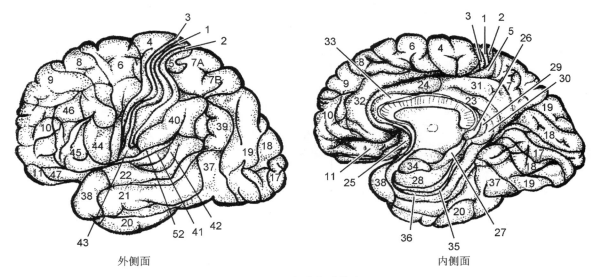

外侧面　　　　　　　　　　　　　　内侧面

图 17-54　大脑皮质的分区

（4）**皮质柱**：是指贯穿大脑皮质全层的柱状结构。皮质柱的大小不等，可占一个或几个神经元的宽度。每个皮质柱由各种神经元构成，均有传入、传出和联络神经纤维，构成垂直的柱内回路通过星形细胞与相邻的皮质柱相联系。皮质柱是大脑皮质的结构和功能单位，传入冲动进入Ⅳ层，在柱内垂直扩布，最后由Ⅴ、Ⅵ层细胞发出传出冲动离开大脑皮质。

（5）**大脑皮质的功能定位**：大脑皮质是神经系统的最高部位，是产生感觉、意识、语言聚会的区域。大量基础实验及临床实践显示，大脑皮质不同区域执行不同的特定功能，这些具有一定功能的脑区称为"中枢"。例如，中央前回主要管理全身骨骼肌的运动，但也接收部分感觉冲动；中央后回主要司全身感觉，但刺激它也可产生少量运动。可见，皮质功能的定位是相对的。除一些特定功能的中枢外，还存在着广泛的脑区，它们不局限于某种功能，而是对各种信息进行加工、整合，完成高级的神经精神活动，称为**联络区**，在高等动物联络区明显为多。

1）**第Ⅰ躯体运动区** primary somatic motor area（图 17-55）：位于中央前回和中央旁小叶前部（4,6区）。主管对侧半身骨骼肌的随意运动，其特点是：① 对人体对侧半身的管理是倒置的，但头面部仍然正置，即所谓"体倒头正"管理；② 左、右交叉管理，即一侧运动区支配对侧肢体的运动。而一些与联合运动有关的肌，如面上部肌、眼球外肌、咽喉肌、咀嚼肌等，则受到双侧运动区的管理，故一侧运动区受损后这些肌不出现瘫痪；③ 皮质上代表区的大小与该部功能的重要性和复杂程度有关，而与该部的形体大小无关。

2）**第Ⅰ躯体感觉区** primary somatic sensory area（图 17-56）：位于中央后回和中央旁小叶后部（3,1,2区）。主管对侧半身的深、浅感觉，包括痛觉、温度觉、触觉、压觉及位置觉和运动觉。其特点是：① 对人体对侧半身的管理是倒置的，但头面部仍然正置，即所谓"体倒头正"管理；② 左、右交叉管理；③ 身体各部投影区的大小取决于该部感觉的敏感程度。

3）**视区** visual area（图 17-57）：位于枕叶内侧面距状沟两侧皮质（17区）。接受来自外侧膝状发出的视辐射纤维。因视神经在视交叉处来自鼻侧半视网膜节细胞的轴突交叉至对侧，因此，一侧视区接受同侧视网膜颞侧半和对侧视网膜鼻侧半传来的视觉信息，故一侧视区损伤可导致双眼对侧视野同向性偏盲。

4）**听区** auditory area（图 17-57）：位于颞横回（41,42区）。接受内侧膝状体的纤维。每侧听区接受两耳的听觉冲动，因此，一侧听觉中枢受损，不致引起全聋。

5）**语言区** Language area（图 17-57）：只在人类大脑皮质独有。语言区域多在左侧大脑半球上（包括右

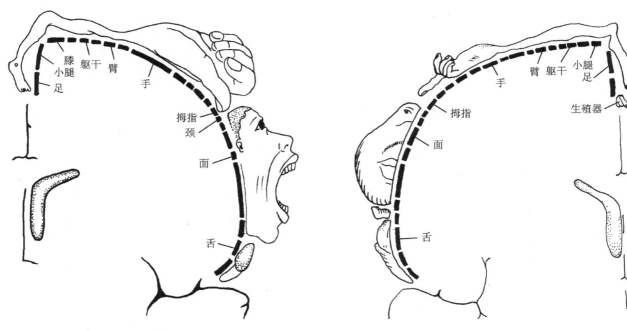

图 17 - 55　人体各部在第 I 躯体运动区的定位　　　　图 17 - 56　人体在各部第 I 躯体感觉区的定位

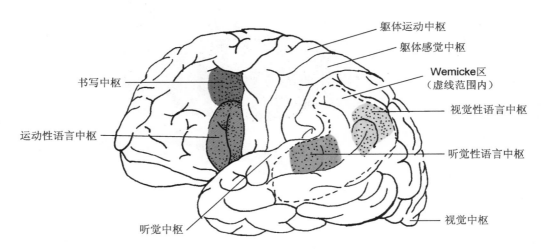

图 17 - 57　左侧大脑半球的语言中枢

利和一部分左利的人）。与语言功能有关的半球称为优势半球，包括说话、听话、书写和阅读等中枢。① **运动性语言中枢** motor speech area（说话中枢）：位于额下回后部（44、45 区），此中枢受损后，患者与发音有关的肌肉未瘫痪，能够发出声音，但丧失了说话能力，称运动性失语症。② **书写中枢** writing area：位于额中回的后部（8 区），紧靠中央前回的上肢代表区，特别是手的运动区。此区受损，手的运动功能保持，但写字、绘图等精细动作发生障碍，称失写症。③ **听觉性语言中枢** auditory speech area（听话中枢）：位于颞上回后部（22区）。此区能调整自己的语言和听取、理解别人的语言。此中枢受损后，患者听觉正常，但听不懂别人以及自己讲话的意思，不能正确回答问题，称感觉性失语症。④ **视觉性语言中枢** visual speech area（阅读中枢）：位于角回（39 区）。此中枢受损后，患者视觉无障碍，但不理解曾认识的文字意义，称失读症。

近年研究表明，听觉性语言中枢和视觉性语言中枢之间没有明确的界限，有人把他们都称为 Wernicke 区，包括颞上回、颞中回后部、缘上回和角回。Wernicke 区损伤，会导致严重的感觉性失语症。各语言中枢彼此之间有密切的联系，在大脑皮质有关区域协调配合下完成功能。

6）**味觉区** gustatory area：可能位于中央后回下方的岛叶。

7）**平衡觉区** vestibular area：位于中央后回下部头面部代表区附近。

8）**嗅觉区** olfactory area：位于海马旁回沟的附近。

大脑皮质中，额叶的功能与躯体运动、发音、语言及高级思维活动有关。顶叶的功能与躯体感觉、味觉、语言等有关。枕叶与视觉信息的整合有关。颞叶与听觉、语言和记忆功能有关。边缘叶与内脏活动有关。

在长期的进化和发育过程中，人的大脑皮质结构和功能得到了高度的分化。左右大脑半球的发育情况呈不对称性。左侧大脑半球与语言、意识、数学分析等密切相关，语言中枢主要在左侧大脑半球；右侧大脑半球主要感知非语言信息、音乐、图形和时空概念。左右大脑半球相互协调、配合完成各种高级精神神经活动。

2. 基底核 basal nuclei(图 17-58)　基底核位于白质内，靠近脑底，包括尾状核、豆状核、屏状核和杏仁体。**尾状核** caudate nucleus 位于丘脑背外侧，分为头、体、尾 3 部，呈"C"字形围绕豆状核和背侧丘脑，伸延至侧脑室前角、中央部和下角。**豆状核** lentiform nucleus 位于岛叶深部，借内囊与内侧的尾状核和丘脑分开，在水平切面上呈三角形，被两个白质的板块分隔成三个部分，外侧部最大的称壳 putamen，内侧两部分合称**苍白球** globus pallidus。在种系发生尾状核与壳是较新的结构，合称**新纹状体** neostriatum。苍白球是较旧的结构，称**旧纹状体** paleostriatum。纹状体是锥体外系的重要组成部分，在调节躯体运动中起重要作用。近年来发现苍白球参与了机体的学习记忆功能。

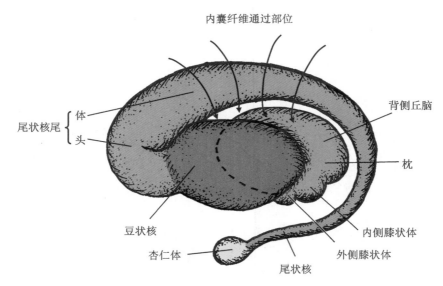

图 17-58　基底核

屏状核 claustrum 位于岛叶皮质与豆状核之间。屏状核和豆状核之间的白质称为**外囊**，屏状核与岛叶皮质之间的白质称为**最外囊**。屏状核的功能尚不清楚。

杏仁体 amygdaloid body 在侧脑室下角前端的上方，海马旁回沟的深面，与尾状核的末端相连，为边缘系统的皮质下中枢。

3. 大脑的髓质　大脑的髓质主要由联系皮质和皮质下结构的神经纤维组成，大致可分为 3 类纤维，即连合纤维、联络纤维和投射纤维(图 17-59)。

（1）**连合纤维** commissural fiber(图 17-60)：是连接两侧半球皮质的纤维，包括胼胝体、前连合和穹隆连合。胼胝体位于大脑纵裂底部，为连合左、右半球新皮质的纤维构成。矢状位切面示胼胝体很厚，前端呈钩形，由前向后分为嘴、膝、干和压部四部分，水

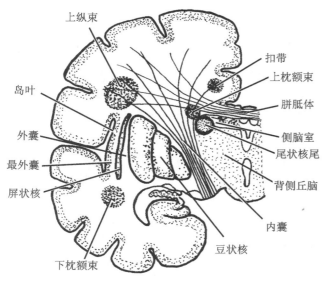

图 17-59　大脑髓质的纤维

平切面可见其纤维在大脑半球内几乎向所有部位辐射,广泛联系额、顶、枕、颞叶,其下为侧脑室顶。**前连合** anterior commissure 是终板上方横过中线的一束连合纤维,主要连接两侧的颞叶和嗅球。**穹隆** fornix 和**穹隆联合** fornical commissure 穹隆是由海马至下丘脑乳头体的弓形纤维束,两侧的穹隆在胼胝体下方有一部分纤维越到对方,连接对侧海马,称**穹隆联合**。

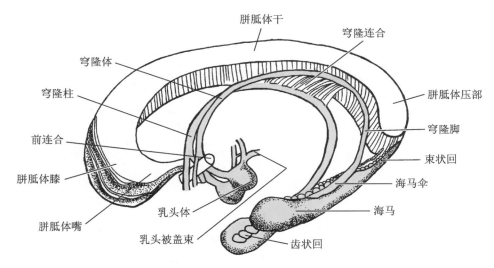

图 17-60　大脑半球的连合纤维

(2) **联络纤维** association fibers(图 17-61):是连接同侧半球不同部位皮质的纤维,其中联系相邻脑回的短纤维称弓状纤维。联系一侧半球各叶的长纤维包括:① 钩束,钩状,绕过外侧裂,连接额、颞叶;② 上纵束,在豆状核与岛叶的上方,连接额、顶、枕、颞四个叶;③ 下纵束,沿侧脑室下角和后角的外侧壁走形,连接枕叶和颞叶;④ 扣带,位于扣带回和海马旁回的深部,连接边缘叶的各个部分。

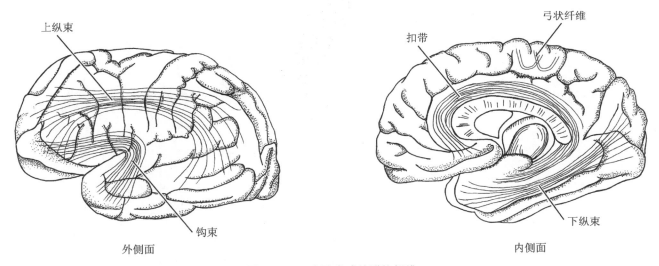

图 17-61　大脑半球的联络纤维

(3) **投射纤维** projection fiber:是连接大脑皮质和皮质下中枢的上、下行纤维,大部分经过内囊(图 17-62、图 17-63)。

内囊 internal capsule 是位于豆状核、尾状核和丘脑之间白质板。在水平切面上,内囊呈尖部向内的"<"字形,分为3部:**内囊前肢**位于尾状核和豆状核之间,有额桥束和丘脑前辐射通过;**内囊后肢**位于丘脑和豆状核之间,有皮质脊髓束、皮质红核束、顶桥束、丘脑中央辐射、视辐射、听辐射等通过;**内囊膝**是前、后肢汇合处,有皮质核束通过。当脑内血管病变等导致内囊损伤时,患者出现"三偏"症状,即对侧偏身感觉丧失(丘脑中央辐射受损)、对侧偏瘫(皮质脊髓束、皮质核束损伤)和双眼视野对侧同向偏盲(视辐射)。

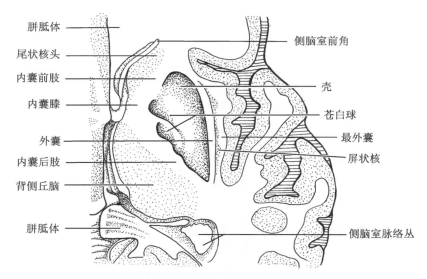

图 17 - 62　内囊

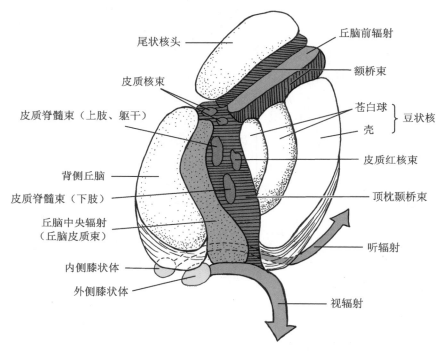

图 17 - 63　内囊结构模式图

4. 侧脑室 lateral ventricle（图 17 - 64）　是大脑半球的内腔，左、右各一，分为四个部分：中央部位于顶叶内；前角伸向额叶；后角深入枕叶；下脚伸至颞叶。侧脑室经左、右**室间孔** interventricular foramen 与第三脑室相通。侧脑室腔内有脉络丛。在嗅球与第三脑室之间的侧脑室外周，称为室管膜下区，该区含有大量的神经前体细胞，具有增殖的能力，可以定向增殖分化成神经元或胶质细胞。可能对神经的再生和修复具有积极意义。

（三）边 缘 系 统

在大脑半球内侧面，围绕胼胝体和侧脑室下角底壁的结构，包括扣带回、海马旁回、海马和齿状回等，共同组成边缘叶。**边缘系统** limbic system 由边缘叶和与之有关的皮质和皮质下结构，包括岛叶、杏仁体、隔核、下丘脑、背侧丘脑前核群等共同组成。边缘系统与内脏活动的调节、情绪反应、性反应、记忆活动等有关（图 17 - 65）。

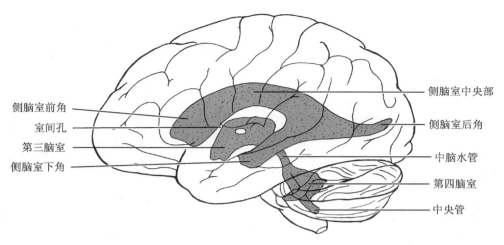

图 17-64　侧脑室投影

图中标注：侧脑室前角、室间孔、第三脑室、侧脑室下角、侧脑室中央部、侧脑室后角、中脑水管、第四脑室、中央管

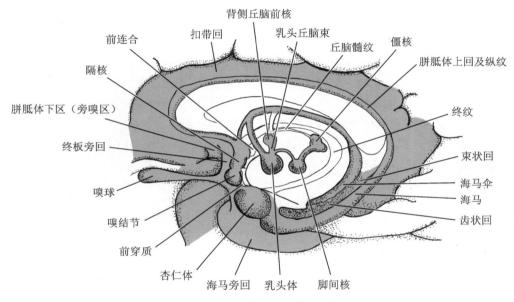

图 17-65　嗅脑和边缘系统

图中标注：前连合、扣带回、背侧丘脑前核、乳头丘脑束、丘脑髓纹、僵核、胼胝体上回及纵纹、隔核、胼胝体下区（旁嗅区）、终板旁回、嗅球、嗅结节、前穿质、杏仁体、海马旁回、乳头体、脚间核、终纹、束状回、海马伞、海马、齿状回

海马和齿状回合称海马结构，海马又分为 CA1、CA2、CA3、CA4 区，均只有三层结构（图 17-66）。因为颞叶的新皮质极为发达，海马结构被挤到侧脑室下角中。海马旁回-海马结构-乳头体-丘脑前核-扣带回-海马旁回之间的纤维形成环路，称**海马环路**，又称 **Papez 环路**。该环路与情感、学习和记忆等高级神经活动有关。

杏仁体位于侧脑室下角前端上方，海马旁回钩的深面，豆状核的腹侧。杏仁体与嗅脑、大脑新皮质、隔核、背侧丘脑和下丘脑有丰富的纤维联系，主要参与内脏和内分泌活动的调节及情绪活动。

隔区位于胼胝体嘴的下方，包括旁嗅区和胼胝体下回，在胼胝体下回的前外部深陷于沟内称海马原基，隔核是隔区的皮质下核团，分为外侧隔核和

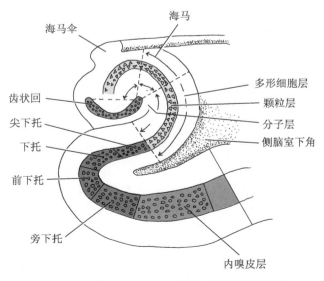

图 17-66　齿状回、海马和内嗅区皮质分层模式图

图中标注：海马伞、海马、齿状回、尖下托、下托、前下托、旁下托、多形细胞层、颗粒层、分子层、侧脑室下角、内嗅皮层

内侧隔核,接受穹窿、终纹、前穿质、扣带回以及经前脑内侧束的中脑网状结构上行纤维,发出纤维到边缘系统各部皮质及脑干网状结构。隔核被认为是各种冲动的整合中枢,是边缘系统的重要核团之一,刺激或损毁隔核,可见动物愤怒反应、进食、性行为、生殖行为的改变,也有人认为隔核与学习、记忆关系也非常密切。

> **知识点链接**
>
> (1) 关于大脑皮质的损伤:大脑皮质被认为是接受一系列来自眼、耳等全身感觉器官的信息站点的最后一站。用简单的术语来说,大脑皮质的功能与过去记忆的信息有关。处理后的感觉信息经过粗略的取舍、储存,转变为行为。在整个过程中,皮质与基底核之间通过许多皮质与皮质下的神经连接互相作用。
>
> 对于人类大脑皮质不同区域损伤的影响,通过对肿瘤、血管意外或头部外伤等患者的检查已有一定的认识。目前已能通过脑电记录反映大脑皮质不同区域的活动情况。研究发现,人类大脑皮质在很大程度上具有重塑剩余未受损皮质的能力,这使得大脑在损伤后得到一定程度的康复变为可能。
>
> (2) 关于基底核的疾病:基底核的功能紊乱有两种类型:一是运动过多综合征,是指有过多的异常运动,如舞蹈病、手足徐动症和投掷症;二是运动功能减退综合征,是指运动能力的丧失和减慢。帕金森病包括这两种运动能力的障碍。
>
> 帕金森病(Parkinson's Disease, PD)是一种病因未明的进展性疾病,好发于 45~55 岁,常与黑质内神经元的退行性变有关,当疾病发展到一定程度,也影响到苍白球、壳核和尾状核中的神经元。在黑质-纹状体神经轴突投射中,神经元的退行性改变将导致纹状体内多巴胺能神经递质释放的减少,进而导致纹状体突触后神经元表面多巴胺能受体的超敏化。
>
> PD 的特异性症状和体征有:震颤(尤静止时明显)、强直、运动迟缓、姿势异常等,患者的肌力和肢体无功能障碍,深、浅反射正常,无病理征。
>
> PD 的治疗可通过提高脑组织中多巴胺的水平来治疗。但遗憾的是,多巴胺类药物并不容易透过血-脑屏障,但多巴胺的直接前体左旋多巴却能透过血-脑屏障,常被用来治疗 PD。

小 结

中枢神经系统包括位于颅腔内的脑和位于椎管内的脊髓,二者均由胚胎时期的神经管发育而来。脑分为 4 部:端脑、间脑、脑干和小脑,其内神经元占全部神经元的 90% 以上,而脊髓实际上是脑内纤维束的延伸部位。

端脑又称大脑,由左、右两个大脑半球组成。由于大脑的高度发育,几乎遮盖全部间脑和部分中脑,并把小脑推向后方。大脑表面的灰质层为大脑皮质,大脑深部的灰质团块为基底核。皮质深部的白质称髓质,由有髓神经纤维组成。大脑表面有许多深浅不同的沟及隆起。一侧大脑半球分为五个叶:额叶、顶叶、枕叶、颞叶和岛叶,其中岛叶位于外侧沟底,为额叶、顶叶和颞叶所掩盖。大脑皮质主要的功能区有第Ⅰ躯体运动区、第Ⅰ躯体感觉觉、视区、听区和语言区。基底核包括尾状核、豆状核、屏状核和杏仁体,其功能与中央前回类似,参与躯体运动的调节。大脑髓质内的纤维有三类:连合纤维、联络纤维和投射纤维。间脑被大脑半球所覆盖,分为五个丘脑:背侧丘脑、后丘脑、底丘脑、上丘脑和下丘脑。脑干位于间脑和脊髓之间,包括中脑、脑桥和延髓三部分。小脑由两侧的小脑半球和中间的小脑蚓组成,其表面的薄层灰质为小脑皮质。小脑主要接受大脑、脑干和脊髓的有关运动信息,其传出纤维参与调节骨骼肌的运动。

脊髓分 5 个节段:颈髓、胸髓、腰髓、骶髓和尾髓,发出 31 对脊神经穿过相应椎间孔广泛分布于躯干和四肢。其内部结构与脑一样,也由灰质和白质组成。脊髓主要有两个功能:传导功能和反射功能。

【复习思考题】

1. 一建筑工人从高楼上摔落,X光显示该患者第4胸椎左侧骨折,推测哪一脊髓节段可能被伤及,会出现哪些症状? 出现这些症状的原因是什么?
2. 简述脑干内脑神经躯体运动核的名称、位置及纤维联系。
3. 简述间脑的分部及各部的组成。间脑内有哪些特异性中继核团? 简述它们的纤维联系。
4. 简述端脑的外形、分叶及主要机能定位区。
5. 试述内囊的位置、分部、投射纤维和损伤后的表现。

(贺桂琼)

第十八章

周围神经系统

学习目的

掌握：① 脊神经的组成、纤维成分和分布概况；② 颈丛、臂丛、腰丛、骶丛的组成和位置；③ 膈神经、肌皮神经、正中神经、尺神经、桡神经、腋神经、股神经、坐骨神经、胫神经和腓总神经的主要走行、分支和分布；④ 胸神经前支分布的节段性；⑤ 12 对脑神经的名称、纤维成分、连脑部位；⑥ 三叉神经、面神经、舌咽神经、迷走神经的行程、分支和分布；⑦ 内脏神经系统的构成、分布和功能；⑧ 内脏运动神经和躯体运动神经的区别；⑨ 交感和副交感神经低级中枢、神经节的位置及功能上的区别；⑩ 牵涉性痛的概念。

熟悉：① 颈丛皮支的浅出部位和分布范围；② 正中神经、尺神经、桡神经、腋神经、胫神经和腓总神经损伤后的主要表现；③ 第 Ⅰ、Ⅱ、Ⅲ、Ⅳ、Ⅵ、Ⅷ、Ⅺ、Ⅻ 对脑神经的分支分布；④ Ⅴ、Ⅶ、Ⅻ 对脑神经损伤后可能出现的症状；⑤ 节前、节后神经元及节前、节后纤维的概念及走行和分布。

了解：① 臂丛、腰丛、骶丛其他分支的分布；② 脑神经进出颅腔的部位；③ 脑神经中的神经节；④ 坐骨神经的常见变异；⑤ 交感神经灰、白交通支的概念；⑥ 内脏感觉神经的特点；⑦ 主要的内脏神经丛。

周围神经系统 peripheral nervous system 是由中枢神经系统的脑或脊髓向外周延伸的部分，包括由神经纤维集合形成的神经和由神经元胞体聚集而成的神经节，分布于全身各器官、系统。周围神经系统按照与中枢神经系统连结的部位，可分为与脑相连的 12 对**脑神经** cranial nerves 和与脊髓相连的 31 对**脊神经** spinal nerves。根据周围神经系统分布对象的不同，其又可分为**躯体神经** somatic nerves（分布于皮肤、骨、关节和骨骼肌）和**内脏神经** visceral nerves（分布于内脏、心血管、平滑肌和腺体）。由于躯体神经和内脏神经均需经脑神经和脊神经与中枢神经相连，故脑神经和脊神经中均有躯体神经和内脏神经的成分。为了叙述简便，通常把脑神经和脊神经中内脏神经的成分统称为**内脏神经**，将周围神经系统分为脑神经、脊神经和内脏神经三部分。

在周围神经系统中，神经元胞体聚集在神经节内，可分为感觉性脑、脊神经节和自主性交感、副交感神经节两类。**脊神经节**附于脊神经后根，**脑神经节**附于脑神经根上，均由假单极神经元组成。这些细胞的周围突末端形成各种感觉神经末梢，中枢突经脊神经后根或脑神经根进入脊髓和脑。

第一节　脊　神　经

一、概述

（一）脊神经的构成、分部和纤维成分

脊神经自脊髓发出，共 31 对。每对脊神经分别由多条根丝构成的前根、后根附着于脊髓前外侧沟和脊

髓后外侧沟,连接成 1 个脊髓节段。**前根**属运动性,含有躯体运动纤维和内脏运动纤维;**后根**属感觉性,含有躯体感觉纤维和内脏感觉纤维。前根和后根在椎间孔处合成脊神经,经椎间孔出椎管。脊神经后根近椎间孔处有椭圆形膨大的**脊神经节** spinal ganglion,由假单极神经元构成,属感觉神经节。

按照经椎间孔穿出的部位,31 对脊神经分 5 部分:**颈神经** cervical nerves 8 对、**胸神经** thoracic nerves 12 对、**腰神经** lumbar nerves 5 对、**骶神经** sacral nerves 5 对和**尾神经** coccygeal nerve 1 对。其中,第 1～7 颈神经干经相同序数颈椎上方的椎间孔穿出,第 8 颈神经干自第 7 颈椎下方的椎间孔穿出;12 对胸神经干和 5 对腰神经干均分别经相同序数椎骨下方的椎间孔穿出;第 1～4 骶神经干经相同序数的骶前孔和骶后孔出椎管,第 5 骶神经干和尾神经经骶管裂孔出骶管。由于椎管长于脊髓,各部椎体高度和椎间盘厚度不尽相同,故脊神经前、后根在椎管内走行的方向和长度各不相同。颈神经根最短,近于水平位走行;胸神经根较长,斜行向下外;腰骶神经根最长,近似垂直下行,构成**马尾**。

脊神经是混合性神经,含有四种纤维成分(图 18-1):

1. **躯体运动纤维**　由脊髓灰质前角神经元的轴突组成,支配躯干、四肢骨骼肌的随意运动。

2. **内脏运动纤维**　由脊髓 $T_1\sim L_3$ 节段侧角(交感中枢)和 $S_{2\sim4}$ 节段侧角(副交感中枢)神经元的轴突组成,经神经节换元后,节后纤维支配心肌、平滑肌的运动和腺体的分泌。

3. **躯体感觉纤维**　来自脊神经节的假单极神经元,其中枢突构成脊神经后根进入脊髓;周围突经脊神经分布于全身皮肤、骨骼肌和关节,将皮肤的浅感觉和肌、肌腱、关节的深感觉冲动传入中枢。

4. **内脏感觉纤维**　来自脊神经节的假单极神经元,其中枢突构成脊神经后根进入脊髓;周围突经脊神经分布于内脏、心血管和腺体,将内脏感觉冲动传入中枢。

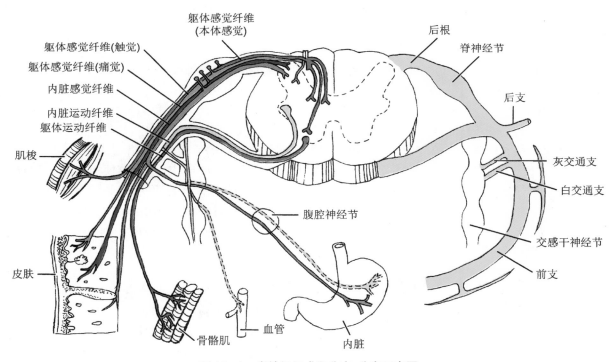

图 18-1　脊神经组成和分支、分布示意图

知识点链接　脊神经在椎间孔处的前方为椎体和椎间盘,后方为关节突关节和黄韧带,上方为上位椎弓的椎下切迹,下方为下位椎弓的椎上切迹,这一结构特点导致脊神经在此处容易受到影响。脊柱的病变如椎间盘突出、椎骨骨折、关节突及椎间关节的骨质增生等均可导致脊神经受压、牵拉和水肿,继而导致皮肤痛、肌力下降、反射减弱或消失。

（二）脊神经的分支

脊神经干很短,出椎间孔后立即分为以下 4 支(图 18 - 1)。

1. **脊膜支 meningeal branch**　又称**窦椎神经**,接受来自邻近灰交通支或胸交感神经节的分支,再经椎间孔返入椎管,分为横支、升支和降支,分布于脊髓被膜、血管壁、骨膜、韧带、椎间盘等处。上 3 对颈神经脊膜支的升支较大,还分布于颅后窝的硬脑膜。

2. **交通支 communicating branch**　是连于脊神经和交感干之间的细支。其中,由脊神经发出到交感干的由有髓神经纤维构成,称**白交通支**;由交感干发出返回到脊神经的由无髓神经纤维构成,称**灰交通支**。

3. **后支 posterior branch**　较细的混合支,经相邻椎骨横突之间(骶神经后支经骶后孔)向后穿行。发出肌支按节段分布于项、背、腰骶部的深层肌,皮支分布于枕、项、背、腰、骶及臀部的皮肤。

第 1 颈神经后支较粗大,称**枕下神经 suboccipital nerve**,其经寰椎后弓上方和椎动脉之间穿出,分布于椎枕肌。第 2 颈神经后支的皮支较粗大,称**枕大神经 greater occipital nerve**,穿斜方肌腱达皮下,分布于枕项部的皮肤。某些传染病、外伤、上位颈椎病变及后颅窝的肿瘤可引起枕大神经痛,表现为发作性痛或持续痛,压痛点在枕大神经穿斜方肌起始部位,头颈部运动、喷嚏、咳嗽等因素可诱发疼痛或使疼痛加剧。

第 1～3 腰神经及第 1～3 骶神经后支的外侧支分别分布于臀上、中部皮肤,称为**臀上皮神经 superior gluteal nerves** 和**臀中皮神经 middle gluteal nerves**。腰神经后支及其分支在各自的行程中,经过横突、关节突及韧带构成的骨纤维孔,腰椎乳突与附突间的骨纤维管,或穿胸腰筋膜裂隙。孔、管周围骨质增生或韧带硬化可造成对腰神经后支的压迫,是造成腰腿痛的重要原因。

4. **前支 anterior branch**　较粗大的混合支,除胸神经前支有明显节段性外,其余脊神经前支先交织成神经丛,再由丛分支分布于躯干前外侧和四肢的肌肉和皮肤。前支形成 4 个神经丛,即颈丛、臂丛、腰丛和骶丛。

（三）脊神经分布的节段性规律

脊神经的节段性分布是指每一对脊神经分布于其相应体节所衍发的结构。胚胎早期,除头部以外,在胚体背侧有排列成对的体节,由此体节衍发出肌节和皮节等;每对体节仍然保持与所属脊神经的联系,使得每对脊神经的分布具有一定的规律,即头枕部和后颈部由 $C_{2\sim3}$,上肢由 $C_4\sim T_1$,胸腹部由 $T_2\sim L_1$,下肢由 $L_2\sim S_4$,臀周围由 $S_{4\sim5}$ 神经分布。其中,颈支和胸神经皮支分布的节段性最明显,其分布规律在临床有重要的应用价值(具体见颈丛和胸神经前支部分)。但在胚胎发生中,发生肢体的节段由于肌节发生迁移和重新组合,即上肢向外旋转,下肢向内旋转,致使成人肢体的脊神经节段性分布不明显;由于上、下肢在胚胎发育过程中向相反方向各旋转 90°,按照肢芽长出的方向,最上和最下的神经分布于肢体近侧端,中间顺序的神经分布于肢体的远侧部。

二、颈丛

（一）颈丛的组成和位置

颈丛 cervical plexus 由第 1～4 颈神经前支交织而成,位于胸锁乳突肌上部深面,中斜角肌和肩胛提肌前方(图 18 - 2)。

（二）颈丛的分支

分支有行向浅层、分布于皮肤的皮支,分布于深层肌内的肌支,以及与其他神经的交通支。

1. **皮支**　经胸锁乳突肌后缘中点附近浅出,呈放射状向上、向下、向前分布到枕部、耳郭、颈前区和肩部的皮肤,故其浅出部位是颈部浅层结构浸润麻醉的阻滞点。主要分支有(图 18 - 3):

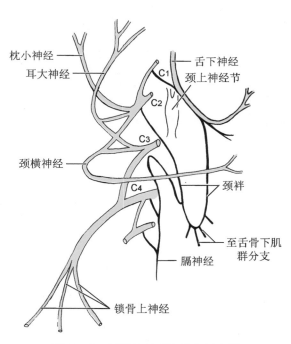

枕小神经

耳大神经

颈横神经

舌下神经

颈上神经节

C1

C2

C3

C4

颈袢

至舌骨下肌群分支

膈神经

锁骨上神经

图 18 - 2　颈丛的组成和分支示意图

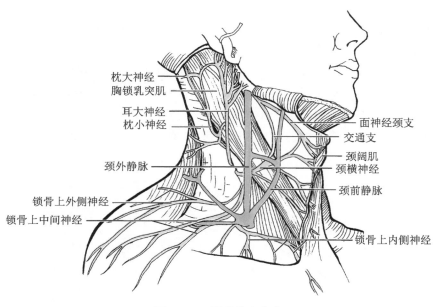

图 18－3　颈丛皮支分布

（1）**枕小神经** lesser occipital nerve（C_2）：沿胸锁乳突肌后缘上行，分布于枕部和耳郭背面上部的皮肤。

（2）**耳大神经** great auricular nerve（C_2，C_3）：沿胸锁乳突肌表面伴颈外静脉垂直上行至耳郭附近，分布于耳郭及腮腺区皮肤。

（3）**颈横神经** transverse nerve of neck（C_2，C_3）：也称**颈皮神经**，横越胸锁乳突肌表面前行，分为上支和下支至颈前区皮肤，并常与面神经有交通。

（4）**锁骨上神经** supraclavicular nerve（C_3，C_4）：向外下方分为内、中、外 3 支，放射状分布于颈外侧、胸壁上部和肩部皮肤。

2. **肌支**　主要支配颈部深层肌、肩胛提肌、舌骨下肌群和膈。

3. **膈神经** phrenic nerve（C_3～C_5）　是颈丛最重要的分支。自颈丛发出后，其由前斜角肌上端外侧沿该肌前面下降至肌下端内侧，在锁骨下动、静脉之间经胸廓上口入胸腔；与心包膈血管伴行，经肺根前方下降，在纵隔胸膜与心包间下降达膈（图 18－4）。膈神经的运动纤维支配膈肌，感觉纤维布于心包、膈胸膜和膈下中央部的腹膜。右侧膈神经的感觉纤维还分布到肝、胆囊和肝外胆道的浆膜。

膈神经损伤轻微可产生刺激症状，表现为呼吸短促、呃逆及肩颈、胸膜的放射性疼痛。损伤严重可致膈神经麻痹，引起同侧半膈肌瘫痪；但一侧膈肌瘫痪症状轻微，双侧膈肌瘫痪出现咳嗽和呼吸困难，严重者可有窒息感，活动时需借助胸肩部肌肉运动辅助呼吸。

副膈神经在国人中的出现率为 48%，多为单侧，可发自第 4、5 或 6 颈神经，常位于膈神经外侧下行，于锁骨下静脉后方加入到膈神经。

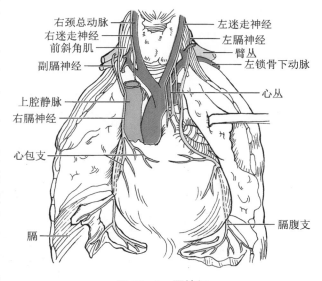

图 18－4　膈神经

4. **与其他神经的交通支**　颈丛与副神经、迷走神经和交感神经等存在交通。其中，颈丛与舌下神经之间的交通最为重要，即由第 1 颈神经部分纤维加入舌下神经并随之下行，待分出颏舌骨肌支和甲状舌骨肌支后，第 1 颈神经余下的纤维构成舌下神经降支继续下行，与第 2、3 颈神经部分纤维组成的颈神经降支在环状软骨水平吻合成**颈袢** ansa cervicalis（又称**舌下神经袢**），由袢上发出分支支配舌骨下肌群（图 18－2）。

三、臂丛

(一)臂丛的组成和位置

臂丛 brachial plexus 由第 5～8 颈神经前支和第 1 胸神经前支大部分纤维组成,在锁骨下动脉后上方经斜角肌间隙内穿出,继而经锁骨后方进入腋窝。在穿斜角肌间隙时,第 5、6 颈神经前支合成臂丛上干,第 7 颈神经前支单独成臂丛中干,第 7 颈神经和第 1 胸神经前支合成臂丛下干。在锁骨后方,每干分为前、后两股;上干、中干的前股合成**外侧束**,下干的前股自成**内侧束**,所有的后股合成**后束**(图 18-5)。

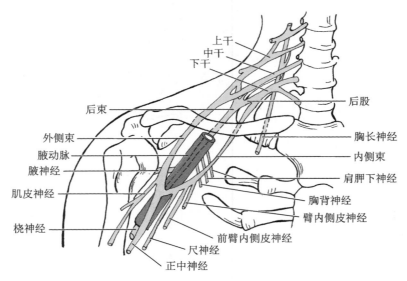

图 18-5 臂丛组成示意图

臂丛在锁骨中点后方比较集中,位置表浅,易于触摸,临床上臂丛阻滞麻醉可在此处进针,也可选择腋窝入路,在腋动脉周围进针麻醉。

(二)臂丛的分支

根据臂丛分支发出的部位分为锁骨上部分支和锁骨下部分支(图 18-6)。

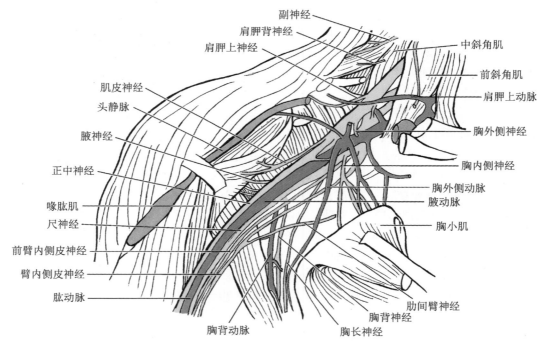

图 18-6 臂丛及其分支

1. **锁骨上部分支**　多为短肌支,发自臂丛的根和干,分布于颈深层肌、背部浅层肌(斜方肌除外)、胸上肢肌及上肢带肌。其主要分支为:

(1) **胸长神经** long thoracic nerve($C_5 \sim C_7$):起自臂丛神经根,经臂丛后方进入腋窝,沿前锯肌表面(相当于腋中线)伴胸外侧动脉下行至前锯肌和乳房。乳癌根治术清除淋巴结时若损伤胸长神经,可引起前锯肌瘫痪,肩胛骨脊柱缘翘起,称"翼状肩",患者梳理头发活动发生困难。

(2) **肩胛背神经** dorsal scapular nerve($C_4 \sim C_5$):起自臂丛神经根,穿中斜角肌向后越过肩胛提肌,在肩胛骨与脊柱间伴随肩胛背动脉下行,支配菱形肌和肩胛提肌。

(3) **肩胛上神经** suprascapular neck($C_5 \sim C_6$):起自臂丛上干,向后经肩胛切迹至冈上窝,伴肩胛上动脉绕肩胛冈外侧缘至冈下窝,分布于冈上肌、冈下肌和肩关节。

2. **锁骨下部分支**　分别发自三个束,多为长支,分布于肩部、胸部、臂部、前臂部及手部的肌肉、关节和皮肤。主要分支为:

(1) **肩胛下神经** subscapular neck($C_5 \sim C_7$):发自臂丛后束,沿肩胛下肌下行,支配肩胛下肌和大圆肌(图18-7)。

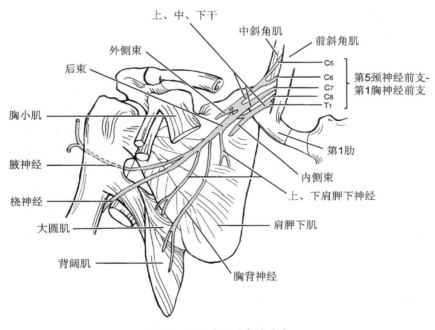

图18-7　臂丛后束的分支

(2) **胸内侧神经** medial pectoral nerve($C_8 \sim T_1$):发自臂丛内侧束,在腋动、静脉之间弯曲向前,在腋动脉前方与胸外侧神经分支汇合,自深面穿入胸小肌并发支支配该肌;部分纤维穿出胸小肌或经其下缘分布到胸大肌。

(3) **胸外侧神经** lateral pectoral nerve($C_5 \sim C_7$):发自臂丛外侧束,越过腋血管前方,穿锁胸筋膜分布至胸大肌,并发支与胸内侧神经汇合后支配胸小肌。

(4) **胸背神经** thoracodorsal nerve($C_6 \sim C_8$):发自臂丛后束,沿肩胛骨外侧缘伴肩胛下血管下行至背阔肌。乳癌根治术清除淋巴结时损伤此神经可致背阔肌瘫痪,伸上肢无力,影响患者做束腰带等动作。

(5) **腋神经** axillary nerve($C_5 \sim C_6$):发自臂丛后束,与旋肱后血管伴行向后外,穿腋窝后壁的四边孔,绕肱骨外科颈至三角肌深面,发支支配三角肌、小圆肌,剩余纤维经三角肌后缘穿出,称**臂外侧上皮神经**,分布于肩部、臂外侧上部的皮肤。肱骨外科颈骨折、肩关节脱位或被腋杖压迫,均可造成腋神经损伤,导致三角肌瘫痪,臂不能外展,肩部、臂外上部感觉障碍;三角肌萎缩可使肩部失去圆隆的外形。

(6) **肌皮神经** musculocutaneous nerve($C_5 \sim C_7$):发自臂丛外侧束,向外斜穿喙肱肌,在肱二头肌和肱肌间下行,沿途发肌支支配上述肌肉。终支在肘关节稍上方,经肱二头肌下端外侧穿出深筋膜,称**前臂外侧皮**

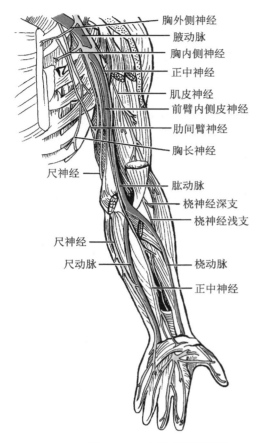

胸外侧神经
腋动脉
胸内侧神经

正中神经

肌皮神经
前臂内侧皮神经

肋间臂神经

胸长神经

尺神经

肱动脉

桡神经深支
桡神经浅支

尺神经

尺动脉   桡动脉

正中神经

图18-8   上肢前面的神经

神经,分布至前臂外侧皮肤。肌皮神经损伤时,导致屈肘无力,肱二头肌腱反射消失,肱二头肌、肱肌和喙肱肌萎缩,前臂外侧皮肤感觉减弱(图18-8)。

(7) **正中神经** median nerve($C_6 \sim T_1$):由臂丛内、外侧束分别发出的内、外侧根构成,两根夹持腋动脉向下呈锐角汇合组成正中神经。当正中神经外侧根较小时,常见臂部的肌皮神经发支加入正中神经。在臂部,正中神经在肱二头肌内侧沟与肱动脉相伴下行;在下行过程中,正中神经由肱动脉外侧跨越其前方,至肘窝时至肱动脉内侧。自肘窝向下,正中神经穿旋前圆肌及指浅屈肌腱弓进入前臂前区,经指浅、深屈肌间沿前臂正中下行达腕部浅出,经桡侧腕屈肌腱和掌长肌腱之间进入腕管,在掌腱膜深面到达手掌。

正中神经在臂部通常无分支,在肘部及前臂发出许多肌支和沿前臂骨间膜前面下行的**骨间前神经**,分布于除肱桡肌、尺侧腕屈肌和指深屈肌尺侧半以外的所有前臂屈肌和旋前肌及附近关节。正中神经经腕管进入手掌,立即分为外侧支和内侧支。外侧支约在屈肌支持带下方、舟骨结节远方3 cm处分出一粗短的返支,行于桡动脉掌浅支外侧,进入外侧鱼际肌;支配除拇收肌以外的鱼际肌群,然后外侧支发出至拇指两侧缘和示指桡侧缘的指掌侧固有神经,内侧支发出2支**指掌侧总神经**,下行至掌骨头附近各分为2支**指掌侧固有神经**,沿手指的相对缘至指尖。在手部,正中神经管理手掌桡侧2/3及桡侧3个半手指掌面及其中节、远节指背皮肤感觉,并发支支配第1、2蚓状肌及鱼际肌(拇收肌除外)(图18-6,图18-8)。

正中神经的体表投影:臂部是从肱二头肌内侧沟上端肱动脉搏动点开始,向下至肱骨内、外上髁间线中点稍内侧,前臂是沿前臂正中向下,达腕部桡侧腕屈肌腱和掌长肌腱之间的连线。

知识点链接   正中神经损伤易发生在前臂和腕部。正中神经在前臂穿旋前圆肌及指浅屈肌腱弓处易受压,引起正中神经所支配肌肉瘫痪无力,前臂不能旋前,屈腕能力减弱,拇、示、中指不能屈曲,握拳及前臂旋前两项功能丧失,手掌感觉麻木,称旋前圆肌综合征(pronator syndrome)。在腕管内,正中神经可因周围结构发生炎症、肿胀或关节变化而受挤压,引起腕管综合征(carpal tunnel syndrome),因鱼际肌萎缩表现为手掌平坦,称"猿掌",并伴拇指、示指、中指、无名指桡侧缘掌面以及中节、远节指背皮肤感觉障碍(图18-9)。

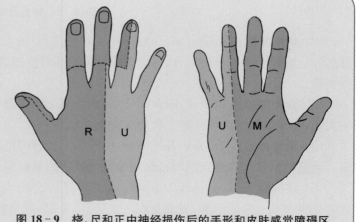

图18-9   桡、尺和正中神经损伤后的手形和皮肤感觉障碍区
M. 正中神经;U. 尺神经;R. 桡神经

(8) **尺神经** ulnar nerve($C_8 \sim T_1$):发自臂丛内侧束,在肱二头肌内侧沟内沿肱动脉内侧下降,在臂中份与尺侧上副动脉伴行穿内侧肌间隔至臂后区,下降达肱骨内上髁后方的尺神经沟,继而向下穿尺侧腕屈肌起始部进

入前臂前区内侧,在尺侧腕屈肌和指深屈肌间、尺动脉内侧下行。尺神经在桡腕关节上方 5 cm 处发出尺神经手背支,本干经腕横韧带浅面进入手掌,在豌豆骨桡侧、屈肌支持带浅面分为浅、深二支,经掌腱膜深面进入手掌。

尺神经在臂部无分支;在前臂上部发出肌支支配尺侧腕屈肌和指深屈肌尺侧半。尺神经在桡腕关节上方发出手背支,分布于手背尺侧半和小指、环指及中指尺侧半背面的皮肤。尺神经浅支分布于手掌尺侧 1/3、小指两侧及无名指尺侧半掌面的皮肤,并延伸至手指远节背面的皮肤;深支支配小鱼际肌、第 3、4 蚓状肌、拇收肌及全部的骨间肌(图 18 - 6、图 18 - 8、图 18 - 10)。

尺神经的体表投影:在臂部以肱动脉起始端的搏动点至肱骨内上髁后方的连线表示;在前臂以肱骨内上髁后方至豌豆骨外侧缘的连线表示。肱骨内上髁后方尺神经位置表浅,是检查尺神经的常用部位。

知识点链接 尺神经在肱骨内上髁后方、尺侧腕屈肌两头之间或豌豆骨外侧易受损伤。在前两处尺神经干受损时,运动障碍表现为屈腕力减弱,无名指和小指远节关节不能屈曲,拇指不能内收,小鱼际肌萎缩而至小鱼际平坦,骨间肌萎缩至各指不能相互靠拢,各掌指关节过伸,出现"爪形手";同时伴有手掌、手背内侧缘皮肤感觉丧失。若在豌豆骨处受压,因手的感觉支已发出,故手的皮肤感觉不受影响,主要表现为骨间肌的运动障碍(图 18 - 9)。

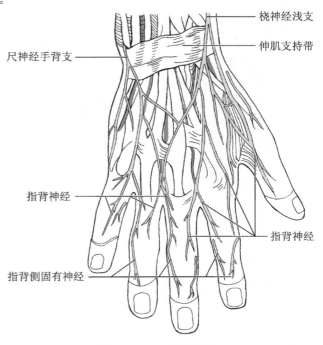

图 18 - 10　手背的神经

(9) **桡神经** radial nerve($C_5 \sim T_1$):发自臂丛后束。在腋窝内位于腋动脉后方,并伴肱深动脉向下外行。先经肱三头肌长头与内侧头之间入桡神经沟,由内上方行向外下方,在肱骨外上髁上方穿过外侧肌间隔,至肱桡肌与肱肌间,继而在肱肌和桡侧腕长伸肌之间下行。桡神经在肱骨外上髁前方分为浅支和深支(图 18 - 7 ～图 18 - 9)。

桡神经在臂部发出的分支有:① **皮支**:共有 3 条,在腋窝处发出较小的**臂后皮神经**,分布于臂后部皮肤;**臂外侧下臂神经**,在三角肌止点远侧穿出,分布于臂下外侧部皮肤;**前臂后皮神经**,自臂中份外侧穿出下行,经前臂后面下行至腕部,沿途分支分布于前臂后面皮肤。② **肌支**:分布于肱三头肌、肘肌、肱桡肌和桡侧腕长伸肌。③ **关节支**:分布于肘关节。

桡神经终末支之一的浅支为皮支,自肱骨外上髁前外侧向下沿桡动脉外侧下行,在前臂中、下 1/3 交界处转向前臂背侧,下行至手背,分成 4～5 支指背神经分布于手背桡侧半和桡侧三个半手指近节背面的皮肤及关节。桡神经另一终末支为深支较粗大,为肌支,经桡骨颈外侧穿旋后肌腱弓至前臂背侧,在浅、深层伸肌间下行,于拇短伸肌远侧逐渐变细,沿前臂骨间膜后面下行达腕关节背面,也

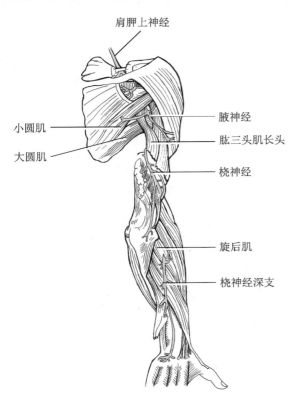

图 18 - 11　上肢后面的神经

称**骨间后神经** posterior interosseous nerve,沿途分支分布于前臂伸肌、桡尺远侧关节、腕关节和掌骨间关节（图 18-8、图 18-10、图 18-11）。

桡神经体表投影：自腋后襞下缘与臂的交点处,斜过肱骨后方,至肱骨外上髁的连线为桡神经干的投影。

知识点链接 桡神经最易受损的部位在臂中份的肱骨桡神经沟处及桡骨颈处。肱骨中段或中、下 1/3 交界处骨折时容易合并桡神经损伤,引起前臂伸肌瘫痪,主要表现为抬前臂时出现"垂腕"征,第 1、2 掌骨间背面皮肤（即"虎口"区）感觉丧失（图 18-10）。桡骨颈骨折时,可损伤桡神经深支,主要表现为前臂旋后功能减弱,不能伸腕和伸指,拇指不能外展（图 18-9）。

（10）**臂内侧皮神经** medial branchial cutaneous nerve（$C_8 \sim T_1$）：发自臂丛内侧束,于腋静脉内侧下行,分布于臂内侧、臂前面的皮肤。在腋窝内,该神经与肋间臂神经间常有交通。

（11）**前臂内侧皮神经** medial antebranchial cutaneous nerve（$C_8 \sim T_1$）：发自臂丛内侧束,于腋动、静脉之间下行,沿肱动脉内侧下行至臂中份浅出,与贵要静脉伴行,分前、后两支分布于前臂内侧区前、后面的皮肤,可达腕部。

四、胸神经前支

胸神经前支共 12 对,第 1～11 对神经前支沿相应肋骨下缘行于肋间隙中,称**肋间神经** intercostal nerves,第 12 对神经前支位于第 12 肋下方,称**肋下神经** subcostal nerve。

肋间神经发出后在肋胸膜和肋间内膜之间前行,于肋角处进入肋间内肌和肋间最内肌之间,在肋间血管的下方沿肋沟前行。在胸、腹壁侧面腋中线附近发出**外侧皮支**,本干继续前行,到达胸骨侧缘处浅出至皮下,称**前皮支**（图 18-12）。下 5 对肋间神经和肋下神经沿相应肋间隙斜向前下,后越过肋弓在腹内斜肌和腹横肌之间前行,进入腹直肌鞘,其前皮支前行至腹白线附近浅出,分布于腹前壁皮肤。胸神经前支的运动纤维支配相应的肋间肌和腹前外侧壁的肌肉（腹内、外斜肌、腹横肌、腹直肌）;感觉纤维除分布于胸、腹壁的皮肤和胸、腹膜

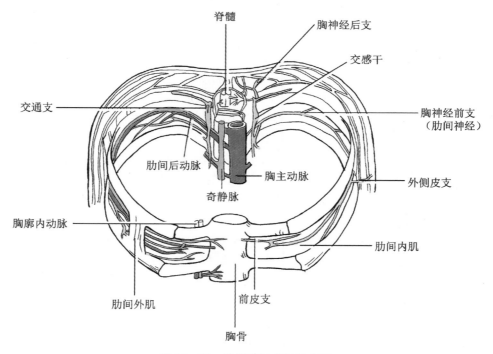

图 18-12 肋间神经走行及分支

壁层。其中,第 2～6 肋间神经的外侧皮支和第 2～4 肋间神经的前皮支分支至乳房。第 2 肋间神经的外侧皮支横行经过腋窝与臂内侧皮神经吻合,分布于臂上部内侧皮肤,称**肋间臂神经** intercostobrachial nerve。

胸神经前支在胸、腹壁皮肤分布区有明显的节段性(图 18 - 13)。由上向下按神经序数依次排列,部分胸神经前支的皮肤分布区与体表标志的对应关系如:T_2 相当于胸骨角平面,T_4 相当于男性乳头平面,T_6 相当于剑突平面,T_8 相当于肋弓下缘平面,T_{10} 相当于脐平面,T_{12} 相当于脐与耻骨联合中点平面。临床上常以节段性分布平面来确定麻醉平面的位置,并可据此检查感觉障碍判断脊髓损伤的位置。

知识点链接　　皮神经分布的另一重要特点是重叠性,即相邻两条皮神经的分支分布区域有相互重叠的现象,其中痛温觉比触觉的重叠范围大,躯干较四肢更为明显。当某一皮神经受损伤时,并不出现相应皮神经分布区的感觉丧失,仅出现感觉迟钝;而当两条以上相邻的皮神经受损时,才出现分布区的感觉丧失。

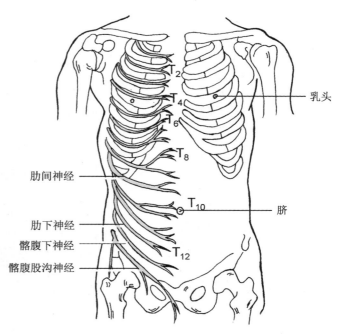

图 18 - 13　胸神经前支的节段性分布

五、腰丛

(一)腰丛的组成和位置

腰丛 lumbar plexus 由第 12 胸神经前支一部分、第 1～3 腰神经前支和第 4 腰神经前支一部分共同构成。腰丛位于腰大肌深面、腰椎横突前方,其分支从该肌外侧缘穿出(图 18 - 14)。

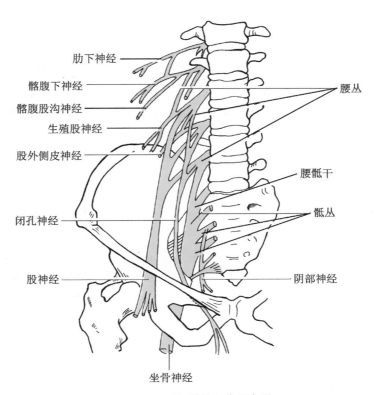

图 18 - 14　腰、骶丛组成示意图

（二）腰丛的分支

腰丛形成后即发出肌支自其外侧缘穿出,除支配髂腰肌和腰方肌外,还发出分支至腹股沟区、大腿前区和内侧区(图 18-15)。

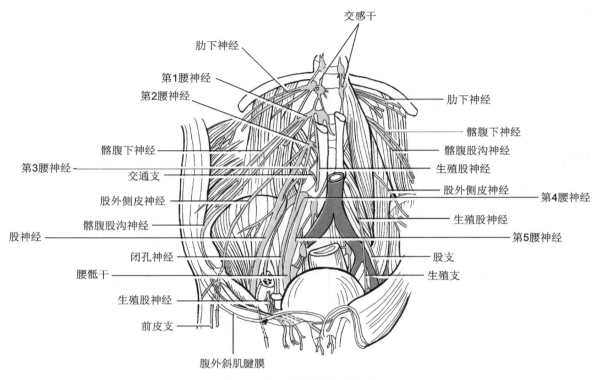

图 18-15　腰、骶丛及其分支

1. 髂腹下神经 iliohypogastric nerve(T₁₂～L₁)　自腰大肌上部外侧缘穿出,经肾后面和腰方肌前面斜向外下达髂嵴上方,进入腹横肌与腹内斜肌间向前走行,在髂前上棘内侧 2～3 cm 处穿入腹内斜肌与腹外斜肌腱膜之间前行,后在腹股沟管浅环上方 3 cm 处穿腹外斜肌腱膜浅出至耻骨区皮肤。其肌支支配腹内、外斜肌和腹横肌(图 18-14,图 18-15)。

2. 髂腹股沟神经 ilioinguinal nerve(L₁)　自髂腹下神经下方出腰大肌外侧缘,较细小,斜行跨过腰方肌和髂肌上部,在髂嵴前端附近穿腹横肌,在腹横肌和腹内斜肌之间前行,继而在腹股沟韧带中点附近穿入腹股沟管,随精索(子宫圆韧带)下行,自腹股沟管浅环穿出,分布于腹股沟部、阴囊或大阴唇皮肤;肌支支配腹壁肌(图 18-14,图 18-15)。

髂腹下神经和髂腹股沟神经是走行于腹股沟区的重要神经,在腹股沟疝修补术时应避免损伤此两神经,以免引起腹肌萎缩,造成疝的复发。

3. 股外侧皮神经 lateral femoral cutaneus nerve(L₂～L₃)　自腰大肌外侧缘穿出行向前外侧,越过髂肌表面达髂前上棘内侧,经腹股沟韧带深面达股部,在髂前上棘下方 5～6 cm 处穿深筋膜浅出,分布于大腿前外侧皮肤(图 18-15、图 18-16)。

4. 股神经 femoral nerve　为腰丛最大的分支,自腰大肌下段外侧缘穿出,在腰大肌与髂肌之间下行,经腹股沟韧带中点深面稍外侧、股动脉外侧入股三角区,立即呈扫帚样分为多支(图 18-15、图 18-16)。

(1) 肌支:支配髂肌、股四头肌、缝匠肌和耻骨肌。

(2) 皮支:发出数条较短的皮支,分布于大腿和膝关节前面的皮肤。最长的皮支为其终末支,称隐神经 saphenous nerve,初伴股动脉入收肌管下行,经收肌管前口穿出至膝关节内侧浅出达皮下,伴大隐静脉沿小腿内侧下行至足内侧缘,沿途分布于髌下、小腿内侧面和足内侧缘皮肤(图 18-16)。

(3) 分出分支至膝关节、股动脉及其分支。

股神经损伤后表现为:屈髋无力,髌骨突出;坐位时不能伸膝,行走时抬腿困难,膝跳反射消失,股前区和小腿内侧皮肤感觉丧失。

5. 闭孔神经 obturator nerve(L₂～L₄)　发自腰丛,经腰大肌内侧缘穿出后沿小骨盆侧壁内面前行,与闭孔血管伴行进入闭膜管,在管内分为前、后支,出管后分别经短收肌的浅、深面分布到股内侧肌群(图 18-14、图 18-15)。闭孔神经的肌支支配闭孔外肌,大腿内收肌群(长、短、大收肌、耻骨肌和股薄肌);分出皮支分布于大腿内侧区皮肤;发出细小的关节支至髋关节、膝关节。闭孔神经损伤后,表现为大腿不能内收,且外旋、内旋无力;大腿内侧上部感觉障碍。

6. 生殖股神经 genitofemoral nerve(L₁、L₂)　自腰大肌前面穿出并沿该肌下行,斜过输尿管后方前行至腹股沟韧带上方分为生殖支和股支。生殖支经深环进入腹股沟管与精索(或子宫圆韧带),分布于提睾肌和阴囊(或大阴唇);股支经腹股沟深面分布于股三角区的皮肤(图 18-15)。

六、骶丛

(一) 骶丛的组成和位置

骶丛 sacral plexus 是全身最大的脊神经丛,由 L₄ 神经前支一部分、L₅ 神经前支合成的腰骶干及全部的骶神经和尾神经前支组成(图 18-14)。骶丛位于盆腔内骶骨和梨状肌前方,髂血管后方,左侧骶丛前方为乙状结肠,右侧骶丛前方为回肠袢。

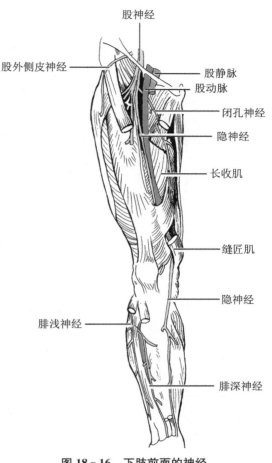

图 18-16　下肢前面的神经

(二) 骶丛的分支

骶丛分支分布于盆壁、臀部、会阴、股后部、小腿和足部的肌肉和皮肤,除直接发出小的肌支支配梨状肌、闭孔内肌、股方肌等,还发出下列分支(图 18-17)。

1. 臀上神经 superior gluteal nerve(L₄、L₅、S₁)　伴臀上血管经梨状肌上孔出盆腔,与臀上血管深支伴行于臀中、小肌之间,分浅、深两支支配臀中肌、臀小肌;并发支支配阔筋膜张肌。

2. 臀下神经 inferior gluteal nerve(L₅、S₁、S₂)　伴臀下血管经梨状肌下孔出盆腔,在臀大肌深面发支支配臀大肌。

3. 股后皮神经 posterior femoral cutaneous nerve(S₁～S₃)　经梨状肌下孔出盆腔,在臀大肌下缘浅出至股后部,沿股后中线下行,分布到臀区下部、股后区和腘窝的皮肤。

4. 阴部神经 pudendal nerve(S₂～S₄)　伴阴部内血管出梨状肌下孔,后绕坐骨棘经坐骨小孔入坐骨直肠窝,沿此窝外侧壁表面前行分布于肛门、会阴部和外生殖器的肌肉和皮肤。主要分支包括(图 18-18):

(1) **肛(直肠下)神经** anal nerve:分布于肛门外括约肌和肛周皮肤。

(2) **会阴神经** perineal nerve:沿阴部内血管下方分布于会阴诸肌和阴囊(大阴唇)的皮肤。

(3) **阴茎(阴蒂)背神经** dorsal nerve of penis(clitoris):与同名动

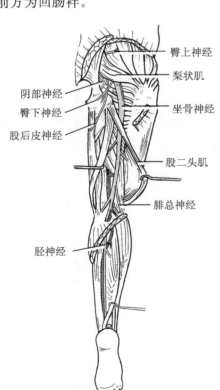

图 18-17　下肢后面的神经

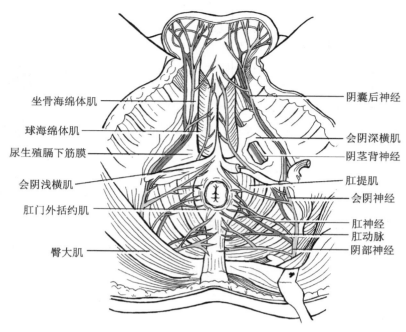

图 18-18 阴部神经(男性)

脉伴行,行于阴茎(阴蒂)背侧,分布于阴茎(阴蒂)的海绵体及皮肤。作包皮环切术时,需阻滞此神经。

5. **坐骨神经** sciatic nerve　是全身最粗大、行程最长的神经。自梨状肌下孔出盆腔至臀大肌深面下行,经股骨大转子与坐骨结节之间下行入股后区,在股二头肌长头深面下行,并发支支配大腿后肌群(股二头肌、半腱肌、半膜肌);达腘窝上界分为胫神经和腓总神经两终支,同时发支分布于髋关节(图 18-17)。

坐骨神经干的体表投影可以三点的连线来表示:① 髂后上棘与坐骨结节连线的上、中 1/3 交点(坐骨神经出骨盆处);② 坐骨结节与股骨大转子连线的中点;③ 股骨内、外侧髁连线的中点。坐骨神经痛时,常在此连线上出现疼痛。

> **知识点链接**
>
> 坐骨神经与梨状肌关系的变异甚多,据国人统计资料,有如下几种形式:坐骨神经以单干形式至梨状肌下间隙出盆者占 66.3%;坐骨神经于盆腔内就分为两支,其中胫神经自梨状肌下间隙穿出、腓总神经穿梨状肌而出者占 27.3%;其他变异类型约占 6.4%。其中,坐骨神经主干或其分支胫神经、腓总神经穿经梨状肌者,即可能受肌肉收缩的压迫,导致神经干血供受到影响,引起臀区和坐骨神经痛,称梨状肌综合征(piriformis syndrome)。

(1) **胫神经** tibial nerve(L_4、L_5、$S_1 \sim S_3$):为坐骨神经本干的延续,于股后区下部沿中线下行入腘窝,在腘筋膜深面自腘窝上角伴腘血管沿腘窝中线下行至腘窝下角,继而在腓肠肌深面穿经比目鱼肌腱弓进入小腿浅、深两层肌肉之间伴胫后血管下行,经内踝后方屈肌支持带深面的踝管处分为**足底内侧神经** medial plantar nerve 和**足底外侧神经** lateral plantar nerve 进入足底区(图 18-17,图 18-19)。胫神经的分布范围包括小腿后群肌和足底肌,小腿后面和足底的皮肤。

胫神经在腘窝和小腿后区发出的主要分支有:① 肌支至小腿后群诸肌;② 皮支主要有**腓肠内侧皮神经**伴小隐静脉下行,沿途分支分布于小腿后面的皮肤,并在小腿下部与腓总神经外侧皮支吻合成**腓肠神经**,经外踝后方沿足外侧缘前行,分布于足背及小趾外侧缘皮肤;③ 关节支分布于膝关节和踝关节;④ 足底内侧神经在踇展肌深面,趾短屈肌内侧前行,分布于足底内侧群肌、足底内侧和外侧三个半趾跖侧皮肤;⑤ 足底外侧神经在踇展肌深面,趾短屈肌深面至足底外侧缘,发支分布于足底中间群和外侧群肌,以及足底外侧半和外侧一个半趾跖侧皮肤。

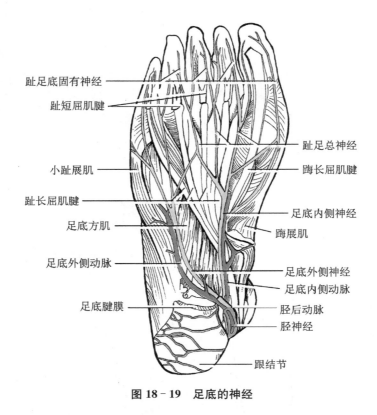

图中标注：
趾足底固有神经
趾短屈肌腱
小趾展肌
趾长屈肌腱
足底方肌
足底外侧动脉
足底腱膜
趾足总神经
蹬长屈肌腱
足底内侧神经
蹬展肌
足底外侧神经
足底内侧动脉
胫后动脉
胫神经
跟结节

图 18-19 足底的神经

胫神经的体表投影可用自股骨内、外侧髁连线的中点向下至内踝后方的连线表示。

胫神经损伤后的主要表现是小腿后群肌无力,足不能跖屈,不能以足尖站立,内翻力弱,足底皮肤感觉迟钝或丧失。由于小腿前、外侧肌群过度牵拉,使足呈背屈、外翻位,出现"钩状足"畸形(图 18-20),行走时以足跟着地。

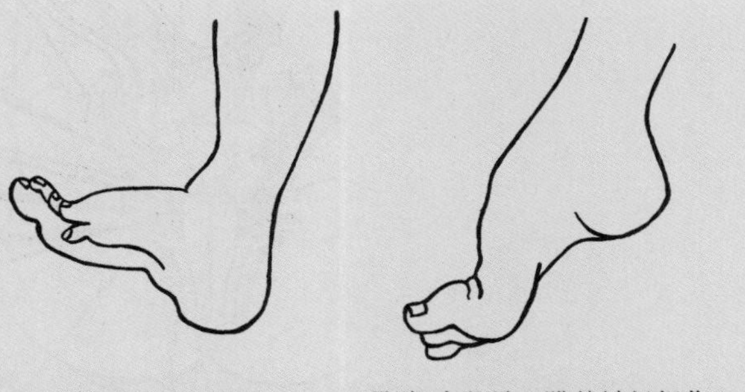

钩状足(胫神经损伤)　　"马蹄"内翻足(腓总神经损伤)

图 18-20 神经损伤所致足的畸形

(2) **腓总神经** common peroneal nerve(L_4、L_5、S_1、S_2):为坐骨神经的另一终末支,自腘窝上角由坐骨神经分出后,沿腘窝上外侧界的股二头肌腱内侧头行向下外,经腓骨小头后方,绕腓骨颈穿腓骨长肌分为腓浅神经和腓深神经,分布于小腿前、外侧群肌,足背肌和小腿外侧、足背、趾背的皮肤(图 18-16,图 18-17)。

胫神经主要分支有:① **腓浅神经** superficial peroneal nerve:分出后先在腓骨长肌深面下行,继而在腓骨长、短肌与趾长伸肌之间下降,于小腿中、下 1/3 交界处浅出为皮支,分支支配小腿外侧群肌,以及小腿外侧、足背、第 2~5 趾背皮肤;② **腓深神经** deep peroneal nerve:分出后经腓骨和腓骨长肌间斜向前行,伴胫前动脉先后在胫骨前肌与趾长伸肌、胫骨前肌与:长伸肌之间下行,经踝关节前方达足背,发支分布于小腿前肌群、足背肌和第 1、2 趾相对缘的皮肤(图 18-15);③ 皮支为腓肠外侧皮神经,分布于小腿外侧皮肤,并参与腓肠神经的组成;④ 关节支分布于膝关节前外侧部和胫腓关节。

知识点链接

　　腓总神经绕行腓骨颈处位置表浅,易受损伤,具体表现为:因小腿前、外侧群肌瘫痪,足不能背屈,趾不能伸,因小腿后侧肌群过度牵拉使足呈跖屈、内翻状态,呈"马蹄内翻足"畸形。行走时呈"跨阈步态"(患者用力,使髋关节、膝关节高度屈曲而提高下肢抬起足尖,才能行走)。小腿外侧、足背及趾背皮肤感觉迟钝或丧失(图18-20)。

第二节　脑　神　经

　　脑神经 cranial nerves 是与脑相连的周围神经,共12对,其排列顺序通常用罗马数字表示(图18-21、表18-1、表18-2)。

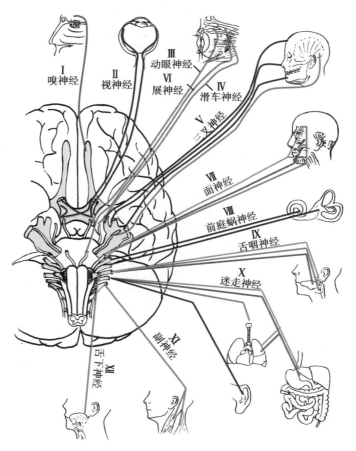

图 18-21　脑神经概况

表 18-1　脑神经名称、性质、连脑部位及进出颅腔部位

顺序及名称	性　质	连脑部位	进出颅腔部位
Ⅰ嗅神经	感觉性	端脑	筛孔
Ⅱ视神经	感觉性	间脑	视神经管
Ⅲ动眼神经	运动性	中脑	眶上裂
Ⅳ滑车神经	运动性	中脑	眶上裂
Ⅴ三叉神经	混合性	脑桥	第1支眼神经经眶上裂

顺序及名称	性　质	连脑部位	进出颅腔部位
			第2支上颌神经经圆孔
			第3支下颌神经经卵圆孔
Ⅵ展神经	运动性	脑桥	眶上裂
Ⅶ面神经	混合性	脑桥	内耳门-茎乳孔
Ⅷ前庭蜗神经	感觉性	脑桥	内耳门
Ⅸ舌咽神经	混合性	延髓	颈静脉孔
Ⅹ迷走神经	混合性	延髓	颈静脉孔
Ⅺ副神经	运动性	延髓	颈静脉孔
Ⅻ舌下神经	运动性	延髓	舌下神经管

由于头面部出现了特殊的感受器(前庭蜗器和味蕾等)以及由腮弓衍化而来的骨骼肌,使得脑神经的纤维成分较脊神经复杂,含7种纤维成分:

1. **一般躯体感觉纤维** general somatic sensory fibers　分布于皮肤、肌、肌腱和口、鼻大部分黏膜,将来自头、面部浅、深部的感觉冲动传入脑内的一般躯体感觉核。

2. **一般内脏感觉纤维** general visceral sensory fibers　分布于头、颈、胸、腹的脏器,将来自头、颈、胸、腹部内脏的感觉冲动传入脑内的一般内脏感觉核。

3. **一般躯体运动纤维** general somatic motor fibers　为脑干内的一般躯体运动核发出的轴突,支配由中胚层衍化而来的眼球外肌、舌肌等横纹肌。

4. **一般内脏运动纤维** general visceral motor fibers　为脑干内的一般内脏运动核发出的轴突,在脑神经内又称**副交感纤维**,属于节前纤维,在其所支配器官附近或器官壁的神经节内换神经元后,经节后纤维支配平滑肌、心肌和腺体的分泌。

5. **特殊内脏运动纤维** special visceral motor fibers　为脑干内的特殊内脏运动核发出的轴突,支配由腮弓衍化而来的咀嚼肌、面肌、咽喉肌等横纹肌。

6. **特殊躯体感觉纤维** special somatic sensory fibers　分布于外胚层衍化而来的特殊感觉器官,将来自视器和前庭蜗器的特殊感觉冲动传入脑内的特殊躯体感觉核。

7. **特殊内脏感觉纤维** special visceral sensory fibers　分布于味蕾和嗅器,将来自外胚层衍化而来、与进食等内脏功能有关的感觉冲动传入脑内的特殊内脏感觉核。

尽管脑神经和脊神经都属于周围神经,但也存在一些差别:

(1) 脊神经分布于躯干、四肢,脑神经除迷走神经外,主要分布于头、颈部。

(2) 每一对脊神经都是混合神经,但脑神经按照所含纤维种类的不同可分三类:感觉性脑神经(Ⅰ、Ⅱ、Ⅷ);混合性脑神经(Ⅴ、Ⅶ、Ⅸ、Ⅹ);运动性脑神经(Ⅲ、Ⅳ、Ⅵ、Ⅺ、Ⅻ)。

(3) 每对脊神经均含有内脏运动成分,主要是交感纤维,只有第2~4骶神经含有副交感纤维;脑神经中仅Ⅲ、Ⅶ、Ⅸ、Ⅹ含有内脏运动成分,且全为副交感纤维,在相应的副交感神经节交换神经元后,发出节后纤维支配平滑肌、心肌的活动和腺体的分泌。

一、嗅神经

嗅神经 olfactory nerve 为特殊内脏感觉神经,由鼻腔黏膜嗅区的嗅细胞中枢突聚集构成。分布于上鼻甲上部和鼻中隔上部黏膜内的嗅细胞是双极细胞,其发出的周围突分布于嗅黏膜上皮表面,接受空气中嗅质的刺激;发出中枢突汇聚形成20多条嗅丝,穿经筛孔入颅前窝,连于嗅束末端的嗅球,传导嗅觉(图18-22)。颅前窝骨折累及筛板时,可撕脱嗅丝和脑膜,造成嗅觉障碍,同时脑脊液也可流入鼻腔。

二、视神经

视神经 optic nerve 为特殊躯体感觉性神经,传导视觉冲动。视神经由视网膜节细胞的轴突在视神经盘处聚集而成,经巩膜筛板从眼球后极穿出所形成。该神经行向后内,穿视神经管入颅中窝连于视交叉,再经

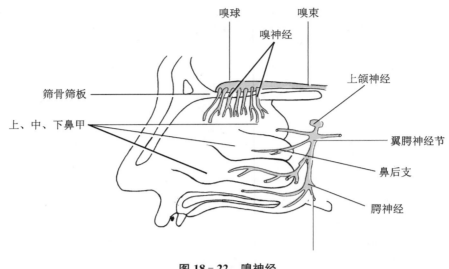

图 18-22　嗅神经

视束连于间脑的外侧膝状体(图 18-23)。视神经外面包有脑膜延续而来的三层被膜,包括脑蛛网膜下腔在内的脑膜间的间隙也随之延伸至视神经周围。当颅内压增高时,常出现视神经盘水肿(图 18-24)。

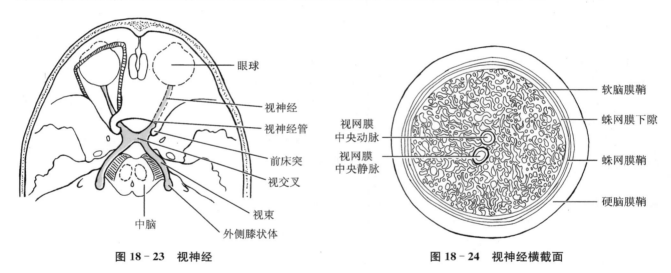

图 18-23　视神经　　　　　　　　　　　　　　　图 18-24　视神经横截面

三、动眼神经

动眼神经 oculomotor nerve 为运动性神经,包含一般躯体运动纤维和一般内脏运动纤维(副交感)两种成分。位于中脑上丘平面的动眼神经核、动眼神经副核分别发出的一般躯体运动和一般内脏运动纤维合并形成动眼神经,自中脑腹侧脚间窝出脑,沿海绵窦外侧壁上部前行,经眶上裂入眶即分为上、下两支。部分发自动眼神经核的一般躯体运动纤维组成细小的上支,支配上直肌和上睑提肌;余下纤维组成粗大的下支,支配内直肌、下直肌和下斜肌(图 18-25)。发自动眼神经副核的一般内脏运动纤维行经下支分出,称**睫状神经节短根**,进入视神经后段外侧的**睫状神经节** ciliary ganglion 交换神经元,节后纤维进入眼球,支配睫状肌和瞳孔括约肌,参与调节反射和瞳孔对光反射。

睫状神经节 ciliary ganglion 呈扁椭圆形,位于外直肌与视神经之间,约米粒大小,为副交感神经节(图 18-25)。与神经节相连的神经分支通常被称为神经节的根,睫状神经节包含感觉、交感和副交感 3 种根:① **副交感根**即睫状神经节短根,指来自动眼神经中的一般内脏运动纤维,在此节交换神经元后,发出的节后纤维随睫状短神经进入眼球。② **交感根**来自颈内动脉交感丛,穿过神经节加入睫状短神经,进入眼球后支配瞳孔开大肌和眼球血管。③ **感觉根**来自三叉神经第 1 支眼神经的鼻睫神经,穿过神经节随睫状短神

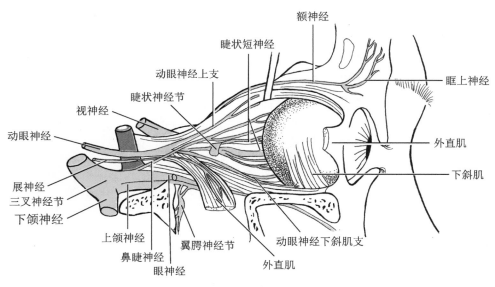

图 18－25 眶内的神经(右外侧面观)

经进入眼球,传导眼球的一般感觉。**睫状短神经**通常有 6～10 支,自睫状神经节发出后经眼球后极,视神经周围进入眼球。临床实践中,眼科手术常阻滞麻醉睫状神经节及其周围的神经根,可阻断结膜、角膜、眼球血管膜的感觉,收缩眼内血管降低眼压,称为球后麻醉。

> **知识点链接** 一侧动眼神经完全性损伤因除外直肌、上斜肌外的全部眼外肌瘫痪导致患侧眼球不能向上、向下和向内转动;静息位时,由于外直肌和上斜肌的作用,眼球向下外方斜视,并伴有复视。上睑提肌麻痹引起上睑下垂。瞳孔括约肌和睫状肌麻痹引起瞳孔散大、瞳孔对光反射和眼球调节反射消失。

四、滑车神经

滑车神经 trochlear nerve 为细小的运动性神经。该神经为滑车神经核发出的一般躯体运动纤维组成,由中脑背面、下丘下方出脑后转向外,绕大脑脚外侧面前行,穿海绵窦外侧壁,经眶上裂入眶,支配上斜肌(图18－26)。一侧滑车神经损伤出现患侧上斜肌瘫痪,引起眼球向下外方活动受限,下视时出现复视。

五、三叉神经

三叉神经 trigeminal nerve 为最粗大的混合性神经,由一般躯体感觉纤维组成粗大的感觉根和特殊内脏运动纤维组成细小的运动根构成。感觉根源自**三叉神经节** trigeminal ganglion,该节位于颞骨岩部尖端的三叉神经压迹处,由假单极神经元胞体聚集而成,其中枢突构成的感觉根在脑桥臂与基底部交界处入脑,传导头面部痛温觉的纤维止于三叉神经脊束核;传导触觉的纤维止于三叉神经脑桥核;传导咀嚼肌本体感觉的纤维绕过三叉神经节止于三叉神经中脑核。三叉神经节细胞发出的周围突构成三叉神经三大分支,由上往下分别为:**眼神经、上颌神经、下颌神经**,分布于头面部皮肤、眼及眶内、口腔、鼻腔、鼻旁窦的黏膜、牙齿及硬脑膜等。三支间的界线大致与睑裂和口裂一致,各支间的分布区域很少重叠。三叉神经运动根发自三叉神经运动核,经三叉神经的下颌神经支配咀嚼肌、鼓膜张肌、腭帆张肌、下颌舌骨肌和二腹肌前腹(图18－27、图18－28)。

1. **眼神经** ophthalmic nerve 为三叉神经节向外发出,位于最上方的感觉支,穿海绵窦外侧壁,位于伴行的动眼神经、滑车神经的下方,经眶上裂入眶,由外向内依次发出泪腺神经、额神经和鼻睫神经,分布于眶、眼球、泪腺、结膜、硬脑膜、部分鼻黏膜、额顶部及上睑和鼻背部的皮肤。

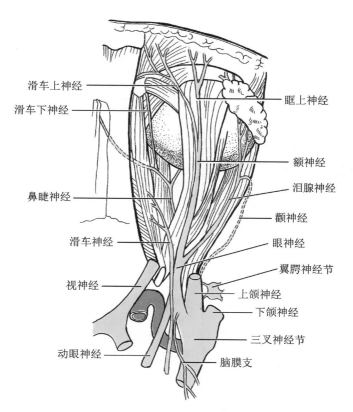

滑车上神经

滑车下神经

鼻睫神经

滑车神经

视神经

动眼神经

眶上神经

额神经

泪腺神经

颧神经

眼神经

翼腭神经节

上颌神经

下颌神经

三叉神经节

脑膜支

图 18 - 26   眶内的神经（右侧上面观）

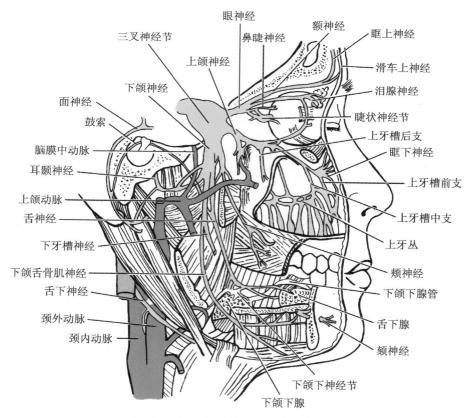

眼神经

三叉神经节

上颌神经

鼻睫神经

额神经

眶上神经

下颌神经

面神经

鼓索

脑膜中动脉

耳颞神经

上颌动脉

舌神经

下牙槽神经

下颌舌骨肌神经

舌下神经

颈外动脉

颈内动脉

滑车上神经

泪腺神经

睫状神经节

上牙槽后支

眶下神经

上牙槽前支

上牙槽中支

上牙丛

颊神经

下颌下腺管

舌下腺

颏神经

下颌下神经节

下颌下腺

图 18 - 27   三叉神经分支及分布示意图

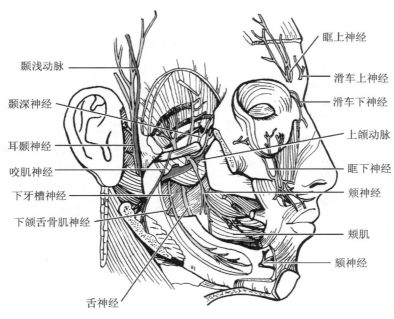

图 18 - 28 　下颌神经的分支

（1）**泪腺神经** lacrimal nerve：较细小，沿眶外侧壁、外直肌上方行向前外，分支分布于泪腺；另发细支穿外眦达面部，分布于外眦和上睑皮肤，传导上述区域一般躯体感觉。泪腺神经与上颌神经的分支——颧神经有交通，由此导入来自面神经的副交感纤维控制泪腺的分泌。

（2）**额神经** frontal nerve：是眼神经最上方的分支，较粗大，分 2～3 支，行于上睑提肌上方，部分分支经眶上切迹（孔）出眶为**眶上神经** supraorbital nerve，分布于额顶、上睑部皮肤。另一支向内前方经滑车上方出眶称**滑车上神经** supratrochlear nerve，分布于鼻背及内眦附近皮肤。

（3）**鼻睫神经** nasociliary nerve：在上直肌和视神经之间向前内走行达眶内侧壁，发出**滑车下神经** infratrochlear nerve 行于上斜肌下方，在滑车下出眶，分布于鼻背、眼睑皮肤及泪囊；发出**筛前、筛后**神经分布于筛窦、除嗅黏膜以外的鼻腔黏膜及硬脑膜；发出**睫状长神经**经眼球后方穿入眼球，分布于角膜、睫状体、虹膜等；发出分支至睫状神经节，构成其感觉根。

2. **上颌神经** maxillary nerve　为一般躯体感觉性神经，自三叉神经节分出后，沿海绵窦外侧壁下部，向前经圆孔出颅，进入翼腭窝分为数支，分布于上颌牙、口腔和鼻腔黏膜、硬脑膜、睑裂与口裂之间的皮肤：

（1）**眶下神经** infraorbital nerve：为上颌神经主干的终末支，经眶下裂入眶后，贴眶下壁向前，经眶下沟、眶下管出眶下孔后分数支，分布于下睑、鼻翼、上唇的皮肤和黏膜。临床做上颌部手术时在眶下孔处进行麻醉。

（2）**上牙槽神经** superior alveolar nerve：分为上牙槽后、中、前三支，其中上牙槽后神经自翼腭窝内的上颌神经本干发出，在上颌骨体后方穿入骨质；与分别发自眶下沟和眶下管内由眶下神经发出的**上牙槽中、前支**在上颌骨体内吻合形成**上牙槽神经丛**，发支分布于上颌牙、牙龈及上颌窦黏膜。

（3）**颧神经** zygomatic nerve：为翼腭窝内分出的细小神经，经眶下裂入眶后分为两支，一支分布于颧、颞部的皮肤，另一支借交通支将来源于面神经的副交感神经节后纤维导入泪腺神经，控制泪腺的分泌。

（4）**翼腭神经** pterygopalatine nerve：也称**神经节支**，由上颌神经发出的 2～3 条细小神经连于**翼腭神经节** pterygopalatine ganglion 形成，穿过神经节后分布于腭、鼻腔的黏膜及扁桃体，传导感觉冲动。

3. **下颌神经** mandibular nerve　为一般躯体感觉性纤维和特殊内脏运动纤维共同构成的混合性神经，是三叉神经分支中最粗大的一支。自三叉神经节分出后，向下经卵圆孔出颅，在翼外肌深面分为前、后两干。前干细小，所含的特殊内脏运动纤维经前干分出后支配咀嚼肌、鼓膜张肌和腭帆张肌，前干内的一般躯体感觉纤维构成颊神经，分布于颊部皮肤。后干粗大，所含的特殊内脏运动纤维经后干分

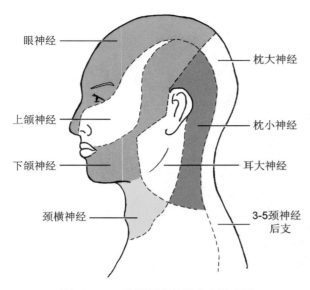

眼神经
上颌神经
下颌神经
颈横神经
枕大神经
枕小神经
耳大神经
3-5颈神经后支

图 18－29　头面部皮神经分布示意图

出后支配下颌舌骨肌和二腹肌前腹，所含的一般躯体感觉性纤维分布于硬脑膜、下颌牙及牙龈，舌前 2/3 及口腔底黏膜、耳颞区及口裂以下的皮肤。主要分支如下（图 18－28、图 18－29）：

（1）**咀嚼肌神经** the nerves of masticatory muscles：属运动性神经，由前干发出支配咀嚼肌。

（2）**颊神经** buccal nerve：属感觉性神经，由前干发出分布于颊部皮肤及口腔侧壁黏膜。

（3）**舌神经** lingual nerve　由后干分出后在下颌支内侧下降，在下颌角附近弓曲向前，分布于口腔底及舌前 2/3 黏膜，传导一般感觉。弓曲部下方附有**下颌下神经节** submandibular ganglion，其近侧段可见面神经的鼓索自后上方呈锐角加入舌神经，从而将面神经的副交感纤维和味觉纤维导入舌神经。味觉纤维随舌神经分布至舌前 2/3 的黏膜，接受舌前 2/3 的味觉；副交感神经纤维在下颌下神经节交换神经元后，发出节后纤维控制下颌下腺和舌下腺的分泌。

（4）**下牙槽神经** inferior alveolar nerve：为混合性神经，自后干发出后在舌神经后方，沿翼内肌外侧面下降。下牙槽神经中的一般躯体感觉纤维经下颌孔入下颌管，在管内分支组成下牙丛，分支分布于下颌牙及牙龈，其终支出颏孔改称**颏神经**，分布于颏部及下唇的皮肤和黏膜。下牙槽神经中的特殊内脏运动纤维在下颌孔之前分出，称**下颌舌骨肌神经**，支配下颌舌骨肌及二腹肌前腹。

（5）**耳颞神经** auriculotemporal nerve：后干向后发出两根神经，夹持脑膜中动脉并向后合干，再经下颌颈内侧转向上行，与颞浅血管伴行穿出腮腺，经耳前向上分布于颞区皮肤；并发出分支至腮腺，将来源于舌咽神经的副交感纤维导入腮腺，控制腮腺分泌。

知识点链接

　　外伤、颅底部肿瘤或脑膜感染等可导致三叉神经受损。一侧三叉神经周围部分完全损伤可出现破坏性或刺激性症状。破坏性症状表现为患侧头面部皮肤及眼、口腔、鼻腔黏膜舌前 2/3 的一般感觉丧失；角膜反射因角膜感觉丧失而消失；患侧咀嚼肌瘫痪并萎缩，张口时下颌偏向患侧。刺激性症状为三叉神经痛，其可发生在三叉神经任何分支，疼痛范围与该支在面部分布区一致，当压迫眶上孔、眶下孔和颏孔时，可诱发或加剧疼痛。

六、展神经

展神经 abducent nerve 为细小的一般躯体运动神经。展神经起于脑桥的展神经核，从延髓脑桥沟中部出脑，行经颞骨岩部尖段，沿颈内动脉外下方穿海绵窦，经眶上裂入眶，支配外直肌（图 18－25）。一侧展神经损伤可引起外直肌瘫痪，患侧瞳孔不能转向外侧。当患者向前注视时，拮抗的内直肌使眼球向中间会聚，导致内斜视，并出现复视。

七、面神经

面神经 facial nerve 为混合性神经，含有 4 种纤维成分：① 特殊内脏运动纤维起于脑桥被盖部的面神经核，支配面肌运动。② 一般内脏运动纤维：起于脑桥上泌涎核，属于副交感节前纤维，在相应的副交感神经节（翼腭神经节和下颌下神经节）交换神经元后，发出节后纤维控制泪腺、下颌下腺、舌下腺及鼻腔、腭部黏液腺的分泌。③ 特殊内脏感觉纤维：即味觉纤维，其胞体位于颞骨岩部骨质内、面神经管弯曲处的**膝神经节**

geniculate ganglion,周围突分布于舌前 2/3 黏膜的味蕾,中枢突止于脑干内孤束核。④ 一般躯体感觉纤维:传导耳部皮肤的躯体感觉和表情肌的本体感觉。

面神经由较大的运动根和较小的混合根构成,运动根由脑桥小脑角区、脑桥延髓沟外侧部出脑,混合根(又称**中间神经** intermediate nerve)在其外侧出脑,两根伴前庭蜗神经入内耳门并合为一干,穿内耳道底进入鼓室相邻的面神经管,先水平走行,后垂直下行经茎乳孔出颅,向前穿腮腺达面部。在面神经管的折转处有膨大的**膝神经节** geniculate ganglion,由第一级味觉神经元的胞体组成,其周围突随舌神经分布于舌前 2/3 味蕾,中枢突进入脑干的孤束核。面神经穿经面神经管,由茎乳孔出颅,向前穿入腮腺达面部,因此面神经的分支可分为面神经管内分支和颅外分支(图 18 - 30、图 18 - 31)。

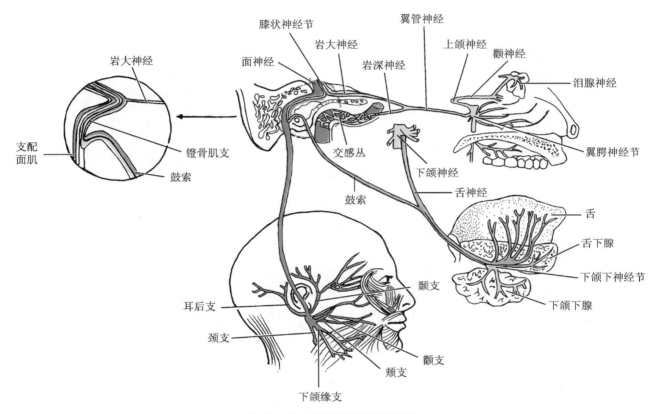

图 18 - 30　面神经的分支与分布

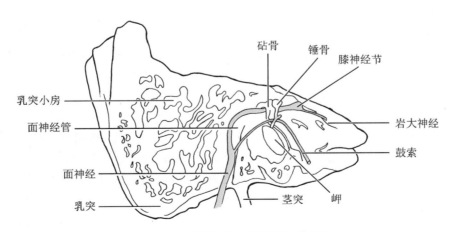

图 18 - 31　面神经及面神经管内的分支

（一）**面神经管内的分支**（图18-31）。

1. **鼓索 chorda tympani**（图18-27、图18-32） 在面神经出茎乳孔上方约6 mm处发出，向前上进入鼓室，再穿颞骨岩部出鼓室至颞下窝，呈锐角从后上方加入舌神经并随之走行。鼓索含两种纤维：味觉纤维随舌神经分布于舌前2/3的味蕾，传导味觉；副交感纤维进入舌神经下方的**下颌下神经节**，交换神经元后发出节后纤维支配下颌下腺和舌下腺的分泌。

2. **岩（浅）大神经 greater petrosal nerve** 含上泌延核发出的副交感纤维，自**膝神经节**分出，经颞骨岩部的岩大神经裂孔穿出前行，穿破裂孔至颅底，与来自颈内动脉丛的岩深神经合成**翼管神经**，穿翼管前行至翼腭窝，在**翼腭神经节**交换神经元后，发出节后纤维至腭部、鼻腔黏膜的腺体，或经颧神经、泪腺神经达泪腺，控制泪腺的分泌。

3. **镫骨肌神经 stapedial nerve** 支配鼓室内的镫骨肌。

（二）**颅外分支**

面神经出茎乳孔后即发肌支支配枕肌、耳周围肌、二腹肌后腹、茎突舌骨肌。其主干前行进入腮腺分支组成腮腺内丛，自腮腺前缘呈辐射状发出5支，支配面部诸表情肌和颈阔肌（图18-32）。

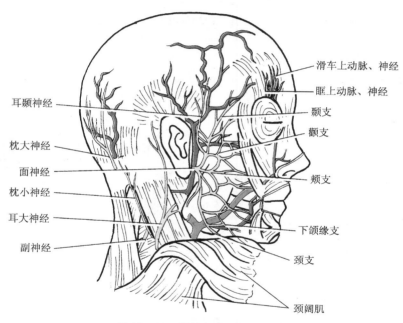

图18-32 面神经在面部的分支

1. **颞支 temporal branch** 支配额肌、眼轮匝肌等。
2. **颧支 zygomatic branch** 支配眼轮匝肌、颧肌。
3. **颊支 buccal branch** 在腮腺导管上、下方走行，支配颊肌、口轮匝肌及其他口周围肌。
4. **下颌缘支 marginal madibular branch** 沿下颌缘向前，支配下唇肌。
5. **颈支 cervical branch** 在下颌角附近下行，从深面到达颈阔肌。

与面神经中内脏运动纤维有关的副交感神经节有以下两对：

翼腭神经节 pterygopalatine ganglion（图18-27、图18-33），又称**蝶腭神经节**，为副交感神经节，位于翼腭窝上部，上颌神经下方，为不规则扁平小结，包含3个根：① **副交感根**，来自面神经的岩大神经，在节内换元；② **交感根**，来自颈内动脉交感丛；③ **感觉根**，来自上颌神经发出的翼腭神经。神经节发出分支分布于泪腺、腭和鼻腔的黏膜，传导黏膜的一般感觉并支配腺体的分泌。

下颌下神经节 submandibular ganglion（图18-28）为副交感神经节，位于下颌下腺和舌神经之间，含3个根：① **副交感根**，来自面神经的鼓索神经，在节内换元；② **交感根**，来自面动脉的交感丛；③ **感觉根**，来自舌神经，发支分布于下颌下腺和舌下腺，传导一般感觉并支配腺体的分泌。

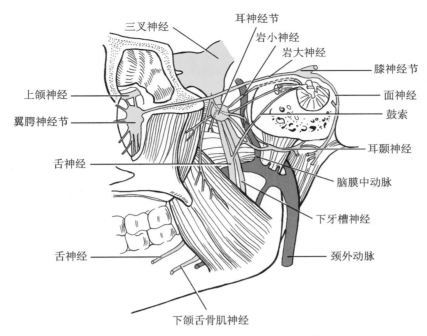

图 18-33 鼓索、翼腭神经节与耳神经节

面神经行程长而复杂,损伤多发生在脑桥小脑角区、面神经管、腮腺等处。因损伤部位不同,可出现不同的损伤表现。① 面神经管外损伤:患侧表情肌瘫痪,额纹消失、不能皱眉、眼轮匝肌瘫痪致闭眼困难,鼻唇沟变浅,口角歪向健侧,不能鼓腮、吹口哨,患侧口角低垂、流涎,角膜反射消失等;② 面神经管内损伤:除上述面肌瘫痪的表现外,还出现患侧听觉过敏,舌前 2/3 味觉障碍,泪腺、舌下腺及下颌下腺分泌障碍,以及结膜、鼻腔黏膜干燥等现象。

八、前庭蜗(位听)神经

前庭蜗神经 vestibulocochlear nerve 又称**位听神经**,为特殊躯体感觉神经,由传导平衡觉前庭神经和传导听觉的蜗神经构成。标本上只能看见出内耳门后、入脑干脑桥延髓沟前的一段(图 18-34)。

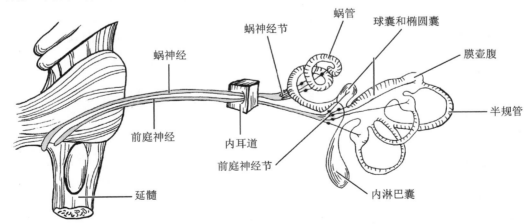

图 18-34 前庭蜗神经

(一)前庭神经

前庭神经 vestibular nerve 传导平衡觉。其双极感觉神经元胞体在内耳道底聚集形成**前庭神经节** vestibular ganglion,其周围突穿内耳道底分布于内耳球囊斑、椭圆囊斑和壶腹嵴中的毛细胞,中枢突组成前

庭神经,经内耳门入颅,在脑桥延髓沟外侧部入脑,止于前庭神经核群。

（二）蜗神经

蜗神经 cochlear nerve 传导听觉。其双极感觉神经元胞体在内耳耳蜗的蜗轴内聚集形成**蜗神经节** cochlear ganglion,其周围突分布于内耳螺旋器上的毛细胞,中枢突组成蜗神经,经内耳门入颅,在脑桥延髓沟外侧部入脑,止于蜗神经核。

前庭蜗神经损伤后多表现为耳聋、耳鸣和平衡功能障碍。由于前庭损伤可出现眩晕和眼球震颤;由于前庭器官与脑干网状结构和植物神经相连,因而也可产生恶心、呕吐、全身大汗和面色苍白等迷走神经刺激的症状。

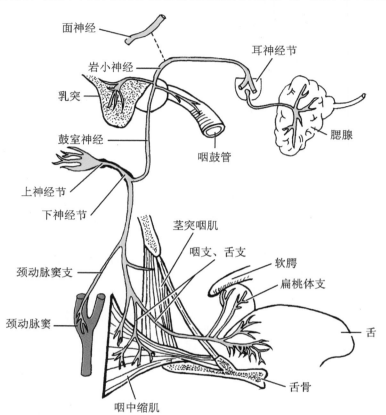

图 18-35 舌咽神经分支及分布

九、舌咽神经

舌咽神经 glossopharyngeal nerve 为混合性神经,有 5 种纤维成分:① 特殊内脏运动纤维:起于疑核,支配茎突咽肌。② 一般内脏运动纤维:起于下泌涎核,属于副交感节前纤维,在耳神经节交换神经元后,发出节后纤维控制腮腺的分泌。③ 一般内脏感觉纤维:其神经元胞体位于颈静脉孔处舌咽神经下神经节内,周围突分布于咽、舌后 1/3、咽鼓管、鼓室等处的黏膜,以及颈动脉窦和颈动脉小球;中枢突止于脑干内孤束核下部。④ 特殊内脏感觉纤维:即味觉纤维,其神经元胞体位于舌咽神经下神经节内,周围突分布于舌后 1/3 的味蕾,中枢突止于脑干内孤束核上部,传导味觉。⑤ 一般躯体感觉纤维:其神经元胞体位于舌咽神经上神经节内,周围突分布于耳后皮肤,中枢突止于三叉神经脊束核(图 18-35)。

舌咽神经连于延髓橄榄后沟上部,经颈静脉孔出颅,在孔内神经干上有膨大的**上神经节** superior ganglion,出孔时又形成稍大的**下神经节** inferior gangliion。舌咽神经出颅后先在颈内动、静脉间下降,继而经颈内、外动脉间弓曲向前入舌根,且有分支与交感神经、迷走神经共同组成咽丛(图 18-36)。其主要分支如下:

（一）舌支

舌支 lingual branches 为舌咽神经两终支之一,经舌骨舌肌深面分布于舌后 1/3 黏膜和味蕾,传导一般内脏感觉和特殊内脏感觉(味觉)。

（二）咽支

咽支 pharyngeal branches 为舌咽神经另一终支,与迷走神经的咽支和颈交感神经交织成咽丛,由丛发分支分布于咽肌及咽黏膜,传导咽壁的感觉。咽黏膜的感觉传入与咽反射有关。

（三）颈动脉窦支

颈动脉窦支 carotid sinus branch 1～2 支,在颈静脉孔下方发出,沿颈内动脉下降达**颈动脉窦**和**颈动脉小球**,将动脉压力变化和血液中二氧化碳浓度变化的刺激传入中枢,反射性的调节血压和呼吸。

（四）鼓室神经

鼓室神经 tympanic nerve 发自舌咽神经下神经节,经颅底颈静脉孔前方的鼓室小管下口入鼓室后,在鼓室内侧壁黏膜内与交感神经纤维共同组成鼓室丛,发数小支分布于鼓室、乳突小房和咽鼓管黏膜,传导感觉。

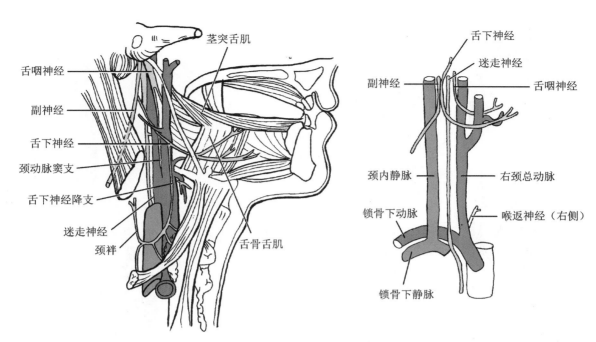

图 18 - 36　后四对脑神经走行

其终末支为**岩小神经** lesser petrosal nerve,含来自下泌涎核的副交感纤维,出鼓室后在耳神经节交换神经元,发出的节后纤维随耳颞神经控制腮腺的分泌(图 18 - 30)。

此外,舌咽神经还发出扁桃体支和茎突肌支等。

与舌咽神经有关的副交感神经节为**耳神经节** otic ganglion(图 18 - 33),位于卵圆孔下方,贴附于下颌神经内侧,共 4 个根:① 副交感根:来自岩小神经,在神经节内换元后,发出节后纤维支配腮腺的分泌。② 交感根:来自脑膜中动脉交感丛。③ 运动根:来自下颌神经,分布于鼓膜张肌和腭帆张肌。④ 感觉根:来自耳颞神经,分布于腮腺,传导腮腺的一般感觉。

十、迷走神经

迷走神经 vagus nerve 为混合性神经,是行程最长、分布最广的脑神经。有 4 种纤维成分:① 特殊内脏运动纤维:起于疑核,支配咽喉部肌。② 一般内脏运动纤维:起于迷走神经背核,属于副交感节前纤维,随迷走神经分支分布于颈、胸、腹部多种器官,并在相应器官的附近或器官壁内的副交感神经节内换元,发出节后纤维控制这些器官的平滑肌、心肌和腺体的活动。③ 一般内脏感觉纤维:其神经元胞体位于颈静脉孔处迷走神经**下神经节**(结状神经节)内,周围突随迷走神经分布于颈、胸、腹部多种器官;中枢突止于脑干内孤束核下部。④ 一般躯体感觉纤维:其神经元胞体位于迷走神经**上神经节**内,周围突分布于硬脑膜、耳郭及外耳道的皮肤,中枢突止于三叉神经脊束核。

迷走神经以多条根丝连于延髓橄榄后沟的中部,在舌咽神经后方经颈静脉孔出颅,在此处有膨大的迷走神经上、下神经节。迷走神经干出颅后位于颈动脉鞘内,在颈内静脉与颈内(总)动脉之间的后方下行至颈根部,向下左、右迷走神经的行程略有不同。左迷走神经在左颈总动脉与左锁骨下动脉之间进入胸腔,越过主动脉弓前方,经左肺根后方下行至食管前面分成许多细支,形成**左肺丛**和**食管前丛**,至食管下段又逐渐集中延续为**迷走神经前干** anterior vagal trunk。右迷走神经经锁骨下动、静脉之间进入胸腔,沿气管右侧下行,经右肺根后方达食管后面,分支构成**右肺丛**和**食管后丛**,继续下行又集中构成**迷走神经后干** posterior vagal trunk。迷走神经前、后干随食管一起穿膈肌食管裂孔进入腹腔,前干分为肝支和胃前支两终支,后干分为腹腔支和胃后支两终支(图 18 - 37)。迷走神经沿途发出许多分支如下:

(一)颈部的分支

1. **喉上神经** superior laryngeal nerve　起于下神经节,在颈内动脉内侧下行,至舌骨大角水平分内、外两支(图 18 - 37、图 18 - 38)。

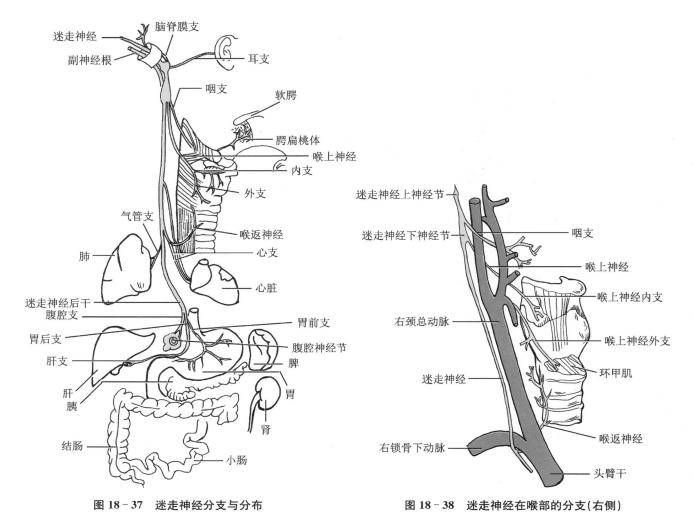

图 18-37   迷走神经分支与分布   **图 18-38   迷走神经在喉部的分支(右侧)**

（1）**外支**：细小，含躯体运动纤维，与甲状腺上动脉伴行，支配环甲肌。

（2）**内支**：稍粗，为感觉支，穿甲状舌骨膜入喉，分布于声门裂以上的喉黏膜及咽、会厌、舌根等处，传导一般内脏感觉及味觉。

2. **颈心支** cervical cardiac branches   迷走神经在上颈部和下颈部分别发出上、下两支，在喉和气管两侧下行入胸腔，与颈交感干发出的心支交织构成心丛，调节心脏活动。上颈心支发出主动脉神经（减压神经），分布于主动脉弓壁内，感受血压变化和化学刺激。

3. **耳支**   起于上神经节，含躯体感觉纤维，分布于耳郭后面及外耳道的皮肤。

4. **咽支**   起于下神经节，含内脏感觉和躯体运动纤维，与舌咽神经和交感神经咽支共同构成咽丛，分布于咽缩肌、软腭肌及咽部黏膜。咽部痛觉由舌咽神经管理，而触觉、温度觉由迷走神经控制，故手术切断舌咽神经后，咽部痛觉消失而触觉存在。

5. **脑膜支**   起于上神经节，分布于颅后窝硬脑膜，传导一般感觉冲动。

（二）胸部的分支

1. **喉返神经** recurrent laryngeal nerve   左、右喉返神经的起点和行程有所不同。**右喉返神经**由右迷走神经干经右锁骨下动脉前方发出，经下后方勾绕此动脉上行返回颈部。**左喉返神经**在左迷走神经干跨过主动脉弓前方时发出，勾绕主动脉弓下后方上行返回颈部。在颈部，左、右喉返神经分别行于气管食管沟内或前方，至环甲关节后方进入喉内，终支称**喉下神经** inferior laryngeal nerve；其特殊内脏运动纤维支配除环甲肌以外的所有喉肌，内脏感觉纤维分布于声门裂以下的喉黏膜（图 18-37、图 18-38）。

2. **支气管支和食管支**   左、右迷走神经在胸部发出若干小支，与交感神经的分支共同构成肺丛和食管丛，自丛再发细支分布于气管、支气管、肺和食管，传导脏器和胸膜的感觉，同时支配器官的平滑肌及腺体。

（三）腹部的分支

由内脏运动（副交感）纤维和内脏感觉纤维构成（图 18-39）。

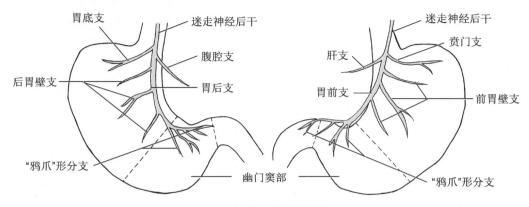

图 18-39　迷走神经腹部的分支

1. **胃前支** anterior gastric branches 和**肝支** hepatic branches　在贲门附近发自迷走神经前干。胃前支沿胃小弯前面右行，沿途分支至胃前壁，其终支以"鸦爪"形分支分布于幽门部前壁。肝支在小网膜内右行，参与构成**肝丛**，随肝固有动脉分布于肝、胆囊等处。

2. **胃后支** posterior gastric branches 和**腹腔支** celiac branches　在贲门附近发自迷走神经后干。胃后支沿胃小弯后面右行分支至胃后壁，沿途分支至胃后壁，其终支也以"鸦爪"形分支分布于幽门窦及幽门管后壁。腹腔支为迷走神经后干的终末支，向右行至腹腔干附近，与交感神经一起构成腹腔丛，由丛发出分支随腹腔干、肠系膜上动脉及肾动脉等血管分布于肝、胆、胰、脾、肾及结肠左曲近侧的腹部消化管。

> **知识点链接**
>
> 迷走神经支配许多重要的器官，其主干损伤后，内脏活动障碍表现为脉速、心悸、恶心、呕吐、呼吸深慢和窒息等症状；咽喉部损伤常与舌咽神经合并发生，临床上对其功能检查的重点是喉部、软腭和咽部的分支。用压舌板刺激后部外侧壁用于检查喉咽反射；咽反射传入经舌咽神经，传出分别经舌咽神经（支配茎突咽肌）和迷走神经（支配喉括约肌），故一侧损伤将引起患侧咽部感觉迟钝或缺失，咽反射消失。检查软腭可见患侧软腭较低，腭垂偏向健侧；让患者发"啊"时软腭上抬受限，吞咽困难，易发生呛咳。喉部环甲肌由喉上神经外支支配，其余喉肌由喉返神经支配，故迷走神经麻痹表现为声音嘶哑或失声。

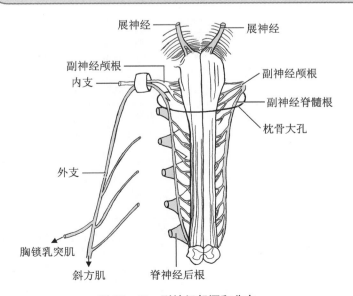

图 18-40　副神经起源和分布

十一、副神经

副神经 accessory nerve 为特殊内脏运动性神经。由脑根和脊髓根两个根汇合而成（图 18-40）。脑根起于延髓的疑核，自橄榄后沟下部、迷走神经根丝下方出脑。脊髓根起自脊髓颈段的副神经核，在脊神经前、后根之间出脊髓，向上经枕骨大孔入颅。在颈静脉孔处，脑根与脊髓根汇合成副神经干，出颈静脉孔后，两根再次分开，脑根的纤维行向前内加入迷走神经，支配咽喉肌；脊髓根的纤维绕颈内静脉行向后、外、下方，进入胸锁乳突肌深面并发支支配该肌，随后主干穿过颈后三角，进入并支配斜方肌。

　　副神经脊髓根损伤时，由于胸锁乳突肌瘫痪使得头不能向患侧侧屈，也不能使面部转向对侧；由于斜方肌瘫痪，患侧肩胛骨下垂，耸肩无力。颈静脉孔的病变常累及同时经过颈静脉孔的舌咽神经、迷走神经和副神经，出现"颈静脉孔综合征"，表现为同侧软腭、咽喉肌、胸锁乳突肌、斜方肌麻痹，当病变侵及颈内动脉周围的颈内动脉交感丛时，还可并发 Horner 综合征。

十二、舌下神经

　　舌下神经 hypoglosal nerve(图 18-36)为运动性神经，由一般躯体运动纤维构成。舌下神经起自延髓舌下神经核，由延髓前外侧沟出脑，向外侧经舌下神经管出颅，在颈内动、静脉之间弓形向前下走行；在二腹肌后腹下缘向前依次越过颈内、外动脉，向深部达舌骨舌肌浅面，在舌神经和下颌下腺管下方穿颏舌肌入舌内，支配全部舌内肌和大部分舌外肌。一侧舌神经完全损伤时，患侧舌肌瘫痪，伸舌时，由于健侧颏舌肌收缩将舌尖推向患侧；若舌肌瘫痪时间过长，可造成舌肌萎缩。

　　十二对脑神经的纤维成分、分布、损伤症状见表 18-2。

表 18-2　脑神经简表

顺序及名称	纤维成分	起　核	终　核	分　布	损伤症状
Ⅰ 嗅神经	特殊内脏感觉		嗅球	鼻腔嗅黏膜	嗅觉障碍
Ⅱ 视神经	特殊躯体感觉		外侧膝状体	眼球视网膜	视觉障碍
Ⅲ 动眼神经	躯体运动	动眼神经核		上、下、内直肌，下斜肌，上睑提肌	眼外斜视，上睑下垂
	一般内脏运动（副交感）	动眼神经副核		睫状肌、瞳孔括约肌	调节反射及瞳孔对光反射
Ⅳ 滑车神经	躯体运动	滑车神经核		上斜肌	眼不能向外下斜视
Ⅴ 三叉神经	一般躯体感觉		三叉神经中脑核、三叉神经脑桥核、三叉神经脊束核	头面部皮肤，口腔、鼻腔黏膜，牙及牙龈，眼球，硬脑膜	头面部皮肤，口鼻腔黏膜等感觉障碍
	特殊内脏运动	三叉神经运动核		咀嚼肌	咀嚼肌瘫痪
Ⅵ 展神经	躯体运动	展神经核		外直肌	眼内斜视
Ⅶ 面神经	一般躯体感觉		三叉神经脊束核	耳部皮肤	
	特殊内脏感觉		孤束核	舌前 2/3 味蕾	味觉障碍
	特殊内脏运动	面神经核		表情肌、颈阔肌、茎突舌骨肌、二腹肌后腹、镫骨肌	额纹消失、眼不能闭合，口角歪向健侧，鼻唇沟变浅
	一般内脏运动（副交感）	上泌涎核		泪腺、下颌下腺、舌下腺及鼻、腭部的黏液腺	腺体分泌障碍
Ⅷ 前庭蜗神经	特殊躯体感觉		前庭神经核	壶腹嵴、球囊斑、椭圆囊斑	眩晕、眼球震颤
	特殊躯体感觉		蜗神经核	螺旋器	听觉障碍
Ⅸ 舌咽神经	一般内脏运动（副交感）	下泌涎核		腮腺	分泌障碍
	特殊内脏运动	疑核		茎突咽肌	
	一般内脏感觉		孤束核	咽、咽鼓管、软腭、舌后 1/3 黏膜、颈动脉窦及颈动脉小球	咽与舌后 1/3 黏膜感觉障碍，咽反射消失
	特殊内脏感觉			舌后 1/3 味蕾	味觉障碍
	一般躯体感觉		三叉神经脊束核	耳部皮肤	

续表

顺序及名称	纤维成分	起　核	终　核	分　布	损伤症状
Ⅹ迷走神经	一般内脏运动（副交感）	迷走神经背核		胸、腹腔脏器的平滑肌、心肌和腺体	心动过速、内脏活动障碍
	特殊内脏运动	疑核		咽喉肌	发音困难、声音嘶哑、呛咳、吞咽困难
	一般内脏感觉		孤束核	胸、腹腔脏器及咽喉部黏膜	
	一般躯体感觉		三叉神经脊束核	硬脑膜、耳郭及外耳道皮肤	
Ⅺ副神经	躯体运动	副神经核		斜方肌、胸锁乳突肌	胸锁乳突肌瘫痪导致面不能转向健侧，头不能转向患侧；斜方肌瘫痪导致肩下垂，提肩无力
Ⅻ舌下神经	躯体运动	舌下神经核		舌内肌和大部分舌外肌	舌肌瘫痪、萎缩、伸舌时舌尖偏向患侧

第三节　内脏神经系统

　　内脏神经系统 visceral nervous system 是神经系统的重要组成部分，其中枢部分布于脑和脊髓，周围部主要分布于内脏、心血管、平滑肌和腺体。内脏神经与躯体神经一样，也含内脏感觉和内脏运动两种纤维成分。内脏运动神经主要支配内脏、心血管的活动以及腺体的分泌，其调节过程通常不受人的意志控制，故又称**自主神经系统**；又因其控制和调节的物质代谢活动为动、植物所共有，而不支配动物特有的骨骼肌运动，又称**植物性神经系统**。内脏感觉神经与躯体感觉神经相似，其第一级感觉神经元的胞体位于脑神经节和脊神经节内，周围突分布于内脏、心血管等处的内感受器，将接受的刺激传至各级中枢，经整合后通过内脏运动神经调节相应器官的活动，维持体内、外环境的动态平衡和机体的正常活动。

一、内脏运动神经

　　内脏运动神经 visceral motor nerve 和躯体运动神经一样，都接受大脑皮质和皮质下各级中枢的调控，但两者在结构和功能上有较大差别，两者的主要差异简述如下。

　　1. **效应器不同**　躯体运动神经支配骨骼肌，一般受意志控制；内脏运动神经支配心肌、平滑肌和腺体，一定程度上不受意志控制。

　　2. **纤维成分不同**　躯体运动神经只有一种纤维成分；内脏运动神经有交感和副交感两种纤维成分，而多数内脏器官又同时接受这两种神经的双重支配（图 18 - 41）。

　　3. **从低级中枢到效应器所经过的神经元数目不同**　躯体运动神经从低级中枢到骨骼肌只有一个神经元。内脏运动神经从低级中枢发出后常需在周围部的内脏运动神经节交换神经元，再由节内神经元发出纤维到达效应器，故内脏运动神经从低级中枢到达所支配的效应器需经过过两个神经元（肾上腺髓质除外）。第一个神经元称**节前神经元** preganglionic neuron，其胞体位于脑干和脊髓内，发出的轴突称**节前纤维**；第二个神经元称**节后神经元** postganglionic neuron，其胞体位于周围部的内脏神经节内，发出的轴突称**节后纤维**（图 18 - 42）。节后神经元数目较多，一个节前神经元可以和多个节后神经元形成突触联系。

　　4. **纤维类型不同**　躯体运动神经一般是较粗的有髓神经纤维，传导速度较快；而内脏运动神经则是较细的薄髓神经纤维（节前纤维）和无髓神经纤维（节后纤维），传导速度较慢。

　　5. **分布形式不同**　躯体运动神经以神经干的形式到达效应器；内脏运动神经节后纤维常攀附于脏器或血管周围形成内脏神经丛，再由神经丛分支至效应器。

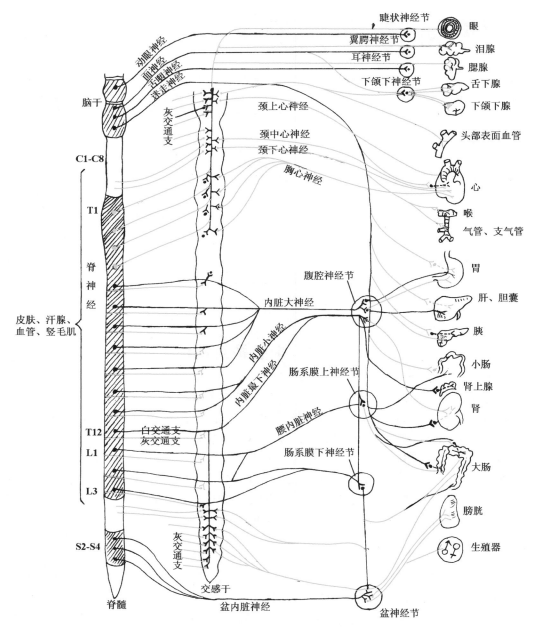

图 18-41　内脏运动神经概况示意图

6. 接受机体意识控制程度不同　躯体运动神经一般接受意识控制，而内脏运动神经在一定程度上不收意识控制。

内脏运动神经根据纤维的分布、走行、功能和药理特点，分为交感和副交感神经两部分，每一部分又包含中枢部和周围部。

（一）交感神经

交感神经的低级中枢位于脊髓 $T_1 \sim L_3$ 节段灰质侧柱的中间带外侧核，此核内的细胞发出节前纤维；周围部包括交感干、交感神经节及由节发出的分支和交感神经丛等。

1. 交感神经节 sympathetic ganglia　按其分布位置的不同分为椎旁节和椎前节，是交感神经节前纤维换元的部位。

（1）**椎旁神经节** paravertebral ganglia：即**交感干神经节** ganglia of sympathetic trunk，位于脊柱两旁，相互之间借节间支连接形成纵行的左、右两条**交感干** sympathetic trunk，上至颅底、下至尾骨，左、右两干在尾骨前方合并形成一个奇神经节。每侧交感干共有 19~24 个交感神经节，按照所在的部位分为颈、胸、腰、骶、

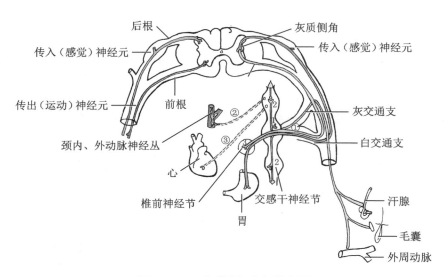

图 18-42　交感神经走行模式图

1～3 表示节前纤维三种去向；① ～③表示节后纤维三种去向

尾五部,其中颈部有 3～4 个交感神经节,胸部有 10～12 个交感神经节,腰部有 4 个交感神经节,骶部有 2～3 个交感神经节,尾部为合并的 1 个奇神经节(图 18-43)。

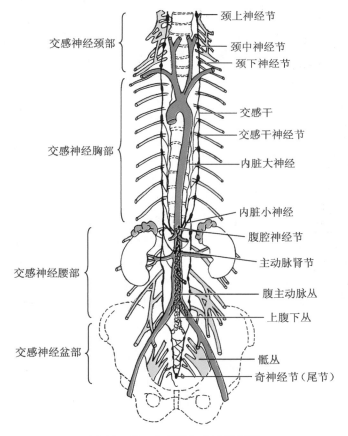

图 18-43　交感干和交感神经节

　　(2) **椎前神经节** prevertebral ganglia：位于脊柱前方,为不规则的团块状,包括**腹腔神经节** celiac ganglia、**肠系膜上神经节** superior mesenteric ganglia、**肠系膜下神经节** inferior mesenteric ganglia 和**主动脉肾神经节** aorticorenal　ganglia,分别位于同名动脉根部附近。

　　2. **交通支**　每一椎旁神经节和相应的脊神经之间连有交通支,分为白交通支和灰交通支两种

（图18-40）。**白交通支**由低级中枢——中间带外侧核发出有髓鞘的节前纤维组成，呈白色；由于中间带外侧核仅存于脊髓 T_1～L_3 节段的灰质侧柱内，故白交通支也只存于 T_1～L_3 脊神经前支与相应的椎旁神经节之间，共15对。**灰交通支**是由椎旁神经节细胞发出的节后纤维组成，多无髓鞘，颜色灰暗，连于交感干和脊神经之间，共31对。

3. 节前纤维 preganglionic fiber 和节后纤维 postganglionic fiber　脊髓中间带外侧核发出交感神经节前纤维，经相应节段脊神经的前根汇入脊神经，再经白交通支进入交感干后，有3种去向：① 终止于相应的椎旁神经节并交换神经元。② 在交感干内上行或下行，在上方或下方的椎旁神经节交换神经元。一般认为，来自脊髓上胸段（T_1～T_5）中间带外侧核的节前纤维，在交感干内上升至颈部的椎旁神经节换元；来自中胸段（T_6～T_{10}）中间带外侧核的节前纤维，在交感干内上升或下降，终止于胸部的椎旁神经节换元；来自脊髓下胸段（T_{11}～L_3）中间带外侧核的节前纤维，在交感干内下降至腰骶部的椎旁神经节换元。③ 穿过椎旁神经节，至椎前神经节交换神经元。

换元后发出的交感神经节后纤维也有3种去向：① 椎旁神经节发出的节后纤维经灰交通支返回31对脊神经，并随脊神经分布至头颈部、躯干、四肢的血管、汗腺和竖毛肌等；② 攀附临近的动脉，在其表面形成相应的神经丛（如颈内、外动脉丛、腹腔丛等），并随动脉分布到所支配的器官；③ 直接分布到所支配的脏器。

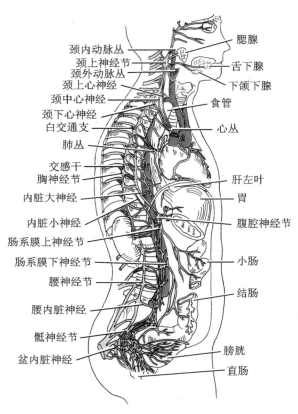

图18-44　交感干与内脏神经丛的联系

4. 交感神经的分布概况　按其分布位置的不同分为颈部、胸部、腰部和盆部（图18-44）。

（1）**颈部**：颈交感干位于颈动脉鞘后方，颈椎横突的前方，每侧通常有颈上、中、下三个神经节。**颈上神经节** superior cervical ganglion 最大，呈梭形，位于第1～3颈椎横突之前及颈内动脉后方。**颈中神经节** middle cervical ganglion 最小，有时缺如，位于第6颈椎横突处。**颈下神经节** inferior cervical ganglion 位于第7颈椎横突前方，椎动脉起始部后方，常与第1胸神经节合并形成**颈胸神经节** cervicothoracic ganglion（亦称**星状神经节** stellate ganglion）。

颈交感干无白交通支，其节前纤维来自胸段脊髓的侧柱，在交感干内上升至相应的交感干神经节。颈交感干神经节发出节后纤维的分布主要是：① 经灰交通支连于8对颈神经，并随颈神经分布于头颈和上肢的血管、汗腺、竖毛肌等。② 攀附临近的动脉，形成相应的动脉丛如：颈内动脉丛、颈外动脉丛、锁骨下动脉丛、椎动脉丛等；并随动脉的分支分布于头颈部的腺体（泪腺、唾液腺、甲状腺、鼻腔和口腔黏膜内腺体等）、血管、竖毛肌和瞳孔开大肌。③ 直接进入咽壁，与舌咽神经、迷走神经的咽支共同组成咽丛。④ 由颈上、中、下神经节分别发出心上、中、心下神经，向下进入胸腔，参与组成心丛。

（2）**胸部**：胸交感干位于肋头前方，每侧有10～12个胸交感干神经节。胸交感干神经节发出节后纤维的分布主要是：① 经灰交通支连于12对胸神经，并随胸神经的分支分布于胸腹壁的血管、汗腺、竖毛肌等。② 从上5对胸交感干神经节发出的分子参与形成胸主动脉丛、食管丛、肺丛和心丛等。③ 穿行第5或第6～9胸交感干神经节的节前纤维向前下合干组成**内脏大神经** greater splanchnic nerve，穿过膈脚，终于腹腔神经节。④ 穿行第10～12胸交感干神经节的节前纤维向前下合干组成**内脏小神经** lesser splanchnic nerve，穿过膈脚，终于主动脉肾节。由腹腔神经节、主动脉肾节等发出的节后神经纤维随腹腔干及肠系膜上动脉的分支分布于肝、胰、脾、肾等实质性脏器和结肠左曲近侧的消化管。

（3）**腰部**：腰交感干位于腰椎体前外侧与腰大肌内侧缘之间，约4对腰交感干神经节。腰交感干神经节发出节后纤维的分布主要是：① 经灰交通支连于 5 对腰神经,并随其分支分布于下肢的血管、汗腺、竖毛肌等。② 穿过腰交感干神经节的节前纤维组成**腰内脏神经** lumber splanchnic nerve,终于腹主动脉丛和肠系膜下丛内的椎前神经节,发出的节后神经纤维分布于结肠左曲远侧的消化管和盆腔脏器,并有纤维随血管分布至下肢(图 18 - 45)。

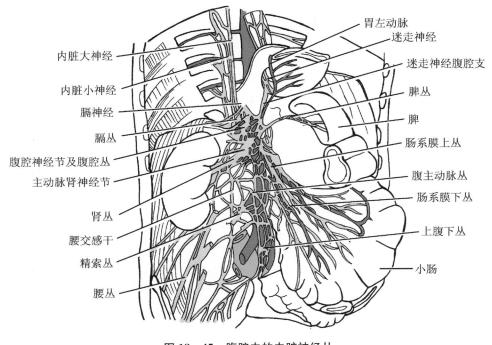

图 18 - 45　腹腔内的内脏神经丛

图中标注：
胃左动脉、迷走神经、迷走神经腹腔支、脾丛、脾、肠系膜上丛、腹主动脉丛、肠系膜下丛、上腹下丛、小肠
内脏大神经、内脏小神经、膈神经、膈丛、腹腔神经节及腹腔丛、主动脉肾神经节、肾丛、腰交感干、精索丛、腰丛

知识点链接

交感神经切除术是一种治疗动脉疾病的方法。下肢某些血管性疾病(如血栓闭塞性脉管炎、灼性神经痛等),可手术切除腰交感干及左、右交感干之间的交通支,以阻断支配下肢血管的交感神经节前纤维,使血管舒张、增加微循环而缓解症状。以往,严重的原发性高血压可通过双侧胸腰段交感神经切除术来降低血压,现在交感系统的化学阻滞剂被广泛地应用于高血压的治疗,通过减弱心肌收缩力而降低血压。

（4）**盆部**：骶交感干位于骶骨前面,骶前孔的内侧,包括2～3对**骶交感干神经节** sacral ganglia 和 1 个**奇神经节** ganglion impar,其发出节后纤维的分布主要是：① 经灰交通支进入骶、尾神经,并随其分支分布于下肢、会阴部的血管、汗腺、竖毛肌等。② 发出小分支加入盆丛,分布于盆腔脏器(图 18 - 46)。

综上所述,可见交感神经节前、后纤维的分布有一定规律,即来自 T_1～T_5 节段中间带外侧核的节前纤维交换神经元后,其节后纤维分布于头、颈、胸腔脏器和上肢的血管、汗腺、竖毛肌;来自 T_6～T_{12} 节段中间带外侧核的节前纤维交换神经元后,其节后纤维分布于肝、胰、脾、肾等实质性脏器和结肠左曲近侧的消化管;来自 L_1～L_3 节段中间带外侧核的节前纤维交换神经元后,其节后纤维分布于结肠左曲远侧的消化管、盆腔脏器及下肢的血管、汗腺、竖毛肌。

（二）副交感神经

副交感神经的低级中枢位于脑干的副交感神经核(动眼神经副核、上泌涎核、下泌涎核、迷走神经背核)和脊髓 S_2～S_4 节段灰质的骶副交感核。副交感神经的周围部包括副交感神经节及进出节的节前和节后纤维。副交感神经节多位于所支配的器官附近或器官壁内,分别称**器官旁节**和**器官内节**,是副交感神经节前纤维换元的部位,节内的细胞发出节后纤维。颅部的副交感神经节较大,肉眼可见,包括睫状神经节、下颌下神经节、翼腭神经节和耳神经节等;而位于其他部位的副交感神经节较小,需要借助显微镜才能见到。

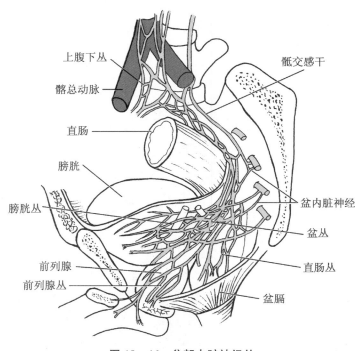

上腹下丛

髂总动脉

直肠

膀胱

膀胱丛

前列腺

前列腺丛

骶交感干

盆内脏神经

盆丛

直肠丛

盆膈

图 18-46 盆部内脏神经丛

1. 颅部的副交感神经 脑干的副交感神经核发出节前纤维行于第Ⅲ、Ⅶ、Ⅸ、Ⅹ对脑神经中(图 18-47)。

(1)随动眼神经走行的副交感神经节前纤维:起于中脑的动眼神经副核,随动眼神经依次经海绵窦侧壁和眶上裂进入眼眶,随动眼神经下支至睫状神经节交换神经元,其节后纤维分布于瞳孔括约肌和睫状肌。

(2)随面神经走行的副交感神经节前纤维:起于脑桥的上泌涎核,一部分节前纤维经面神经发出的岩大神经至翼腭神经节交换神经元,其节后纤维分布于泪腺、鼻腔和腭部的黏液腺。另一部分节前纤维经面神经发出的鼓索神经加入舌神经,至下颌下神经节交换神经元,其节后纤维分布于下颌下腺和舌下腺。

(3)随舌咽神经走行的副交感神经节前纤维:起于延髓的下泌涎核,经鼓室神经至鼓室丛,再经岩小神经至耳神经节交换神经元,其节后纤维分布至腮腺。

(4)随迷走神经走行的副交感神经节前纤维:起于延髓的迷走神经背核,随迷走神经走行至胸腔、腹腔脏器的器官旁或器官内神经节交换神经元,其节后纤维分布至胸腔脏器、腹腔内肝、胰、脾、肾等实质性脏器和结肠左曲以上的消化管。

2. 骶部的副交感神经 其节后纤维起于脊髓 $S_2 \sim S_4$ 节段灰质的骶副交感核,随骶神经出骶前孔后分出,组成**盆内脏神经** pelvic splanchnic nerve 加入盆丛,由丛上分支至盆腔脏器的器官旁或器官内神经节交换神经元,发出的节后神经纤维分布于结肠左曲远侧的消化管、盆腔脏器和外生殖器(图 18-43)。

(三)交感神经和副交感神经的主要区别

交感神经和副交感神经都属于内脏运动神经,常共同支配一个器官,形成对内脏器官的双重支配。但二者在发出部位、分布范围和功能上有着显著的区别。

1. 低级中枢的部位不同 交感神经的低级中枢位于脊髓 $T_1 \sim L_3$ 节段灰质侧柱内的中间带外侧核,副交感神经的低级中枢则分为脑干内的副交感核和脊髓 $S_2 \sim S_4$ 节段灰质的骶副交感核。

2. 周围神经节的位置不同 交感神经节位于脊柱前方(椎前神经节)和脊柱两侧(椎旁神经节);副交感神经节则位于所支配器官的附近(器官旁节)和器官壁内(器官内节)。因此,交感神经节前纤维短,节后纤维长;而副交感神经节前纤维长,节后纤维短。

3. 节前神经元和节后神经元的比例不同 一个交感神经节前神经元的轴突可与许多节后神经元形成突触联系,而一个副交感神经节前神经元的轴突与较少的节后神经元形成突触联系。因此,交感神经的作用

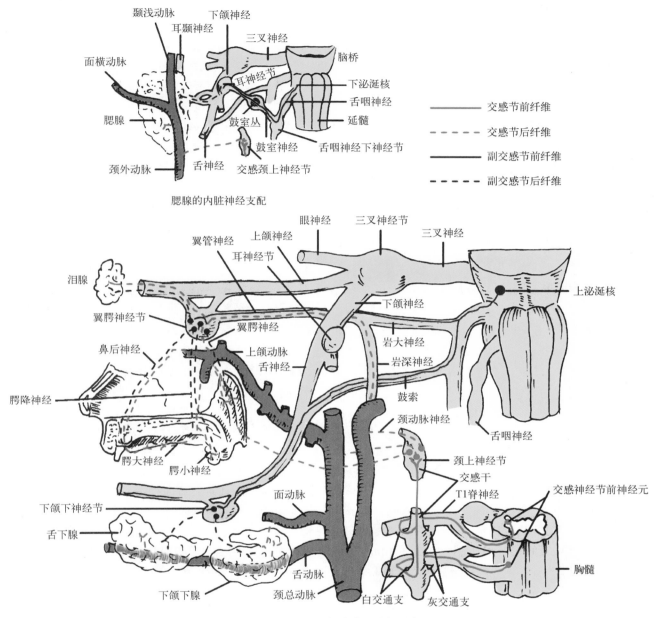

图 18-47 头部的内脏神经分部示意图

比副交感神经广泛。

4. 分布的范围不同 交感神经的分布范围较广,除分布于头颈部、胸腔、腹腔脏器外,还分布于全身的血管、腺体、竖毛肌等,肾上腺素释放交感递质肾上腺素和去甲肾上腺素入血,随血流分布到全身;而副交感神经的分布范围较局限,在肾上腺髓质、全身的血管、腺体、竖毛肌等处无副交感神经分布。

5. 对同一器官所起的作用不同 交感神经和副交感神经对同于器官所起的作用既相互拮抗又相互统一。例如:当机体运动时,交感神经兴奋增强,副交感神经兴奋则减弱,出现心跳加快,血压升高,支气管扩张,瞳孔开大,消化活动抑制等改变,以加强代谢,增加能量消耗;而当机体处于安静或睡眠状态时,副交感神经兴奋增强,交感神经则相对抑制,出现心跳减慢,血压下降,支气管收缩,瞳孔缩小,消化活动增强等改变,以利于体力恢复和能量储存。

(四)内脏神经丛

交感神经、副交感神经和内脏感觉神经在到达所支配脏器的行程中,长相互交织形成内脏神经丛,再由丛发出分支分布于胸腔、腹腔及盆腔脏器(图 18-43)。现将主要的神经丛简述如下:

1. 心丛 cardiac plexus　由颈交感干的颈上、中、下神经节和 T$_1$~T$_5$ 节发出的心支及迷走神经的心支共同组成,按位置分为心浅丛和心深丛。心浅丛位于主动脉弓下方,心深丛位于主动脉弓和气管杈之间,心丛内有副交感神经节,来自迷走神经的副交感神经节前纤维在此交换神经元。心丛的分支组成心房丛和左、右冠状动脉丛,随动脉分支分布于心肌。

2. 肺丛 pulmonary plexus　由迷走神经的支气管支和交感干 T$_2$~T$_5$ 节的分支组成,位于肺根的前、后方,其分支随支气管和肺血管分支入肺。

3. 腹腔丛 celiac plexus　是最大的内脏神经丛,位于腹腔干和肠系膜上动脉根部周围,由内脏大、小神经和迷走神经后干的腹腔支组成。来自内脏大、小神经的交感神经节前纤维在丛内的腹腔神经节、主动脉肾节交换神经元;来自迷走神经后干的副交感神经节前纤维则至所分布的器官旁或器官内神经节交换神经元。腹腔丛及丛内的神经节发出分支伴随动脉的分支形成许多副丛,如肝丛、肾丛、胃丛、脾丛等,各副丛分别沿同名血管分支分布到各脏器。

4. 腹主动脉丛 abdominal aortic plexus　是腹腔丛在腹主动脉表面向下延续的部分,位于腹主动脉前方及两侧,该丛还接受 S$_1$、S$_2$ 交感神经节发出的节后纤维。由此丛分出肠系膜下丛,沿同名动脉分布于结肠左曲至直肠上段的肠管。腹主动脉丛的一部分纤维下行入盆腔参与组成腹下丛;另一部分纤维附于髂总动脉和髂外动脉表面形成同名的神经丛,随动脉分支分布至下肢的血管、汗腺、竖毛肌。

5. 腹下丛 hypogastric plexus　可分为上腹下丛和下腹下丛。上腹下丛位于两侧髂总动脉之间,是腹主动脉丛向下延续的部分,两侧接受下位腰神经节发出的腰内脏神经,在肠系膜下神经节交换神经元。下腹下丛又称盆丛,由上腹下丛延续至直肠两侧形成,并接受骶交感干节后纤维和盆内脏神经。此丛发出分支随髂内动脉的分支组成直肠丛、膀胱丛、前列腺丛、子宫阴道丛等,随动脉分支分布于盆腔脏器。

二、内脏感觉神经

内脏感觉神经 visceral sensory nerve 将内脏的感觉冲动传入中枢,中枢通过内脏运动神经或间接通过体液调节各内脏器官的活动。

同躯体感觉神经一样,内脏感觉神经元的胞体也位于脑神经节和脊神经节内,亦为假单极神经元。脑神经节包括膝神经节、舌咽神经下节、迷走神经下节。神经节细胞的周围突随面神经、舌咽神经和迷走神经分布于内脏器官,中枢突随上述神经入脑,终止于孤束核。脊神经节细胞的周围突随交感神经和副交感神经分布于内脏器官,中枢突随交感神经和盆内脏神经进入脊髓,至于灰质后角。在中枢内,内脏感觉纤维一方面直接或间接与内脏感觉神经元相联系,以完成内脏-内脏反射,或与躯体运动神经元联系,形成内脏-躯体反射。另一方面,内脏感觉纤维可经过复杂的传导途径,将冲动传导至大脑皮层,引起内脏感觉。

虽然内脏感觉神经在形态结构上与躯体感觉神经大致相似,但仍有其自身特点:

1. **痛阈较高**　由于内脏感觉纤维的数目较少,且多为细纤维,故一般强度的刺激,如外科手术时,内脏对切割、烧灼和挤压不敏感,一般不引起主观感觉,但较强烈的内脏活动可产生内脏感觉,如饥饿时胃的收缩引起饥饿感;直肠、膀胱充盈可引起膨胀感(便意)等。而极度强烈的刺激下或病理情况时,内脏可产生痛觉。一般认为,中空性器官(胃、肠、胆囊、输尿管、膀胱等)疼痛的适宜刺激为牵拉和张力,故当肠梗阻、胃痉挛、胆结石或输尿管结石时可因张力升高而引起绞痛。而缺血、缺氧所致的酸性代谢产物是引起心肌和骨骼肌疼痛的适宜刺激,故当冠状动脉痉挛缺血时可引起心绞痛,肢端动脉缺血时可引起局部肢体疼痛。

内脏不仅受交感神经和副交感神经的双重支配,其感觉神经的分布也与之相应。通常认为,内脏痛觉主要通过交感神经内的感觉纤维传入脊髓,但食管、气管以及盆腔脏器(膀胱颈、前列腺、尿道、子宫颈和结肠末端)的痛觉分别经迷走神经和盆内脏神经内的感觉纤维传导;许多内脏反射和某些内脏感觉(膨胀感和饥饿感等)的传入纤维是伴随副交感神经传入脑干。

内脏痛觉主要通过交感神经内的感觉纤维传入脊髓,对内脏反射的调节作用不大,故临床上为了解除内脏痛而切断交感神经不会引起严重的内脏功能紊乱。

2. **定位不准确**　内脏感觉神经的传入途径比较分散,即一个脏器的感觉纤维经多个节段的脊神经进入中枢,而一条脊神经含有几个脏器的感觉纤维。因此,内脏痛往往弥散,定位不准确。

三、牵涉性痛

　　当某些内脏器官发生病变时,常在体表一定区域产生疼痛或感觉过敏的现象称**牵涉性痛** referred pain。临床上将内脏患病时体表发生感觉过敏记忆骨骼肌反射性僵硬和血管运动、汗腺分泌等障碍的部位称为**海德带**(Head zones),该带有助于内脏疾病的定位诊断。牵涉性痛有时发生在患病内脏邻近的皮肤区,有时发生在距患病内脏较远的皮肤区。如心绞痛时可痛在心前区,也可表现为左臂内侧皮肤痛(图 18-48);肝胆疾患时可在右肩部感到疼痛等(图 18-49)。临床上根据牵涉痛区可帮助诊断某些内脏疾病(图 18-50)。

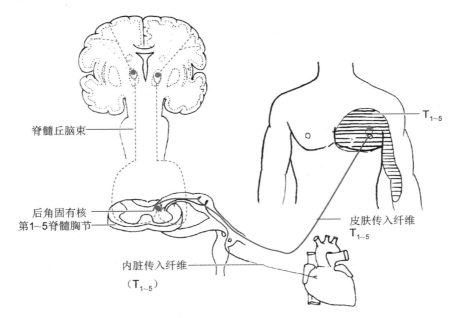

图 18-48　心传入神经与皮肤传入神经的中枢投射关系

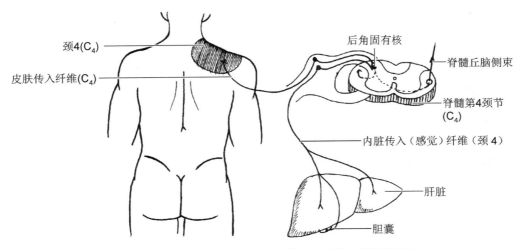

图 18-49　肝、胆传入神经与皮肤传入神经的中枢投射关系

　　目前关于牵涉性痛的发生机制尚不完全清楚。一般认为,发生牵涉性痛的体表部位与病变器官往往接受同一脊髓节段的支配,体表部位和病变器官的感觉神经进入同一脊髓节段,并在后角内密切联系。因此,从患病内脏传来的冲动可扩散或影响到邻近的躯体感觉神经元,从而产生牵涉性痛。近年来的研究观察到,一个脊神经节神经元的周围突分别分支到躯体和内脏器官,认为这就是牵涉性痛机制的形态学基础(表 18-3)。

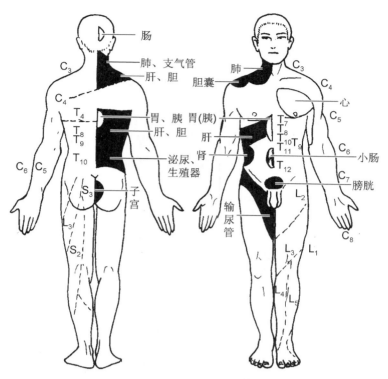

图 18-50　内脏器官疾病时的牵涉痛区

表 18-3　内脏牵涉性痛与脊髓节段的关系

内脏器官	产生疼痛或感觉过敏的脊髓节段
膈	C_4
心	$C_8 \sim T_5$
胃	$T_6 \sim T_{10}$
小肠	$T_7 \sim T_{10}$
阑尾	$T_{(8、9)10} \sim L_1$（右）
肝、胆囊	$T_7 \sim T_{10}$，有时也沿膈神经至 C_3,C_4
胰	T_8（左）
肾、输尿管	$T_{11} \sim L_1$
膀胱	$S_2 \sim S_4$（沿骶副交感）及 $T_{11} \sim L_2$
睾丸、附睾	$T_{12} \sim L_3$
卵巢及附件	$L_1 \sim L_3$
子宫体	$T_{10} \sim L_1$
子宫颈	$S_1 \sim S_4$（沿骶副交感）
直肠	$S_1 \sim S_4$

四、某些重要器官的神经支配

对人体某些重要器官的神经支配进行总结,有利于对其生理功能进行理解,也对临床的诊断和治疗有一定的参考意义。现以眼球和心为例阐述其神经支配,其余各器官的神经支配参见表 18-4。

表 18-4　内脏器官的神经支配

器　官	神经	沿内脏神经的传入纤维路径	节前纤维		节后纤维		功　能
			起　源	路　径	起　源	路　径	
眼球	交感		脊髓 $T_1 \sim T_2$ 节段侧角	经白交通支→交感干,在干内上升	颈上节、颈内动脉丛内神经节	经颈内动脉丛→眼神经、睫状神经节→眼球	瞳孔开大,血管收缩
	副交感		动眼神经副核（E-W核）	动眼神经→睫状神经节或睫状长神经	睫状神经节	睫状短神经→瞳孔括约肌、睫状肌	瞳孔缩小,睫状肌收缩

续表

器　官	神经	沿内脏神经的传入纤维路径	节前纤维		节后纤维		功　能
			起　源	路　径	起　源	路　径	
心脏	交感	经颈心中、心下及胸心支→脊髓T_1～$T_{4(5)}$节段后角	脊髓 T_1～$T_{4(5)}$节段侧角	经白交通支→交感干，在干内上升或不升	颈上、中、下节和T_1～T_5脊神经	颈上、中、下心支及胸心支→心丛→冠状丛→心房和心室	心跳加快，心室收缩力加强，冠状动脉扩张
	副交感	迷走神经→延髓孤束核	迷走神经背核和疑核	迷走神经→颈上、中、下心支及喉返神经心支→心丛和冠状丛→心房	心神经节和心房壁内神经节	至心房和心室	心跳减慢，心室收缩力减弱，冠状动脉收缩
支气管和肺	交感	来自胸膜脏层的传入纤维经交感神经肺支→脊髓 T_2～T_5节段后角	脊髓 T_2～T_5节段侧角	经白交通支→交感干，在干内上升或不升	颈下节和 T_1～T_5胸交感节	肺支→肺前、后丛→肺	支气管扩张，抑制腺体分泌，血管收缩
	副交感	来自支气管和肺的传入纤维→迷走神经→延髓孤束核	迷走神经背核	迷走神经气管支→肺丛→肺	肺丛内的神经节和支气管壁内的神经节	到支气管平滑肌和腺体	支气管收缩，促进腺体分泌
胃、小肠、升结肠和横结肠	交感	经腹腔丛→内脏大、小神经→脊髓 T_6～T_{12}节段后角	脊髓 T_6～T_{12}节段侧角	经白交通支→交感干→内脏大、小神经，腰内脏神经	腹腔节、主动脉肾节、肠系膜上节	沿各部分血管周围的神经丛分布	减少蠕动，减少肠壁张力，减少分泌，增加括约肌张力，血管收缩
	副交感	迷走神经→延髓孤束核	迷走神经背核	迷走神经→食管丛→胃丛→腹腔丛→肠系膜上丛→胃肠壁	肠肌间丛和黏膜下丛内的神经节	到平滑肌和腺体	促进肠蠕动，增加肠壁张力，增加分泌，减少括约肌张力
降结肠至直肠	交感	腰内脏神经和交感干骶部的分支→脊髓 L_1～L_3节段后角	脊髓 T_{12}～L_3节段侧角	经白交通支→交感干→腰内脏神经，骶内脏神经→腹主动脉丛→肠系膜下丛，腹下丛	肠系膜下丛、腹下丛内神经节，少量在腰交感神经节	沿各部分血管周围的神经丛分布	抑制肠蠕动，肛门括约肌收缩
	副交感	经肠系膜下丛、盆丛→盆内脏神经，到脊髓 S_2～S_4节段后角	脊髓 S_2～S_4节段骶副交感核	经第 2～4 骶神经→盆内脏神经→盆丛→降结肠、直肠	肠肌间丛和黏膜下丛内的神经节	到平滑肌和腺体	促进肠蠕动，肛门括约肌松弛
肝、胆囊、胰腺	交感	经腹腔丛→内脏大、小神经→脊髓 T_4～T_{10}节段后角	脊髓 T_4～T_{10}节段侧角	经内脏大、小神经→腹腔丛	腹腔节、主动脉肾节	沿肝、胆囊、胰腺血管周围的神经丛分布	抑制腺体分泌
	副交感	迷走神经→延髓孤束核	迷走神经背核	迷走神经→腹腔丛	器官内神经节		促进腺体分泌
肾	交感	经主动脉肾丛→内脏大、小神经→脊髓 T_6～T_{12}节段后角	脊髓 T_6～T_{12}节段侧角	经内脏大、小神经，腰内脏神经→腹腔丛、主动脉肾丛	腹腔节、主动脉肾节	沿肾血管周围的神经丛分布	血管收缩
	副交感	迷走神经→延髓孤束核	迷走神经背核	迷走神经→腹腔丛、肾丛	主动脉肾节		血管舒张、肾盂收缩
输尿管	交感	脊髓 T_{11}～L_2节段后角	脊髓 T_{11}～L_2节段侧角	经内脏小神经，腰内脏神经→腹腔丛→肠系膜上、下丛，肾丛	主动脉肾节，肠系膜下节	输尿管丛	抑制输尿管蠕动
	副交感	盆内脏神经→脊髓 S_2～S_4节段后角	脊髓 S_2～S_4节段骶副交感核	经盆内脏神经→输尿管丛	输尿管节		促进输尿管蠕动

续表

器官	神经	沿内脏神经的传入纤维路径	节前纤维 起源	节前纤维 路径	节后纤维 起源	节后纤维 路径	功能
膀胱	交感	盆丛→腹下丛→腰内脏神经，到脊髓 L_1～L_2 节段后角（传导来自膀胱体的痛觉）	脊髓 L_1～L_2 节段侧角	经白交通支→交感干→腰内脏神经、腹主动脉丛、肠系膜下丛、腹下丛、盆丛	肠系膜下丛和腹下丛内的神经节，少量在腰交感节	经膀胱丛到膀胱	血管收缩、膀胱三角肌收缩、尿道口关闭，对膀胱逼尿急的作用很小或无作用
	副交感	盆丛→盆内脏神经，到脊髓 S_2～S_4 节段后角（传导膀胱的牵张感和膀胱颈的痛觉）	脊髓 S_2～S_4 节段骶副交感核	经第 2～4 骶神经→盆内脏神经→盆丛→膀胱丛	膀胱丛和膀胱壁内的神经节	到膀胱平滑肌	逼尿肌收缩，内括约肌松弛
男性生殖器	交感	盆丛→交感干，到脊髓 T_{11}～L_3 节段后角	脊髓 T_{11}～L_3 节段侧角	经白交通支→交感干→腹腔丛→腹下丛→盆丛，或在交感干下行至交感干骶部	腰骶交感节和肠系膜下节	经盆丛→前列腺丛→盆部生殖器，或从腰节发支沿精索内动脉到睾丸	盆部生殖器平滑肌收缩配合射精；膀胱三角肌同时收缩，关闭尿道内口，防止精液反流，血管收缩
	副交感		脊髓 S_2～S_4 节段骶副交感核	经骶神经→盆内脏神经→盆丛、前列腺丛	盆丛和前列腺丛的神经节	到前列腺和海绵体的血管	促进海绵体血管舒张，与会阴神经配合使阴茎勃起
子宫	交感	来自子宫底和体的痛觉纤维→子宫阴道丛→腹下丛→腰内脏神经和内脏最下神经，到脊髓 T_{12}～L_2 节段后角	脊髓 T_{12}～L_2 节段侧角	经白交通支→交感干→内脏最小和腰内脏神经→腹主动脉丛→腹下丛→盆丛→子宫阴道丛或在交感干下行至交感干骶部	腹下丛内的神经节，骶交感神经节	随子宫阴道丛至子宫壁	血管收缩、妊娠子宫收缩，非妊娠子宫舒张
	副交感	来自子宫颈的痛觉纤维经盆内脏神经到脊髓 S_2～S_4 节段后角	脊髓 S_2～S_4 节段骶副交感核	经骶神经→盆内脏神经→盆丛→子宫阴道丛	子宫阴道丛内的子宫颈神经节及沿子宫血管的神经节	到子宫壁	舒张血管，对子宫肌作用不明
肾上腺	交感		脊髓 T_{10}～$L_{1(2)}$（节段侧角）	经白交通支→交感干→内脏小神经，内脏最小神经，肾上腺髓质	无		分泌肾上腺素
松果体	交感		脊髓交感神经中枢	经白交通支→交感干	颈上节	随颈动脉及分支至松果体	促进 5－HT 转化为黑色素紧张素，间接抑制性腺活动
上肢的血管和皮肤	交感	经血管周围丛和脊神经到脊髓 T_2～T_8 节段后角	脊髓 T_2～T_8 节段侧角	经白交通支→交感干	颈中、下节和上胸节	经灰交通支→脊神经→血管和皮肤	皮肤和肌血管收缩（胆碱能纤维使血管舒张），汗腺分泌，竖毛
下肢的血管和皮肤	交感	经血管周围丛和脊神经到脊髓 T_{10}～L_3 节段后角	脊髓 T_{10}～L_3 节段侧角	经白交通支→交感干	腰节和骶节	经灰交通支→脊神经→血管和皮肤	皮肤和肌血管收缩（胆碱能纤维使血管舒张），汗腺分泌，竖毛

（一）眼球

1. 感觉神经　眼球的一般感觉冲动可沿睫状神经、眼神经、三叉神经进入脑干终于三叉神经核。

2. 交感神经　节前纤维起自脊髓 T_1～T_2 节段侧角，经胸及颈交感干上升至颈上节交换神经元，发出的节后纤维经颈内动脉丛、海绵丛，穿经睫状神经节分布于瞳孔括约肌和血管。

3. 副交感神经　节前纤维起自中脑动眼神经副核（E－W 核），随动眼神经走行，在睫状神经节交换神经元后，发出的节后纤维经睫状短神经分布于瞳孔括约肌和睫状肌。

交感神经兴奋，引起瞳孔开大，虹膜血管收缩，切断这些纤维出现瞳孔缩小。副交感神经兴奋，引起瞳孔缩小，睫状肌收缩；切断这些纤维出现瞳孔散小和视物调节功能障碍的表现。临床上损伤动眼神经，除有副交感神经损伤的症状内外，还出现大部分眼球外肌瘫痪的症状。

（二）心

1. 感觉神经　传导心脏的痛觉纤维沿交感神经走行（颈心上神经除外）至脊髓 T_1～$T_{4(5)}$ 节段，与心脏反射有关的感觉纤维沿迷走神经走行进入脑干。

2. 交感神经　脊髓 T_1～$T_{4(5)}$ 节段侧角发出节前纤维，至交感干颈上、中、下节和上胸节交换神经元，发出颈上、中、下心支及胸心支至主动脉弓后方及下方，与迷走神经发出的副交感纤维共同构成心丛，由丛发支分布于心脏。

3. 副交感神经　延髓内迷走神经背核和疑核发出节前纤维沿迷走神经心支走行，在心神经节交换神经元后，发支分布于心脏。

刺激支配心的交感神经，引起心动过速，冠状血管舒张；刺激副交感迷走神经，引起心动过缓，冠状血管收缩。

小　结

周围神经系统是指中枢神经系统以外的神经成分，包括神经和神经节。按照与中枢神经连接部位和分布范围的不同，周围神经通常分为脊神经、脑神经和内脏神经三类。31 对脊神经与相应的脊髓节段相连，每一对脊神经都是混合神经，含有感觉和运动纤维，主要传导躯干、四肢的感觉和运动神经冲动。12 对脑神经与脑相连，分为感觉性、运动性和混合性脑神经，主要传导头、颈部的感觉和运动神经冲动。内脏神经分布广泛，一部分跟随脑神经或脊神经走行分别与脑和脊髓相连，一部分跟随血管或直接走行，最终分布于内脏平滑肌、心肌、腺体和皮肤立毛肌等；内脏感觉神经把感受到的刺激传递到各级中枢，内脏运动神经（包括交感神经和副交感神经）经相应的神经节换元后，发出节后纤维调节内脏、心血管的运动和腺体的分泌。交感神经的兴奋使得机体处于应激状态，而副交感神经的兴奋则使能量得以储备。

【复习思考题】

1. 肱骨中段骨折、肱骨外科颈骨折、肱骨髁上骨折、腓骨颈骨折时，易损伤哪些神经？各产生哪些临床表现？为什么？

2. 简述面神经的性质、走行及主要支配范围。若面神经在面神经管内损伤会出现哪些功能障碍？并解释其原因。

3. 简述泪腺、腮腺、舌下腺、下颌下腺的神经支配。

4. 简述眼球、舌的运动和感觉的神经支配。

5. 简述内脏运动神经和躯体运动神经的主要区别。

6. 简述交感神经和副交感神经在形态、结构和功能上的区别。

（冉建华）

第十九章

神经系统的传导通路

在人体生命活动中，感受器不断地接受机体内外环境的刺激，并将其转化为神经冲动，神经冲动经传入神经元传递至低级神经中枢（脊髓或脑干），再经过中间神经元传至大脑皮质，产生感觉；另一方面，大脑皮质将这些感觉信息整合后，发出指令，沿传出纤维，经脑干和脊髓的运动神经元到达效应器，做出相应的反应，这是一个复杂的反射活动。由此可见，复杂反射活动的神经信号是经由传入神经元、中间神经元、神经中枢和传出神经元组成的神经元链传递的，其特点是传导路径长，有传入和传出之分，多涉及大脑皮质。这种由神经元链组成的神经传导通路简称为**传导路**，包括将神经冲动从外周传递至中枢的感觉（上行）传导路，以及将中枢的指令传递至效应器的运动（下行）传导路。

第一节 感 觉 传 导 路

躯体感觉传导路包括本体感传导路，触觉和痛、温觉传导路，视觉传导路和听觉传导路（表19-1）。

表 19 - 1 感觉传导路的比较

	躯干、四肢意识性本体感觉和精细触压觉传导路	躯干、四肢痛温粗略触压觉传导路	头面部痛温触压觉传导路
第一级神经元	脊神经节	脊神经节	三叉神经节、膝神经节、舌咽、迷走的上神经节
	脊髓后索中上升	脊髓后索上行1~2节段	入脑桥中部
第二级神经元	薄束核、楔束核	脊髓灰质Ⅰ、Ⅳ～Ⅶ	三叉神经脑桥核、脊束核
	纤维交叉（丘系交叉）后上行即内侧丘系	纤维经白质前连合交叉至对侧成脊髓丘脑侧束、前束	纤维交叉至对侧即三叉丘系
		脑干内上行为脊髓丘系	

续表

	躯干、四肢意识性本体感觉和 精细触压觉传导路	躯干、四肢痛温粗略 触压觉传导路	头面部痛温触 压觉传导路
第三级 神经元	丘脑腹后外侧核	丘脑腹后外侧核	丘脑腹后内侧核
	丘脑中央辐射	丘脑中央辐射	丘脑中央辐射
	内囊后肢	内囊后肢	内囊后肢
在大脑皮质 的投射区	中央后回中上部、中央旁小叶后部、 顶上小叶	中央后回中上部、中央旁小叶后部	中央后回下部

一、本体感觉(或深感觉)传导路

本体感觉也称**深感觉**,是指肌、腱、关节等运动器官本身在不同状态(如运动或静止)时产生的感觉,包括位置觉、运动觉和振动觉;该传导路还传导皮肤的精细触觉(如辨别两点距离和物体的纹理粗细等)。

此处主要述及躯干和四肢的本体感觉传导路(因头面部者尚不十分明了)。包括两条:一条是传至大脑皮质,产生意识性感觉;另一条是传至小脑,产生非意识性感觉。

(一)躯干和四肢意识性本体感觉与精细触觉传导路 (图 19-1)

由3级神经元组成。第Ⅰ级神经元的胞体在脊神经节内,其周围突随脊神经分布于肌、腱、关节等本体觉感受器和皮肤精细触觉感受器;中枢突经脊神经后根内侧部进入脊髓后索,分为长的升支和短的降支。其中,来自第4胸节以下的升支走在后索的内侧部,形成**薄束**;来自第4胸节以上的升支行于后索的外侧部,形成**楔束**。两束上行,分别止于延髓的薄束核和楔束核。第Ⅱ级神经元的胞体在薄束核、楔束核内,由此二核内神经元发出的第Ⅱ级纤维向前绕过中央灰质的腹侧,在中线上与对侧者交叉,称**内侧丘系交叉**,交叉后的纤维呈前后排列行于延髓中线两侧、锥体束的背方,再转折向上,改称**内侧丘系**。内侧丘系在脑桥居被盖的前份,在中脑被盖则居红核的后外侧,最后止于背侧丘脑的腹后外侧核。第Ⅲ级神经元胞体就位于丘脑腹后外侧核内,发出的第Ⅲ级纤维参与组成丘脑中央辐射,经内囊后肢,主要投射至中央后回的中、上部和中央旁小叶后部。

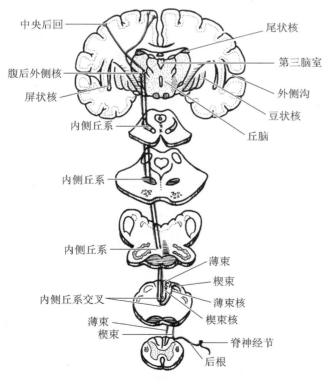

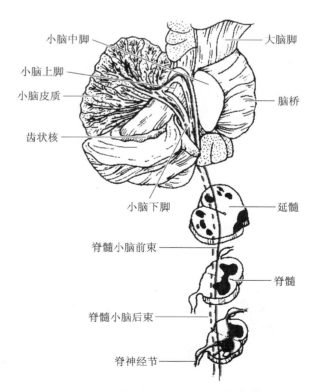

图 19-1　躯干、四肢意识性本体感觉和精细触觉传导路　　**图 19-2　躯干、四肢非意识性本体感觉和精细触觉传导路**

(二）躯干和四肢非意识性本体感觉传导路（图19-2）

该传导路又称**反射性本体感觉传导路**，为向小脑传入深部感觉。由两级神经元组成。第Ⅰ级神经元胞体在脊神经节内，其周围突分布于肌、腱、关节等深部感受器；中枢突经脊神经后根进入脊髓，终止于$C_8 \sim L_2$的胸核和腰骶膨大第Ⅴ～Ⅷ层外侧部（此为第Ⅱ级神经元）。它们发出的第Ⅱ级纤维分别组成**脊髓小脑后束**和**脊髓小脑前束**，在侧索的边缘部上行至脑干，分别经小脑下脚和小脑上脚进入旧小脑皮质。此处第Ⅱ级神经元传导躯干（除颈部外）和下肢的本体感觉。传导上肢和颈部本体感觉的第Ⅱ级神经元在颈膨大部和延髓的楔束副核，此处神经元发出的第Ⅱ级纤维也经小脑下脚进入小脑皮质。小脑接受冲动后，经锥体外系反射性地调节肌肉的张力和协调运动，以维持身体的平衡和姿势。

> **知识点链接** 本体感觉传导路分为意识性和非意识性传导路两部分。前者较后者更有临床意义。此通路若在脊髓损伤，患者闭目不能确定同侧损伤平面以下各关节的位置和运动方向，两点辨别觉丧失；若在内侧丘系或其以上平面损伤该传导路，则患者在闭眼时不能确定对侧躯干和肢体各关节的位置和运动方向以及两点间的距离。

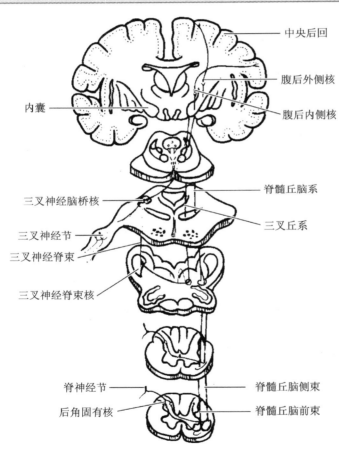

图19-3 痛、温觉和粗略触觉传导路

（标注：中央后回、腹后外侧核、腹后内侧核、内囊、脊髓丘脑系、三叉丘系、三叉神经脑桥核、三叉神经节、三叉神经脊束、三叉神经脊束核、脊神经节、后角固有核、脊髓丘脑侧束、脊髓丘脑前束）

二、痛、温觉和粗略触觉（或浅感觉）传导路

痛、温觉和粗触觉传导路又称浅感觉传导路，传导皮肤和口、鼻黏膜的痛觉、温度觉和粗触觉的冲动。也由3级神经元组成。

（一）躯干和四肢痛、温觉和粗触觉传导路（图19-3）

第Ⅰ级神经元在脊神经节内，其周围突分布于躯干、四肢皮肤内的浅感受器；中枢突经脊神经后根外侧部进入脊髓背外侧束（Lissauer束），在束内上升1～2脊髓节段后进入灰质后角（此为第Ⅱ级神经元），它们发出第Ⅱ级纤维经白质前连合交叉到脊髓对侧的外侧索（痛觉和温度觉纤维）和前索（触觉纤维）内上升，组成**脊髓丘脑侧束**和**脊髓丘脑前束**。在脑干两束靠近构成脊髓丘系。在延髓，脊髓丘系位于下橄榄核的背外侧、在脑桥和中脑则位于内侧丘系的外侧，终止于背侧丘脑的腹后外侧核。第Ⅲ级神经元的胞体就在背侧丘脑的腹后外侧核，它们发出纤维参与组成丘脑中央辐射，经内囊后肢投射至中央后回中、上部和中央旁小叶后部。

> **知识点链接** 如躯干、四肢浅感觉传导路在脑部损伤，则出现对侧半躯干和肢体的痛、温觉障碍；如在脊髓内受损，则出现对侧损伤平面1～2个节段以下躯干和肢体的痛、温觉障碍。此通路传导较粗浅的触压觉，与体表触点的定位有关。而精细的触压觉纤维（两点辨别觉、实体感觉）则沿后索上升至延髓，在薄束核和楔束核交换神经元。故脊髓丘脑前束损伤时，只是触点定位不准确，实体感觉完好。

（二）头面部的痛、温觉和触觉传导路（图 19-3）

第Ⅰ级神经元在三叉神经节内，其周围突经三叉神经分支分布于头面部皮肤及口鼻黏膜的浅感受器；中枢突经三叉神经根入脑桥，分升、降两支。传导痛、温觉的长降支组成三叉神经脊束，止于三叉神经脊束核；传导触觉的短升支止于三叉神经脑桥核。第Ⅱ级神经元的胞体就在三叉神经脊束核和三叉神经脑桥核内，它们发出纤维大部分交叉到对侧，参与组成**三叉丘系**，止于背侧丘脑的腹后内侧核。第Ⅲ级神经元的胞体在背侧丘脑的腹后内侧核，发出纤维经内囊后肢，投射至中央后回下部。在此通路中，若一侧三叉丘系以下（包括三叉神经脊束及核、三叉神经）受损，将引起同侧头面部痛、温觉障碍；若三叉丘系及以上通路受损，则导致对侧头面部痛、温觉障碍。

三、视觉传导路和瞳孔对光反射传导路

（一）视觉传导路（图 19-4）

由 3 级神经元组成。眼球视网膜神经部最外层的视锥细胞和视杆细胞为光感受器细胞，中层的双极细胞为第Ⅰ级神经元，最内层的节细胞为第Ⅱ级神经元，其轴突在视神经盘处集合成**视神经**，向后经视神经管入颅腔，形成视交叉后，延为**视束** optic tract。在视交叉中，来自两眼视网膜鼻侧半的纤维交叉，交叉后加入对侧视束；来自视网膜颞侧半的纤维不交叉，进入同侧视束。因此，左侧视束内含有来自两眼视网膜左侧半纤维，右侧视束内含有来自两眼视网膜右侧半的纤维。视束绕大脑脚向后，主要终止于外侧膝状体。第Ⅲ级神经元胞体就在外侧膝状体内，由外侧膝状体核发出纤维组成**视辐射** optic radiation，经内囊后肢后份，投射到端脑距状沟两侧的视区皮质，产生视觉。

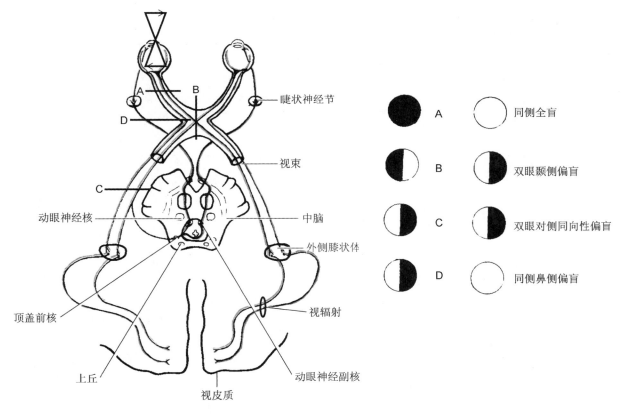

图 19-4　视觉传导路和瞳孔对光反射示意图
A～D 为损伤位置及其产生的视觉障碍

在视束中，少数纤维经上丘臂止于上丘和顶盖前区。上丘发出的纤维组成**顶盖脊髓束**，下行至脊髓，完成视觉反射。顶盖前区是瞳孔对光反射中枢。

视觉传导路传导两眼的视觉。眼球固定向前平视所能看到的空间范围称**视野**。一眼的视野可分为颞侧

和鼻侧半。由于眼球屈光装置对光线的折射作用,鼻侧半视野的物象投射到颞侧半视网膜,颞侧半视野的物象投射到鼻侧半视网膜。

（二）瞳孔对光反射通路(图 19 - 4)

光照一侧瞳孔,引起两眼瞳孔缩小的反应称为**瞳孔对光反射** pupillary reflex。光照一侧的反应称**直接对光反射** direct pupillary light reflex,未照射侧的反应称**间接对光反射** indirect pupillary light reflex。瞳孔对光反射通路由视网膜起始,经视神经、视交叉和视束到顶盖前区(反射中枢),由之发出的纤维止于双侧动眼神经副核。动眼神经副核发出的副交感神经节前纤维经动眼神经到睫状神经节换元,其节后纤维支配瞳孔括约肌,引起双侧瞳孔缩小。

> **知识点链接**
>
> 当视觉传导通路在不同部位受损时,可引起不同的视野缺损:① 一侧视神经损伤,导致该侧眼视野全盲;② 视交叉中央部(交叉纤维)损伤,导致双眼视野颞侧半偏盲,垂体肿瘤可有此结果;③ 一侧视交叉外侧部(不交叉纤维)损伤,引起同侧眼视野鼻侧半偏盲;④ 一侧视束、外侧膝状体、视辐射或视区皮质受损,均导致双眼对侧视野同向性偏盲(如右侧受损则右眼视野鼻侧半和左眼视野颞侧半偏盲)。
>
> 瞳孔对光反射有着十分重要的临床意义,反射消失,可能预示病危。但视神经或动眼神经受损,也能引起瞳孔对光反射的变化。例如,一侧视神经受损时,传入信息中断,光照患侧瞳孔,两侧瞳孔均不缩小;但光照健侧瞳孔,则两眼对光反射均存在(此即患侧直接对光反射消失,间接对光反射存在)。又如,一侧动眼神经受损时,由于传出信息中断,无论光照哪一侧瞳孔,患侧对光反射都消失(患侧直接及间接对光反射消失),但健侧直接、间接对光反射存在。

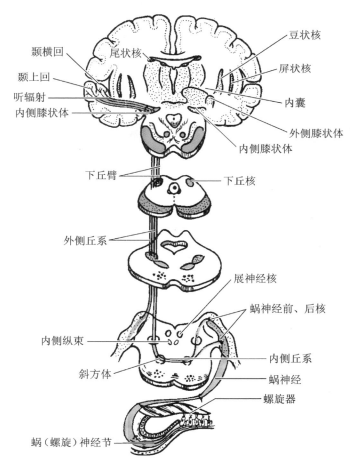

图 19 - 5　听觉传导路

四、听觉传导路

听觉传导路由 4 级神经元组成(图 19 - 5)。第Ⅰ级神经元在蜗螺旋神经节,其周围突分布于内耳的螺旋器,中枢突组成蜗神经,与前庭神经一起,在脑桥延髓沟内入脑,止于蜗神经前核和后核。第Ⅱ级神经元胞体在蜗神经前核和后核,发出纤维大部分在脑桥基底部和被盖部之间交叉,形成斜方体,交叉后纤维及同侧少量未交叉纤维组成**外侧丘系**,经中脑被盖的背外侧部上升,主要止于中脑下丘。第Ⅲ级神经元胞体在中脑下丘核,其纤维经下丘臂止于内侧膝状体。第Ⅳ级神经元胞体在内侧膝状体,发出纤维组成**听辐射** acoustic radiation,经内囊后肢后份,止于大脑皮质的听区颞横回。少数蜗神经前、后核的纤维不交叉,进入同侧外侧丘系;也有少数外侧丘系的纤维直接止于内侧膝状体;还有一些蜗神经核发出的纤维在上橄榄核换元,然后加入同侧或对侧的外侧丘系。因此,听觉冲动是双侧传导的。若一侧通路在外侧丘系以上受损,不会产生明显症状,但若损伤了蜗神经、内耳或中耳,则将导致听觉障碍。

听觉的反射中枢在下丘。下丘神经元发出纤维到上丘,再由上丘神经元发出纤维,经顶盖脊髓束行到脊髓,经前角运动细胞完成听觉反射。

此外,大脑皮质听区还可发出下行纤维,经听觉通路上的各级神经元中继,影响内耳螺旋器的感受功能,形成听觉通路上的抑制性反馈调节。

五、平衡觉传导路

传导平衡觉的第Ⅰ级神经元是前庭神经节内的双极细胞,其周围突分布于内耳半规管的壶腹嵴及前庭内的球囊斑和椭圆囊斑;中枢突组成前庭神经,与蜗神经一起入脑,止于前庭神经核群。由前庭神经核群发出纤维至中线两侧组成**内侧纵束**,其中,上升的纤维止于动眼神经核、滑车神经核和展神经核,完成眼肌前庭反射(眼球震颤);下降的纤维至副神经脊髓核和上段颈髓前角细胞,完成转眼、转头的协调运动。此外,由前庭神经外侧核发出纤维组成**前庭脊髓束**,完成躯干、四肢的姿势反射(伸肌兴奋、屈肌抑制)。前庭神经核群还发出纤维与部分前庭神经直接来的纤维,共同经小脑下脚(绳状体)进入小脑,参与平衡调节。前庭神经核群还发出纤维与脑干网状结构、迷走神经背核及疑核联系,故当平衡觉传导通路或前庭器受刺激时,可引起眩晕、恶心、呕吐等症状(图 19-6)。

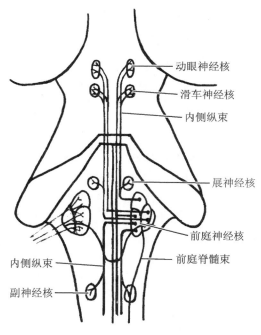

图 19-6 平衡觉传导路

第二节 运动传导路

运动传导路是指从大脑皮质至躯体运动效应器的神经联系,主要管理骨骼肌运动,包括锥体系和锥体外系两部分。

一、锥体系

锥体系 pyramidal system 主要管理骨骼肌的随意运动,由上、下两级运动神经元组成。**上运动神经元** upper motor neuron 为锥体细胞,其胞体位于中央前回和中央旁小叶前部以及其他一些皮质区域中,轴突共同组成**锥体束** pyramidal tract,其中下行到脊髓的纤维束称**皮质脊髓束**;在脑干沿途陆续离开锥体束,止于脑神经运动核的纤维束称**皮质核束**(表 19-2)。**下运动神经元** lower motor neuron 为脑神经运动核的细胞和脊髓前角的运动细胞,其轴突分别组成脑神经的运动纤维和脊神经,支配头面部骨骼肌、咽喉肌及躯干、四肢骨骼肌的随意运动。

表 19-2 皮质脊髓束与皮质核束的比较

锥 体 束	皮质脊髓束	皮质核束
胞体位置	中央前回中上部、中央旁小叶前部等处的锥体细胞	中央前回下部的锥体细胞
经过内囊	后肢	膝部
在脑干内的位置	中脑大脑脚底中 3/5、脑桥基底部、延髓锥体,75%~90%的纤维交叉(锥体交叉)	中脑大脑脚底中 3/5、脑桥基底部、延髓
在脊髓的位置	皮质脊髓侧束、皮质脊髓前束	
所支配的下运动神经元	脊髓前角运动细胞	一般躯体运动核(动眼神经核、滑车神经核、展神经核、舌下神经核)特殊内脏运动核(三叉神经运动核、面神经核、疑核和副神经核)

锥 体 束	皮质脊髓束	皮质核束
效应器	躯干肌、四肢肌	眼外肌、咀嚼肌、面部表情肌、胸锁乳突肌、斜方肌和咽喉肌
损伤后的表现	对侧上、下肢肌瘫痪,腱反射亢进,浅反射消失或减弱,病理征阳性	对侧面神经、舌下神经核上瘫

(一)皮质脊髓束(图 19-7、图 19-8)

由中央前回上、中部和中央旁小叶前部等处皮质的锥体细胞轴突集中而成,下行经内囊后肢的前部、大脑脚底中 3/5 的外侧部和脑桥基底部至延髓锥体,在锥体下端,75%~90%的纤维交叉到对侧,形成**锥体交叉**,交叉后的纤维继续于对侧脊髓侧索内下行,称**皮质脊髓侧束**,此束沿途发出侧支,逐节终止于前角细胞(可达骶节),支配对侧上、下肢肌。不交叉的纤维在脊髓前索中下行,构成**皮质脊髓前束**。皮质脊髓前束位于前索最内侧,靠近前正中裂下行,一部分纤维经白质前连合终止于对侧颈髓和上胸髓前角,其余纤维终止于同侧的前角细胞,支配双侧躯干肌。所以,躯干肌是受两侧大脑皮质支配的。一侧皮质脊髓束在锥体交叉前受损,主要引起对侧肢体瘫痪,躯干肌运动无明显影响。

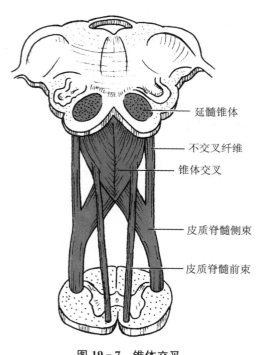

图 19-7 锥体交叉

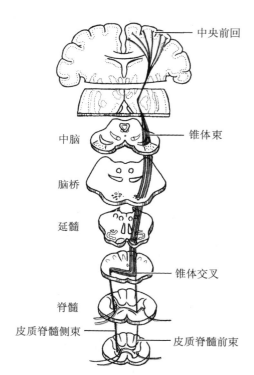

图 19-8 锥体系中的皮质脊髓束

(二)皮质核束(图 19-9)

主要由中央前回下部的锥体细胞的轴突集中而成,下行经内囊膝部至大脑脚底中 3/5 的内侧部,由此向下陆续分出纤维,大部分终止于双侧脑神经运动核,包括动眼神经核、滑车神经核、展神经核、三叉神经运动核、支配面上部表情肌的面神经核上部、疑核和副神经核,支配眼外肌、咀嚼肌、面上部表情肌、胸锁乳突肌、斜方肌和咽喉肌。小部分纤维完全交叉至对侧,终止于面神经核下部和舌下神经核,支配对侧面下部表情肌和舌肌。因此,除支配面下部肌的面神经核下部和舌下神经核为单侧(对侧)支配外,其他脑神经运动核均接受双侧皮质核束的纤维。一侧上运动神经元损伤,可产生对侧眼裂以下的面肌和对侧舌肌瘫痪,表现为病灶对侧鼻唇沟消失、口角低垂并向病灶侧偏斜、流涎,不能做鼓腮、露齿等,伸舌时舌尖偏向病灶对侧(图 19-10、图 19-11)。一侧面神经核或面神经根丝(下运动神经元)受损,可引起病灶侧所有面肌瘫痪,表现为额横纹消失,眼不能闭,口

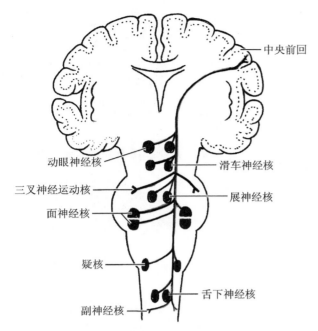

图 19 - 9　锥体系中的皮质核束

动眼神经核
滑车神经核
三叉神经运动核
展神经核
面神经核
疑核
舌下神经核
副神经核
中央前回

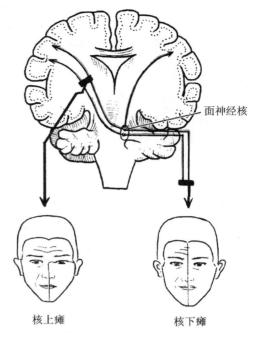

图 19 - 10　面肌瘫痪

面神经核
核上瘫
核下瘫

角下垂,鼻唇沟消失等;一侧舌下神经核或舌下神经根丝(下运动神经元)受损,可致病灶侧全部舌肌瘫痪,表现为伸舌时舌尖偏向病灶侧(图 19 - 10、图 19 - 11)。

锥体系的任何部位损伤都可引起其支配区随意运动障碍,出现肢体瘫痪。瘫痪可分两类(图 19 - 10、图 19 - 11)。

1. 上运动神经元损伤(核上瘫)　系指脊髓前角运动细胞和脑神经运动核以上的运动传导通路损伤。表现为随意运动障碍:① 肌张力增高,故称痉挛性瘫痪 spastic paralysis(硬瘫),这是由于上运动神经元对下运动神经元的抑制被取消的缘故,但早期肌肉不萎缩(因未失去其直接神经支配);② 深反射亢进(因失去上运动神经元控制);③ 浅反射(如腹壁反射、提睾反射等)减弱或消失,此系锥体束的完整性受到破坏,对浅反射的易化作用减弱或消除所致;④ 出现 Babinski 征等病理反射,因锥体束的功能受到破坏,对原始反射的抑制作用解除。

2. 下运动神经元损伤(核下瘫)　即脊髓前角细胞和脑神经运动核或它们发出的脊神经和脑神经损伤,表现为因失去神经直接支配所致的随意运动瘫痪,伴肌张力降低,又称弛缓性瘫痪 flaccid paralysis(软瘫)。由于神经营养障碍,还导致早期肌肉萎缩。因下运动神经元为传导运动冲动的"最后公路",下运动神经元损伤后,所有反射弧均中断,故浅反射、深反射均消失,病理反射亦不出现。

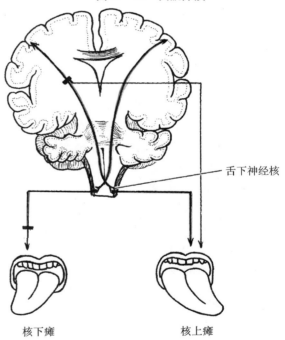

图 19 - 11　舌肌瘫痪

舌下神经核
核下瘫
核上瘫

知识点链接　锥体系损伤:临床上只损伤锥体系者很少见。特别是中央前回和锥体束上部损害的更为少见。锥体系不同部位损伤常见的表现有:

（1）中央前回的血管病：多出现单瘫，如大脑前动脉病，则患者出现对侧下肢瘫；若大脑中动脉病，则出现臂部和面部瘫，但肌张力和深反射的增强不如内囊损伤所致的偏瘫显著。

（2）内囊损伤：常累及锥体束（皮质脊髓束及皮质核束）、丘脑中央辐射及视辐射纤维。出现对侧上、下肢痉挛性瘫痪，肌张力和腱反射增强；伸舌时，舌尖偏向对侧，对侧下部面肌瘫痪；对侧偏身感觉障碍（包括浅、深感觉），痛觉存在，但定位不准确；双眼视野对侧同向性偏盲。

（3）大脑脚底损伤：常累及动眼神经根丝、锥体束，患侧出现动眼神经弛缓性瘫；对侧上、下肢痉挛性瘫。另外，还可能有对侧面神经、舌下神经上运动神经元瘫痪。

（4）脑桥基底损伤：由于展神经、面神经根丝及锥体束受损，患侧出现展神经及面神经弛缓性瘫痪；对侧上、下肢痉挛性瘫痪，以及舌下神经上运动神经元瘫痪。

（5）延髓腹侧半损伤：常累及舌下神经根丝、锥体束和内侧丘系，出现"延髓腹侧综合征"：表现为对侧上、下肢痉挛性瘫痪和本体感觉消失，同侧舌下神经出现弛缓性瘫痪。

二、锥体外系

锥体外系 extrapyramidal system 是锥体系以外的运动传导路的统称。其结构十分复杂，包括大脑皮质、纹状体、背侧丘脑、底丘脑、中脑顶盖、红核、黑质、脑桥核、前庭核、小脑和脑干网状结构等以及它们的纤维联系。锥体外系的纤维最后经红核脊髓束、网状脊髓束等中继，最终止于脑神经运动核和脊髓前角细胞。

在种系发生上，锥体外系是较古老的神经结构，从鱼类开始出现。在鸟类成为控制全身运动的主要系统。但对于哺乳类，尤其是人类而言，由于其大脑皮质和锥体系的高度发展，锥体外系逐渐退居为从属和辅助的地位。人类锥体外系的主要机能是调节肌张力、协调肌肉活动、维持和调整体态姿势，进行习惯性和节律性动作等（如走路或跑步时双臂自然协调地摆动）。锥体系和锥体外系在运动功能上是互相依赖不可分割的一个整体，只有在锥体外系保持肌张力稳定协调的前提下，锥体系才能完成一些精确的随意运动，如写字、刺绣等。另一方面，锥体外系对锥体系也有一定的依赖性。例如，有些习惯性动作开始是由锥体系发起的，然后才处于锥体外系的管理之下，如骑车、游泳等。下面简单介绍主要的锥体外系通路。

在结构上，锥体外系并非一个简单、独立、集中的结构，而是一个复杂、分散的系统，各核团之间的联系和功能，迄今尚未完全清楚。纹状体是锥体外系的一个主要结构，它主要接受来自大脑额叶和顶叶皮质的纤维，有的纤维是锥体束的侧支，此外，也接受来自丘脑（板内核等）和来自黑质的纤维。这些纤维都终止于新纹状体（尾状核和壳），新纹状体的传出纤维主要终于苍白球。苍白球发出的传出纤维，主要是至丘脑腹外侧核和腹前核，再由它们发出纤维投射至大脑皮质运动区。此外，新纹状体与黑质之间有双向联系，苍白球与底丘脑核之间也有双向联系。损伤纹状体将出现不自主的运动和肌张力降低等症状，即舞蹈病；损伤黑质将出现随意运动减少，肌强直，肌张力增加等症状，即震颤麻痹。

锥体外系的另一重要结构是小脑。新小脑与大脑皮质藉一些核团的联系建立一个双向联系的环路，以调节肌的协调活动（共济运动）。

锥体外系的有关通路及功能如下：

（一）皮质-新纹状体-背侧丘脑-皮质环路（图 19-12、图 19-13）
该环路对发出锥体束的皮质运动区的活动有很重要的反馈调节作用。

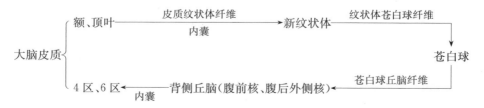

图 19-12 皮质-新纹状体-背侧丘脑-皮质环路示意图

（二）新纹状体-黑质环路

自尾状核和壳发出纤维，止于黑质，再由黑质发出纤维返回尾状核和壳。黑质神经细胞能产生和释放多巴胺，它产生的多巴胺沿黑质纹状体纤维输送并储存于尾状核和壳核内。当黑质变性后，释放到纹状体内的多巴胺含量降低，这是导致帕金森病（震颤麻痹）的主要原因。

（三）苍白球-底丘脑核环路

苍白球发出纤维止于丘脑底核，后者的纤维再返回苍白球，对苍白球发挥抑制性或调整性的影响，故底丘脑核受损后发生苍白球的释放，对侧肢体出现大幅度地强力颤搐。

（四）皮质-脑桥-小脑-皮质环路（图 19-14、图 19-15）

此环路是锥体外系中又一重要的反馈环路，人类最为发达。该环路将大脑与小脑往返联系起来，由于小脑还接受来自脊髓的深感觉纤维，因而能更好地协调共济运动。上述环路的任何部位损伤，都会导致共济失调，如行走蹒跚和醉汉步态。

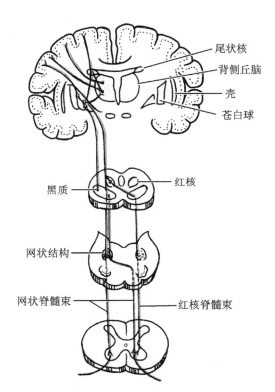

图 19-13　皮质-新纹状体-背侧丘脑-皮质环路

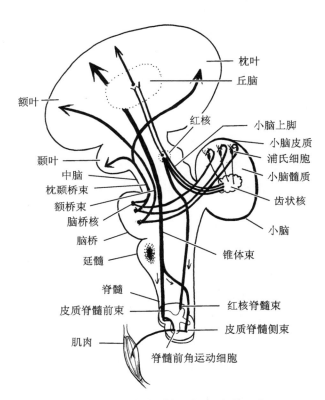

图 19-14　皮质-脑桥-小脑-皮质环路

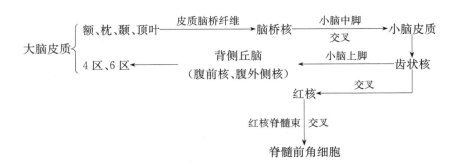

图 19-15　皮质-脑桥-小脑-皮质环路示意图

知识点链接

　　临床上锥体外系病变常表现为两种基本综合征,即肌张力紊乱和运动障碍。张力过强时许多运动受抑制,是由于前角细胞过度易化的结果,形成痉挛状态。肌张力紊乱最常见的是张力增强。伸肌张力和深反射增强,常见于锥体外系至延髓抑制区的纤维被阻断;也可见于额叶皮质大面积损伤。临床所谓强直,即广泛肌张力紊乱,牵张反射增强。基底神经节的病变也出现强直,但其特点是深反射不改变。有些锥体外系病所引起的肌张力减弱,是由于易化作用消失而抑制作用增强的结果。运动障碍包括震颤,手足徐动,舞蹈病等。① 震颤:是主动肌和对抗肌交替收缩的不随意运动。临床把震颤分为两种:静时震颤即休息时颤动,上述现象在随意运动时减轻。动作震颤常见于小脑病,于随意运动是产生,休息时则消失。② 舞蹈病:是一种不规则而无节律的连续活动,患肢多有肌张力减弱,见于基底神经节损害。③ 手足徐动症:是一种缓慢而复杂的不随意运动,多发生于手指,徐动时肌张力增强,而静止时则肌张力减弱。④ 颤抽:是突然而有力的投抛运动,首先出现于肢带肌。

　　各种运动障碍和肌张力过强与基底神经节病有关。一般认为基底神经节病有两类症状:一是阳性症状(即震颤、手足徐动、舞蹈、抽搐),可能为控制纹状体的神经结构受损后,所出现的一种"释放现象",如丘脑底核损害导致的颤搐;二是阴性症状,多半关系到姿势的固定、平衡、发音等失常,可能因纹状体破坏所致。

　　一般情况下,上运动神经元受损会导致痉挛性瘫痪,因为锥体系和锥体外系在绝大多数部位相伴而行,若损伤,二者均受损。但在特殊情况下,如中央前回或延髓锥体部位的上运动神经元受损时(锥体系与锥体外系在此处分开走行),将出现弛缓性瘫痪。

小 结

　　神经传导路是由神经元链组成的传导通路,其功能是将神经冲动从外周传递至中枢以及将中枢的指令传递至外周的效应器。在神经系统中存在两大类传导路:感觉(上行)传导路和运动(下行)传导路。

　　感觉传导路将外周感受器的各种感觉冲动传递至脑,这些感觉包括:痛觉、温度觉、触觉、本体感觉、视觉和听觉等。绝大多数感觉传导路由3级神经元组成:① 第Ⅰ级神经元位于周围神经节;② 第Ⅱ级神经元位于脊髓或脑干内;③ 第Ⅲ级神经元位于丘脑,其突起经内囊投射到大脑皮质。这些上行传导路均通过第Ⅱ级纤维交叉至对侧,因此,一侧头面部、躯干和肢体的感觉受对侧大脑皮质所控制。

　　运动传导路主要管理骨骼肌的运动,包括锥体系和锥体外系两部分。锥体系主要管理骨骼肌的随意运动,由上、下运动神经元组成。上运动神经元是由位于中央前回和中央旁小叶前部以及其他一些皮质区域中的大锥体细胞组成,其轴突下降形成锥体束,其中下行到脊髓的纤维束称皮质脊髓束;在脑干沿途陆续止于脑神经运动核的纤维束称皮质核束。下运动神经元为脑神经运动核的细胞和脊髓前角的运动细胞,其轴突分别组成脑神经的运动纤维和脊神经。锥体外系是除锥体以外的所有运动传导路的统称,其主要机能是调节肌张力、协调肌肉活动、维持和调整体态姿势,进行习惯性和节律性动作等。锥体系和锥体外系在运动功能上是互相依赖不可分割的一个整体,只有在锥体外系保持肌张力稳定协调的前提下,锥体系才能完成一些精确的随意运动。

【复习思考题】

1. 患者,男,48 岁,半年前背部曾受外伤,现检查结果如下:① 右腿瘫痪,肌张力增高,肌不萎缩;② 右膝跳反射亢进,右侧病理反射阳性;③ 右腿本体感觉消失;④ 右半身自乳头以下精细触觉消失;⑤ 左半身剑突水平以下痛温觉消失;⑥ 其他未见异常。试分析病变部位、损伤结构,并解释出现上述症状的原因。

2. 患者,女,56 岁,自述"半身不遂",检查结果如下:① 右上、下肢瘫痪,无肌萎缩,肌张力增高;② 右侧腱反射亢进,右侧腹壁反射消失,病理反射阳性;③ 伸舌时偏向左侧,左半舌肌萎缩;④ 右半身除头面部外,各种感觉均消失;⑤ 其他无明显异常发现。试分析病变部位、损伤结构,并解释出现上述症状的原因。

3. 患者,男,53 岁,自述"半身不遂",看东西有两个像,检查结果为：① 左侧上、下肢瘫痪,肌张力增高,腱反射亢进,肌肉不萎缩；② 左侧腹壁反射消失,病理反射阳性；③ 右眼向内偏斜,不能外展,左眼运动正常；④ 伸舌时偏向左侧,舌肌无萎缩；⑤ 全身感觉正常。未见其他异常。试分析患者病变部位、损伤结构,并解释出现上述症状的原因。

4. 患者,男,39 岁,自述"半身不遂",看东西有两个像,检查结果为：① 右侧上、下肢瘫痪,肌张力增高,腱反射亢进,肌肉不萎缩；② 右侧腹壁反射和提睾反射消失,病理反射阳性；③ 左眼向下方斜视,眼睑下垂；④ 左眼瞳孔较右眼大；⑤ 发笑时口角偏向左侧、面肌不萎缩；⑥ 伸舌时偏向右侧,舌肌不萎缩；⑦ 全身感觉及其他未见明显异常。试分析患者病变部位、损伤结构,并解释出现上述症状的原因。

5. 患者,女,62 岁,自述"半身不遂",检查结果为：① 左上、下肢瘫痪,肌张力增高,腱反射亢进,未见明显肌萎缩；② 左侧腹壁反射消失,病理反射阳性；③ 左半身(包括头面部)各种感觉消失；④ 双眼左半视野偏盲(即左眼颞侧半视野和右眼鼻侧半视野偏盲)；⑤ 发笑时口角偏向右侧,伸舌时舌尖偏向左侧,舌肌不萎缩；⑥ 其他无明显异常。试分析患者病变部位、损伤结构,并解释出现上述症状的原因。

（贺桂琼）

第二十章

脑和脊髓的被膜、血管和脑脊液循环

学习目的

掌握：① 硬脊膜的形态特点、硬膜外隙的位置与内容；② 硬脑膜的形态特点及硬脑膜形成的特殊结构；③ 硬脑膜窦的名称、位置及血流方向；④ 脑的动脉来源；⑤ 大脑动脉环的组成、位置及功能意义；⑥ 各脑室的位置，脑脊液的产生部位和循环途径。

熟悉：① 蛛网膜的形态特点，终池的位置及临床意义；② 硬膜外隙和蛛网膜下隙的组成及临床意义；③ 海绵窦的位置与交通；④ 颈内动脉、椎动脉的行程及其主要分支；⑤ 脊髓的动脉和静脉分布概况。

了解：① 软脊膜和软脑膜的结构特点；② 大脑浅、深静脉的回流概况；③ 脑屏障的概念。

第一节　脑和脊髓的被膜

脑和脊髓的表面包有三层被膜，由外向内依次为硬膜、蛛网膜和软膜，对脑和脊髓有保护、支持和营养的作用。

一、脊髓的被膜

脊髓的被膜自外向内依次为硬脊膜、蛛网膜和软脊膜。

（一）硬脊膜

硬脊膜 spinal dura mater（图 20－1）厚而坚韧，由致密结缔组织构成。呈管状包裹着脊髓。硬脊膜的上端附于枕骨大孔边缘，与硬脑膜相延续；下部在第 2 骶椎水平逐渐变细，包裹终丝，末端附于尾骨。硬脊膜与椎管内面的骨膜之间的间隙称**硬膜外隙** epidural space，内含疏松结缔组织、脂肪、淋巴管和椎内静脉丛等，由于硬脊膜在枕骨大孔边缘与骨膜紧密愈着，故硬膜外隙不与颅内相通，此间隙略呈负压，有脊神经根通过。临床上进行硬膜外麻醉，就是将药物注入此隙，以阻滞脊神经根内的神经传导。在硬脊膜与脊髓蛛网膜之间有潜在的**硬膜下隙**。硬脊膜在椎间孔处与脊神经的外膜相延续。

（二）脊髓蛛网膜

脊髓蛛网膜 spinal arachnoid mater 为半透明的薄膜，位于硬脊膜与软脊膜之间，与脑蛛网膜相延续。脊髓蛛网膜与软脊膜之间有较宽阔的间隙称**蛛网膜下隙** subarachnoid space，两层间有许多结缔组织小梁相连，隙内充满清亮的脑脊液。此隙的下部，自脊髓下端至第 2 骶椎水平扩大，称为**终池** terminal cistern，内有马尾。因此临床上常在第 3、4 或第 4、5 腰椎间进行腰椎穿刺，以抽取脑脊液或注入药物而不伤及脊髓。脊髓蛛网膜下隙向上与脑蛛网膜下隙相通（图 20－2）。

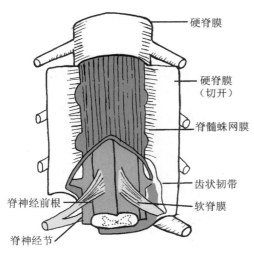

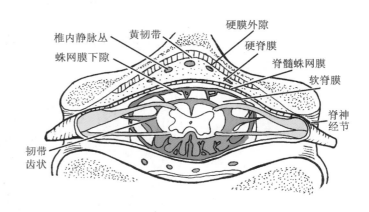

图 20 - 1 脊髓的被膜

　　腰椎穿刺术 从终池采集脑脊液是评估许多中枢神经系统疾患程度的重要诊断手段。脊膜感染和中枢神经系统疾病可以改变脑脊液的细胞数量或化学成分的浓度。检查脑脊液样本还能确诊是否有血液进入脑脊液。腰椎穿刺操作时,患者需屈身或屈背侧卧。脊柱屈曲拉伸黄韧带,并使椎板与棘突分开,易于穿刺针插入。在无菌条件下,麻醉下部腰椎表面的皮肤后,将套有通管心针的腰穿针插入腰3和腰4(或腰4和腰5)椎骨棘突之间。也即经过髂嵴最高点的横断面-嵴上水平,通常经腰4。在此水平进针,没有损伤脊髓的危险。在成人进针4~6 cm(胖人要更深)后,穿刺针刺过硬膜和蛛网膜,进入终池。拔出通管心针后,脑脊液通常以每秒一滴的速率排出。如果蛛网膜下隙压力高,脑脊液就会以喷射的方式流出或排出。当用检眼镜检查眼底查出颅内高压时,禁忌腰穿。否则,压力在腰部释放的结果会导致脑干和小脑向椎管内疝出,这种疝出常是致死性的。

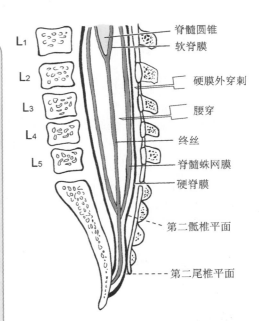

图 20 - 2 椎管正中矢状切面

（三）软脊膜

软脊膜 spinal pia mater 薄而富有血管,紧贴脊髓表面,并延伸至脊髓的沟裂中,在脊髓下端移行为终丝。软脊膜在脊髓两侧脊神经前、后根之间形成**齿状韧带** denticulate ligament,该韧带呈齿状,其尖端附于硬脊膜上。脊髓借齿状韧带和脊神经根固定于椎管内,并浸泡于脑脊液中,再加上硬膜外隙内的脂肪组织和椎内静脉丛的弹性垫作用,使脊髓不易受到外界震荡的损伤。齿状韧带还可作为椎管内手术的标志。

二、脑的被膜

脑的被膜自外向内依次为硬脑膜、蛛网膜和软脑膜。

（一）硬脑膜

硬脑膜 cerebral dura mater(图 20 - 3)坚韧而有光泽,与硬脊膜不同,由两层构成,外层即颅骨内面的骨膜,内层较外层坚厚,两层之间有丰富的血管和神经。硬脑膜与颅盖骨连接疏松,易于分离,当硬脑膜血管损伤时,可在硬脑膜与颅骨之间形成硬膜外血肿。硬脑膜在颅底处则与颅骨结合紧密,故颅底骨折时,易将硬

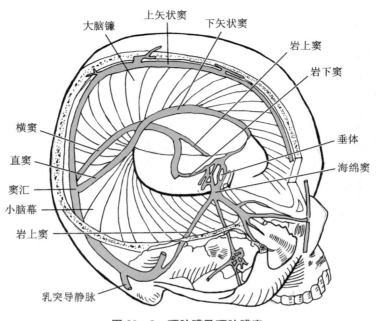

图 20‑3　硬脑膜及硬脑膜窦

脑膜与脑蛛网膜同时撕裂,使脑脊液外漏。如颅前窝骨折时,脑脊液可流入鼻腔,形成鼻漏。硬脑膜在脑神经出颅处移行为神经外膜,在枕骨大孔的周围与硬脊膜相延续。

硬脑膜不仅包被在脑的表面,而且其内层褶叠形成若干板状突起,深入脑各部之间,使脑不致移位而更好地得到保护。这些由硬脑膜形成的特殊结构有:

1. 大脑镰 cerebral falx　呈镰刀形,伸入两侧大脑半球之间,前端附于鸡冠,后端连于小脑幕上面的正中线上,下缘游离于胼胝体上方。

2. 小脑幕 tentorium of cerebellum　是由硬脑膜的内层折叠而成的形似半月形的幕帐,作为颅后窝的顶,伸入大脑和小脑之间,其后外侧缘附于枕骨两侧的横沟和颞骨岩部上缘,前内缘游离形成**小脑幕切迹** tentorium incisure。切迹与鞍背共同围成一环形孔,孔内有中脑通过。小脑幕将颅腔不完全地分隔成上、下两部分。当上部颅脑病变引起颅内压增高时,位于小脑幕切迹上方的海马旁回和钩可能被挤入小脑幕切迹,形成小脑幕切迹疝从而压迫中脑的大脑脚和动眼神经。

知识点链接　　脑疝　当颅腔内某一分腔有占位性病变时,该分腔的压力比邻近分腔的压力高,使脑组织从高压区向低压区移位,从而引起一系列临床综合征,称为脑疝。人的颅腔是密闭的,只在后下方有枕骨大孔与椎管相通。颅腔被小脑幕分为幕上及幕下两部分。幕上的脑组织(颞叶的海马回、钩回)通过小脑幕切迹被挤向幕下,称为小脑幕切迹疝或颞叶疝。幕下的小脑扁桃体及延髓经枕骨大孔被挤向椎管内,称为枕骨大孔疝或小脑扁桃体疝。由于幕上的脑组织被挤压到幕下,使中脑动眼神经、大脑后动脉受压,血液循环受阻。患者常表现剧烈头痛、频繁呕吐、烦躁不安、甚至昏迷。病灶侧瞳孔先缩小,继而逐渐散大,两侧瞳孔不等大,对光反射消失,对侧中枢性偏瘫。

3. 小脑镰 cerebellar falx　位于枕骨大孔后方,自小脑幕下面正中伸入两小脑半球之间,为一短小的膜襞。

4. 鞍隔 diaphragma sellae　位于蝶鞍上方,张于鞍背上缘和鞍结节之间,封闭垂体窝,中央有一小孔容垂体柄通过,鞍隔的下面为脑垂体。

硬脑膜在某些部位两层分开,内面衬以内皮细胞,构成**硬脑膜窦** dural sinus,内含静脉血,窦壁无平滑肌,不能收缩,故损伤时出血难止,容易形成颅内血肿。主要的硬脑膜窦有:

上矢状窦 superior sagittal sinus 位于大脑镰的上缘,前细后粗,前方起自盲孔,向后流入窦汇。**窦汇 confluence of sinuses** 是上矢状窦与直窦在枕内隆凸处汇合而成,向两侧与横窦相通。

下矢状窦 inferior sagittal sinus 位于大脑镰下缘,其走向与上矢状窦一致,向后汇入直窦。

直窦 straight sinus 位于大脑镰与小脑幕连接处,由大脑大静脉和下矢状窦汇合而成,向后通窦汇,窦汇向两侧分出左、右横窦。

横窦 transverse sinus 成对,位于小脑幕后外侧缘附着处的枕骨横沟内,连于窦汇与乙状窦之间。

乙状窦 sigmoid sinus 成对,位于乙状沟内,是横窦的延续,向前内于颈静脉孔处出颅,延续为颈内静脉。

海绵窦 cavernous sinus 成对,位于蝶鞍两侧,为硬脑膜两层间的不规则腔隙,形似海绵,故得名,两侧海绵窦借横支相连。窦内有颈内动脉和展神经由后向前穿过,展神经位于颈内动脉的外侧。在窦的外侧壁内,自上而下有动眼神经、滑车神经、眼神经和上颌神经通过(图 20-4)。

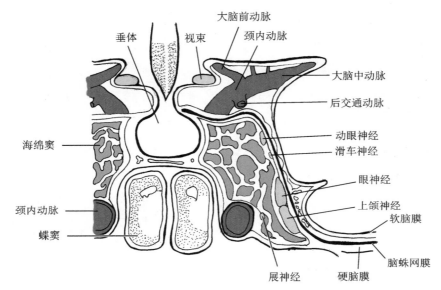

图 20-4　海绵窦(冠状切面)

海绵窦与周围的静脉有广泛联系和交通,前方接受眼静脉,两侧接受大脑中浅静脉,向后外经岩上窦、岩下窦连通横窦、乙状窦或颈内静脉。海绵窦向前借眼静脉与面静脉交通,向下借小静脉经卵圆孔与翼静脉丛相通,故面部感染可经上述交通蔓延至海绵窦,引起海绵窦炎或血栓形成,并累及穿过海绵窦的神经,出现神经痛、眼肌瘫痪、眼睑下垂等症状。海绵窦向后借斜坡上的基底静脉丛与椎内静脉丛相通,而椎内静脉丛又与腔静脉系交通,故腹盆部的感染(如直肠的血吸虫卵)可经此途径进入颅内。

岩上窦和岩下窦 分别位于颞骨岩部的上缘和后缘处,将海绵窦的血液分别导入横窦、乙状窦或颈内静脉。硬脑膜窦还借导静脉与颅外静脉相交通,故头皮感染也可能蔓延至颅内。

硬脑膜窦内的血液流向归纳如图 20-5 所示。

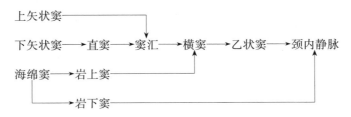

图 20-5　硬脑膜窦内血液流向示意图

(二)脑蛛网膜

脑蛛网膜 cerebral arachnoid mater 薄而透明,缺乏血管和神经,与硬脑膜间有硬膜下隙,与软脑膜间有蛛网膜下隙,内含脑脊液和脑的血管,此隙向下与脊髓蛛网膜下隙相通。脑蛛网膜除在大脑纵裂和大脑横裂处以外,均跨越脑的沟、裂而不伸入沟内,故蛛网膜下隙的大小不一,此隙在某些部位扩大称**蛛网膜下池** subarachnoid cisterns。在小脑与延髓之间有**小脑延髓池** cerebellomedullary cistern,临床上可在此进行穿刺,抽取脑脊液进行检查。此外,在视交叉前方有**交叉池**,两侧大脑脚之间有**脚间池**,中脑周围有**环池**,脑桥腹侧有**桥池**,胼胝体压部下方与小脑上面前上方和中脑背面之间有**四叠体上池**,内有松果体和大脑大静脉。

脑蛛网膜紧贴硬脑膜,特别是在上矢状窦处形成许多绒毛状突起,突入上矢状窦内,称**蛛网膜粒** arachnoid granulations(图 20-6)。脑脊液经这些蛛网膜粒渗入硬脑膜窦内,回流入静脉。

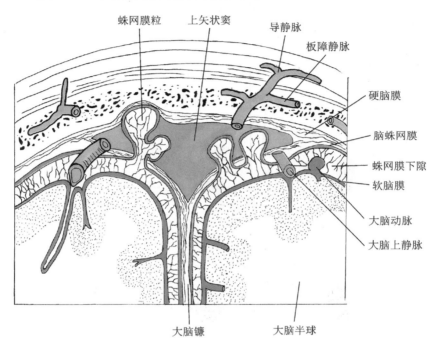

图 20-6　蛛网膜粒及硬脑膜窦(额状切面)

(三)软脑膜

软脑膜 cerebral pia mater 薄而富含血管,覆盖于脑的表面并深入其沟裂中,对脑的营养起重要作用。在脑室的一定部位,软脑膜及其血管与该部位脑室壁的室管膜上皮共同构成脉络组织,在某些部位,脉络组织的血管反复分支成丛,连同其表面的软脑膜和室管膜上皮一起突入脑室,形成**脉络丛**。脉络丛是产生脑脊液的主要结构。

第二节　脑和脊髓的血管

一、脑的血管

中枢神经系统的代谢相当旺盛,因此,血液供应相当丰富。人脑的重量仅占体重的 2%,但脑的耗氧量却占全身总耗氧量的 20%,脑血流量约占心排血量的 1/6。脑血流减少或中断可导致脑神经细胞的缺氧甚至坏死,即使短暂的脑组织缺血也会引起昏迷。

(一)脑的动脉

脑的动脉来源于颈内动脉和椎动脉(图 20-7)。以顶枕沟为界,大脑半球的前 2/3 和部分间脑由颈内动脉分支供应,大脑半球后 1/3 及部分间脑、脑干和小脑由椎动脉供应。故可将脑的动脉归纳为颈内动脉系和椎-基底动脉系。此两系动脉在大脑的分支可分为皮质支和中央支,前者营养大脑皮质及其深面的髓质,后者供应基底核、内囊及间脑等。

1. 颈内动脉 internal carotid artery　起自颈总动脉，自颈部向上至颅底，经颞骨岩部的颈动脉管进入颅内，紧贴海绵窦的内侧壁向前上至前床突的内侧，又向上后弯转并穿出海绵窦而分支。故颈内动脉按其行程可分为 4 段：颈部、岩部、海绵窦部和前床突上部。其中海绵窦部和前床突上部合称虹吸部，常呈"U"形或"V"形弯曲，是动脉硬化的好发部位。

颈内动脉在穿出海绵窦处发出眼动脉（见视器），颈内动脉供应脑部的主要分支有：

（1）**大脑前动脉** anterior cerebral artery：为颈内动脉的两终支之一，在视神经上方向前内行，进入大脑纵裂，与对侧的同名动脉借**前交通动脉** anterior communicating artery 相连，然后沿胼胝体沟向后行（图 20-8）。皮质支分布于顶枕沟以前的半球内侧面、额叶底面的一部分和额、顶两叶上外侧面的上部；中央支自大脑前动脉的近侧段发出，经前穿质进入脑实质，供应尾状核、豆状核前部和内囊前肢（图 20-9）。

（2）**大脑中动脉** middle cerebral artery：是颈内动脉的直接延续，向外行进入外侧沟内，分成数支皮

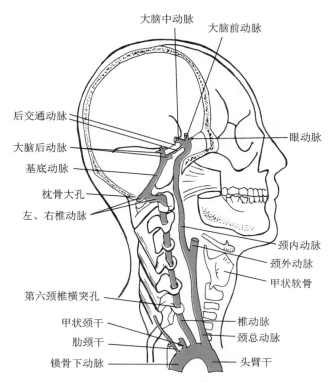

图 20-7　颈内动脉和椎动脉的起源与行经

质支，营养大脑半球上外侧面的大部分和岛叶（图 20-10），其中包括躯体运动中枢、躯体感觉中枢和语言中枢。若该动脉发生阻塞，将出现严重的功能障碍。大脑中动脉途经前穿质时，发出一些细小的中央支（图 20-11）称**豆纹动脉**，垂直向上进入脑实质，营养尾状核、豆状核、内囊膝和后肢的前部。豆纹动脉行程呈"S"形弯曲，因血流动力学关系，在高血压动脉硬化时容易破裂（故又名出血动脉），从而导致脑溢血，出现严重的功能障碍。

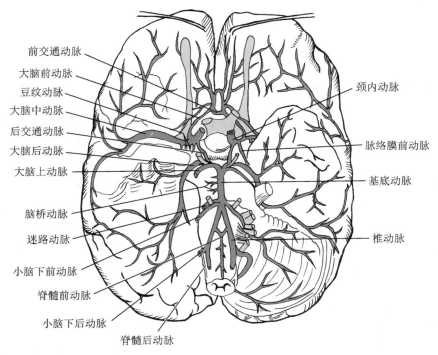

图 20-8　脑的动脉

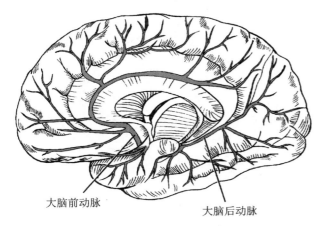

大脑前动脉　　　　　　　　　　大脑后动脉

图 20‑9　大脑的前、后动脉

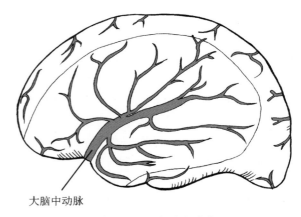

大脑中动脉

图 20‑10　大脑中动脉

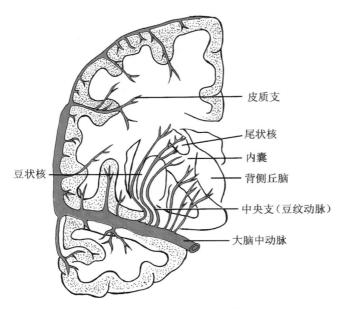

皮质支

尾状核

内囊

背侧丘脑

豆状核

中央支（豆纹动脉）

大脑中动脉

图 20‑11　大脑中动脉的皮质支和中央支

（3）**脉络丛前动脉** anterior choroidea artery：沿视束下面向后外行，经大脑脚与海马旁回钩之间进入侧脑室下角，参与侧脑室脉络丛的组成。沿途发出分支供应外侧膝状体、内囊后肢的后下部、大脑脚底的中 1/3 及苍白球等结构。此动脉细小且行程又长，易被血栓阻塞。

（4）**后交通动脉** posterior communicating artery：在视束下面行向后与大脑后动脉吻合，是颈内动脉系与椎‑基底动脉系的吻合支。

2. **椎动脉** vertebral artery　起自锁骨下动脉第 1 段，穿第 6 至第 1 颈椎横突孔，经枕骨大孔进入颅腔，入颅后，左、右椎动脉逐渐靠拢，在脑桥与延髓交界处合成一条**基底动脉** basilar artery，后者沿脑桥腹侧的基底沟上行，至脑桥上缘分为左、右大脑后动脉两大终支。

椎动脉的主要分支有：

（1）脊髓前、后动脉（见脊髓的血管）。

（2）**小脑下后动脉** posterior inferior cerebellar artery：是椎动脉颅内段最大的分支，通常平橄榄下端附近发出，向后外行经延髓与小脑扁桃体之间，分支供应小脑下面后部和延髓后外侧部（图 20‑8）。该动脉行程弯曲，易发生栓塞而出现同侧面部浅感觉障碍，对侧躯体浅感觉障碍（交叉性麻痹）和小脑共济失调等。该动脉还发出脉络膜支组成第 4 脑室脉络丛。

基底动脉的主要分支有：

（1）**小脑下前动脉**：自基底动脉起始段发出，经展神经、面神经和前庭蜗神经的腹侧达小脑下面（图 20‑8），供应小脑下面的前部。

（2）**迷路动脉**（内听动脉）：细长，伴随面神经和前庭蜗神经进入内耳门，供应内耳迷路。几乎有 80% 以上的迷路动脉发自小脑下前动脉。

（3）**脑桥动脉**：为一些细小分支，供应脑桥基底部。

（4）**小脑上动脉**：近基底动脉的末端发出，绕大脑脚向后，供应小脑上部。

（5）**大脑后动脉** posterior cerebral artery：是基底动脉的终末分支，在脑桥上缘附近发出，在小脑上动脉的上方并与之平行向外，绕大脑脚向后，沿海马旁回钩转至颞叶和枕叶内侧面（图 20‑8）。皮质支分布于颞叶的内侧面、底面及枕叶；中央支由起始部发出，经脚间窝穿入脑实质，供应背侧丘脑，内、外侧膝状体，下丘脑和底丘脑等。大脑后动脉借后交通动脉与颈内动脉末端相交通。大脑后动脉起始部与小脑上动脉根部之间夹有动眼神经(图 20-8),当颅内压增高时,颞叶海马旁回钩移至小脑幕切迹下方,使大脑后动脉向下移位,压迫并牵拉动眼神经,从而导致动眼神经麻痹。

3. 大脑动脉环(又称 Willis 环)cerebral arterial circle 由两侧大脑前动脉起始段、两侧颈内动脉末端、两侧大脑后动脉借前、后交通动脉连接而共同组成。位于脑底下方,蝶鞍上方,环绕视交叉、灰结节及乳头体周围(图 20-12)。此环使两侧颈内脉系,椎-基底动脉系相交通。在正常情况下大脑动脉环两侧的血液不相混合,而是作为一种代偿的潜在装置。当此环的某一处发育不良或被阻断时,可在一定程度上通过大脑动脉环使血液重新分配和代偿,以维持脑的血液供应和机能活动。

据统计,国人约有 48% 的大脑动脉环发育不全或异常,其中较常见的有:一侧后交通动脉管径小于 1 mm 的约占 27%;大脑后动脉起于颈内动脉的约占 14%,前交通动脉口径小于 1 mm 或缺如;两侧大脑前动脉起于一侧颈内动脉等。不正常的动脉环易出现动脉瘤,前交通动脉和大脑前动脉的连接处是动脉瘤的好发部位。

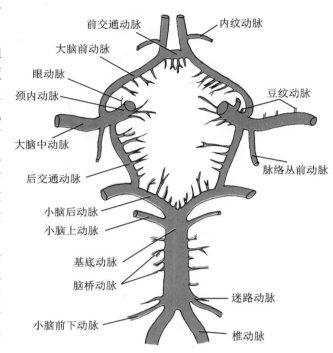

图 20-12 大脑动脉环

(二) 脑的静脉

脑的静脉不与动脉伴行,管壁薄而无瓣膜,可分为浅、深两组,两组间互相吻合。浅静脉组收集脑皮质及皮质下髓质的静脉血,并直接注入临近的硬脑膜窦,深静脉组收集大脑深部髓质、基底核、间脑、脑室脉络丛等处的静脉血,最后汇合成一条**大脑大静脉** great cerebral vein 亦称 Galen vein,大脑大静脉很短,于胼胝体的后下方向后注入直窦。两组静脉最终经硬脑膜窦回流至颈内静脉。

1. 浅组 **大脑外静脉** external cerebral veins(图 20-12)以大脑外侧沟为界分为 3 组:大脑上静脉(外侧沟以上),8～12 支,收集大脑半球上外侧面和内侧面上部的静脉血,注入上矢状窦;大脑下静脉(外侧沟以下)收集大脑半球上外侧下部和半球下面的血液,主要注入横窦和海绵窦。大脑中静脉又分为浅、深两组:大脑中浅静脉收集半球上外侧面近外侧沟的静脉血,本干沿外侧沟向前下,注入海绵窦;大脑中深静脉收集脑岛的静脉血,与大脑前静脉和纹状体静脉汇合成**基底静脉** basilar vein。基底静脉注入大脑大静脉。

2. 深组 包括**大脑内静脉**和**大脑大静脉**。

大脑内静脉 internal cerebral vein 由脉络丛静脉和丘脑纹静脉在室间孔后上缘合成,向后至松果体后

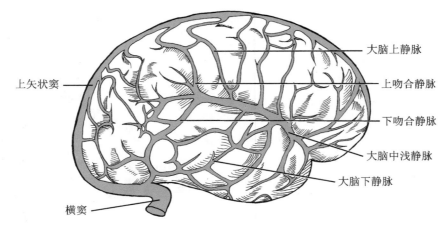

图 20-12　大脑外静脉

方,与对侧的大脑内静脉汇合成一条**大脑大静脉** great cerebral vein(图 20-13)。大脑大静脉很短,收集半球深部的髓质、基底核、间脑和脉络丛等处的静脉血,在胼胝体压部的后下方向后注入直窦。

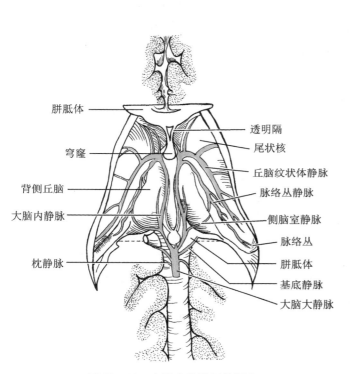

图 20-13　大脑大静脉及其属支

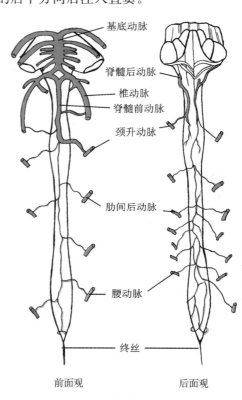

图 20-14　脊髓的动脉

二、脊髓的血管

(一) 脊髓的动脉

有两个来源,即椎动脉和节段性动脉(图 20-14)。

椎动脉发出的**脊髓前动脉** anterior spinal artery 和**脊髓后动脉** posterior spinal artery 在下行过程中,不断得到节段性动脉(如肋间后动脉、腰动脉等)分支的增补,以保障脊髓有足够的血液供应。

左、右脊髓前动脉在延髓腹侧合成一干,沿前正中裂下行至脊髓末端,脊髓前动脉行至第 5 颈节下方开始由节段性动脉发支补充加强。

脊髓后动脉自椎动脉发出后,绕延髓两侧向后走行,沿脊神经后根基部内侧下行,直至脊髓末端。一般在第 5 颈节的下方开始有节段性动脉补充和加强。

脊髓前、后动脉之间借环绕脊髓表面的吻合支互相交通，形成**动脉冠**(图 20-15)，由动脉冠再发分支进入脊髓内部。脊髓前动脉的分支主要分布于脊髓前角、侧角、灰质连合、后角基部、前索和外侧索。脊髓后动脉的分支则分布于脊髓后角的其余部分、后索和外侧索后部。

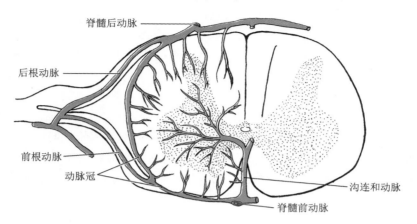

图 20-15　脊髓内部的动脉分布

由于脊髓的动脉供应有不同的来源，在某些部位，若两个来源的动脉吻合薄弱，血液供应不够充分，就容易使脊髓受到缺血损伤，称为危险区，如脊髓第 1~4 胸节(特别是第 4 胸节)和第 1 腰节的腹侧面。

(二) 脊髓的静脉

较动脉多而粗，收集脊髓内的小静脉，最后汇集成脊髓前、后静脉，通过前、后根静脉注入硬膜外隙的椎内静脉丛。

第三节　脑脊液及其循环

脑脊液 cerebral spinal fluid(CSF)是充满脑室系统、蛛网膜下隙和脊髓中央管内的无色透明液体，内含多种浓度不等的无机离子、葡萄糖、微量蛋白和少量淋巴细胞，功能上相当于外周组织中的淋巴，对中枢神经系统起缓冲、保护、营养、运输代谢产物和维持正常颅内压的作用。脑脊液总量在成人平均约 150 ml，它处于不断产生、循环和回流的平衡状态，其循环途径如下(图 20-16)：

脑脊液主要由脑室脉络丛产生，少量由室管膜上皮和毛细血管产生。由侧脑室脉络丛产生的脑脊液经室间孔流至第三脑室，与第三脑室脉络丛产生的脑脊液一起，经中脑水管流入第四脑室，再汇合第四脑室脉络丛产生的脑脊液一起经第四脑室正中孔和两个外侧孔流入蛛网膜下隙，然后，脑脊液再沿此隙流向大脑背面的蛛网膜下隙，经蛛网膜粒渗透到硬脑膜窦(主要是上矢状窦)内，最终回流入静脉血液中。若脑脊液在循环途径中发生阻塞，可导致脑积水

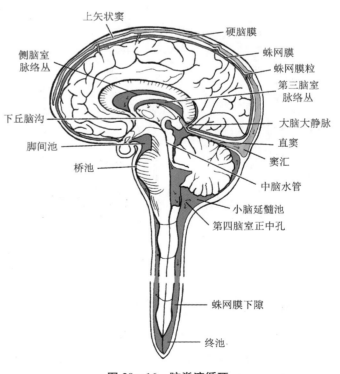

图 20-16　脑脊液循环

和颅内压升高,使脑组织受压移位,甚至形成脑疝而危及生命。

此外,少量由室管膜上皮和毛细血管产生的脑脊液可经室管膜上皮、蛛网膜下隙的毛细血管、脑膜的淋巴管和脑、脊神经周围的淋巴管回流。在中枢神经系存在着接触脑脊液的神经元系统,这些神经细胞的胞体位于脑室腔内、室管膜内或脑实质中,借胞体或突起直接与脑脊液接触,称**触液神经元**,它能接受脑脊液的化学和物理因素的刺激和释放神经活性物质(如肽类、胺类和氨基酸类等)至脑脊液中,执行感受、分泌和调节的功能。因此,在脑脊液与脑组织之间存在着交流信息的神经-体液回路。神经系统疾病时,既可抽取脑脊液进行检测,又可经脑室内给药治疗。

> **知识点链接**　　脑脊液漏　　颅中窝底骨折后致使中耳上部的脑膜被撕裂,同时造成鼓膜破裂,则可以造成脑脊液从外耳道向外渗漏(耳漏)。颅前窝底的骨折可能累及到筛骨筛板,可以造成脑脊液从鼻腔向外渗漏(鼻漏)。耳漏和鼻漏主要提示可能发生颅底骨折,并且由于感染可能从耳或鼻传染到脑膜,可能并发脑膜炎的危险。

第四节　脑屏障

中枢神经系统内神经元的正常活动,需要其周围的微环境保持一定的稳定性,而维持这种稳定性的结构称**脑屏障**,它能选择性地允许某些物质通过,限制或阻止另一些物质通过。有三个主要功能:保护脑免受血液循环内物质的影响;特殊的转运系统选择地转运物质;代谢或变更血液的或脑产生的物质。按形态特点,脑屏障由三部分组成(图 20 - 17),即血-脑屏障、血-脑脊液屏障和脑脊液-脑屏障。

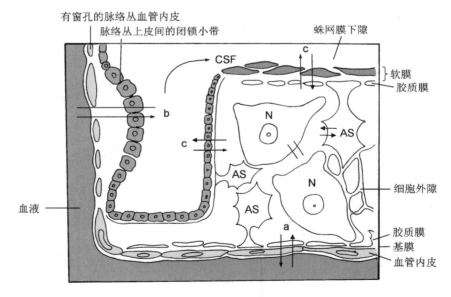

图 20 - 17　脑屏障的组成
AS 为星形胶质细胞、N 为神经元

一、血-脑屏障

血-脑屏障 blood-brain barrier(简称 BBB)位于血液与脑、脊髓的神经细胞之间,其结构基础是:① 脑和脊髓内毛细血管内皮细胞无窗孔,内皮细胞之间为紧密连接,使大分子物质难以通过;② 毛细血管基膜;③ 毛细血管基膜外有星形胶质细胞终足围绕,形成胶质膜。其中毛细血管内皮细胞之间的紧密连接是构成血-脑屏障的主要结构基础。

在中枢神经的某些部位缺乏血-脑屏障,如正中隆起、连合下器、穹窿下器、终板血管器、脉络丛、松果体、神经垂体、最后区等。这些部位的毛细血管内皮细胞有窗孔,内皮细胞之间借桥粒相连(缝隙连接),而非紧密连接,可使蛋白质和大分子物质自由通过。

二、血-脑脊液屏障

血-脑脊液屏障 blood-CSF barrier(简称 BLB)位于脑室脉络丛的血液与脑脊液之间,由脉络丛部的毛细血管内皮、基膜和脉络丛的上皮共同构成。其结构基础主要是脉络丛上皮细胞之间有闭锁小带相连。但脉络丛的毛细血管内皮细胞上有窗孔,因此该屏障仍有一定的通透性。

三、脑脊液-脑屏障

脑脊液-脑屏障 blood-CSF barrier(简称 LBB)位于脑室和蛛网膜下隙的脑脊液与脑、脊髓的神经细胞之间,其结构基础为:室管膜上皮、软脑膜和软膜下胶质膜。但室管膜上皮没有闭锁小带,不能有效地限制大分子物质通过,软脑膜和它下面的胶质膜屏障作用也很低,因此,脑脊液的化学成分与脑组织细胞外液的成分大致相同。

在正常情况下,脑屏障能使脑和脊髓免受内、外环境各种物理、化学因素的影响,而维持脑内微环境的相对稳定。在脑屏障损伤(如炎症、外伤、血管病)时,脑屏障的通透性发生改变,使脑和脊髓神经细胞受到各种致病因素的影响,导致脑水肿、脑出血、免疫异常等严重后果。然而无论从结构上还是功能上,脑屏障都只是相对的,在脑的某些部位没有血-脑屏障或参与脑屏障的三个组成部分中某些结构不完善,使脑脊液和脑内神经元的细胞外液能相互交通。在第三脑室边缘有特化的室管膜细胞,这些细胞中有许多伸长(伸展)细胞,又称室管膜胶质细胞或室管膜星形细胞,其基突伸向围绕毛细血管的血管周围间隙(血管是有孔的),物质可通过室管膜细胞的主动运输,从神经组织和血管到脑脊液中去,脑脊液中的物质可经此途径进入神经组织和血管。即使真正存在血-脑屏障的部位,也并非"天衣无缝",有报道表明,T 淋巴细胞在被抗原激活后,能产生和分泌内皮糖苷酶,降解内皮细胞周围的基膜,并以变形方式自内皮细胞之间逸出毛细血管至脑组织中,起免疫监视作用。脑屏障的相对性使人体内免疫,神经和内分泌三大调节系统的物质之间的相互调节,即免疫-神经-内分泌网络,也同样存在于中枢神经系,它在全面调节人体的各种功能活动中起着重要作用。

小　结

脑和脊髓的被膜由外向内分为硬膜、蛛网膜和软膜三层,对脑和脊髓具有支持、保护和营养的功能。脑的动脉来自颈内动脉和椎动脉,颈内动脉供应大脑半球前 2/3 和部分间脑;椎动脉供应大脑半球后 1/3 和部分间脑、脑干和小脑。脊髓的动脉来自椎动脉和一些节段性动脉。脑的静脉不与动脉伴行,分浅、深静脉两种,均注入附近的硬脑膜窦,再汇入颈内静脉。脊髓的静脉汇合成脊髓前、后静脉,注入周围硬膜外隙内的椎内静脉丛。脑脊液由脑室的脉络丛产生,对脑和脊髓有营养、支持和保护的作用,后经蛛网膜粒渗入上矢状窦,归入静脉。脑屏障应包括 3 个部分:血-脑屏障、血-脑脊液屏障和脑脊液-脑屏障,可防止有害物质进入脑组织,起到保护脑、脊髓的作用。

【复习思考题】

1. 脑和脊髓被膜有哪些? 作硬膜外麻醉时,麻药注入何处? 作腰麻时注于何处?
2. 硬脑膜窦有哪些? 彼此间是如何联系的?
3. 脑的动脉来源于哪两条动脉? 脑的三条主要动脉各营养何处?

(张　潜)

第二十一章

内分泌系统

========================= 学习目的 =========================

掌握：① 甲状腺的形态和位置及功能；② 肾上腺的位置和形态结构及功能；③ 垂体的形态、分部和功能。

熟悉：① 甲状旁腺的形态和位置；② 胸腺的位置和作用；③ 松果体的位置。

了解：① 内分泌系统的定义、分类、功能；② 内分泌腺的结构特征，兼有内分泌组织的其他器官。

内分泌系统 endocrine system 是神经系统以外的另一个重要的调节系统，与神经系统相辅相成，由全身各部位的内分泌腺和内分泌组织构成，其功能是将体液性信息物质传递到全身各细胞，发挥其对远处和相近的靶细胞的生物作用，参与调节机体各器官的新陈代谢、生长发育和生殖等活动，保持机体内环境的平衡和稳定（图 21－1）。

内分泌腺 endocrine gland 是独立存在于体内的内分泌器官，又称**无管腺** ductless gland，如垂体、甲状腺、甲状旁腺、肾上腺、松果体等，其分泌物称**激素** hormone，直接进入血液和淋巴液，随血液循环运送至全身各处，作用于特定的靶器官或靶组织。如垂体产生的生长激素作用于骨，促进骨的生长。内分泌腺的血液供应非常丰富，这与其旺盛的新陈代谢和激素的运送有关。内分泌器官的体积和重量都很小，最大的甲状腺不过几十克，但对人体的新陈代谢、生长、发育、生殖等发挥重要作用。内分泌腺的功能亢进或低下，都能影响机体的正常功能，甚至产生疾病。内分泌组织是以细胞团块的形式分散存在于其他器官内，如胰腺内的胰岛（分泌胰岛素），睾丸内的间质细胞（分泌雄激素），卵巢内的卵泡和黄体（分泌雌激素和孕激素）等。

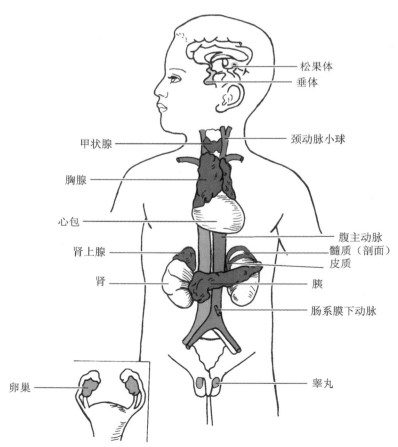

松果体
垂体
甲状腺
胸腺
心包
肾上腺
肾
卵巢
颈动脉小球
腹主动脉
髓质（剖面）
皮质
胰
肠系膜下动脉
睾丸

图 21－1　内分泌腺分布概况

此外,还有分散存在于胎盘、胃肠道各处、前列腺、精囊以及心、肝、肺、肾、脑等器官的内分泌细胞。

内分泌系统与神经系统的关系密切。一方面内分泌系统受神经系统的控制和调节,神经系统通过对内分泌器官的作用,间接地调节人体各器官的功能,这种调节称神经体液调节;另一方面,内分泌系统也可影响神经系统的功能,如甲状腺分泌的甲状腺素可影响脑的发育和正常功能。内分泌系统的功能紊乱,可导致神经系统的功能失调,如影响机体的行为、情绪、记忆和睡眠等。

一、甲状腺

(一)甲状腺的位置

甲状腺 thyroid gland(图 21 - 2、图 21 - 3)呈"H"形,分左、右两个侧叶和中间连接两个侧叶的峡部。侧叶位于喉下部与气管上部的两侧面。左、右叶一般分为前后缘、上下端及前外侧面与内侧面。上平甲状软骨中部,下至第 6 气管软骨的前外侧,后方平对第 5～7 颈椎高度,甲状腺峡位于第 2～4 气管软骨环前方。少数人甲状腺峡缺如,半数的人有一锥状叶,从峡部伸向上方,长者可达舌骨平面,多偏于左侧。

(二)甲状腺的被膜

甲状腺有两层被膜,内层为纤维囊,是甲状腺真正的被膜,包裹甲状腺表面,并随血管和神经伸入腺实质内,将腺分为若干个大小不等的小叶。外层为**甲状腺鞘**,即假被膜(临床称外科囊),由颈深筋膜的气管前筋膜形成。纤维囊与甲状腺鞘之间有一定间隙,内有丰富的血管吻合、静脉丛和上、下甲状旁腺等。在侧叶的上端,假被膜增厚,并连于甲状软骨,称为**甲状腺悬韧带**;左、右叶内侧和甲状腺峡后面的假被膜与环状软骨和第 1、2 气管软骨环的软骨膜愈着,形成甲状腺外侧韧带,又名甲状腺蒂或脚,有喉返神经及甲状腺下动脉穿过;甲状腺峡深面的纤维囊增厚,连于气管上端,称为峡部固定带。因上述韧带将甲状腺连于喉和气管软骨,吞咽时,甲状腺可随喉上下移动。

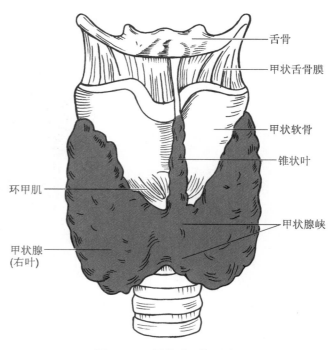

图 21 - 2　甲状腺(前面观)

（图中标注：舌骨、甲状舌骨膜、甲状软骨、锥状叶、甲状腺峡、甲状腺(右叶)、环甲肌）

(三)甲状腺的毗邻

甲状腺前面,由浅入深,有皮肤、浅筋膜、封套筋膜、舌骨下肌群和气管前筋膜等。左、右侧叶的内面邻接喉与气管、咽与食管及喉返神经等;侧叶的后外面,为颈动脉鞘及鞘内的颈总动脉、颈内静脉和迷走神经以及行经鞘后方的交感干颈部。当甲状腺肿大时,如向内侧压迫,可出现呼吸与吞咽困难以及声音嘶哑等;如向后外压迫,涉及交感干时,可出现 Horner 综合征:瞳孔缩小、上睑下垂(眼裂变窄)及眼球内陷等。

(四)甲状腺的功能

甲状腺分泌甲状腺素,调节机体基础代谢并影响生长和发育等。甲状腺素分泌过多时,可引起突眼性甲状腺肿,患者常有心跳加速、神经过敏、体重减轻及眼球突出等症状。而甲状腺素分泌不足时,成人可出现黏液性水肿,患者皮肤变厚,毛发脱落并伴有性功能减退;小儿则出现身材矮小,智力低下,称呆小症。

二、甲状旁腺

甲状旁腺 parathyroid gland(图 21 - 3)为上下两对扁椭圆形小体,大小如黄豆,每个甲状旁腺的重量约为 50 mg,其位置、大小均有个体和年龄差异。活体上呈棕黄色或淡红色,表面有光泽。**上甲状旁腺** superior parathyroid gland 位置比较恒定,一般位于纤维囊和甲状腺鞘之间的间隙中,甲状腺侧叶后缘上、中 1/3 交界处;**下甲状旁腺** inferior parathyroid gland 位置变异较大,多位于甲状腺侧叶后缘近下端的甲状腺下动脉附近,甲状旁腺也可位于鞘外或埋入腺实质中。甲状旁腺的功能是调节钙磷代谢,维持血钙平衡。如甲状腺手

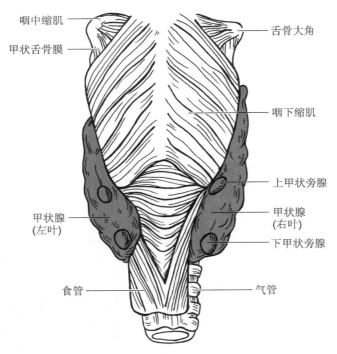

图 21‑3 甲状腺和甲状旁腺(后面观)

术不慎误将甲状旁腺切除,则引起血钙降低、手足搐搦,肢体呈对称性疼痛与痉挛;若甲状旁腺功能亢进,则引起骨质疏松并易发生骨折。上、下甲状旁腺的血液供给、淋巴引流及神经来源与甲状腺相同。

三、肾上腺

肾上腺 suprarenal glands(图 21‑4)是人体重要的内分泌腺之一,左、右各一,重约 5 g,左肾上腺近似半月形,右肾上腺呈三角形。它们分别位于左、右肾上极的上内方,与肾共同包裹在肾筋膜内。肾上腺的前面有不太明显的肾上腺门,是血管、神经和淋巴管进出之处。肾上腺实质分为皮质和髓质两部分,肾上腺皮质在外,来源于胚胎时期的体腔上皮,新鲜皮质含有大量的脂类,故呈黄色;肾上腺皮质可分泌调节体内水盐代谢的盐皮质激素、调节碳水化合物的糖皮质激素、影响性行为和副性特征的性激素。髓质在内,来源于神经外胚层的神经嵴,呈棕褐色。肾上腺髓质可分泌调节肾上腺素和去甲肾上腺素,它们能使心跳加快、心收缩力加强、小动脉收缩,维持血压和调节内脏平滑肌的活动。

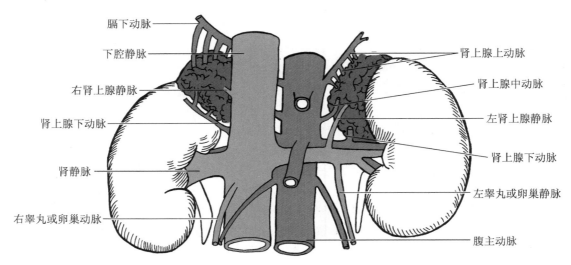

图 21‑4 肾上腺(后面观)

肾上腺的毗邻：右肾上腺前为下腔静脉、外侧为肝右后叶。后上为右肾上极，内侧为右膈脚。左肾上腺内侧为左膈脚，后外为左肾上极，前面的毗邻较为复杂，80％的左肾上腺前面为胰、脾动脉、脾静脉，其余20％为胃、网膜囊、脾。应该注意的是左肾上腺与它前面的毗邻只隔以肾筋膜前层。

肾上腺的动脉有三个来源：① 由腹主动脉发出的肾上腺中动脉；② 由膈下动脉发出的肾上腺上动脉；③ 由肾动脉发的肾上腺下动脉。这些动脉的分支互相吻合。肾上腺的静脉：左侧汇入左肾静脉，右侧汇入下腔静脉。

四、垂体

垂体 hypophysis(图21-5)是机体内最重要的内分泌腺，所产生的激素不但与身体骨骼和软组织的生长有关，且可影响其他内分泌腺(甲状腺、肾上腺、性腺)的活动。垂体借漏斗、神经和血管与下丘脑相连。垂体在神经系统与内分泌腺的相互作用中处于重要地位。

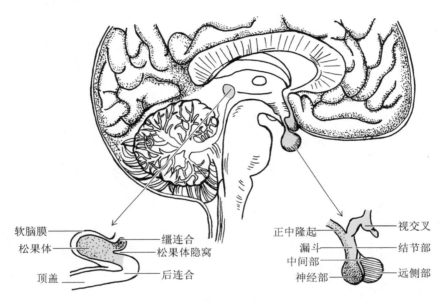

图21-5　垂体和松果体(后面观)

(一)垂体的位置
垂体位于颅底蝶鞍的垂体窝内。正常垂体上缘平直或稍下凹，下凹有随年龄增长而加深的趋势。

(二)垂体的大小
垂体为椭圆形，前后径约1.0 cm，横径1.0～1.5 cm，高0.5 cm，垂体高度有年龄和性别的差异，是诊断早期垂体瘤的主要指征之一，女性高于男性，年轻妇女垂体最高，以后随年龄增大而逐渐变低，这可能与月经周期及更年期有关。男性一生变化不明显。

(三)垂体的重量
成年男性垂体重0.35～0.80 g；女性稍重为0.45～0.90 g。妊娠时更重，经产妇可达1.5 g。新生儿重约0.1 g。垂体增大、两侧不对称、垂体柄移位或鞍底局限性凹陷，对诊断垂体微腺瘤有一定的参考价值。

(四)垂体的毗邻
垂体前下为蝶窦，蝶窦下方为鼻咽部。若蝶窦发育完善，垂体的手术常经鼻咽部经蝶窦入路。垂体前上为鞍膈和视交叉池及池内的视交叉，在视交叉与鞍膈之间有颈内动脉的脑段起始处。正常鞍膈平直或稍下凹，若凸向上提示可能垂体有病变。

(五)垂体的分部及功能
垂体分腺垂体和神经垂体两部分。

腺垂体来自胚胎口凹的外胚层上皮，是由6种腺细胞组成的上皮细胞，又分为远侧部、结节部和中间部；远侧部和结节部合称为垂体前叶，约占垂体体积的75％；垂体前叶能分泌生长激素、促甲状腺激素、促肾上腺皮质激素、促性腺激素等,后三种激素分别促进甲状腺、肾上腺皮质和性腺的分泌活动。生长激素可促进骨和软组织生长,幼年时该激素分泌不足可引起侏儒症,如果该激素分泌过剩,在骨骼发育成熟前可引起巨人症;在骨骼发育成熟后可引起肢端肥大症。

神经垂体来自间脑底部的漏斗,主要由下丘脑-垂体束的无髓神经纤维和神经胶质细胞分化而成的神经垂体细胞组成,神经垂体分为神经部和漏斗,中间部和神经部合称为垂体后叶。神经垂体本身不会制造激素,而是起一个仓库的作用。下丘脑的视上核和室旁核产生的抗利尿激素(加压素)和催产素,通过下丘脑与垂体之间的神经纤维被送到神经垂体贮存起来,当身体需要时就释放到血液中。加压素作用于肾,增加对水的重吸收,减少水分由尿排出;催产素有促进子宫收缩,有助于分娩。

(六)垂体的血液供应

1. **动脉** 垂体上动脉,起自颈内动脉海绵窦部、前床突上部或基底动脉,进入结节部的上端,在正中隆起和漏斗柄形成初级毛细血管网,此丛汇集成数条(12～15)较大的垂体门静脉。垂体门静脉在腺部再次形成次级毛细血管网。垂体下动脉,起自颈内动脉海绵窦段的后部,主要供给垂体神经部。垂体上动脉和垂体下动脉在中间部和正中隆起处有毛细血管间的吻合。

2. **静脉** 垂体前叶的次级毛细血管汇集成小静脉,小静脉最终汇成垂体下静脉,后者注入海绵窦;神经部和中间部的静脉最终也汇入海绵窦。

> **知识点链接**
>
> 垂体瘤:是指垂体前叶(腺部)所发生的肿瘤,为成年人常见的颅内肿瘤之一,多发生在20～40岁的青壮年,因肿瘤来自脑垂体腺部,故主要位于蝶鞍内。由于肿瘤在鞍内生长可压迫正常垂体腺,并向上经过鞍隔压迫视交叉或视神经,肿瘤如穿过鞍隔,则可向上突入第三脑室前部、侧脑室或嵌入额叶等引起垂体腺瘤的一系列特殊临床表现,即视神经或视交叉受压表现,出现内分泌及代谢障碍以及头痛及颅内压增高等三组症状与体征。此外尚可因肿瘤扩展压迫邻近组织而出现其他症状与体征;如果垂体瘤向后上生长压迫垂体柄或下丘脑,可致多饮多尿;如果肿瘤向侧方生长侵犯海绵窦壁,则出现动眼神经或外展神经麻痹;如果肿瘤向后上生长阻塞第三脑室前部和室间孔,则出现头痛呕吐等颅内压增高症状;如果肿瘤向后生长,可压迫脑干致昏迷、瘫痪或去大脑强直等。垂体瘤的诊断主要根据临床表现、内分泌激素的测定及影像学检查三个方面的结果进行综合判断。

五、松果体

松果体 pineal body(图 21 - 5)又称**松果腺** pineal gland,为一灰红色椭圆形小体,长 5～8 mm,宽 3～5 mm,重 120～200 mg。松果体位于上丘脑的缰连合后上方,以柄附于第三脑室顶的后部。松果体在儿童期比较发达,一般自 7 岁后开始退化,成年后松果体可部分钙化形成钙斑,在 X 线片上常可见到。临床上可根据松果体位置的改变,作为诊断颅内病变的参考依据。

松果体主要由松果体细胞,少量的神经胶质细胞和一些间质组成,它的功能是产生吲哚胺和肽。松果体中的褪黑素 melatonin 能使两栖类动物的皮色变浅;哺乳动物松果体内的褪黑素和 5-羟色胺含量有明显的昼夜节律改变,参与调节生殖系统的发育及动情周期、月经周期的节律。在低等动物,如圆口类、鱼类、两栖类,它的构造似眼,有感光的作用;在高等脊椎动物,松果体成为实质性器官。松果体病变引起功能不全时可出现性早熟或生殖器官过度发育;若分泌功能过盛,可导致青春期延迟。

六、胰岛

胰岛 pancreatic islets 是胰的内分泌部分,为许多大小不等和形状不一的细胞团,散在于胰腺实质内,以胰尾为最多。胰岛分泌激素有胰岛素和胰高血糖素,主要调节血糖浓度,如胰岛素分泌不足可引起糖尿病。

七、胸腺

胸腺 thymus 是一个淋巴器官,兼有内分泌功能(图 21 - 6)。它位于胸骨柄的后方,上纵隔的前部,贴近心包的上方和大血管的前部。胸腺通常可分为不对称的左、右两叶，两者借结缔组织相连，每叶多呈扁条状，质软。胸腺有明显的年龄变化：新生儿和幼儿的胸腺相对较大，重 10～15 g；性成熟后胸腺发育至最高峰，重达 25～40 g；此后逐渐萎缩退化，成人的胸腺通常被结缔组织所代替。

胸腺可分泌胸腺素 thymosin 和促胸腺生成素 thymopoietin 等具有激素作用的活性物质。胸腺素可将来自骨髓、脾等处的原始淋巴细胞转化为具有免疫能力的 T 淋巴细胞，参与细胞免疫反应。促胸腺生成素可使包括胸腺细胞在内的淋巴细胞分化为参与免疫反应的细胞。

八、生殖腺

生殖腺的内分泌组织男、女性不同。

睾丸 testis 是男性生殖腺，位于阴囊内，可产生精子和男性激素。精子经输精管道排出体外；男性激素由精曲小管之间的间质细胞产生，经毛细血管进入血液循环。男性激素的作用是激发男性第二性征的出现，并维持正常的性功能。

卵巢 Ovary 为女性生殖腺，可产生卵泡。卵泡壁的细胞主要产生雌激素（雌酮和雌二醇），也可产生孕酮。卵泡排卵后，残留在卵巢内的卵泡壁转变成黄体，黄体的主要作用是分泌孕激素和一些雌激素。雌激素可刺激子宫、阴道和乳腺的生长发育，出现并维持第二性征。孕激素能使子宫内膜增厚，准备受精卵的种植，同时使乳腺逐渐发育、为授乳做准备。

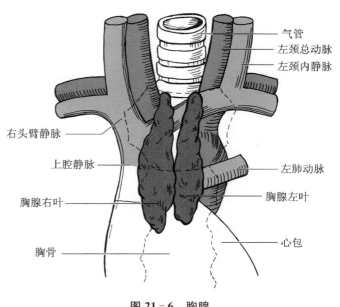

图 21-6　胸腺

气管
左颈总动脉
左颈内静脉
右头臂静脉
上腔静脉
胸腺右叶
胸骨
左肺动脉
胸腺左叶
心包

小　结

内分泌系统是由内分泌腺和分散存在于某些组织器官中的内分泌组织组成的一个体内信息传递系统，它与神经系统密切联系，相互配合，共同调节机体的各种功能活动，维持内环境相对稳定。人体主要的内分泌腺有：甲状腺、甲状旁腺、肾上腺、垂体、松果体、胰岛、胸腺和生殖腺等，它们对人体的新陈代谢、生长、发育、生殖等发挥重要的调节作用。

【复习思考题】

1. 试述内分泌腺的结构特点和组成。
2. 试述垂体、甲状腺和甲状旁腺的形态、位置、分泌的激素和分泌失调的后果。

（张　潜）

索　引

J

主要参考文献

康健. 2009. 系统解剖学. 北京：科学出版社.

柏树令. 2005. 系统解剖学. 第六版. 北京：人民卫生出版社.

柏树令. 2008. 系统解剖学. 第七版. 北京：人民卫生出版社.

柏树令,应大君. 2001. 系统解剖学. 第五版. 北京：人民卫生出版社.

徐达传. 2007. 系统解剖学. 北京：高等教育出版社.

刘执玉. 2005. 系统解剖学. 北京：科学出版社.

刘执玉. 2008. 系统解剖学(双语版). 北京：科学出版社.

高秀来,于恩华. 2003. 北京：北京大学医学院出版社.

羊惠君,应大君. 2002. 实地解剖学. 北京：人民卫生出版社.

钟世镇. 1998. 临床应用解剖学. 北京：人民军医出版社.

王炜. 1999. 整形外科学. 杭州：浙江科学技术出版社.

杨琳,高英茂. 1999. 格氏解剖学. 沈阳：辽宁教育出版社.

Gardiner. P. F, MacIntosh. B. R, McComas. A. J. 2010. 骨骼肌结构与功能. 余志斌,李全,徐彭涛等主译. 西安：第四军医大学出版社.

基思·L·莫尔,阿瑟·F·达利. 2006. 临床应用解剖学. 李云庆主译. 郑州：河南科学技术出版社.

张朝佑. 2009. 人体解剖学. 第三版. 北京：人民卫生出版社.

王效杰. 2011. 系统解剖学. 北京：高等教育出版社.

苏泽轩. 2010. 泌尿外科临床解剖学. 山东：山东科学技术出版社.

吴孟超,吴在德. 2008. 黄家驷外科学. 第七版(中册). 北京：人民卫生出版社.

蒋文华. 1992. 中枢神经解剖学. 上海：上海医科大学出版社.

蒋文华. 2002. 神经解剖学. 上海：复旦大学出版社.

孙善全,张绍祥. 2008. 人体大体形态学实验. 北京：科学出版社.

Richard L. Drake, et al. 2012. Gray's Anatomy for Students. 北京：北京大学医学出版社.

顾晓松. 2008. 系统解剖学. 北京：科学出版社.

顾晓松. 2006. 人体解剖学. 第二版. 北京：科学出版社.

Keith L. Moore, Anne M. R. Agur. 1995. Essential clinical Anatomy. Maryland：Lippincott Williams & Wikins.

Kogure K et al. Reproposal for Hjortsjo's segmental anatomy on the anterior segment in human liver. Arch Surg,2002. 137(10)：1118-1124.

Cho A,Okazumi S et al. Proposal for a reclassification of liver based anatomy on portsl ramifications. Am J Surg,2005,189(2)：195-199.